CLINIQUES MÉDICALES

ICONOGRAPHIQUES

PAR MM.

P. HAUSHALTER   G. ÉTIENNE   L. SPILLMANN

AGRÉGÉS A LA FACULTÉ DE MÉDECINE DE NANCY

CH. THIRY

ANCIEN INTERNE DES HÔPITAUX DE NANCY

62 PLANCHES HORS TEXTE

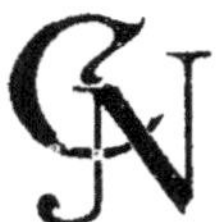

PARIS

C. NAUD, ÉDITEUR

3, RUE RACINE, 3

1902

CLINIQUES MÉDICALES

ICONOGRAPHIQUES

CLINIQUES MÉDICALES

ICONOGRAPHIQUES

PAR MM.

P. HAUSHALTER   G. ÉTIENNE   L. SPILLMANN

AGRÉGÉS A LA FACULTÉ DE MÉDECINE DE NANCY

CH. THIRY

ANCIEN INTERNE DES HÔPITAUX DE NANCY

Avec 62 planches hors texte comprenant 398 figures

(Phototypies de A. Bergeret et Cⁱᵉ, à Nancy.)

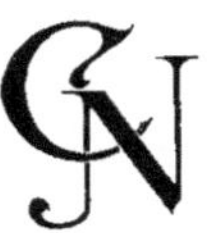

PARIS

Aⁿᵉ LIBⁱᵉ G. CARRÉ ET C. NAUD

C. NAUD, ÉDITEUR

3, RUE RACINE, 3

1901

PRÉFACE

Le but de cet ouvrage est d'assembler quelques-unes des photographies que nous avons recueillies depuis plusieurs années, au jour le jour et au hasard de la clinique, dans quelques-uns des services de la Faculté de Nancy.

Nous avons réuni ces photographies, autant que faire se pouvait, en un certain nombre de groupes, se rapportant à diverses séries morbides. C'est ainsi que nous avons pu combiner des groupements plus ou moins complets de figures représentant différentes modifications des formes, de l'habitus et de l'attitude, dans les amyotrophies progressives, la paralysie et l'hémiplégie infantiles, les paralysies de la face, les névrites périphériques, la rigidité spasmodique infantile, l'hydrocéphalie, la maladie de Basedow, le myxœdème, le rhumatisme chronique, le rachitisme, les gangrènes, etc. Plusieurs planches reproduisent les altérations cutanées des maladies générales, des trophonévroses, des dermatoses, de la syphilis, etc.

Parmi les figures représentées, quelques-unes ont trait à des maladies exceptionnelles ou à des cas particuliers ; d'autres concernent des formes classiques de maladies vulgaires ou de maladies rares. Toutes ces figures nous ont semblé instructives à quelque titre, soit parce qu'elles réalisent de façon caractéristique ou pathognomonique le trait frappant d'une physionomie morbide, soit parce qu'elles reproduisent avec toute la fidélité que l'on peut demander à la photographie clinique, entravée cependant si souvent par des difficultés d'ordre divers, une grande part de ce que le regard saisit au cours de l'investigation clinique, et que la description la plus rigoureuse ne peut toujours exprimer avec la lucidité désirable. La photographie, en clinique, fait revivre et précise le souvenir des cas analogues déjà vus ; elle donne un corps aux notions quelquefois vagues que l'on possède sur les formes morbides non observées, exceptionnellement rencontrées ou hâtivement étudiées.

Elle fixe les formes extérieures et les signes apparents dans une foule de cas particuliers dont l'histoire clinique la plus minutieuse, écrite dans les termes les plus appropriés, ne saurait toujours mettre en relief les traits saillants ; elle permet la comparaison des cas semblables, montre d'un coup d'œil les différences et les analogies ; et ainsi elle est d'un secours dont il est impossible actuellement de se passer pour la constitution ou la délimitation de certains groupes morbides. Elle peut éclaircir ou déterminer le diagnostic hésitant du médecin dont l'opinion demeure indécise en face d'un fait clinique, sur lequel la lecture des descriptions spéciales ne jette pas une lumière suffisante ; et ainsi elle permet d'asseoir le pronostic et peut devenir une indication pour le traitement.

Les 62 planches de cet atlas comprennent 398 figures se rapportant à près de 3oo individus.

Une part de ces photographies proviennent de la Clinique Médicale de M. le professeur P. Spillmann, qui les a mises à notre disposition avec une générosité dont nous lui sommes fort reconnaissants ; une autre part a été fournie par la Clinique des Maladies des Enfants confiée à l'un de nous.

Nous adressons nos vifs remerciements à MM. les professeurs Bernheim, Gross, A. Herrgott, Schmitt, Simon, et à MM. les agrégés Vautrin, P. Parisot, Février qui fort aimablement nous ont permis de disposer de quelques clichés intéressants et de quelques observations recueillies dans leurs salles.

LES AUTEURS.

NOTE DE L'ÉDITEUR

Pour la clarté du texte, on a employé :

1º L'*égyptienne penchée* dans le corps du texte pour indiquer les *Faits visibles sur les figures ;*
2º L'*égyptienne penchée* dans les observations pour indiquer les *Faits visibles sur les figures ;*
3º L'*italique* pour indiquer les *Faits pathologiques, théoriques, généraux ou caractéristiques.*

ATROPHIE MUSCULAIRE PROGRESSIVE

MYÉLOPATHIQUE

PLANCHES 1 ET 2

Les malades figurant sur les deux premières planches appartiennent au groupe des *atrophies musculaires progressives chroniques*, spécifiées sous le nom de *myélopathiques* parce qu'elles paraissent être sous la dépendance d'une lésion des grosses cellules des cornes antérieures de la substance grise médullaire. Anatomiquement il s'agit d'une *poliomyélite antérieure chronique*. Cependant, à cet égard, l'unanimité ancienne a disparu et la réaction est allée jusqu'à la suppression de la maladie de Duchenne-Aran. Certes, dans les autopsies de cette affection, on peut trouver des lésions profondes des nerfs périphériques, des filets terminaux surtout; mais à côté de ces lésions, nous avons vu coexister des altérations également profondes de la moelle : les grosses cellules des cornes antérieures sont diminuées de nombre; plusieurs sont totalement atrophiées; d'autres sont réduites à l'état de moignons informes; dans d'autres, dont les formes générales sont mieux conservées, on constate la disparition des corps de Nissl dans la région centrale, autour du noyau; quelques corpuscules persistent seuls à la périphérie; l'aspect des cellules est très grenu, prenant une coloration diffuse ; dans nombre de cellules, il y a tendance du noyau à devenir périphérique. Au milieu de ces cellules profondément altérées, on en trouve qui paraissent intactes. Au niveau des racines antérieures, J.-B. Charcot a noté un léger degré de sclérose, de leucomyélite. Il y a donc bien en réalité affection médullaire; mais il est probable que cette poliomyélite ne va pas sans s'accompagner de lésions périphériques : le contraire serait étonnant, suivant les données actuelles de la neurologie générale.

Au point de vue clinique surtout, l'individualité de la maladie s'affirme. La symptomatologie et les caractéristiques cliniques de l'atrophie musculaire progressive d'origine myélopathique, désignée encore sous le nom de poliomyélite antérieure chronique, de maladie de Duchenne-Aran, se ramènent dans leurs grands traits, aux chefs suivants :

L'âge du début. — Très habituellement la maladie débute à *l'âge adulte*, et même dans la vieillesse. Sur les 6 cas rapportés ici, un seul concerne un homme âgé de vingt-cinq ans; les autres survinrent à 34, 40, 44, 60, 61 ans.

Le mode de début. — Dans la très grande majorité des cas, l'atrophie *débute par les extrémités des membres supérieurs*, surtout par les petits muscles de la main droite, interosseux et muscles de l'éminence thénar.

Le mode d'évolution. — De cette région les lésions envahissent l'avant-bras, le bras, l'épaule; elles commencent alors en général à intéresser le membre opposé, puis elles s'étendent aux muscles du tronc, de la nuque, du cou, de l'abdomen, des membres inférieurs; enfin elles finissent par atteindre les muscles qui sont sous la dépendance de l'appareil bulbaire : ceux de la déglutition, de la respiration; et le malade succombe aux accidents qui en résultent, si une affection intercurrente aiguë (une pneumonie, dans l'observation 3), ou chronique (tuberculose pulmonaire), ou même une cachexie dépendant de la maladie elle-même (observation 1), n'est pas venue en interrompre le cours.

Cette *évolution* est toujours franchement *chronique*, pouvant cependant se mouvoir dans un laps de temps fort variable, que nous avons vu être de 16 mois, 4 ans et 15 ans.

Tels sont le début et l'évolution observés dans la très grande majorité des cas, quoiqu'il n'y ait là rien d'absolu. Dans l'observation 4, nous verrons l'atrophie débuter par les muscles scapulo-huméraux; dans l'observation 5, elle a commencé simultanément à l'avant-bras par les muscles extenseurs, et aux jambes. Mais l'exception n'est qu'apparente; elle tient à une loi beaucoup plus générale : l'atrophie débute par des muscles professionnellement surmenés; ce qui explique le début fréquent par la main droite, ou, comme dans nos deux cas anormaux, le début par l'épaule droite chez un portefaix, par les extenseurs de la main chez un fossoyeur; ce sont des conditions analogues qui ont déterminé l'invasion très exceptionnelle par les muscles du mollet chez un maître de ballet, de la main gauche chez un cavalier et un professeur de contre-basse, etc...

L'aspect des malades est caractéristique : les muscles atrophiés dans les régions précédemment indiquées accusent d'extraordinaire façon les reliefs osseux (pl. 2, fig. 2, 3, 4); dans toute la force de l'expression, les malades n'ont que la peau et les os. Jamais les méplats ne sont comblés par une pseudo-hypertrophie adipeuse. A la main, l'atrophie des interosseux et des muscles des éminences thénar et hypothénar provoque une déformation, en *griffe simiesque,* avec abduction et extension du pouce, que nous avons cherché à mettre en évidence (pl. 2, fig. 1, 2, 3, 4, 5; pl. 1, fig. 2, 3, 4). Lorsque les muscles de la nuque sont considérablement atrophiés (ce qui n'est pas constant), la tête retombe passivement en avant, le menton se met en contact avec le sternum ou les clavicules (pl. 1, fig. 1, 2, 3, 4). Toujours la paralysie est fonction de l'atrophie musculaire : elle n'est qu'une impotence musculaire.

Des tremblements fibrillaires ou fasciculaires agitent les muscles atrophiés ; ils sont ou spontanés, ou provoqués par un léger choc périphérique.

La réaction de dégénérescence existe dans ces muscles, au moins lorsque l'atrophie n'est pas trop avancée.

Enfin l'*hérédité fait défaut* dans la très grande majorité des cas ; nous la trouverons cependant, sous forme poliomyélitique, dans notre deuxième observation.

Cette base symptomatique des atrophies musculaires progressives myélopathiques est généralement en opposition, terme pour terme, avec celle que nous montrera le groupe des atrophies musculaires progressives myopathiques, auquel se rapportent les planches 3, 4, 5, 6, 7. Mais la distinction, comme nous venons de le dire, n'est pas absolue : nous avons vu la myélopathie débuter par l'épaule, comme la myopathie nous en montrera de nombreux exemples ; quelquefois, très exceptionnellement il est vrai, les myopathiques nous présenteront des tremblements fibrillaires, même des réactions de dégénérescence plus ou moins localisées et accentuées ; chez eux l'hérédité fera souvent défaut.

Certes, entre ces deux groupes, les formes de passage existent, indépendantes même des formes neurotiques dont nous donnerons des exemples ; certes la lésion peut atteindre le neurone périphérique dans son corps cellulaire, ou dans son prolongement, ou dans cette expansion physiologique qu'est le muscle ; il n'en est pas moins vrai que cliniquement l'atrophie musculaire progressive myélopathique est un type bien défini, avec sa symptomatologie, avec sa base anatomo-pathologique ; avec son étiologie aussi, à l'origine de laquelle nous trouvons constamment le surmenage, tandis que la myopathie se présente à nous plutôt comme un vice constitutionnel, congénital, du système musculaire dévié de son évolution normale et voué à une dystrophie à laquelle rien ne peut l'arracher ; on sait d'ailleurs qu'en général les muscles sont d'autant plus atrophiés que leur développement embryologique est plus précoce (Babinsky et Onanoff).

Comme argument en faveur de l'origine myélopathique de l'affection, nous ferons encore valoir la concomittance avec la poliomyélite aiguë de l'enfance, dans nos observations 5 et 6 ; dans la première, l'atrophie progressive a débuté simultanément dans les muscles de la jambe droite, frappée autrefois par la paralysie infantile, et dans les muscles extenseurs de la main droite, surmenés par le métier de fossoyeur.

Il y a donc bien une maladie de Duchenne-Aran, une atrophie musculaire progressive d'origine myélopathique, poliomyélitique. Mais la lésion, au lieu d'atteindre d'abord les grosses cellules des cornes antérieures de la moelle pour s'étendre ensuite aux noyaux antérieurs et inférieurs du bulbe, peut parfois débuter directement dans cette région, s'y localiser et constituer la *paralysie labio-glosso-laryngée*, non plus par extension, mais primitivement. Enfin, si nous franchissons une étape encore, nous arrivons à l'*ophtalmoplégie nucléaire progressive*.

On voit que cette série morbide : *atrophie musculaire myélopathique progressive, paralysie labio-glosso-laryngée progressive, ophtalmoplégie nucléaire progressive,* constituent trois termes caractérisés anatomo-pathologiquement par la même lésion du même appareil nerveux pris en des étages différents, pouvant se succéder par extension, ou pouvant se présenter isolément. Ce sont trois localisations du même processus, mais au point de vue général, une même maladie.

Voici les observations, résumées en leurs traits essentiels, de nos six malades atteints d'atrophie musculaire progressive myélopathique ([1]).

([1]) G. ÉTIENNE. Sur les atrophies musculaires progressives d'origine myélopathiques. *Nouvelle Iconographie de la Salpêtrière,* 1899. Les six observations ci-dessous ont été publiées *in extenso* dans ce mémoire.

PLANCHE 1

Atrophie musculaire progressive myélopathique

Fig. 1. (Obs. 1.) — *Atrophie musculaire myélopathique*, avec arthropathies des épaules. — Atrophie des muscles cervico-dorsaux : chute de la tête en avant (voir la déformation articulaire, **pl. 16**, fig. 3 et 4).

Fig. 2. (Obs. 1.) — *Atrophie musculaire myélopathique*. — Atrophie des muscles des membres supérieurs et du tronc ; mains en griffes, chute de la tête en avant.

Fig. 3 et 4. (Obs. 2.) — *Atrophie musculaire myélopathique*, type Duchenne-Aran. — Atrophie des muscles de la nuque, du thorax et des membres supérieurs ; mains en griffes, pouces en extension et en abduction, chute de la tête en avant, omoplates ailées.

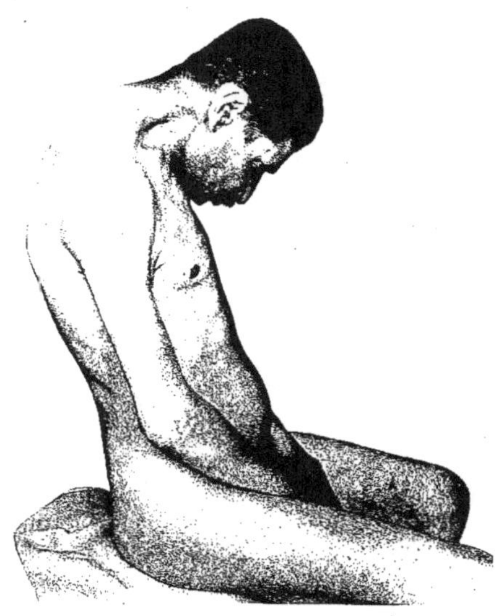

FIG. 1

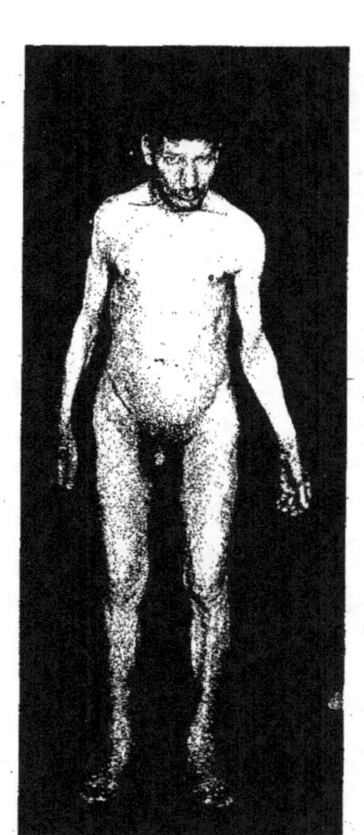

FIG. 2

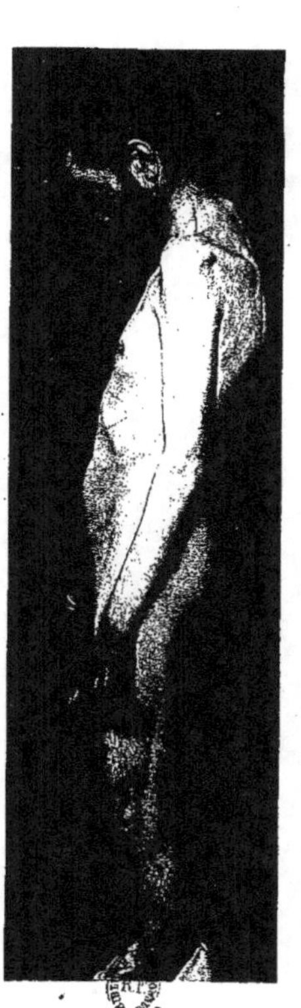

FIG. 3

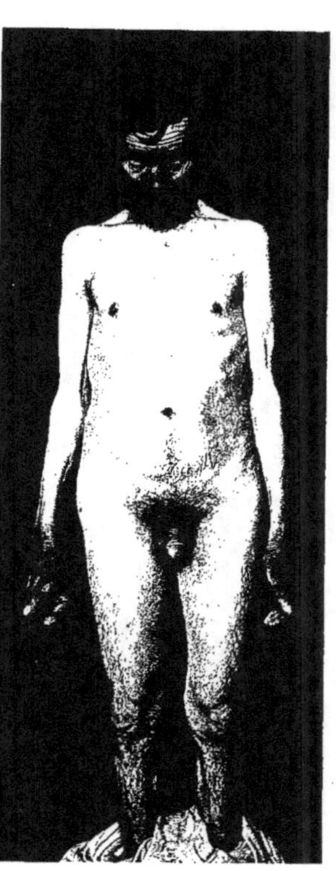

FIG. 4

Atrophie musculaire progressive myélopathique

...halter, G. Étienne, Ch. Thiry et L. Spillmann.

C. Naud, éditeur, Paris.

PLANCHE 1

OBSERVATION I. — *Atrophie musculaire progressive d'origine myélopathique avec arthropathie des épaules ;
eschares multiples. — Mort* ([1]).
(Clinique de M. le professeur Spillmann.)

(Pl. 1, fig. 1 et 2.)

Les figures 1 et 2 (recueillies en 1894) montrent l'atrophie prédominant nettement dans les membres
supérieurs. L'avant-bras, vu de profil (à droite, fig. 2) est presque réduit à sa forme osseuse ; à la main,
l'atrophie des petits muscles a déterminé la **griffe caractéristique,** avec flexion des 1res et 2es phalanges et
extension des 3es ; le pouce pend passivement, immobilisé. Les bras sont proportionnellement moins intéressés. Par contre, l'atrophie très prononcée, à droite surtout, des muscles du cou, de la nuque et du dos,
provoque la **flexion passive de la tête,** de telle sorte que le menton et la branche horizontale droite du maxillaire inférieur reposent constamment sur la clavicule droite (pl. 1, fig. 1), où nous les verrons plus tard
déterminer une profonde eschare. **Les omoplates sont ailées.** La figure 2 montre que les muscles des
membres inférieurs et de la partie inférieure du tronc, bien que très atrophiés, le sont moins cependant
que ceux du segment supérieur.

Sur ce cas très classique d'atrophie musculaire myélopathique du type Duchenne-Aran, se greffent des
arthropathies scapulo-humérales (bien mises en évidence par la figure 1) telle qu'on les connaît dans d'autres
myélopathies (tabes, syringomyélie, etc.). Au niveau du scapulum très élargi, on voit une plaque ostéophytique de 8 centimètres de longueur sur 5 centimètres de hauteur, faisant corps avec l'omoplate, immobile,
d'une dureté osseuse ; le palper ne permet pas de faire la part de ce qui revient au scapulum ou aux formations nouvelles ; l'extrémité supérieure de l'humérus a disparu comme le montre la figure 3 de la **planche 16.**
Ainsi que l'établissent aussi les figures 3 et 4, **planche 16,** ces plaques ne sont autre chose que des *plaques de
calcification développées dans les muscles au niveau de leurs insertions.* Le malade s'aperçut pour la première fois de ces lésions lorsqu'un matin son épaule droite se luxa spontanément; un peu plus tard (1895),
il se produisit une rupture spontanée de la capsule avec irruption du liquide synovial dans le tissu cellulaire de l'aisselle, sous forme d'une tumeur violacée ayant la dimension d'une tête de fœtus.

Les lésions musculaires si prononcées déterminent les attitudes passives que nous avons décrites ; les
muscles, dans lesquels l'atrophie est moindre, provoquent des impotences plus ou moins accusées : le
malade, qui s'asseoit dans son lit sans s'appuyer sur ses bras, ne peut se recoucher qu'en se laissant brusquement retomber en arrière ; la marche est possible, mais lourde.

Tremblement fibrillaire des muscles, exagéré par le choc. Réaction de dégénérescence. Les sensibilités
sont intactes.

L'évolution de la maladie est aussi typique que son aspect clinique :

([1]) PRAUTOIS et ETIENNE. Troubles trophiques osseux et articulaires chez un homme atteint d'atrophie musculaire myélopathique.
Revue de Médecine, 1894.

G. ETIENNE. Troubles trophiques osseux et articulaires chez un homme atteint d'atrophie musculaire myélopathique. *Revue de
Médecine,* 1899.

X... âgé de quarante-huit ans, formier en chapellerie, travaille avec un rabot et fatigue tout particulièrement les muscles de la région thénar et le premier interosseux. En 1879, il s'aperçut qu'il avait de la difficulté à ramasser l'argent sur son comptoir ; peu de temps après, éprouvant de la gêne dans son travail, il dut se faire fabriquer des rabots à poignée, qui lui permettaient de faire intervenir dans son travail d'autres groupes musculaires. Puis progressivement le malade en vint au moment de notre description, en 1894. En 1895, les lésions musculaires étaient plus avancées encore ; mais, en outre, toutes les régions du corps soumises à une pression quelconque s'étaient escharifiées, ainsi que nous l'avons déjà dit, et le malade succomba à une véritable cachexie trophique, sans aucun trouble bulbaire.

L'examen histologique de la moelle montra les lésions bien connues des cellules des cornes antérieures, sans trace de gliome ; dans les nerfs, la prolifération conjonctive, surtout dans les filets terminaux.

OBSERVATION 2. — *Atrophie musculaire progressive d'origine myélopathique, type Duchenne-Aran.*
(Clinique de M. le professeur Spillmann.)

(Pl. 1, fig. 3 et 4.)

Les figures 3 et 4 mettent en évidence l'attitude générale de l'atrophique chez qui l'impotence des muscles du cou, de la nuque et de la partie supérieure du tronc, ne permettant plus le maintien en équilibre de la tête, détermine son *prolapsus* en avant, ainsi que le montre déjà le cas précédent. De même les *omoplates sont ailées ;* la disparition des deltoïdes donne aux épaules aplaties la forme d'*épaulettes.*

Aux membres supérieurs, l'atrophie des muscles thénar et interosseux donne aux mains la forme de *griffes,* avec flexion des phalanges ; les pouces sont en extension forcée (fig. 4), l'atrophie des interosseux produit le *gril métacarpien* (fig. 3). La destruction des muscles détermine aux avant-bras un aspect presque squelettique, surtout lorsqu'on les voit de profil (fig. 4).

Les muscles des membres inférieurs et du segment inférieur du tronc, quoique intéressés, sont moins profondément atrophiés.

Tremblement fibrillaire des muscles ; réaction de dégénérescence.

Fonctionnellement, les muscles permettent au malade de ramener la tête dans la position normale, mais non de l'y maintenir ; le bras peut être amené sur la tête ; son abduction en horizontalité est impossible ; il en est de même pour l'adduction du pouce et les mouvements d'opposition. Les muscles de la déglutition sont intéressés ; la parole est embarrassée.

L'évolution est bien caractéristique, mais beaucoup plus rapide que dans le premier cas. La maladie a débuté vers juin 1893, par de la faiblesse dans la main droite, principalement dans le pouce, allant en s'exagérant et en s'étendant à l'avant-bras et au bras. Depuis juillet 1894 le bras gauche est à son tour intéressé ; la main gauche est hors de service depuis deux mois ; le prolapsus céphalique remonte à un mois (mars 1895), ainsi que les phénomènes bulbaires. Le malade est alors âgé de quarante-deux ans.

Un point très spécial de cette observation est l'*existence d'une hérédité myélopathique* : le père et une tante paternelle sont atteints de paralysie infantile.

PLANCHE 2

Atrophie musculaire progressive myélopathique

Fig. 1. (Obs. 6.) — *Atrophie musculaire myélopathique*, type Duchenne-Aran. — Mains en griffes.

Fig. 2 et 3. (Obs. 3.) — *Atrophie musculaire myélopathique*, type Duchenne-Aran. — Atrophie des muscles du thorax et des membres supérieurs ; mains en griffes, pouces en extension.

Fig. 4. (Obs. 4.) — *Atrophie musculaire myélopathique*, type Vulpian. — Atrophie des muscles des membres supérieurs et du thorax ; atrophie musculaire généralisée.

Fig. 5. (Obs. 5.) — *Atrophie musculaire myélopathique.* — Atrophie des muscles du membre supérieur. Pied plat du côté gauche, suite d'une paralysie infantile.

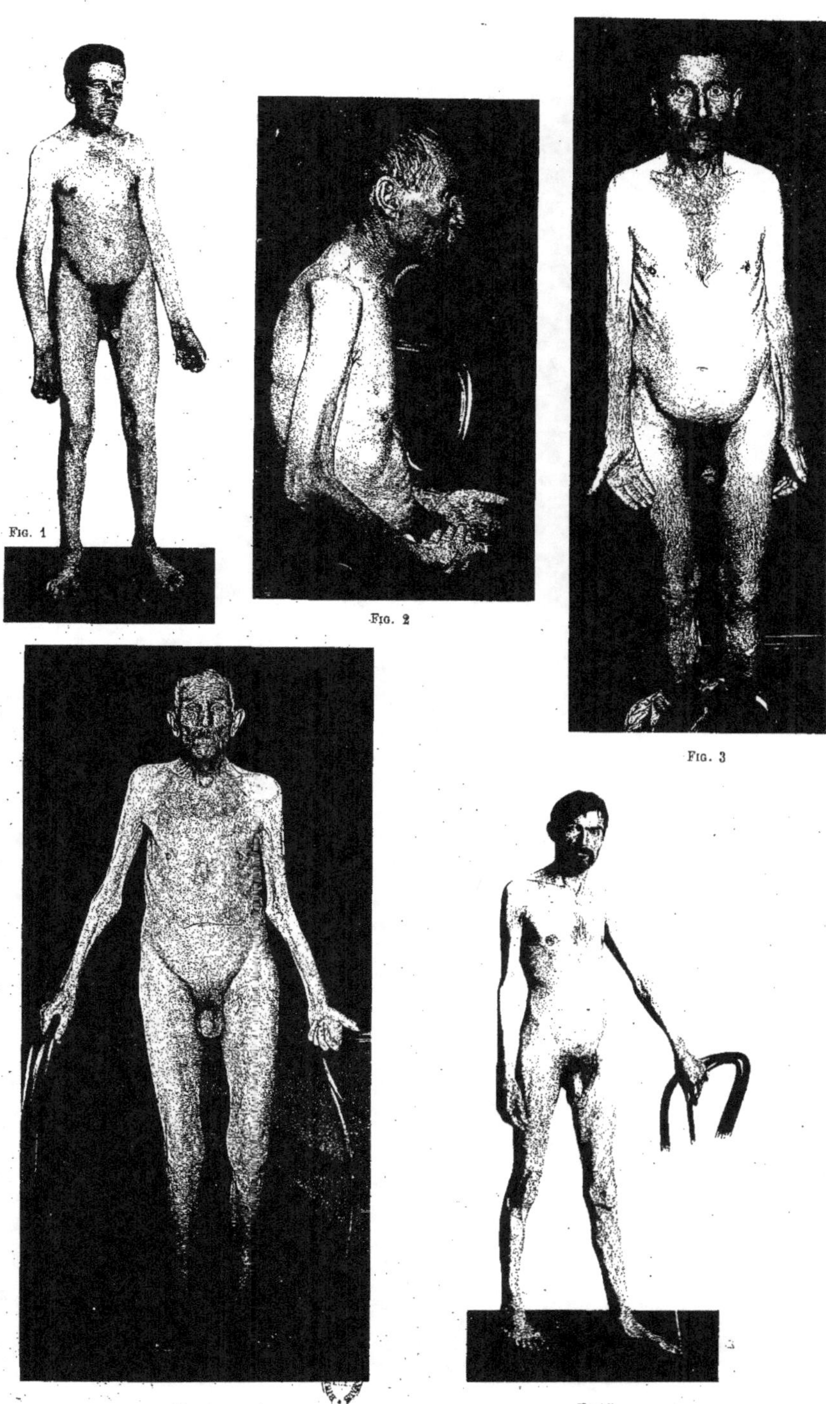

Atrophie musculaire progressive myélopathique

balter. G. Étienne, Ch. Thiry et L. Spillmann

C. Naud, éditeur, Paris.

PLANCHE 2

OBSERVATION 3. — *Atrophie musculaire progressive d'origine myélopathique, type Duchenne-Aran.*
(Clinique de M. le professeur Spillmann.)

(Pl. **2**, fig. 2 et 3.)

Chez ce malade, la figure 3 met particulièrement en évidence l'atrophie extrême des muscles du thorax, réduits à des lames ne masquant plus les reliefs osseux, d'où apparition du **gril costal.** Les omoplates sont saillantes (fig. 2). De même aux bras et aux avant-bras (fig. 3 surtout à gauche), on ne voit pour ainsi dire plus que des bourrelets cutanés, à peine doublés d'un peu de muscle flasque, recouvrant le squelette osseux ; l'atrophie deltoïdienne (fig. 2) déforme complètement l'épaule.

Aux mains, la destruction des muscles des groupes thénar et hypothénar et des interosseux est absolue, d'où la main en **griffe** (fig. 3) ; les pouces sont en extension et en abduction forcée. Les muscles du cou et de la nuque sont moins intéressés que dans les cas précédents ; aussi le malade peut-il tenir la tête en position normale.

Les muscles de l'abdomen et des membres inférieurs sont moins lésés et la marche se fait dans des conditions assez satisfaisantes.

Mouvements fibrillaires et fasciculaires continuels.

La motilité est très modifiée. Le malade couché ne peut s'asseoir sans l'aide de ses bras, et sans décrire un mouvement de torsion autour du coude, appuyé sur le plan du lit, comme pivot ; pour se recoucher, il se laisse retomber en arrière. A la main tout mouvement d'adduction et d'opposition du pouce est impossible.

Il existe des *troubles de la déglutition,* les liquides refluent par le nez. Le malade ne peut serrer les commissures labiales ; il lui est impossible de siffler.

L'évolution est classique : X... âgé de soixante et un ans, ouvrier maçon, était habituellement occupé à monter des moellons à l'échelle ; en les maintenant fortement avec la paume de la main et le pouce, et les élevant, il les passait à son compagnon placé au-dessus de lui. Depuis quelque temps il s'est aperçu d'une certaine faiblesse dans les mains, surtout dans les pouces ; depuis le commencement de novembre, il lui est impossible de saisir certains objets tels que des allumettes. Il se plaint vivement de fourmillements et de crampes dans les muscles.

L'atrophie était déjà avancée lors d'un premier examen le 19 novembre 1894, mais limitée aux membres supérieurs, avec grande prédominance du côté droit ; les muscles supérieurs du tronc ont été envahis en janvier 1895 ; la région lombaire et les membres inférieurs en septembre. En janvier 1896, le malade présente l'état décrit plus haut. Chez lui, l'établissement de l'atrophie s'est accompagné dans les muscles de douleurs lancinantes continuelles, qui n'ont cédé que lorsque l'atrophie fut extrême. Puis les troubles bulbaires sont survenus ; mais avant qu'ils ne soient devenus incompatibles avec la vie, une pneumonie vint enlever le malade.

Les recherches anatomo-pathologiques, pratiquées par M. le Dr Hoche, ont montré l'existence des lésions classiques des cornes antérieures, avec des lésions secondaires des nerfs périphériques.

Observation 4. — *Atrophie musculaire d'origine myélopathique, type Vulpian.*
(Clinique de M. le professeur Spillmann.)

(Pl. 2, fig. 4.)

C'est le contraste entre l'accentuation de l'atrophie dans les segments supérieur et inférieur du corps que tend à mettre en évidence surtout cette photographie (fig. 4).

Les muscles supérieurs du thorax et du cou sont réduits à l'état de lames, d'où dépression extrêmement marquée du creux sus-claviculaire; le deltoïde, à peu près totalement détruit, dégarnit l'épaule et laisse voir la tête humérale en saillie sous la peau. Aux bras, les biceps se présentent sous forme de cordes; aux avant-bras, l'atrophie, prédominante à la face antérieure, laisse apparaître de profil les reliefs osseux.

La destruction complète des éminences thénar et hypothénar donne à la paume de la main la forme d'une concavité hémisphérique ; celle des interosseux détermine le **gril classique,** et les impotences musculaires aboutissent à la **griffe :** sur la photographie, la main droite enserre passivement le dossier de la chaise et la main gauche repose tout aussi passivement sur le premier espace interdigital.

On voit nettement que le travail atrophique, quoiqu'existant, est très notablement moins accusé vers la région abdominale et aux membres inférieurs.

Comme conséquence de cette atrophie musculaire, tous les mouvements sont limités, quelques-uns même impossibles, comme l'abduction des bras, la supination des avant-bras, l'adduction et l'abduction du pouce. Dans le segment inférieur, l'atrophie ne permet pas au malade couché de s'asseoir sur un lit sans aide ; mais la marche est possible.

En opposition avec ce que l'on voit dans les deux premières observations (pl. 1), les mouvements de la tête sont relativement conservés et le malade la maintient droite.

Ondulations et frémissements musculaires idiopathiques.

Aucun trouble des sensibilités.

Une particularité importante dans l'histoire de ce malade est le *début par les épaules*, caractéristique du *type Vulpian*.

Cet homme, âgé de soixante-cinq ans, était garçon de ferme, remarquablement robuste et musclé; il était occupé surtout à porter sur l'épaule des sacs de 100 kilos.

Vers 1887, trois ans environ avant le premier examen, X., âgé de soixante et un ans, a éprouvé une gêne et une faiblesse inaccoutumées dans les épaules, et l'amaigrissement se serait immédiatement manifesté en commençant par les masses musculaires scapulo-humérales ; l'atrophie des muscles de la main aurait commencé un an après celle des muscles de l'épaule, puis aurait gagné successivement la partie antérieure des muscles de l'avant-bras, le bras et en même temps que le bras, la région antérieure du thorax. L'état est resté stationnaire depuis le commencement de 1889, mais au mois de mai, les membres inférieurs ont participé à l'atrophie, en commençant par les mollets atteints de crampes depuis un an. La photographie a été recueillie en mai 1891.

L'atrophie a continué son évolution; mais bientôt apparaissent des *troubles bulbaires*. La déglutition devient difficile ; les aliments solides ou liquides repassent par le nez ; la voix est nasonnée, les *b*, *p*, *m*, *n*, sont mal articulés ; il existe quelques difficultés pour souffler ou siffler. Peu à peu, les accidents de la déglutition augmentent, l'alimentation devient impossible. Le malade quitte alors le service, à la fin de novembre 1891, et nous apprenons sa mort quelques jours plus tard.

Observation 5. — *Atrophie musculaire progressive d'origine myélopathique.*
(Clinique de M. le professeur Spillmann.)

(Pl. 2, fig. 5.)

L'atrophie est moins marquée chez le malade de la photographie (fig. 5); au tronc, les muscles pectoraux, sus et sous-épineux, le sterno-cléido-mastoïdien, le chef occipital du trapèze ne sont encore que légèrement diminués de volume. Mais on voit que les muscles des membres supérieurs sont beaucoup plus atteints, surtout à la partie postérieure de l'avant-bras droit. La destruction des petits muscles des mains a déterminé l'apparition de la **griffe atrophique**.

La photographie montre, contrairement aux autres cas, un état atrophique marqué des masses musculaires des membres inférieurs. C'est que, ici, l'atrophie myélopathique est survenue dans des conditions particulières qui font l'intérêt de ce cas.

Le malade, fossoyeur, âgé de quarante-quatre ans (juillet 1888), a été atteint dans les premières années de sa vie, d'une *paralysie infantile* ayant laissé comme traces une atrophie relative des muscles de la jambe droite et un *pied plat valgus*. D'autre part, dans son métier de fossoyeur, il fatiguait considérablement les muscles extenseurs de son avant-bras droit pour rejeter la terre hors des fosses. Or, c'est précisément au niveau de ces deux régions, l'une altérée pathologiquement, l'autre surmenée, que débuta l'atrophie progressive. En janvier 1888, le malade remarqua que les membres inférieurs fléchissaient pendant la marche ; en même temps, gêne dans les mouvements de l'avant-bras et du poignet. Trois semaines plus tard, il ressentit une sorte de gêne dans les épaules. Depuis quatre mois, le malade a constaté l'amaigrissement des membres inférieurs, et depuis trois mois celui des membres supérieurs. Depuis deux mois, il ne peut plus s'habiller, et depuis trois semaines il ne peut plus manger seul.

OBSERVATION 6. — *Atrophie musculaire progressive d'origine myélopathique.*
(Clinique de M. le professeur Spillmann.)

(Pl. 2, fig. 1.)

C'est bien le même ensemble de caractères que présente le personnage de la sixième observation, avec son aspect de lourdeur, de marche de gorille, avec ses mains en **griffe** par disparition des éminences thénar et hypothénar, flexion des phalanges, déformation due à l'atrophie des petits muscles des mains.

L'atrophie est relativement moins marquée aux avant-bras, surtout à la partie supérieure, d'où aspect en fuseau. Les muscles du tronc et du bras paraissent encore intacts.

Chez ce malade, le début de la poliomyélite est remarquablement précoce (vingt-quatre ans) ; mais il y a vraisemblablement prédisposition par une paralysie infantile dont il fut frappé à l'âge de deux ans, qui laissa comme stigmate une luxation de la hanche droite avec raccourcissement considérable de la jambe et atrophie de la masse musculaire de la jambe.

A l'âge de sept ans, il s'est cassé la jambe en tombant seulement de sa hauteur et, depuis lors, il a toujours eu de la faiblesse dans les membres inférieurs. Vers l'âge de quinze à seize ans, il éprouva une grande fatigue en marchant, il dut garder le lit, ne pouvant se tenir sur ses jambes ; depuis ce moment, il ne marche plus que difficilement. Puis la main droite a été envahie, la main gauche ensuite ; le bras gauche s'est affaibli depuis dix-huit mois, le bras droit depuis six mois.

ATROPHIES MUSCULAIRES PROGRESSIVES

D'ORIGINE MYOPATHIQUE

ET AMYOTROPHIE SPINALE PROGRESSIVE DE LA PREMIÈRE ENFANCE

PLANCHES 3, 4, 5, 6, ET 7

Les planches 3, 4, 5, 6, 7, concernent des malades appartenant au groupe des *amyotrophies chroniques progressives* désignées sous le nom de *myopathiques*, parce que jusqu'à présent, le muscle seul, à l'exclusion du système nerveux central où périphérique, a été trouvé altéré, la lésion musculaire consistant en une atrophie progressive de la fibre musculaire, combinée à une hyperplasie du tissu conjonctif interstitiel. Les symptômes des amyotrophies primitives progressives myopathiques, désignées encore sous le nom de *dystrophie musculaire progressive*, de *myopathie primitive progressive*, se réduisent dans leurs grands traits à quelques chefs principaux.

La maladie souvent *familiale* ou *héréditaire*, débute habituellement dans l'*enfance* ou *dans l'adolescence*. L'altération musculaire n'offre dans sa distribution aucun rapport avec les territoires nerveux de la région affectée ; elle est *symétrique*, ordinairement égale des deux côtés, et *systématique ;* les muscles intéressés ne présentent *ni tremblement fibrillaire, ni réaction de dégénérescence ;* la sensibilité est intacte ; les facultés intellectuelles ne sont pas intéressées, les réflexes tendineux diminuent au fur et à mesure que l'atrophie augmente ; l'*évolution* de la maladie est essentiellement *progressive* et *lente ;* il semble que le pronostic *quoad vitam* soit lié uniquement aux conditions générales d'hygiène, d'alimentation, de nutrition, etc. D'ailleurs le mode de début et de distribution de l'altération musculaire donne aux myopathiques des physionomies particulières, dont les planches ci-jointes, reproduisent les principaux aspects.

Un certain nombre de muscles sont presque fatalement atteints, soit au début, soit au cours de la maladie, tels le grand pectoral, le petit pectoral, le grand dorsal, le grand dentelé, le rhomboïde, le long du cou, les sacro-lombaires, les fléchisseurs du bras, le biceps, le brachial antérieur, le long supinateur, les fessiers, le quadriceps fémoral, le tenseur du fascia lata, les péroniers, les jambiers antérieurs, les muscles de l'avant-bras (surtout les fléchisseurs); les masticateurs, les muscles de la langue sont presque toujours respectés; les muscles de la face sont assez souvent frappés; les sterno-mastoïdiens, les muscles ronds, le deltoïde, les sus et sous-épineux sont atteints dans de faibles proportions.

La myopathie débute ordinairement par les muscles de la ceinture scapulaire ou pelvienne, par la face ou par les membres; dans ce dernier cas ce sont les muscles de la racine du membre qui sont primitivement et principalement atteints.

Les modifications de volume des masses musculaires altérées, leur impotence relative, déterminent chez les malades des *troubles fonctionnels, variant avec le mode de répartition ou la prédominance des lésions*. Ces troubles fonctionnels existent au prorata de la lésion musculaire, mais la lésion musculaire n'est pas toujours proportionnelle au volume apparent : la lésion essentielle dont dépend en majeure partie l'impotence, est l'atrophie et la disparition de la fibre musculaire ; cette atrophie peut être masquée en partie par l'adipose sous-cutanée ou la scléro-adipose interstitielle du muscle. Dans les myopathies, suivant l'expression de P. Marie et Guinon, le volume du muscle n'est rien, l'affaiblissement est tout.

L'élection de l'atrophie sur certaines régions, amène chez les myopathiques une *absence d'harmonie, une disproportion des formes et des reliefs* que ne masque pas toujours l'adipose sous-cutanée : nos figures en rendent compte.

La prédominance des lésions sur certaines masses musculaires amène la diminution de leur énergie ; provoque même au repos des *attitudes spéciales* et des aspects particuliers tels que l'exagération des *creux sous-claviculaires* (atrophie des pectoraux) (pl. 3, fig. 6 et 7; pl. 4, fig. 5; pl. 5, fig. 2), l'*omoplate ailée* (pl. 5, fig. 3 et fig. 7) ; l'*abaissement de la tête humérale* (pl. 3, fig. 6; pl. 5, fig. 1 ; pl. 5, fig. 6); la *gracilité et la forme cylindrique des bras, contrastant avec le volume normal des avant-bras*, — l'*aplatissement ou la concavité de la face antérieure du thorax* (pl. 3, fig. 8 et 9; pl. 5, fig. 6 ; pl. 6, fig. 9), le *rétrécissement antéro-postérieur du thorax* (pl. 6, fig. 9; pl. 3, fig. 8 et fig. 9), *son élargissement transversal* (pl. 6, fig. 6; pl. 3, fig. 1 et fig. 7), la *taille de guêpe* amenée par l'atrophie des muscles de la ceinture iliaque et l'obliquité des côtes très accrue par l'aplatissement du thorax (pl. 5, fig. 6; pl. 7, fig. 3), le *renversement du tronc en arrière*, la *proéminence du ventre en avant* (pl. 5, fig. 3 ; pl. 5, fig. 7), la *projection des fesses en arrière* (pl. 5, fig. 3; pl. 3, fig. 9; pl. 4, fig. 3), l'*ensellure lombaire* (pl. 3, fig. 9; pl. 4, fig. 3 ; pl. 4, fig. 4; pl. 5, fig. 3 et fig. 7; toutes les figures de la pl. 6); l'*atrophie des cuisses contrastant avec l'état normal* ou l'*hypertrophie des mollets* (pl. 4, fig. 3; pl. 5, fig. 8, toutes les figures de la pl. 6), plus rarement l'*atrophie des mollets avec déformation ou attitude anormale du pied* (pl. 5, fig. 3; pl. 7, fig. 2; pl. 3, fig. 9).

Par le fait de ces attitudes, le centre de gravité étant déplacé, les malades dans la station debout écartent fortement les jambes pour augmenter la base de sustentation, et portent le plus qu'ils peuvent le tronc en arrière; l'ensellure alors s'exagère (pl. 5, fig. 7; pl. 6, fig. 6).

Lorsque les muscles de la face sont atteints, on observe un *facies* tout spécial parfaitement décrit par Landouzy et Déjerine ; le front est lisse, l'œil paraît plus grand, les lèvres deviennent saillantes, immobiles, la bouche est entr'ouverte, la physionomie prend un *caractère béat,* inintelligent (pl. 5, fig. 1 et fig. 4). Les troubles de la mimique sont dans la forme faciale tout à fait caractéristiques et en rapport avec la localisation de la myopathie : la physionomie reste inerte, ne manifeste extérieurement aucun sentiment ; lorsque le malade rit, la moitié inférieure de la face revêt un aspect bizarre, la fente buccale seule s'élargit, le *malade rit en travers* (pl. 3, fig. 3) ; l'acte de siffler, de souffler devient difficile, puis impossible ; *l'occlusion des lèvres ne se fait plus* (pl. 4, fig. 2). L'occlusion des paupières, d'abord incomplète, soit dans le sommeil, soit sous l'influence de la volonté, peut dans la suite ne plus se produire ; lorsque le malade veut fermer les yeux, on voit, comme dans la paralysie du facial supérieur, le globe de l'œil tourner autour de son axe transversal et la *cornée se cacher derrière la paupière supérieure* (pl. 4, fig. 2, et fig. 5 ; pl. 5, fig. 2 et fig. 5 ; pl. 3, fig. 1).

En marchant, les malades présentent ordinairement un *dandinement* analogue à la démarche du canard : cette démarche consiste à chaque pas en une inclinaison latérale du tronc du côté opposé, dont la raison réside dans l'affaiblissement des masses musculaires du bassin. Assis, il est très souvent difficile au myopathique de se lever ; il n'y arrive qu'en prenant un point d'appui. Accroupi, ou couché à terre, la plupart des malades se retournent sur le ventre, se placent dans la situation dite à quatre pattes (pl. 5, fig. 10), puis se relèvent sur les bras ou s'arc-boutent sur les membres inférieurs qu'ils placent en extension, formant ainsi un arc de cercle dont les mains et les pieds en contact avec le sol, constituent les extrémités (pl. 5, fig. 11) ; les mains marchent alors à la rencontre des pieds, puis le malade exécute un brusque effort des bras qui rejette tout le corps en arrière, ou bien il grimpe avec les mains le long de ses jambes et de ses cuisses (pl. 4, fig. 1).

Le *diagnostic* de la myopathie progressive est basé sur le caractère familial de la maladie, le début précoce par les muscles de la mimique, de l'épaule ou de la ceinture pelvienne, l'absence de tremblements fibrillaires, et par son évolution symétrique, systématique et lente ; ces caractères distinguent la myopathie des atrophies non progressives et extensives, localisées ou diffuses, résultant de paralysie infantile, de névrite, d'arthropathie ; ils la distinguent aussi de l'atrophie Aran-Duchenne, qui n'est ni familiale, ni héréditaire, qui débute à l'âge mûr par les extrémités des membres et s'accompagne de tremblements fibrillaires. La marche dandinante de la myopathie ne sera pas confondue avec la claudication de la luxation congénitale de la hanche, si on a soin d'inspecter les articulations et d'examiner minutieusement l'état des muscles et du mouvement dans les cuisses, les fesses et les lombes.

Jusqu'à présent, il n'est pas prouvé qu'aucun moyen ait réussi à enrayer l'évolution myopathique, fatalement progressive, bien qu'entrecoupée parfois de périodes d'arrêt. « Il semble qu'en vertu d'un vice constitutionnel, antérieur à la naissance, le système musculaire du malade soit dévié de son évolution normale et voué à une dystrophie à laquelle rien ne saurait l'arracher. » (Raymond.)

D'après le mode de début et la distribution de l'altération musculaire, plusieurs *types cliniques* ont été créés; bien que les derniers travaux tendent de plus en plus à synthétiser, sous le terme commun de *myopathie progressive*, les diverses formes antérieurement morcelées, fragments d'un groupe naturel d'amyotrophie progressive, néanmoins pour la facilité du diagnostic et de l'étude, les principaux types, primitivement isolés, doivent continuer à être décrits isolément, ne serait-ce que pour servir de point de repère et de terme de comparaison aux cas intermédiaires dont les descriptions deviennent de plus en plus nombreuses. Plusieurs des figures de cet ouvrage se rapportent à quelques-uns des types élémentaires de la myopathie progressive dont les observations suivantes vont succinctement résumer les caractères.

PLANCHE 5

______

Atrophie musculaire progressive myopathique du type facio-scapulo-huméral

(Type Landouzy-Déjerine.)

UNE FAMILLE DE MYOPATHIQUES

LE PÈRE.

Fig. 1. (Obs. 7.) — Facies myopathique; impossibilité de l'occlusion complète des paupières; atrophie des pectoraux.

Fig. 4. — Facies myopathique; renversement de la lèvre inférieure.

Fig. 5. — Omoplates ailées; atrophie prédominant sur le bras et la cuisse à droite.

FILLE AINÉE.

Fig. 3. (Obs. 8.) — Facies myopathique; la malade riant.

Fig. 7. — Atrophie de la ceinture scapulaire, des bras, des avant-bras et des membres inférieurs; mains en griffes.

Fig. 9. — Omoplates ailées, rétrécissement et aplatissement du thorax; ensellure lombaire; atrophie de membres supérieurs et inférieurs.

FILLE CADETTE.

Fig. 2. (Obs. 9.) — Facies myopathique, inertie des muscles de la face; air morose au moment où la jeune fille va rire.

Fig. 6. — Atrophie de la ceinture scapulaire, chute des épaules, saillie des clavicules; intégrité des bras.

Fig. 8. — Omoplates ailées, atrophie de la ceinture scapulaire et de la nuque; aplatissement et rétrécissement du thorax; ensellure légère.

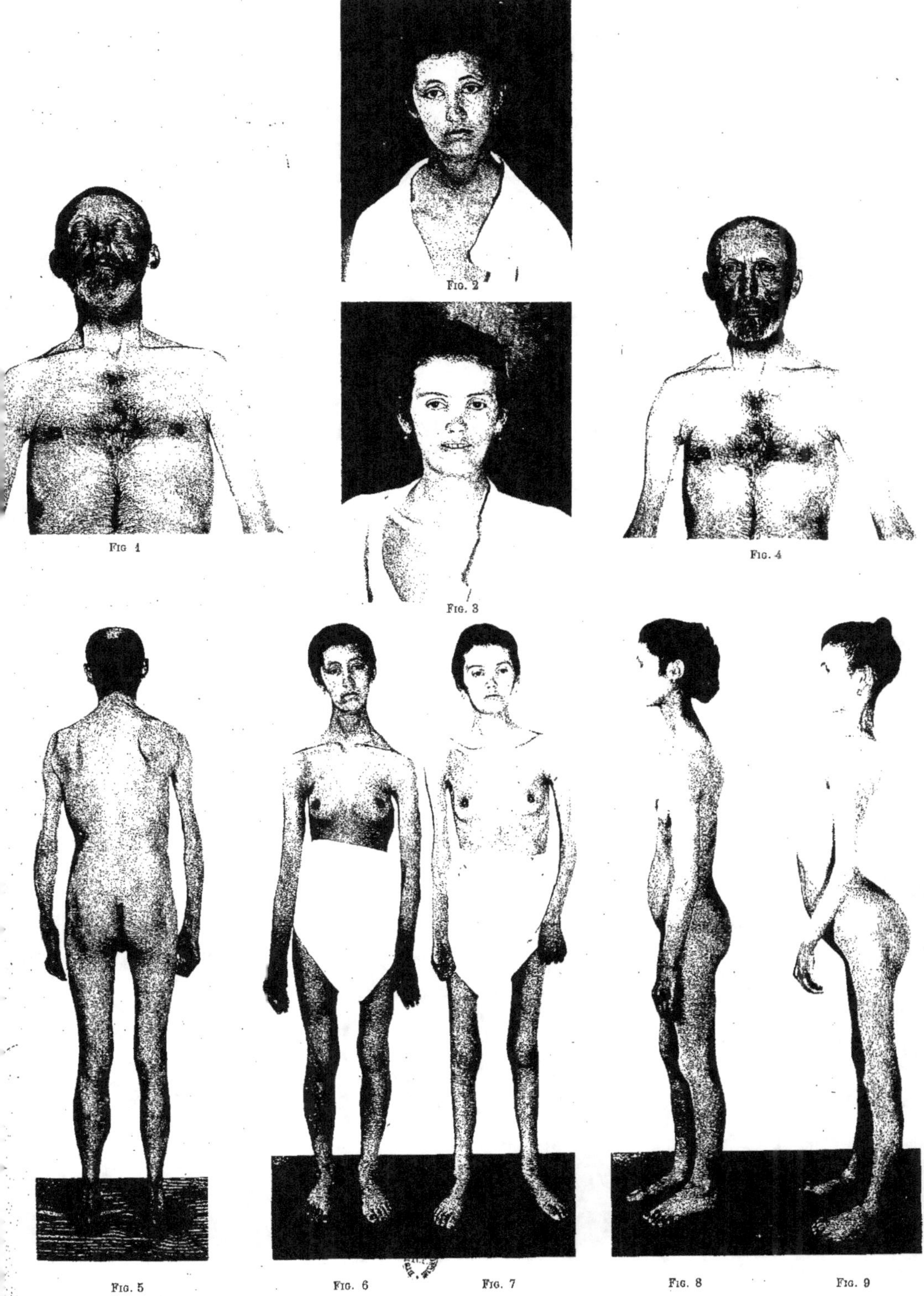

Fig. 1

Fig. 2

Fig. 3

Fig. 4

Fig. 5

Fig. 6

Fig. 7

Fig. 8

Fig. 9

Atrophie musculaire progressive myopathique
(Une famille de myopathiques)

ishalter, G. Étienne, Ch. Thiry et L. Spillmann.   C. Naud, éditeur, Paris.

ATROPHIE MUSCULAIRE PROGRESSIVE MYOPATHIQUE
DU TYPE FACIO-SCAPULO-HUMÉRAL

UNE FAMILLE DE MYOPATHIQUES

ıClinique de M. le professeur P. Spillmann.)

(Pl. **3**, fig. ɪ, 2, 3, 4, 5, 6, 7, 8, 9.)

OBSERVATION 7. — *Myopathie facio-scapulo-humérale.*

(Pl. **4**, fig. ɪ, 4, 5.)

Le *père*, cinquante-huit ans, cultivateur.

Son père, mort à soixante-quinze ans, présentait depuis une époque qu'on ne peut déterminer une impotence des membres supérieurs, prédominant dans le bras droit.

X..., a eu trois enfants, un fils bien constitué, mort à vingt-deux ans d'une affection aiguë et les deux filles dont il va être question. A toujours été bien portant; depuis quinze ans, il éprouve une certaine gène dans les bras, surtout à droite ; depuis trois ans, les jambes s'affaiblissent, mais il travaille encore aux travaux de la campagne, tient le manche de la charrue, etc.; jamais il n'a pu siffler.

État actuel. — État général très bon. **Facies myopathique :** paupières largement ouvertes, **procidence légère de la lèvre inférieure** (fig. 4) ; **occlusion incomplète des paupières** (fig. ɪ), surtout à droite ; lorsque le regard se porte en haut, aucune ride ne se dessine sur le front; rire en travers.

Tête habituellement penchée en avant; proéminence des vertèbres cervicales ; chef occipital du trapèze très atrophié, chef claviculaire conservé.

Atrophie des muscles de la ceinture scapulaire (fig. ɪ) : grand pectoral très atrophié ; grand dentelé très atrophié ; omoplates ailées, à pointe dirigée en dedans ; épaules tombantes (fig. 5); conservation des deltoïdes, des sus et sous-épineux.

Atrophie du bras portant surtout sur les muscles de la région postérieure ; biceps en partie conservé ; atrophie très marquée de la partie postérieure des avant-bras ; les muscles de la région antérieure sont en partie conservés ; mains tombantes. Atrophie légère des muscles des éminences thénar et hypothénar ; doigts en demi-flexion. Pas d'ensellure dorso-lombaire ; muscles fessiers conservés ; **atrophie des muscles de la cuisse et du mollet à droite** (fig. 5) ; la marche se fait assez facilement et sans fatigue ; à chaque pas, le malade lance un peu la cuisse, le pied retombant lourdement. Assis, il se relève facilement. Réflexes rotuliens abolis ; pas de frémissements musculaires ; état cyanotique des mains, des coudes et des genoux.

OBSERVATION 8. — *Myopathie facio-scapulo-humérale*

(Pl. **3**, fig. 3, 7, 9.)

La *fille aînée*, vingt-six ans, a toujours été bien portante. A marché à dix-huit mois ; jusqu'à l'âge de quinze ans on ne remarquait rien d'anormal ; il est difficile de dire quels furent les premiers symptòmes, car jusqu'à présent la jeune malade ne paraissait pas se douter qu'elle présentât des phéno mènes particu-culiers du côté de la face; vers l'âge de quinze ans elle éprouve de la faiblesse dans les membres supérieurs et surtout dans le bras droit ; depuis l'âge de dix-huit ans, ne peut plus se coiffer; depuis trois ou quatre ans, ne peut plus monter ou descendre les escaliers sans aide.

État actuel. — **Facies myopathique :** front lisse ; yeux largement ouverts ; lèvres un peu proéminentes (fig. 7) ; **rire en travers** (fig. 3) ; quand la malade veut fermer les yeux, la fente palpébrale reste en partie ouverte, et le globe de l'œil va se cacher derrière la paupière supérieure. Atrophie des muscles de la nuque ; conservation du chef claviculaire du trapèze ; **atrophie complète des muscles de la ceinture sca-pulaire** (fig. 7 et fig. 9) ; **thorax rétréci d'avant en arrière** (fig. 9), élargi, **aplati en avant** (fig. 7), **conser-vation partielle des deltoïdes** (fig. 7) ; **atrophie considérable des bras** avec conservation partielle des biceps ; atrophie considérable des muscles antérieurs et postérieurs de l'avant-bras ; main tombante, sur-tout à droite ; demi-flexion et **réfraction du pouce et des doigts dans la main** (fig. 7 et 9) ; l'extension complète volontaire ou passive des doigts est impossible; la flexion des doigts se fait partiellement. La malade croise les bras devant elle, mange seule, coud, mais ne peut porter les mains sur la tête. Elle arrive à s'asseoir seule ; dans la situation assise, ensellure lombaire énorme ; assise, elle ne peut se relever qu'en plusieurs temps en prenant point d'appui sur des meubles. **Atrophie considérable des muscles de la cuisse** (fig. 9), avec conservation relative des adducteurs ; atrophie des muscles de la jambe ; **mollet aplati** (fig. 9) ; dans la situation assise ou couchée, le pied est tombant ; dans la station, il est en valgus (fig. 7). Conservation presque complète des fessiers.

Dans la station, **ensellure lombaire très accentuée** (fig. 9). Dans la marche, l'ensellure s'accentue, le tronc s'incline en arrière ; à chaque pas le bassin et le tronc se portent en avant du côté de la jambe soulevée ; la cuisse est soulevée légèrement, la jambe se fléchit à peine et le pied retombe lourdement ; cette démarche qui diffère un peu de la marche myopathique dandinante en canard, donne à la malade en marche un caractère pompeux, prétentieux, tout particulier. La malade ne peut ramasser un objet à terre ; étant à terre, elle ne peut se relever.

Réflexes rotuliens abolis. Jambes froides, bleuâtres, surtout aux extrémités. Pas de tremblements fibril-laires. La sensibilité, les sphincters et l'intelligence sont absolument intacts.

OBSERVATION 9. — Myopathie facio-scapulo-humérale.

(Pl. 3, fig. 2, 6, 8.)

La *fille cadette*, seize ans. Toujours bien portante. Elle ne se plaint guère que d'un peu de faiblesse dans le bras droit, depuis deux ans ; elle ignorait qu'elle eût quelques troubles dans la face, et se croyait simplement maigre de poitrine.

État actuel. — A l'état de repos, la **face a un air un peu boudeur** (fig. 2), qui contraste avec le caractère de la jeune fille ; la figure 2 reproduit une photographie instantanée prise au moment où, dans un instant de gaieté, elle va se mettre à rire. L'occlusion des paupières ne peut se faire complètement ; il persiste une légère fente ; rire en travers avec l'aspect un peu niais caractéristique. Mais d'une façon générale, le masque de la face est moins inerte que chez la sœur aînée ; la parésie faciale est plus marquée à droite. **Atrophie des muscles de la ceinture scapulo-humérale ;** grand dorsal et pectoraux très atrophiés ; clavi-cules saillantes, **omoplates détachées, épaules tombantes** (fig. 6 et fig. 8) ; thorax aplati en avant.

Relief musculaire assez bien conservé dans les membres supérieurs ; la malade accuse simplement un peu de faiblesse dans le bras droit, qu'elle arrive cependant à placer sur la tête ; elle peut s'occuper des différents travaux de la campagne. Pas d'atrophie notable des membres inférieurs ni des fesses ; pas d'en-sellure lombaire ; la marche se fait facilement, vite et sans fatigue. Pas de frémissements musculaires et pas de troubles de la sensibilité.

A relever dans ces trois observations, le caractère héréditaire et familial de la myopathie qui a frappé le grand-père, le père et deux filles. Pour le grand-père, les détails font complètement défaut, mais néanmoins, il semble que chez lui comme chez le père et les deux filles, la myopathie fut prédominante du côté droit ; chez le père et les deux filles, l'affection frappe à des degrés variés et avec des intensités diverses les mêmes groupes de muscles, réalisant le type classique isolé par Landouzy et Déjerine.

Très accentuée chez la fille aînée, chez qui elle semble avoir évolué rapidement, la myopathie est cantonnée chez la fille cadette à la ceinture scapulaire et à la face ; chez le père elle a frappé en outre les membres supérieurs et gagne actuellement les membres inférieurs. Il semble que la maladie croisse en intensité à travers les générations : le grand-père, mort à soixante-douze ans, pouvait encore arriver à mettre sa blouse tout seul ; chez le père âgé actuellement de cinquante-huit ans, le processus myopathique est bien moins avancé que chez sa fille aînée.

Dans tous les cas, l'époque du début réel de la maladie est difficile à préciser : les malades font remonter l'affection au moment où ils furent gênés par l'impotence relative d'un groupe musculaire ; l'altération des muscles de la face qui est habituellement la première en date ne les avait pas frappés ; ainsi le père fait dater sa maladie de quinze ans, parce que depuis ce temps, il éprouve de la difficulté dans les mouvements des bras ; mais jamais il n'a pu siffler, ce qui est très exceptionnel pour un campagnard ; il ajoute d'ailleurs qu'il ne siffle pas parce qu'il n'a pas appris !

PLANCHE 4

Atrophie musculaire progressive myopathique.

(Type facio-scapulo-huméral.)

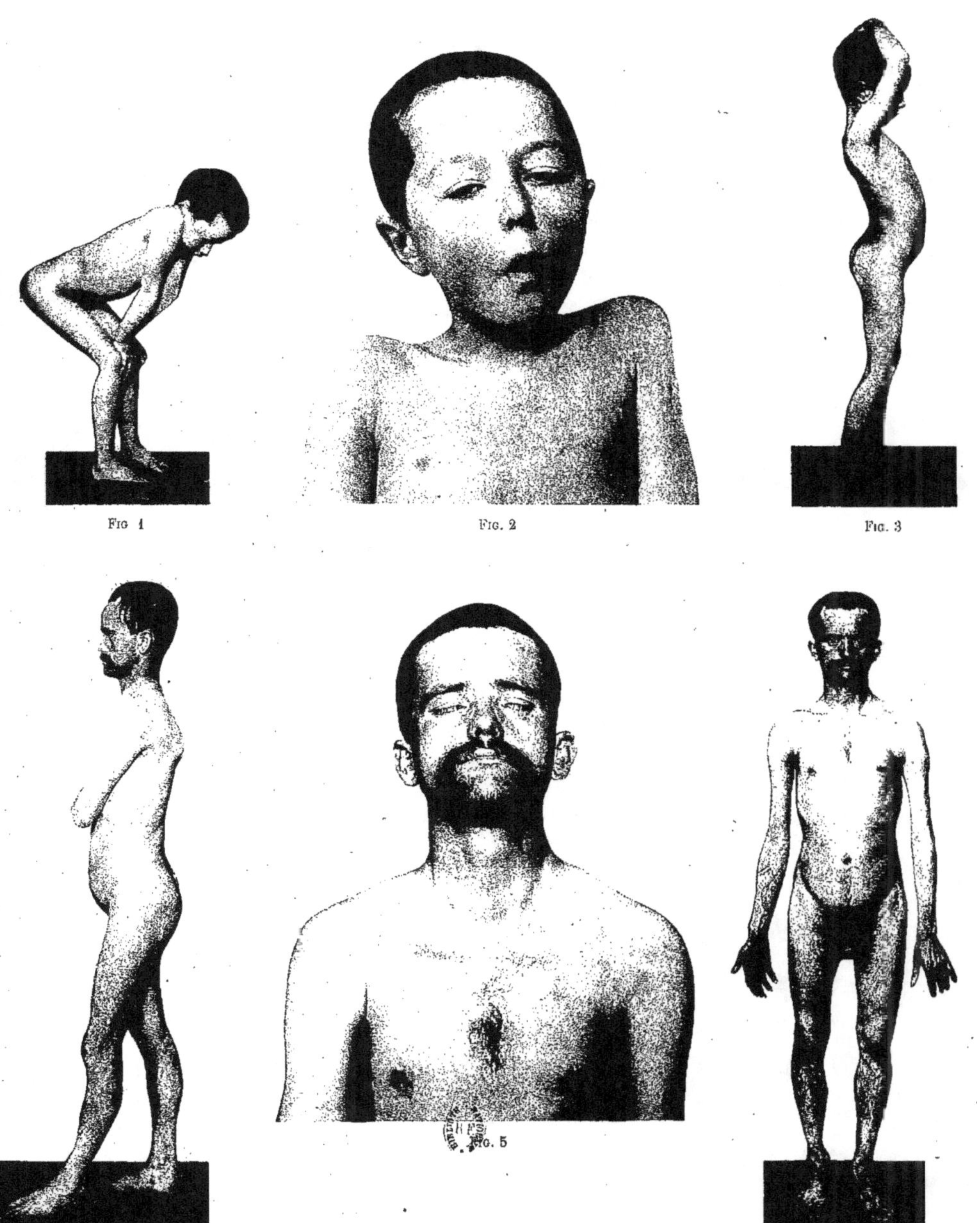

Atrophie musculaire progressive myopathique
(Type facio-scapulo huméral)

...halter, G. Étienne, Ch. Thiry et L. Spillmann.

C. Naud, éditeur, Paris.

ATROPHIE MUSCULAIRE PROGRESSIVE MYOPATHIQUE

DU TYPE FACIO-SCAPULO-HUMÉRAL

OBSERVATION 10. — *Myopathie facio-scapulo-humérale.*
(Clinique de M. le professeur P. Spillmann) (¹).
(Pl. 4, fig. 1, 2, 3.)

Garçon âgé de sept ans au moment de l'observation. Pas d'antécédents familiaux dignes d'être relevés ; pas d'hérédité similaire. Les premiers symptômes constatés par les parents ont été la difficulté de la marche constatée dès l'âge de seize mois ; depuis cette époque, l'instabilité a augmenté progressivement, l'ensellure s'établit, la marche devint canetante ; depuis un an les signes sont restés stationnaires.

État actuel. — Enfant d'intelligence normale. **Facies myopathique caractéristique ;** physionomie inerte sans expression, bouche entr'ouverte, lèvre supérieure proéminente, effacement du sillon nasolabial ; l'enfant ne peut relever la lèvre supérieure, ni renverser la lèvre inférieure ; il n'arrive qu'à produire un mouvement d'avancement des deux lèvres en « cul-de-poule », quand il essaie de siffler (fig. 2) ; quand il rit ou quand il pleure, la physionomie reste inerte ; quand on lui commande de fermer les yeux, il persiste entre les paupières une fente de 2 à 3 millimètres. Intégrité des muscles masticateurs.

Atrophie légère des sus et sous-épineux ; atrophie du grand dorsal ; atrophie considérable des pectoraux réduits à l'état de lame ; atrophie de la portion adductrice du trapèze, surtout à droite, ce qui explique l'abaissement de l'épaule de ce côté. Omoplates détachées, ailées ; saillie anormale de leur angle inférieur (atrophie des grands dentelés). Atrophie des deltoïdes et des muscles du bras, tous les mouvements du membre supérieur demeurant d'ailleurs possibles. Atrophie accentuée des muscles des gouttières vertébrales et des lombes ; atrophie des fessiers donnant aux fesses, lorsque l'enfant se baisse, une **forme conique** (fig. 1) ; **ensellure lombaire** et **projection du ventre** (fig. 3). Muscles des cuisses en partie conservés ; atrophie considérable des jambiers antérieurs, d'où résulte un pied-bot varus équin paralytique. Certains mouvements sont entravés ou exécutés suivant le mode habituel aux myopathiques : étendu dans le décubitus dorsal, le petit malade, pour s'asseoir, se couche latéralement, puis se hisse en s'arcboutant sur les bras appuyés au lit. Placé à terre, pour se relever après s'être mis à quatre pattes, il grimpe le long de ses jambes (fig. 1).L'enfant marche en canard, en exagérant l'ensellure. Pas de tremblements fibrillaires des muscles, pas de troubles de sensibilité, pas de réaction électrique de dégénérescence dans les muscles atrophiés.

Le point le plus curieux de ce cas de myopathie est son début très précoce, fait assez anormal dans ce type d'amyotrophie, dans lequel l'affection commence ordinairement dans la seconde enfance.

(¹) V. PRAUTOIS et G. ÉTIENNE. Un cas de myopathie primitive. *Revue de Médecine,* 1893.

OBSERVATION 11. — *Myopathie facio-scapulo-humérale.*
(Clinique de M. le professeur P. Spillmann.)
(Pl. 4, fig. 4, 5, 6.)

Homme âgé de vingt-huit ans, au moment de l'observation. Pas d'hérédité similaire. Bien portant jusqu'à l'âge de dix-sept ans alors que, garçon de culture, il peut encore soulever des sacs de 100 kilogrammes ; à dix-huit ans les bras s'affaiblissent progressivement et maigrissent ; il est réformé au conseil de revision ; à l'âge de vingt-sept ans, on s'est aperçu pour la première fois qu'il dormait les yeux ouverts.

État actuel. — Facies inerte, front lisse, lèvres légèrement saillantes et bouche entr'ouverte ; ne peut maintenir un crayon entre sa lèvre supérieure et son nez ; n'arrive à siffler qu'avec beaucoup d'effort ; ne peut *fermer complètement les paupières* (fig. 5). Atrophie assez marquée de tous les muscles du tronc, surtout des pectoraux, trapèzes, dentelés, rhomboïdes ; effacement des saillies musculaires, exagération des creux sous-claviculaires (fig. 6). **Saillie des omoplates,** atrophie des muscles de la nuque, atrophie des deltoïdes (fig. 4 et fig. 6) ; atrophie des muscles du bras, contrastant avec l'intégrité des muscles de l'avant-bras et de la main. Les muscles atrophiés sont mous ; tous les mouvements des membres supérieurs s'effectuent mais sans énergie et avec effort. Atrophie légère des cuisses ; intégrité des mollets ; **atrophie des fessiers ; ensellure légère** (fig. 4) ; la marche, un peu dandinante, se fait assez facilement ; couché, le malade se relève sans trop grande difficulté. La sensibilité et les sphincters sont intacts.

PLANCHE 5

Atrophie musculaire progressive myopathique.

(Type facio-scapulo-huméral.)

Fɪɢ. 1. (Oʙs. 12.) — Facies myopathique, proéminence de la lèvre supérieure, procidence de la lèvre inférieure ; facies niais.

Fɪɢ. 2.   —   Facies myopathique ; la malade fermant les yeux, impossibilité de l'occlusion complète de l'orbiculaire des paupières ; effacement des traits ; lèvres proéminentes ; physionomie inerte.

Fɪɢ. 3.   —   Omoplates ailées ; ensellure lombaire ; sub-luxation des genoux, concavité antérieure des membres inférieurs ; pied valgus ; atrophie des muscles de la cuisse et du mollet.

Fɪɢ. 4. (Oʙs. 13.) — Facies myopathique, air morose ; proéminence des lèvres.

Fɪɢ. 5.   —   Facies myopathique, le malade fermant les yeux : occlusion incomplète des paupières.

Fɪɢ. 6.   —   Atrophie des bras et des cuisses ; intégrité des mollets ; ensellure lombaire ; rétrécissement antéro-postérieur du thorax, aplatissement du thorax en avant.

Fɪɢ. 7.   —   Attitude dans la marche : renversement considérable du tronc en arrière ; inclinaison latérale du tronc, écartement des jambes.

Fɪɢ. 8.   —   Omoplates ailées ; atrophie des bras et des cuisses ; intégrité des mollets.

(Type juvénile d'Erb.)

Fɪɢ. 9. (Oʙs. 14.) — Atrophie des muscles de la ceinture scapulaire ; omoplates ailées ; ensellure légère.

Fɪɢ. 10 et 11. —   Attitude de l'enfant se relevant.

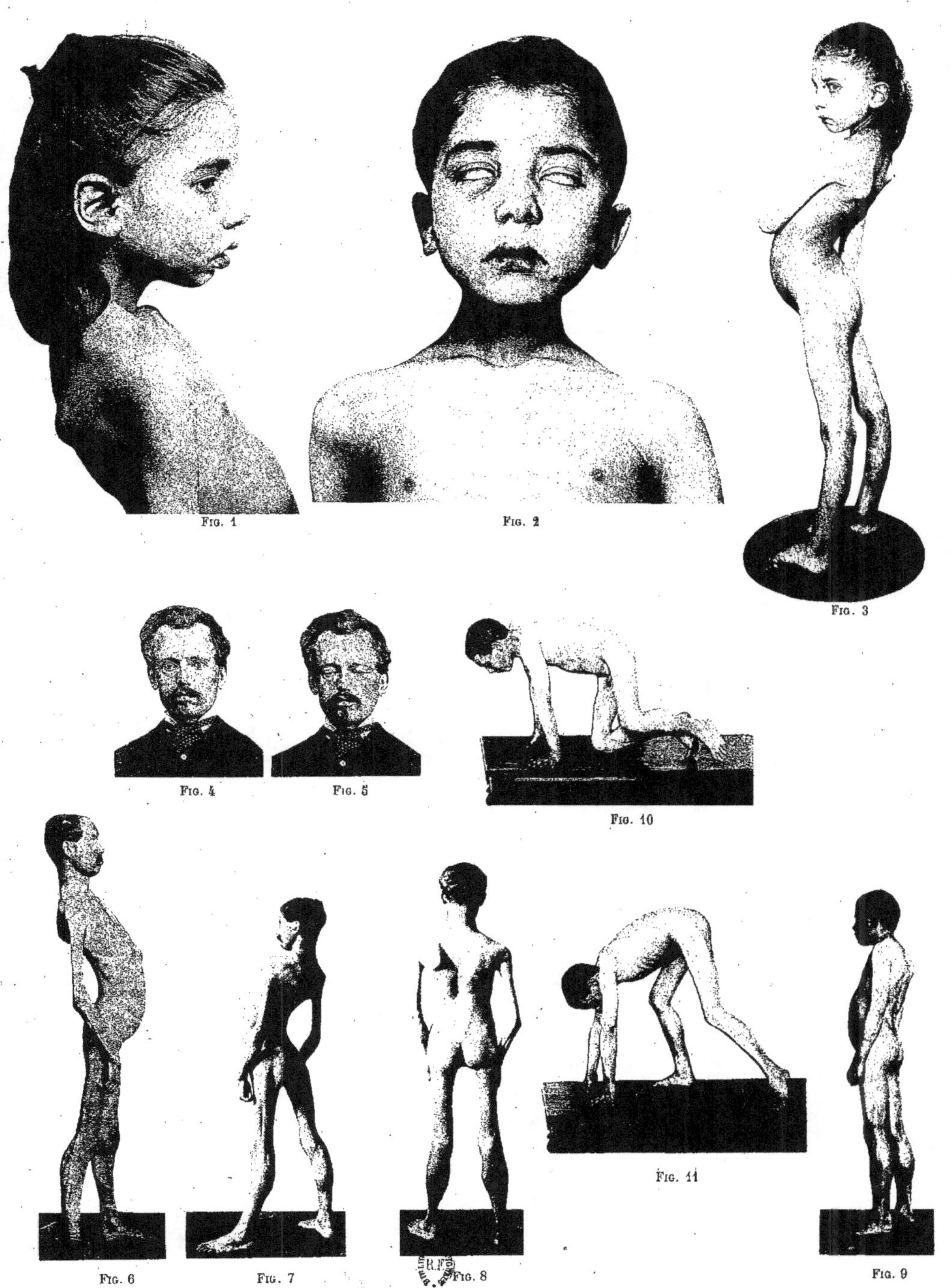

FIG. 1

FIG. 2

FIG. 3

FIG. 4

FIG. 5

FIG. 10

FIG. 6

FIG. 7

FIG. 8

FIG. 11

FIG. 9

Atrophie musculaire progressive myopathique
(Type facio-scapulo huméral)

aushalter, G. Étienne, Ch. Thiry et L. Spillmann

C. Naud, éditeur, Paris.

PLANCHE 5

ATROPHIE MUSCULAIRE PROGRESSIVE MYOPATHIQUE

Observation 12. — *Myopathie facio-scapulo-humérale.*
(Clinique de M. le professeur agrégé P. Haushalter) (¹).
(Pl. 5, fig. 1, 2, 3.)

Fillette âgée de huit ans au moment de l'observation. Pas d'hérédité similaire. Début apparent de la maladie à l'âge de cinq ans, un mois après une rougeole, par une difficulté de la marche ; ici comme dans beaucoup d'observations, les parents s'étaient à peine aperçu des modifications de la physionomie. Évolution des symptômes assez rapidement progressive depuis cette époque.

État actuel. — *Face morne*, sans expression, sans plis ; *traits arrondis ;* front lisse, yeux largement ouverts, lèvre supérieure proéminente, *lèvre inférieure renversée en bas* (fig. 1 et fig. 2). Aucune mimique dans la face : quand l'enfant veut rire ou pleurer, la physionomie ne se modifie pas ; à peine voit-on, au niveau des commissures labiales se former un petit pli ; quand elle récite une prière ou une fable à haute voix, le maxillaire inférieur seul se meut ; quand on lui commande de fermer les yeux, la paupière supérieure s'abaisse légèrement, la *fente palpébrale demeure largement ouverte* de 8 millimètres, et le *globe de l'œil vient se placer sous la paupière supérieure* (fig. 2). Elle ne peut ni souffler, ni siffler. Pas d'altération de la langue. La tête est habituellement penchée en avant.

Le thorax est aplati en avant, légèrement concave à sa partie antéro-inférieure, aplati en arrière et rétréci d'avant en arrière ; *omoplates détachées, ailées* (fig. 3) ; elles ont subi un véritable mouvement de bascule ; l'angle inférieur, saillant, est dirigé en arrière et en dedans (fig. 1). Le bord externe est horizontal. Atrophie considérable de la ceinture scapulaire ; les bras, surtout le droit, sont tombants en avant ; les creux sus et sous-claviculaires sont très marqués. Le chef occipital du trapèze paraît en partie conservé ; son insertion à l'épine de l'omoplate est réduite à l'état d'une lame mince ; le grand dorsal est à peine perceptible ; le grand rond est conservé ; le pectoral, à droite surtout, est réduit à l'état de lame ; le grand dentelé est très atrophié ; les sus et sous-épineux sont en partie conservés ; le sterno-cleido-mastoïdien est à peine appréciable. Au bras, le deltoïde forme un relief net ; il est dur et ferme au palper ; le biceps est en partie conservé, moins à droite qu'à gauche ; le triceps est très atrophié. A l'avant-bras, les groupes musculaires, quoique réduits, sont très perceptibles ; les muscles radiaux, surtout à droite, font à peine saillie. Pas d'atrophie des muscles de la main, pas d'attitude spéciale de la main. L'enfant exécute avec les membres supérieurs tous les mouvements commandés.

L'abdomen forme au-dessous du rebord costal une saillie ovoïde (fi. 3) ; il donne au palper la sensation d'un sac en caoutchouc vide, sa paroi n'offre aucune résistance.

La région lombaire est aplatie et dépressible ; les muscles de la gouttière vertébrale ne sont pas perceptibles.

(¹) P. Haushalter. Trois nouveaux cas d'amyotrophie primitive progressive dans l'enfance. *Revue de Médecine,* 1898.

Les muscles fessiers paraissent peu atteints : à droite cependant ils sont moins volumineux qu'à gauche.

Atrophie considérable des muscles de la cuisse, en particulier du triceps, surtout à droite ; au palper, sous la peau et sous le tissu graisseux, on perçoit avec peine les vestiges des muscles ; *atrophie considérable des muscles du mollet*, surtout à droite ; cependant au palper, les muscles jumeaux présentent encore une grande résistance. Grande laxité des articulations du genou et des articulations tibio-tarsiennes.

Dans la situation assise, légère ensellure lombaire, pied tombant ; le dos du pied se trouve sur la prolongation de la ligne du tibia, et les orteils sur la même ligne.

Dans l'attitude debout, le haut du corps est fortement penché en arrière, *le ventre proémine en avant ; ensellure lombaire marquée*, cyphose dorsale légère, lordose lombaire ; jambes très écartées. *Les jambes forment avec les cuisses une ligne à concavité antérieure*, très accentuée à droite ; *les pieds reposent sur le bord interne* (fig. 3).

Au moment de la marche, l'ensellure s'accentue, le tronc se rejette encore plus en arrière ; la jambe oscillante se lève très peu au-dessus du sol, la flexion de la cuisse sur le bassin est très peu marquée ; à chaque pas la jambe est plutôt projetée en avant que soulevée, le pied retombe lentement et frappe le sol en commençant par la région antérieure de la plante et se pose sur le sol par le bord interne. A chaque pas projection du bassin en avant, du côté de la jambe oscillante ; inclinaison du tronc en arrière et du côté opposé : marche dandinante, en canard ; la cuisse droite se soulève moins que la gauche ; la projection du bassin est plus marquée à droite, et le membre inférieur forme à droite quand il repose une ligne à concavité antérieure marquée, d'où boiterie accentuée à droite.

Assise à terre, l'enfant, pour se relever, s'accroupit sur les mains et les genoux et se soulève en prenant un point d'appui sur les genoux et les jambes ; puis brusquement elle lance le haut du corps en arrière. Réflexe rotulien aboli ; pas de tremblements fibrillaires ; pas de rétractions tendineuses. Le tissu cellulo-adipeux sous-cutané est assez développé ; la peau est rugueuse, squameuse, sèche ; le système pileux est très développé dans le dos, surtout à la région lombaire et au-dessus du sacrum ; la peau, au niveau des pieds et des mains est ordinairement bleuâtre, plaquée, froide. Pas de troubles de sensibilité. L'examen électrique des muscles, pratiqué par M. Guilloz, démontre l'absence de réaction de dégénérescence sauf au niveau des muscles de la face.

Quelques faits méritent d'être relevés dans cette observation. Jusqu'à l'âge de cinq ans, la maladie si elle existait déjà à l'état d'ébauche, est en tout cas demeurée ignorée des parents. A l'âge de cinq ans, un mois après la rougeole, se manifestèrent les premiers symptômes très apparents d'impotence musculaire. La rougeole, maladie éminemment commune, ne peut être accusée ici d'avoir causé la myopathie, maladie des plus exceptionnelles; mais dans le cas particulier, elle a pu donner peut-être un coup de fouet à une affection jusqu'alors latente ; et en réalité, un peu moins d'un an après cette rougeole, l'enfant se présentait avec le masque et l'aspect d'une myopathie facio-scapulo-humérale arrivée à une période avancée de son évolution, telle qu'on l'observe habituellement à l'âge adulte, longtemps après le début.

La myopathie avait donc en moins d'un an évolué d'une façon en quelque sorte aiguë, réalisant en quelques mois ce qu'elle met ordinairement des années à produire ; un an après notre premier examen, l'état s'était relativement peu modifié ; une fièvre typhoïde survenue à cette époque ne parut pas accélérer la marche de la maladie.

Les muscles du mollet, longtemps indemnes ordinairement dans la forme scapulo-humérale, sont ici intéressés à un assez haut degré pour que le mollet ait perdu presque tout relief et pour que le pied, dans la station debout, repose sur son bord antérieur, la plante dirigée en dehors; par le fait de cette atrophie précoce des muscles du mollet, ce cas forme une transition entre la forme scapulo-humérale pure et la forme Leyden-Mœbius, qui est par le mode de distribution de la myopathie l'équivalent atrophique de la paralysie pseudo-hypertrophique.

Dans les deux genoux existe une laxité remarquable des ligaments; et dans la station debout, il se produit une subluxation de la tête du tibia en arrière, de telle sorte que la jambe forme avec la cuisse une ligne courbe à concavité antérieure. Cette subluxation est attribuable en partie à l'atrophie des muscles triceps; mais comme elle est, somme toute, peu commune, même dans les formes avancées de l'amyotrophie myopathique, il est permis de se demander si elle ne ressortit pas ici en partie à un trouble trophique des extrémités osseuses.

L'atrophie musculaire, qui procède habituellement dans les myopathies d'une façon égale et symétrique dans les deux côtés du corps est dans ce cas, comme dans la famille myopathique des observations 7, 8 et 9 (pl. 3), bien plus accentuée dans les muscles du côté droit, à l'exclusion de la face, où les deux moitiés semblent atteintes d'une façon identique. La courbure à concavité antérieure dans la station debout, courbure due à la subluxation en arrière de la tête du tibia, est bien plus accentuée à droite qu'à gauche; la prédominance de la myopathie à droite explique l'impotence plus grande des muscles qui, de ce côté, interviennent dans la marche, l'élévation moindre de la cuisse droite, la projection plus prononcée du bassin en avant du côté droit, au moment de l'élévation de la cuisse droite, le balancement plus marqué du tronc à droite, au moment où le pied droit repose sur le sol; elle explique la claudication droite qui vient se greffer sur la démarche dandinante, habituelle aux myopathiques.

Alors que la réaction électrique de dégénérescence manque dans les muscles des membres et du tronc, ce qui d'ailleurs est conforme à la règle, elle s'est montrée nettement dans les muscles de la face, où d'ailleurs l'impotence musculaire est à son maximum. Quoique signalée déjà dans quelques cas exceptionnels de myopathie par Schultze, Bédard et Rémond, Brissaud, Savill, Hirtz, la réaction de dégénérescence est considérée comme un des attributs et un des moyens de diagnostic de l'atrophie musculaire dite myélopathique, où elle existe toujours.

OSERVATION 13. — *Myopathie facio-scapulo-humérale.*
(Clinique de M. le professeur P. Spillmann) [1].
(Pl. 5, fig. 4, 5, 6, 7, 8.)

Homme âgé de vingt-huit ans, au moment de l'observation. Pas d'hérédité similaire. Jusqu'à l'âge de douze ans, était parfaitement musclé, et à cet âge, il soulevait avec ses deux bras, un sac de 100 kilogrammes.

Cependant à l'âge de dix ans, étant à l'école et voulant s'amuser, comme font souvent les enfants, à maintenir son porte-plume entre sa lèvre supérieure relevée et son nez, il s'aperçut qu'il ne le pouvait pas : du

---

[1] P. SPILLMANN et P. HAUSHALTER, Observation de myopathie primitive à type facio-scapulo-huméral. *Revue de Médecine*, 1888.

reste, jamais il ne put siffler comme les autres enfants de son âge; à treize ans, il voulut jouer du cornet à piston, mais il s'aperçut qu'il ne pouvait souffler, et que l'air, malgré ses efforts, passait par les angles des lèvres; à dix ans déjà, ses camarades lui faisaient remarquer qu'il avait de grosses lèvres. A treize ans, étant à l'école, il commença à éprouver une certaine faiblesse dans le bras droit lorsqu'il écrivait au tableau; il était obligé de le lancer contre le tableau et d'appuyer fortement pour pouvoir écrire ; quelque temps après, la faiblesse commença dans le bras gauche. A quatorze ans, il remarqua que ses bras maigrissaient; jusqu'à dix-huit ans il pouvait encore piocher, tailler les arbres, mais non pas lever les fardeaux.

A dix-huit ans, les cuisses commencèrent à maigrir ainsi que les avant-bras; l'amaigrissement débuta par la cuisse et l'avant-bras du côté droit; à la même époque, il commença à incliner le tronc en arrière dans la station et dans la marche. Depuis cinq à six ans, le malade a quelquefois des crampes dans le mollet droit.

État actuel. — L'*attitude dans la station est toute caractéristique* (fig. 6) : le corps du malade forme un arc de cercle à concavité postérieure : la base du sacrum se trouve à 15 centimètres d'une ligne verticale menée de la septième vertèbre cervicale au sol; les deux pieds sont écartés, la pointe dirigée en dehors; le malade marche en se dandinant, le haut du corps plié en arrière, les deux pieds fortement écartés, projetant le bassin du côté où il avance la jambe et lançant les jambes (fig. 7). Il n'arrive que difficilement à ramasser un objet à terre, en inclinant latéralement le tronc. Étant assis, il ne peut se relever qu'en s'appuyant sur un meuble ; couché, il ne peut s'asseoir sur son lit.

La face est immobile, sans expression; *les lèvres un peu grosses, renversées*, donnent à la physionomie quelque chose de morose ; le front est lisse, sans plis, le sillon naso-labial à peine marqué ; le globle de l'œil semble plus saillant qu'à l'état normal. L'œil droit est plus ouvert que l'œil gauche (fig. 4).

Les mouvements de la mâchoire s'effectuent bien.

Le malade ne peut absolument pas froncer le front; seuls les muscles peauciers du crâne sont mobiles et peuvent former deux à trois rides à la partie toute supérieure du front.

Il ne *peut fermer complètement les paupières :* après leur occlusion, il persiste une fente de 4 millimètres à droite, de 2 millimètres à gauche (fig. 5).

Il ne peut exécuter volontairement aucun mouvement à l'aide des muscles faciaux ; quand il veut siffler ou souffler, l'air passe par toute la largeur de la lèvre; il ne peut faire aucun des mouvements commandés par l'orbiculaire des lèvres, ni abaisser les commissures labiales; quand il rit, les lèvres ne changent pas d'expression, il ne se produit aucun mouvement du front ou des paupières ; seul le sillon naso-labial s'accentue un peu; il rit absolument en travers. Du reste il nous dit avoir eu, depuis l'âge de dix ans, cette expression de physionomie. Le malade peut faire exécuter à la tête tous les mouvements; mais habituellement elle est un peu penchée en avant. Le chef sternal et le chef claviculaire du sterno-mastoïdien gauche sont réduits à l'état de corde ; le sterno-mastoïdien droit est à peine appréciable. La nuque est aplatie; l'insertion occipitale du trapèze est à peine perceptible; la région claviculaire des deux côtés est complètement aplatie; les deux pectoraux sont réduits à l'état de lames minces.

L'omoplate *est détachée ;* son angle est porté en dedans et en arrière; le bras en s'élevant entraîne l'omoplate dans un mouvement de bascule; les fosses sus et sous-épineuses sont un peu aplaties.

Le grand dorsal et le trapèze des deux côtés ne forment plus qu'une lame à peine appréciable. Cependant tous ces muscles, flasques au repos, se durcissent pendant la contraction. Le malade ne peut porter la main sur la tête qu'en lançant le bras; il peut croiser les bras en avant et en arrière. Les deltoïdes, les muscles antérieurs et postérieurs du bras sont à peine appréciables ; le bras, cylindrique, se laisse entourer par le pouce et l'index; le biceps en se contractant forme une corde raide et tendue.

La partie postérieure des avant-bras est aplatie; les muscles de la face antérieure et interne (cubitaux) sont conservés et forment une saillie très notable, surtout à gauche ; les radiaux sont notablement atrophiés. Le poignet est en demi-flexion ; *la main est à demi-fermée*, le malade ne peut étendre les doigts que lorsque le poignet est en flexion ; les mouvements d'extension du poignet sont impossibles. Les muscles thénar et hypothénar sont un peu affaissés à droite; du reste le malade écrit facilement.

Le *thorax est aplati;* les espaces intercostaux sont très marqués ; le sternum est rentré, le rebord inférieur de la cage thoracique saillant. Les gouttières vertébrales sont très accentuées. La masse des muscles lombaires, surtout dans sa portion interne, semble assez bien conservée et forme saillie. Lorsque le malade s'efforce de contracter les muscles abdominaux, l'abdomen reste néanmoins globuleux et dépressible sur les parties latérales et dans les flancs ; les muscles droits seuls se raidissent bien.

La région fessière est aplatie ; mais les muscles fessiers semblent exister encore en partie, quoique diminués de volume.

Les *cuisses* sont *extrêmement amaigries*, cylindriques (fig. 8). Tous les mouvements exécutés par les muscles de la cuisse sont possibles. Les muscles de la région antérieure sont à peine appréciables ; ceux de la région postérieure forment une masse que l'on peut encore saisir avec la main. Les *mollets sont fermes, durs* quand ils se contractent ; leur volume contraste avec celui du reste du corps (fig. 8) ; d'après le malade ils n'auraient pas maigri. Les réflexes rotuliens et plantaires sont abolis. Il n'y a pas de frémissements musculaires. Les sphincters sont intacts. Pas de réaction de dégénérescence dans les muscles atrophiés.

Il s'agit dans cette observation d'un cas vraiment schématique d'amyotrophie du type scapulo-huméral Landouzy-Déjerine ; en lisant cette observation, on retrouve dans tous ses traits la description des auteurs qui ont isolé cette forme de dystrophie musculaire ; celle-ci d'ailleurs, par toutes sortes de transitions, se rattache aux autres types, pour se fondre dans la masse commune de la myopathie primitive.

La myopathie du type facio-scapulo-huméral, par le masque qu'elle imprime à la physionomie pourrait à ses débuts faire croire quelquefois à l'idiotie, à l'imbécillité, ou simplement au facies de certains scrofuleux. L'examen attentif de l'orbiculaire des paupières, des muscles du front, l'étude des mouvements de la bouche aideront à lever les doutes. La *paralysie bulbaire progressive infantile et familiale* (P. Londe, *Rev. de méd.*, 1894) possède quelques traits communs avec la myopathie à début facial, telle l'occlusion incomplète des paupières ; mais dans la paralysie bulbaire les lèvres sont amincies, les troubles de la déglutition et de la phonation sont habituels. Lorsque dans la myopathie l'atrophie a gagné les muscles des membres et du tronc, il n'est pas possible de confondre le syndrome de Landouzy-Déjerine avec une atrophie musculaire progressive myélopathique Duchenne-Aran compliquée de paralysie labio-glosso-laryngée. Ici la paralysie atteint avec les muscles de la face, les muscles de la langue, du larynx, du pharynx ; dans les membres, l'atrophie a une distribution particulière, qui a été indiquée plus haut ; elle s'accompagne de tremblements fibrillaires et de réaction électrique de dégénérescence.

OBSERVATION 14. — *Myopathie du type Erb (forme juvénile de l'atrophie musculaire progressive).*
(Clinique de M. le professeur agrégé P. Haushalter ([1]).)

(Pl. 5, fig. 9, 10, 11.)

Garçon âgé de onze ans à l'époque de l'observation. Pas d'hérédité similaire. A sept ans on remarqua qu'il trébuchait en marchant ; à dix ans on commença à constater chez lui de l'ensellure lombaire, une proéminence de l'abdomen et une tendance des épaules à se porter en arrière.

([1]) P. HAUSHALTER. Un cas de myopathie primitive progressive. *Revue de Médecine*, 1895.

État actuel. — État général bon ; taille proportionnée à l'âge ; fonctions respiratoire, circulatoire, digestive normales. Intelligence éveillée. Pas de troubles de la sensibilité ni des organes des sens.

Dans la station (fig. 9) les jambes sont un peu écartées, **l'ensellure lombaire accentuée ; l'abdomen proémine en avant ;** le thorax est rejeté en arrière, les **omoplates détachées,** leur angle inférieur soulevé et dirigé en dedans ; la tête est légèrement inclinée en avant.

Dans la marche l'ensellure s'accentue, le tronc se rejette en arrière, les bras s'écartent un peu du corps ; la marche est dandinante ; les cuisses se soulèvent peu et s'écartent peu l'une de l'autre ; à chaque pas, la moitié du bassin correspondant à la jambe soulevée, se porte en haut et en avant, tandis que la moitié correspondant à la jambe de sustentation s'incline de ce côté. L'enfant marche d'ailleurs assez vite, sans appui et sans trop de fatigue ; il peut courir pendant un certain temps ; pour monter un escalier, il projette fortement le bassin en avant et en haut, du côté de la jambe qui se soulève. Assis sur une chaise, il ne peut se relever sans prendre un point d'appui soit sur la chaise soit sur ses genoux. Quand il est assis à terre ou couché, pour se relever, il se place d'abord dans la position à quatre pattes, puis raidissant les membres inférieurs en extension, il s'appuie à l'aide de ses mains successivement sur ses jambes, ses genoux, ses cuisses et arrive ainsi à se redresser progressivement (fig. 10 et 11).

Les muscles de la face sont intacts ; pas d'atrophie appréciable des muscles de la main, de l'avant-bras ou du bras ; la force et les mouvements sont normaux dans les membres supérieurs.

Les grands pectoraux, grands dorsaux, grands dentelés et les trapèzes sont très atrophiés. Le thorax est aplati en avant et en arrière, paraît élargi latéralement et rétréci transversalement. Atrophie des muscles de la gouttière vertébrale, des muscles sacro-lombaires et des fesses.

Les muscles de la cuisse sont atrophiés, la cuisse a son aspect cylindroïde sans relief, les muscles du mollet sont assez développés. Le réflexe rotulien n'existe pas ; pas de contraction fibrillaire.

La prédominance de l'atrophie et de l'impotence aux muscles de la ceinture scapulaire, aux muscles lombaires et cruraux, l'intégrité des muscles de l'avant-bras et du mollet, la situation de l'omoplate, l'ensellure, les caractères de la marche peuvent permettre de rattacher cette forme de myopathie au type juvénile d'Erb. Toutefois, dans ce type, le début se fait habituellement dans l'adolescence, par les muscles du scapulum et du bras, où pour cette raison, l'atrophie et les troubles fonctionnels sont généralement plus accentués (type scapulo-huméral) ; quelquefois cependant, comme dans ce cas, le début a lieu par les muscles du dos, les muscles lombaires et les muscles de la cuisse ; ce fait se produit plutôt lorsque l'affection, comme ici, commence dans l'enfance. Dans ces cas la marche en canard, l'ensellure lombaire, attirent tout d'abord l'attention ; à première vue un examen sommaire fait quelquefois songer chez l'enfant à une luxation congénitale double de la hanche. Ces phénomènes se sont accusés chez le petit malade vers l'âge de sept ans : chez lui, la myopathie semble bien avoir procédé d'une façon ascendante, si nous nous en rapportons à l'enchaînement des symptômes et à la distribution des lésions, les muscles cruraux, lombaires, spinaux, thoraciques, étant actuellement plus frappés que les muscles de la ceinture scapulaire, et les muscles du bras ayant conservé leur volume, leur relief, leurs fonctions.

PLANCHE 6

Atrophie musculaire progressive myopathique.

(Type juvénile d'Erb.)

Myopathie chez 2 frères

Fig. 1. (Obs. 18.) Le frère aîné. — Atrophie dorso-lombaire et pelvienne ; ensellure lombaire ; le malade ne peut garder son équilibre qu'en se dressant sur la pointe des pieds et en prenant point d'appui par les mains.

Fig. 2. (Obs. 19.) Le frère cadet. — Même atrophie, même attitude que le frère aîné.

Fig. 3. (Obs. 17.) — Atrophie des muscles scapulo-huméraux et lombaires ; ensellure lombaire ; le malade ne peut garder l'équilibre qu'en écartant les jambes, en se dressant sur la pointe des pieds et en prenant point d'appui sur les mains.

Fig. 4. (Obs. 16.) — Atrophie des muscles scapulo-huméraux, dorsaux et lombaires ; ensellure lombaire ; dans la station debout, le tronc tombe en avant et l'enfant ne peut se maintenir qu'en s'appuyant sur les bras et se dressant sur la pointe des pieds.

Fig. 5. (Obs. 15.) — Atrophie des muscles dorso-lombaires et de la cuisse ; ensellure lombaire ; proéminence du ventre.

Myopathie chez 2 frères.

Fig. 6 et 7. (Obs. 20.) Le frère aîné. — Atrophie considérable masquée en partie par l'adipose sous-cutanée ; l'atrophie n'est frappante qu'aux cuisses ; impotence musculaire considérable ; écartement des jambes dans la station debout.

Fig. 8. — — Atrophie des muscles dorso-lombaires et cruraux, ensellure lombaire ; atrophie des fessiers masquée par l'adipose sous-cutanée ; conservation partielle des mollets.

Fig. 9, 10 et 11. (Obs. 21.) Le frère cadet. — Atrophie des membres supérieurs, des cuisses et des muscles des ceintures scapulaire et pelvienne ; ensellure lombaire ; omoplates ailées ; conservation relative des mollets.

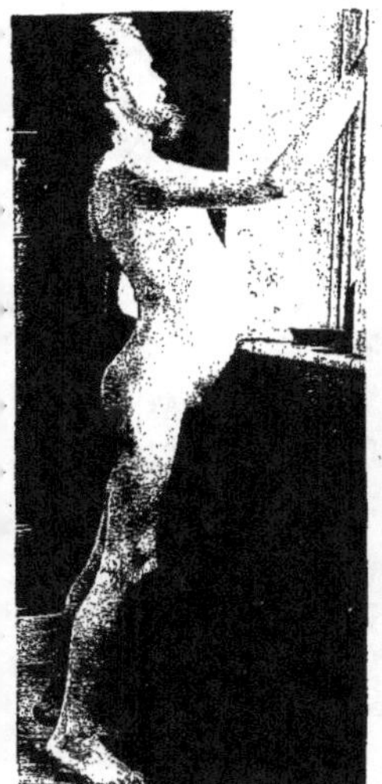

FIG 1

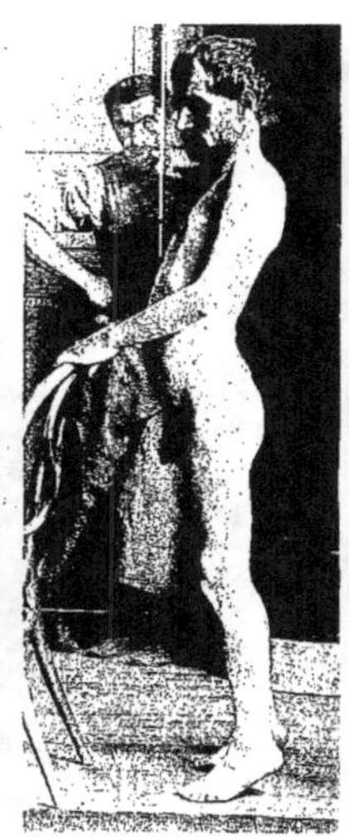

FIG. 2

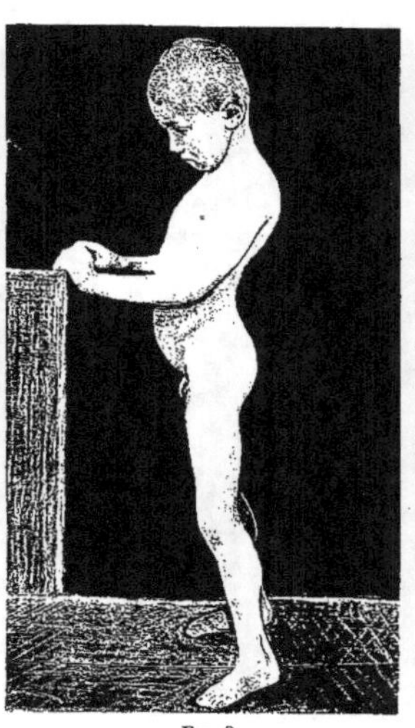

FIG. 3

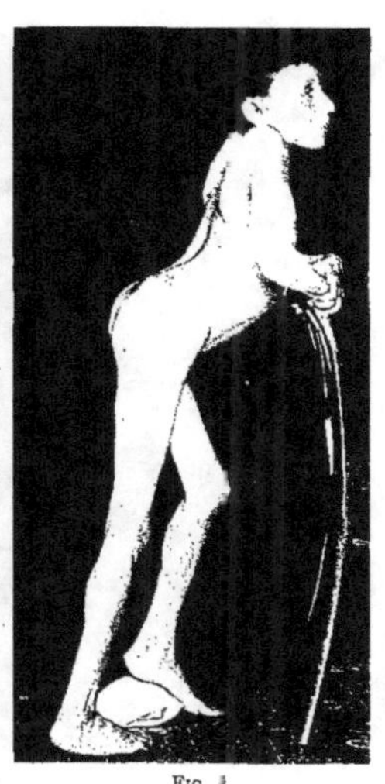

FIG. 4

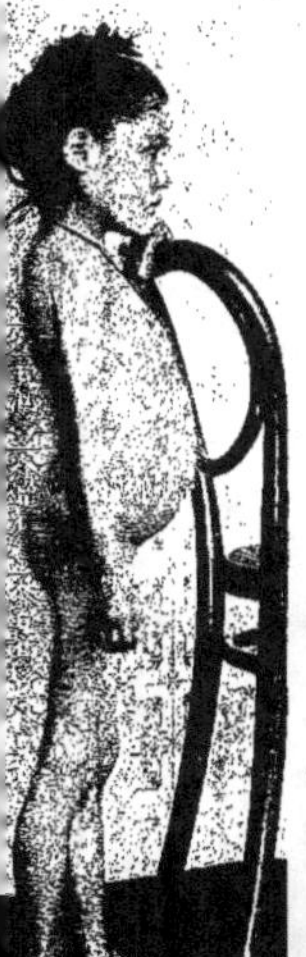

FIG. 5

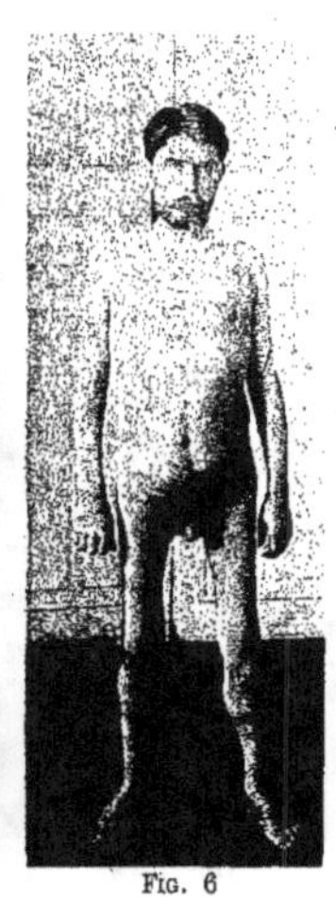

FIG. 6

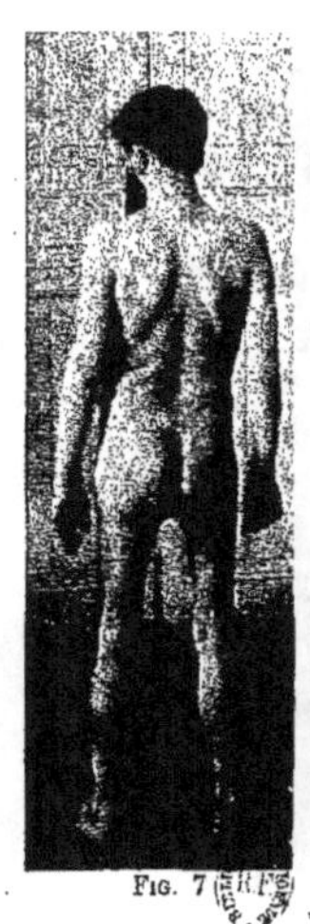

FIG. 7

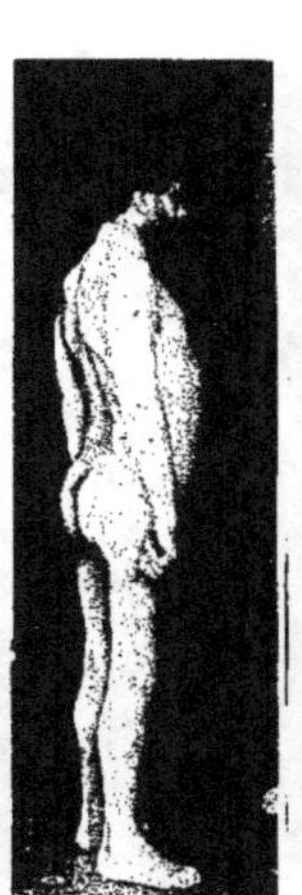

FIG. 8

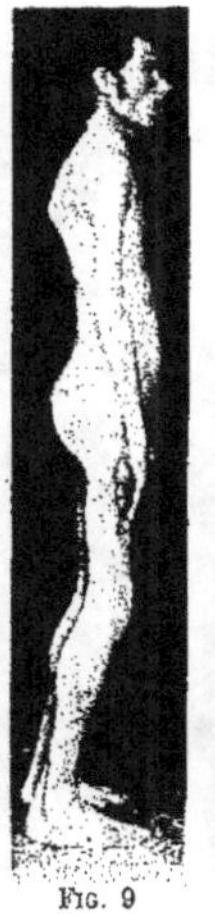

FIG. 9

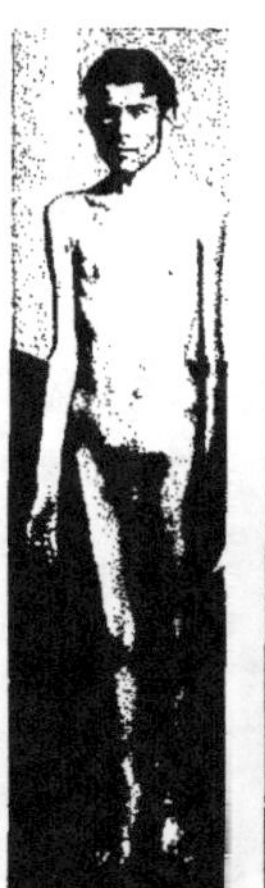

FIG. 10

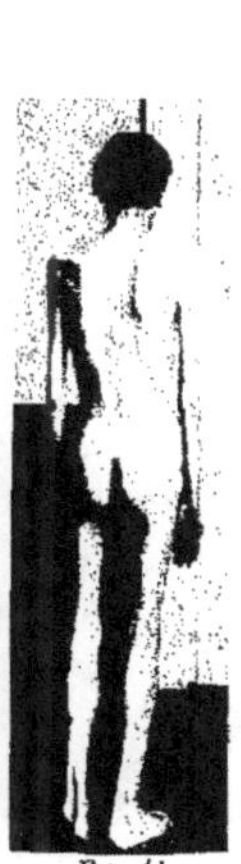

FIG. 11

Atrophie musculaire progressive myopathique
(Type juvénile d'Erb)

Lansbaker, G. Étienne, Ch. Thiry et L. Spillmann.

C. Naud, éditeur, Paris.

ATROPHIE MUSCULAIRE PROGRESSIVE MYOPATHIQUE

TYPE JUVÉNILE D'ERB

OBSERVATION 15.

(Clinique de M. le professeur Bernheim.)

(Pl. 6, fig. 5.)

La figure 5 se rapporte à une fillette de dix ans offrant l'attitude et les symptômes d'une *myopathie du type Erb* analogue au cas précédent (voir obs. 14, p. 33).

OBSERVATION 16.

(Clinique de M. le professeur P. Spillmann.)

(Pl. 6, fig. 4.)

La figure 4 représente un jeune garçon de douze ans chez lequel l'affection à début très précoce a paru commencer vers l'âge de deux ans par les muscles de la ceinture pelvienne et les cuisses ; actuellement, bien que l'enfant ne soit guère plus âgé que les deux petits malades précédents, la maladie a progressé d'une façon plus rapide et plus intense ; les **muscles de la ceinture scapulaire** et les bras sont intéressés ; la **station debout est impossible** sans appui, la marche est devenue impossible sans aide.

OBSERVATION 17.

(Clinique de M. le professeur agrégé P. Haushalter.)

(Pl. 6, fig. 3.)

La figure 3 a trait à un garçon de neuf ans chez lequel le début de l'affection remonte à la première enfance ; dès l'âge de deux ans la marche fut maladroite et dandinante ; depuis un an la maladie a fait des progrès rapides. Actuellement l'enfant se présente avec une démarche de canard, de l'**ensellure lombaire**, de l'**atrophie des muscles** de la **ceinture pelvienne**, des muscles abdominaux et dorso-lombaires, des **muscles des cuisses avec intégrité des mollets**, de l'**atrophie des pectoraux**, des grands dorsaux, des dentelés, avec intégrité des deltoïdes, des sus et sous-épineux, et des muscles de l'avant-bras.

L'impotence est plus grande que ne le laisserait supposer à première vue l'atrophie.

Depuis quelque temps, la forme des lèvres s'est un peu modifiée, la bouche s'est élargie, l'enfant rit de travers, ne peut siffler ; par ce fait ce cas se *rattache aux formes de transition entre les types myopathiques d'Erb et de Landouzy-Déjerine*. Le cas est isolé dans la famille.

Les deux observations suivantes concernent des formes familiales qui se rattachent de plus ou moins près au type juvénile d'Erb.

Myopathie du type Erb chez deux frères.
(Clinique de M. le professeur Bernheim ([1]).)
(Pl. 6, fig. 1 et 2.)

Le père et la mère, de même que le grand-père et la grand'mère des deux malades étaient cousins germains ; un des cousins germains des deux malades, mort idiot dans une asile d'aliénés, avait une affection semblable à la leur.

OBSERVATION 18. — *Le frère aîné.*
(Fig. 1.)

X..., vingt-neuf ans. Début de l'affection actuelle vers l'âge de dix-huit ans, par de la difficulté dans la marche et de la cambrure de la région lombaire ; quelque temps après survint l'atrophie des muscles du tronc et des épaules.

A l'époque de l'observation la face est normale ; atrophie considérable des **muscles de la ceinture scapulaire ; omoplates ailées ;** atrophie du deltoïde, des bras ; intégrité des avant-bras et des mains ; les mouvements d'élévation et d'écartement des bras sont à peu près impossibles. **Atrophie des muscles sacro-lombaires et des muscles abdominaux ;** atrophie légère des muscles fessiers ; **atrophie des muscles de la cuisse ; intégrité presque complète des muscles du mollet ;** varus équin paralytique.

Ensellure lombaire, projection des fesses en arrière, du ventre en avant ; marche dandinante, avec balancement du tronc. Couché à terre, le malade pour se relever prend la position déjà analysée dans les observations précédentes et grimpe le long de lui-même. Pas de contractions fibrillaires ; abolition de réflexes.

OBSERVATION 19. — *Le frère cadet.*
(Fig. 2.)

Y..., vingt-sept ans. Le début de l'affection remonte à l'âge de onze ans ; à cette époque, se préparant à la première communion, il avait beaucoup de mal à se redresser lorsqu'il était à genoux, ce qui montre bien aussi le début de l'affection par les muscles sacro-lombaires. Quoique le début ait été plus précoce, l'affection est un peu moins avancée : l'atrophie offre la même distribution, l'ensellure est un peu moins prononcée, la marche plus facile ; pour augmenter la base de sustentation Y... se tient debout les jambes très écartées.

Un fait intéressant à noter chez ces deux frères, observé d'ailleurs aussi chez les petits malades des figures 3 et la figure 4, c'est la difficulté de la station debout, même avec un appui, et la tendance qu'ont les malades, pour conserver leur équilibre et se maintenir soulevés sur la partie antérieure du pied, les jambes écartées.

Myopathie primitive du type Erb chez deux frères.
(Clinique de M. le professeur P. Spillmann ([2]).)
(Pl. 6, fig. 6, 7, 8, 9, 10 et 11.)

Sur une famille de onze enfants, les deux malades en question sont seuls atteints de myopathie ; à noter cependant que sur ces onze enfants, quatre petits garçons sont morts entre dix-huit mois et deux ans et demi, avec phénomènes convulsifs.

([1]) In : CHARPITEL. Contribution à l'étude de l'atrophie musculaire progressive. Thèse de Nancy, 1885.
([2]) P. SPILLMANN et P. HAUSHALTER. — Deux cas de myopathie primitive progressive. *Revue de Médecine*, 1890.

Observation 20. — *Le frère aîné.*
(Fig. 6, 7 et 8.)

V..., trente et un ans a eu des convulsions entre un et deux ans ; il n'a commencé à marcher qu'entre trois et quatre ans ; à ce moment déjà ses jambes étaient grêles ; depuis sa première enfance, il marche, comme maintenant encore, en se dandinant. Jamais il n'a eu d'hypertrophie d'aucun groupe musculaire ; il s'est toujours vu tel qu'il est actuellement ; sa croissance s'est faite comme chez les autres enfants. Il a toujours éprouvé une certaine faiblesse dans les bras et ne peut faire de travaux demandant une certaine force musculaire.

État actuel. — Homme intelligent, de bonne santé générale ; au premier abord on remarque que les membres inférieurs sont par leur volume en disproportion avec la partie supérieure du corps : les jambes sont courtes et grêles ; le thorax au contraire est bien développé, les bras ne sont pas amaigris ; dans leur ensemble, *le tronc et les membres supérieurs ont des formes grasses, arrondies.*

V... avance le tronc porté un peu en arrière, les jambes écartées, la pointe du pied tournée en dehors ; il applique d'un seul coup la plante du pied à terre ; en même temps qu'il avance une jambe, le bassin se porte en avant de ce côté, et le tronc s'incline latéralement du même côté. Il ne peut ramasser un objet à terre sans incliner latéralement le tronc et sans prendre un point d'appui ; une fois baissé, il ne peut se relever sans s'appuyer avec ses mains sur ses cuisses. Couché sur le dos, il ne peut s'asseoir sans aide : il ne peut se relever qu'en se mettant sur le côté et en s'aidant de ses bras.

Les muscles de la face ne présentent rien d'anormal ; leur mimique est intacte. Les muscles du cou semblent un peu amincis, mais ils sont masqués en grande partie par de la graisse. Les bras sont arrondis comme des bras de femme ; en saisissant la peau et les parties molles du bras et de l'avant-bras, il est facile de constater que le tissu graisseux sous-cutané a un développement exagéré et que les muscles au contraire sont très minces ; mais il est impossible de voir si cet amincissement est plus marqué dans un groupe musculaire que dans un autre. Tous les mouvements des bras sont d'ailleurs faciles. Pas d'atrophie des muscles de la main.

Dans les régions dorsale, lombaire, fessière, pectorale et abdominale, le tissu graisseux est très abondant ; mais il est aisé de voir par la palpation que les grands pectoraux, grands dorsaux, muscles lombaires et fessiers sont peu développés et flasques. Aux membres inférieurs, le tissu cellulo-adipeux sous-cutané n'est pas surchargé de graisse comme au tronc et aux membres supérieurs. Les *muscles de la cuisse sont uniformément atrophiés* et flasques sur toute la circonférence du membre ; cependant cette atrophie est un peu plus marquée dans les muscles de la région antérieure. Les muscles de la jambe, et en particulier ceux du mollet, sont fermes et durs. Les réflexes rotuliens sont abolis des deux côtés. Le malade exécute avec les membres inférieurs tous les mouvements voulus, mais les muscles de la cuisse n'offrent qu'une résistance minime. Les pieds sont courts, ramassés ; la cambrure du cou-de-pied et la concavité de la plante sont très accentuées. On constate par moment quelques ondulations dans les muscles du thorax et du dos ; en saisissant à pleine main le bras ou l'avant-bras, on a la sensation de frémissements musculaires continus ; parfois on voit se produire dans les muscles des membres supérieurs ou inférieurs de petites secousses localisées, soit spontanément, soit après percussion légère de la peau. Pas de réaction de dégénérescence.

Observation 21. — *Le frère cadet.*
(Fig. 9, 10 et 11.)

E..., vingt-deux ans, frère du précédent n'a jamais eu de maladie. Il a commencé à marcher vers quinze mois ; dans ses premières années il était comme les autres enfants. Vers l'âge de cinq ans, ses parents s'aperçurent qu'en courant il buttait et tombait facilement ; il pouvait à cette époque difficilement jouer avec les autres enfants ; à dix ans, allant à l'école, il ne put, dans les leçons de gymnastique, faire avec les membres inférieurs les mouvements de flexion et d'extension commandés, mais il exécutait les exercices des bras comme ses camarades. E... ne peut dire depuis quand il est atrophié ; il prétend que toujours il s'est connu comme il est. Il prétend également que cet amaigrissement n'augmente pas. Comme son frère, il fait des travaux qui exigent peu de vigueur ; mais quoique bien plus maigre que lui, il peut déployer plus de force dans les travaux des champs.

État actuel. — E... jouit d'une très bonne santé : les fonctions digestive, circulatoire, respiratoire s'accomplissent normalement. L'intelligence, les organes des sens, la sensibilité générale, les sphincters sont intacts. Il est sujet aux sueurs comme son frère ; mais chez lui le tissu cellulo-adipeux sous-cutané est peu développé ; lorsqu'il est déshabillé, la peau, autour des articulations et aux extrémités, a de la tendance à prendre une teinte bleuâtre.

A l'inverse de ce qui existe pour V..., on est frappé, en voyant E..., de l'état d'**amaigrissement des membres et du tronc ;** cet amaigrissement est **symétrique** et porte dans chaque moitié du corps sur des parties homologues.

La marche èst assez facile ; elle ne s'accompagne pas de balancement et de renversement du tronc comme chez V... ; à chaque pas, il porte en avant la moitié du bassin, puis frappe assez brusquement le sol avec la pointe du pied, élevant peu la cuisse. Il ne peut ramasser un objet à terre sans s'accroupir ou prendre un point d'appui ; baissé, il ne peut se relever sans aide ou sans s'appuyer avec ses mains sur ses cuisses ; couché dans son lit il ne peut s'asseoir sans s'aider des bras. Le thorax est allongé, rectangulaire, aplati d'avant en arrière, un peu concave en avant ; les espaces intercostaux sont agrandis ; la circonférence du thorax sous les aisselles est de 82 centimètres.

Les muscles de la face sont intacts et la mimique absolument normale.

Les chefs sternaux du sterno-mastoïdien sont très amincis ; les insertions occipitales du trapèze à peine perceptibles ; les pectoraux, grands dorsaux, dentelés, sont réduits à l'état de minces lames ; les omoplates sont saillantes, ailées. Le membre supérieur est grêle, l'avant-bras l'est proportionnellement moins que le bras ; les deltoïdes sont minces, aplatis, le biceps réduit à l'état d'une corde, les muscles postérieurs du bras à peine perceptibles.

Les muscles postérieurs et internes de l'avant-bras sont réduits à leur minimum ; le groupe des muscles radiaux, moins atrophié, fait un peu saillie. La main, bien conformée, est un peu élargie ; le gril intermétacarpien est plus marqué que normalement ; les muscles thénar et hypothénar sont un peu aplatis ; les doigts présentent une légère courbure à concavité dorsale (atrophie des lombricaux). Le malade exécute avec les membres supérieurs tous les mouvements voulus. Les muscles de la gouttière vertébrale et de la région lombaire sont aplatis. Les muscles abdominaux se contractent bien. Les muscles fessiers sont peu atrophiés.

Les cuisses sont régulièrement cylindriques ; les muscles de la région antérieure sont plus atrophiés que ceux de la région postérieure. Les muscles de la jambe sont, à première vue, bien moins atrophiés que ceux de la cuisse ; la région des muscles jambiers antérieurs semble un peu déprimée ; les muscles du mollet sont fermes. La cambrure du dos des pieds et la concavité de la plante sont très marquées. Le malade éprouverait quelquefois en marchant des crampes dans le mollet. Le réflexe plantaire est aboli.

Le malade étant déshabillé, on aperçoit dans les muscles une série de frémissements, d'ondulations, de secousses localisées : ces mouvements s'exagèrent sous l'influence du froid ou d'une légère excitation périphérique ; ils disparaissent pendant la contraction volontaire ; ils sont très atténués dans les muscles de la jambe et n'existent pas dans les muscles de la face.

Aucun des groupes musculaires ne présente la réaction électrique de dégénérescence.

Chez ces deux frères, comme chez les deux précédents, la myopathie affecte les mêmes groupes de muscles ; la seule différence qu'on puisse constater chez eux réside dans la lipomatose sous-cutanée considérable, observée chez V... au tronc et dans les membres supérieurs (obs. 20, fig. 6, 7, et 8) ; cette adipose cache en partie l'amyotrophie ; d'ailleurs, les

muscles participent probablement à la lipomatose. En tout cas, la marche déhanchée de V...,
l'ensellure lombaire qu'il présente très accentuée, la faiblesse musculaire des membres
supérieurs, indiquent que chez lui, malgré l'aspect presque normal de la partie supérieure
du corps, les muscles sont plus profondément altérés que chez E... dont les membres sont
plus grêles (obs. 21, fig. 9, 10, et 11).

Un fait intéressant à signaler dans l'histoire de ces deux frères, c'est l'existence de *tremblements fibrillaires*, habituels aux atrophies myélopathiques, mais que Zimmerlin a observés
également à un moment donné chez un de ses myopathiques. Si nous ajoutons que la réaction
de dégénérescence a été constatée par plusieurs auteurs dans les myopathies, que le caractère
familial peut exister dans certaines amyotrophies spinales ou neurotiques de l'enfance, nous
serons obligés de conclure que le diagnostic des myopathies primitives, qui répondent, quels
que soient les termes de transition, à des modalités cliniques bien tranchées, doit se faire
surtout d'après l'époque et le mode de début, le mode de répartition et d'évolution des lésions
musculaires.

PLANCHE 7

Atrophie musculaire progressive myopathique.

(Type Leyden-Mœbius.)

FIG. 1. (Obs. 22.) — Atrophie des muscles du thorax, rétrécissement antéro-postérieur du thorax ; atrophie des muscles des cuisses et des mollets, pieds tombants.

FIG. 2.   —   Attitude de l'enfant s'aidant d'un tabouret pour se relever ; atrophie des fesses, fesses coniques.

FIG. 3.   —   La station debout n'est possible que si l'enfant est suspendu par les bras ; chute du tronc en avant ; projection des fesses en arrière. Atrophie des muscles dorso-lombaires : taille de guêpe.

Amyotrophie spinale progressive de la première enfance.

(Type Hoffmann.)

FIG. 7. (Obs. 23.) — Impotence à peu près complète de tous les muscles ; atrophie musculaire diffuse, masquée en partie par l'adipose sous-cutanée ; impossibilité de la station debout sans soutien.

FIG. 6.   —   L'enfant placé dans la situation que montre la figure, ne peut la modifier d'aucune façon.

FIG. 4. (Obs. 24.) — Impotence à peu près complète de tous les muscles ; atrophie musculaire diffuse considérable, prédominant sur les membres inférieurs, masquée en partie par l'adipose sous-cutanée ; impossibilité de la station debout sans soutien.

FIG. 5.   —   L'enfant placé dans la situation que montre la figure, ne peut la modifier d'aucune façon.

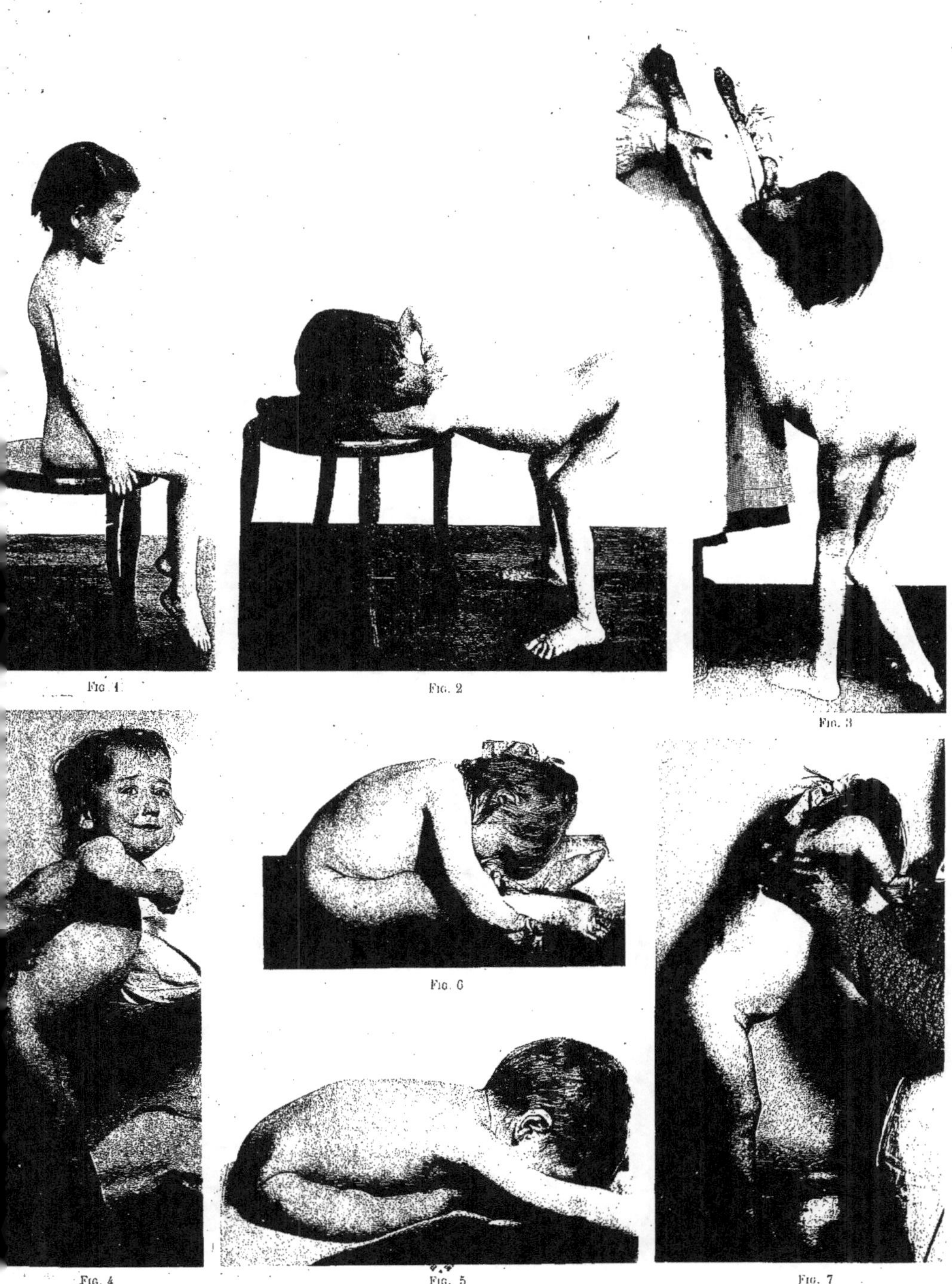

Atrophie musculaire progressive myopathique (Type Leyden-Mœbius)
Amyotrophie spinale progressive de la première enfance (Type Hoffmann)

Haushalter, G. Étienne, Ch. Thiry et L. Spillmann.

C. Naud, éditeur, Paris.

MYOPATHIE PROGRESSIVE

ET

AMYOTROPHIE SPINALE PROGRESSIVE DE LA PREMIÈRE ENFANCE

Nous plaçons ici, un cas d'amyotrophie progressive dont la classification dans le cadre des affections de ce genre n'est pas sans offrir des difficultés.

OBSERVATION 22. — *Myopathie du type Leyden-Mœbius.*
(Clinique de M. le professeur agrégé P. Haushalter ([1]).)
(Pl. 7, fig. 1, 2, 3.)

Fillette âgée de cinq ans et demi au moment de l'observation.

Le *père* a eu à l'âge d'un an et demi des convulsions depuis lesquelles il a conservé un pied bot à droite ; à quatorze ans a débuté chez lui de l'atrophie des membres inférieurs ; cette atrophie s'est accentuée à la suite d'un traumatisme subi à quinze ans ; des membres inférieurs, l'atrophie gagna les membres supérieurs. Jusqu'à l'âge de vingt-cinq ans, cet homme put encore monter à cheval. Dès l'âge de sept ans, il absorbait chaque jour de grandes quantités d'alcool et d'absinthe.

Actuellement, d'après les renseignements que nous avons pu obtenir, il existe chez cet homme une atrophie symétrique, diffuse, des deux membres inférieurs ; rétractions tendineuses dans certains muscles ; flexion constante, par rétraction tendineuse, les deux jambes sur les cuisses, et les deux cuisses sur le bassin. Le malade ne peut se tenir debout, mais *il marche en crapaud*, les jambes fléchies sur les cuisses, les cuisses sur le bassin, en s'appuyant sur les mains. Aux membres supérieurs, atrophie considérable des deltoïdes et des muscles du bras, rétraction du biceps ; les avant-bras sont presque complètement respectés ; les mouvements des bras sont possibles ; le mouvement d'élévation est difficile ; pas de frémissements musculaires ; abolition des réflexes. Rien d'anormal à la face ; pas de troubles de la sensibilité et des sphincters. Une cousine germaine du père serait, depuis le jeune âge, paralysée et atrophiée des jambes : ici, pas de renseignements possibles.

Mère, trente-deux ans, paysanne vigoureuse, bien portante ; a d'un premier homme deux enfants bien portants. De son mari actuel (l'atrophique) n'a eu qu'un enfant, qui est la petite malade.

Antécédents personnels. — La petite malade a été élevée au sein : elle n'a jamais eu de maladie. Elle a marché vers un an, et pendant une année entière, elle a marché comme tous les enfants de son âge ; vers trois ans on s'est aperçu qu'elle tombait souvent ; quand elle était à terre, pour se relever, elle appuyait les mains sur les genoux ; puis elle dut, pour se relever, prendre un point d'appui sur une chaise ; depuis un an elle ne peut plus se tenir debout ; pour se déplacer elle se traîne sur le plancher ; depuis un an les mouvements dans les bras sont devenus difficiles.

([1]) P. HAUSHALTER. Amyotrophie primitive progressive. *Revue de Médecine*, 1898.

État actuel. — Enfant de taille moyenne, à physionomie fine et éveillée ; intelligence développée. Pas de troubles des fonctions digestive, circulatoire, respiratoire ; pas de troubles de la sensibilité et des sphincters.

Rien d'anormal dans les muscles de la face ; mouvements de la tête faciles.

Aplatissement du thorax dans le sens antéro-postérieur (fig. 1) ; omoplates ailées, détachées ; saillie de la tête humérale. Atrophie des muscles du bras prédominant sur le triceps ; deltoïde et biceps relativement conservés. Le sterno-mastoïdien et le trapèze sont conservés ; atrophie considérable des sus et sous-épineux, et du grand dentelé ; le grand dorsal atrophié est encore perceptible ; disparition presque complète du chef claviculaire du grand pectoral. Les muscles de l'avant-bras sont relativement intacts ; cependant les avant-bras sont grêles. Les muscles de la main sont normaux. L'enfant exécute tous les mouvements avec les membres supérieurs ; cependant les mouvements d'élévation et d'abduction du bras sont difficiles et lents. L'abdomen est un peu saillant ; sa paroi est très dépressible, de même que la région lombaire, où le palper ne rencontre aucune résistance musculaire.

Les cuisses sont très grêles, surtout à leur partie inférieure ; méplat à la face interne des cuisses, où les adducteurs sont très atrophiés ; les muscles antérieurs et postérieurs sont relativement conservés. Les mollets, quoique aplatis, forment un relief proportionnellement plus marqué que les cuisses.

L'enfant peut demeurer assez longtemps assise sur une chaise sans prendre d'appui en arrière : dans cette situation, le haut du corps est un peu porté en arrière, les pieds sont tombants. Placée debout et non soutenue, l'enfant s'effondre sans résistance et tombe. Arrivée à terre, elle ne peut se relever seule ; mais elle parvient à se relever en s'aidant d'une chaise basse : pour cela elle s'agenouille sur le genou gauche, s'appuie avec les deux bras sur la chaise, étend les deux bras appuyés, étend ensuite les membres inférieurs, puis, étant ainsi relevée de terre, et toujours appuyée sur les bras (fig. 2), elle projette latéralement le bassin vers la chaise sur laquelle elle s'asseoit.

Étant maintenue fortement par les bras par une personne placée devant elle (fig. 3), le haut du corps se penche en avant, et le bassin se rejette en arrière ; si alors on lui commande de marcher, elle arrive à faire quelques pas, le haut du corps soutenu, en projetant alternativement et très légèrement les cuisses en avant ; elle frappe le sol avec la pointe du pied, puis avec la plante. Les réflexes sont abolis.

La symétrie, la systématisation de l'amyotrophie, sa prédominance aux muscles de la ceinture pelvienne et scapulaire et à la racine des membres, l'intégrité des muscles de l'avant-bras et des mains, l'évolution progressive de l'affection, l'absence de tremblements fibrillaires, de troubles de la sensibilité, tout, en l'état actuel de la question, nous autorise à ranger cette observation dans le groupe des myopathies primitives progressives. Mais ici, bien plus encore que dans l'observation 12 (p. 29), il s'agit d'une myopathie progressive à évolution rapide, dans laquelle les étapes sont brûlées : l'enfant marche normalement jusqu'à l'âge de deux ans ; vers l'âge de deux ans, sa démarche est moins assurée ; pour se relever, elle est obligée de se cramponner à ses genoux ; à quatre ans, elle cesse de pouvoir se tenir toute seule debout ; pour progresser elle marche à quatre pattes ou se traîne sur le plancher ; à ce moment les membres supérieurs commencent à être atteints. Lorsque nous la voyons à l'âge de cinq ans, l'impotence dans les membres inférieurs est extrême, et en tout cas bien plus marquée que ne le ferait supposer à première vue l'atrophie musculaire. D'ailleurs dans les myopathies, il n'existe pas de rapports absolus entre les troubles fonctionnels d'un muscle et son atrophie ; des muscles très atrophiés sont capables souvent de tous leurs mouvements, alors qu'on voit l'impuissance dans certains groupes musculaires ou chez certains myopathiques dont les formes extérieures sont à peine altérées.

Myopathique par ces traits généraux, la petite malade ne peut être rattachée de force à un type particulier ; tout au plus, étant donnée la distribution précoce de l'amyotrophie aux muscles du mollet, aux masses sacro-lombaires, aux muscles fessiers, c'est-à-dire aux muscles qui sont frappés au premier chef d'altérations et d'impotence dans la forme pseudo-hypertrophique de la myopathie, pourrait-on rapporter ce cas aux formes analysées par Leyden et par Mœbius, et que ces auteurs considéraient avec la forme pseudo-hypertrophique comme une modalité d'une même affection, comme une variété non hypertrophique de la paralysie pseudo-hypertrophique.

A l'appui de la myopathie chez l'enfant, on pourrait arguer de la myopathie chez le père, homme actuellement âgé d'une trentaine d'années, présentant une atrophie symétrique des membres supérieurs et inférieurs sans tremblement fibrillaire, avec intégrité de l'avant-bras et des mains, avec rétractions tendineuses des muscles des cuisses et du biceps brachial, avec intégrité de la sensibilité et des sphincters ; la progression n'est possible pour lui que dans la situation accroupie, et alors, suivant l'expression du professeur Grasset, il *marche en crapaud*, en s'aidant de ses bras. Ce qui dans l'histoire de ce myopathique, père de notre petite malade, est particulièrement curieux, c'est qu'à l'âge d'un an et demi il eut des convulsions à la suite desquelles survint au bout de quelque temps un pied bot équin à droite, qu'on doit légitimement attribuer à une *paralysie infantile*. Les symptômes de l'amyotrophie progressive se déclarèrent vers l'âge de quatorze ans, pour s'accroître un an après, à la suite d'un traumatisme.

Lorsqu'il se développe plus ou moins tardivement, chez un individu portant les séquelles d'une polyomyélite infantile, des symptômes d'une amyotrophie chronique progressive, presque toujours cette amyotrophie revêt le type de l'atrophie musculaire progressive myélopathique du type Duchenne-Aran.

Le fait d'une amyotrophie progressive d'aspect myopathique — c'est-à-dire d'une amyotrophie ne ressortissant pas, d'après les données actuelles, à une lésion du système nerveux — survenant chez un individu antérieurement frappé de paralysie infantile, mérite d'être pris en considération.

Autrefois déjà Charcot observa chez un individu atteint de paralysie infantile le développement d'une atrophie scapulo-humérale se rattachant par bien des points de la myopathie primitive progressive. Ces cas doivent être rapprochés de ceux, où, dans une même famille, on voit simultanément des individus à type d'atrophie myopathique et à type d'atrophie myélopathique. Mais, tant qu'aucun contrôle anatomique ne vient éclairer les faits du genre de celui qui concerne le père de notre petite malade, ils ne peuvent apporter qu'une bien faible lumière à l'histoire de la pathogénie de la myopathie progressive : ils montrent simplement qu'entre les amyotrophies dites myélopathiques et myopathiques, il existe des points de contact plus nombreux qu'on ne le croyait à la phase analytique de l'étude des myopathies.

AMYOTROPHIE SPINALE PROGRESSIVE DE LA PREMIÈRE ENFANCE

(Pl. 7, fig. 4, 5, 6, 7.)

A côté des amyotrophies myopathiques dont nous venons d'esquisser quelques types, existe un groupe d'amyotrophies progressives qui mérite bien d'occuper une place à part : distingué il y a peu d'années par Hoffmann, il a été désigné par lui sous le nom d'*amyotrophie spinale progressive de la première enfance.*

D'après cet auteur, l'affection débute dans la première année de la vie, sans phénomènes infectieux, par la parésie avec atrophie des muscles du bassin, des lombes, des cuisses. Les muscles les premiers atteints sont le triceps crural et les longs muscles vertébraux ; l'enfant marche tardivement, ou ne marche pas ; il ne peut se tenir debout sans aide ; l'atrophie gagne successivement les muscles de la nuque, du cou, de la ceinture scapulaire, du bras, de la cuisse, de l'avant-bras, de la jambe, des mains et des pieds. L'atrophie musculaire très intense est à première vue masquée par un développement considérable du tissu cellulo-adipeux ; l'obésité est presque constante ; la paralysie toujours flasque se développe parallèlement à l'atrophie. A un moment de la maladie, il peut se produire secondairement de la lordose, des rétractions musculaires ou tendineuses, de la laxité exagérée de certaines articulations. Dans les muscles atrophiés existent souvent des contractions fibrillaires ; mais elles peuvent manquer, comme en témoignent quelques cas d'Hoffmann.

Les réflexes tendineux sont abolis ; la sensibilité et les sphincters sont intacts. L'affection frappe souvent plusieurs enfants d'une même famille, mais peut se montrer isolée. Hoffmann dans ses autopsies, a trouvé dans les muscles une atrophie simple avec hyperplasie du tissu conjonctif et lipomatose, dans la moelle une dégénérescence intense ou une disparition des cellules des cornes antérieures et une dégénérescence accentuée des racines antérieures.

Nous avons pu observer depuis peu d'années quelques cas de cette curieuse affection.

OBSERVATION 23. — *Amyotrophie spinale de la première enfance.*
(Clinique de M. le professeur agrégé Haushalter ([1]).)
(Pl. 7, fig. 6 et 7.)

Fillette âgée de deux ans au moment de l'observation. Père et mère bien portants. Pas d'affections nerveuses dans la famille. Trois enfants : le premier, né à sept mois, est mort à cinq semaines ; le second âgé de neuf ans, est bien portant ; le troisième est notre petite malade.

Antécédents personnels. — Née à terme après un accouchement normal ; a été élevée au sein pendant deux mois, puis au biberon. N'a jamais été malade. Première dent à six mois ; a parlé à dix-huit mois ; l'intelligence s'est normalement développée. Dans les premiers mois de l'existence, l'enfant gigotait quand elle était

---

([1]) P. HAUSHALTER. Trois nouveaux cas d'amyotrophie primitive. *Revue de Médecine*, 1898.

démaillotée ; petit à petit, elle cessa de remuer les jambes. A six mois, elle portait encore facilement les mains à la bouche : ce mouvement devint progressivement plus difficile.

Jamais elle n'a pu se tenir sur ses jambes, ni marcher. On ne peut assigner un début précis à l'état actuel : il semble s'être développé insidieusement ; au dire des parents les symptômes vont en s'accentuant lentement.

État actuel. — Fillette de taille normale ; très grasse : membres bien proportionnés ; crâne un peu aplati en arrière. Intelligence normalement développée ; fonctions circulatoire, respiratoire, digestive normales ; pas de trouble de la sensibilité ou des organes des sens. La face et les muscles de la face paraissent normaux.

Les membres inférieurs, quoique très gras, ont très peu de relief ; dans leur ensemble, ils ont une forme de fuseau ; au palper des fesses, des cuisses, des mollets on constate un développement considérable du tissu cellulo-adipeux ; entre la couche graisseuse et l'os, il est difficile, par la palpation, de découvrir des vestiges de muscles. Les muscles de la paroi abdominale n'offrent aucune résistance au palper ; et à chaque inspiration la paroi abdominale se dilate fortement sous l'influence de la pression du diaphragme sur les intestins. Le thorax offre peu de largeur dans le sens antéro-postérieur ; sous la couche graisseuse du thorax, par le palper on découvre immédiatement le plan osseux ; les pectoraux, les grands dorsaux, les sus et sous-épineux, les trapèzes se perçoivent très difficilement. L'enfant ne peut se tenir debout : si, placée debout, on cesse de la soutenir, elle s'affaisse sans faire aucun effort, tombant du côté où elle penche. Dans son lit, elle ne peut demeurer que fort peu de temps assise ; sur une chaise, si elle n'est pas liée, elle s'affaisse dans le sens où elle penche. Au lit, les membre inférieurs, mous, flasques, prennent sans aucune résistanée et conservent toutes les positions qu'on leur donne, sans que l'enfant soit capable de modifier cette position ; à peine exécute-t-elle quelques imperceptibles mouvements de déplacement. Quelle que soit la position donnée au corps, l'enfant est incapable de la changer (fig. 5).

Les membres supérieurs sont très gras, mais sans relief ; applatissement de la région antéro-interne de l'avant-bras et de la région externe du bras ; sous la couche graisseuse lâche, on perçoit immédiatement l'os. Pas d'atrophie des muscles de la main. Les membres supérieurs ne conservent pas comme les membres inférieurs toutes les positions données ; l'enfant est capable de déplacement limité et de mouvement dans ces membres ; elle tourne mollement et lentement les feuillets d'un livre d'images ; elle peut saisir un bonbon et le porter à sa bouche ; mais ces mouvements sont très lents et un peu maladroits.

En raison du développement considérable du panicule adipeux, il est difficile de juger par l'inspection et par le palper du degré de l'atrophie musculaire dans les différents groupes. Pas de secousses ou de tremblements fibrillaires ; abolition complète des réflexes rotuliens.

Un an après cet examen, le père de la petite malade nous donne les renseignements suivants : l'enfant qui a actuellement trois ans, a grandi. elle a la taille des enfants de son âge ; elle est très intelligente et a beaucoup de mémoire ; elle n'est jamais malade, a un très bon état général, est toujours très grasse ; mais au point de vue musculaire elle est dans la même situation qu'à son séjour à l'hôpital ; les membres inférieurs sont dans le même état d'impotence et de flaccidité ; le plus grand effort qu'elle puisse faire avec ses bras est de les porter sur sa tête ; la face est intacte.

OBSERVATION 24. — *Amyotrophie spinale progressive de la première enfance.*
(Clinique de M. le professeur agrégé Haushalter.)

(Pl. 7, fig. 4 et 5.)

Fillette âgée de deux ans. Père et mère bien portants ont eu neuf enfants dont trois sont morts de maladies inconnues entre trois et neuf mois. La petite malade est née à terme ; remuait les jambes, se traînait à terre étant toute petite, mais elle n'a jamais marché ; et on a toujours remarqué de la faiblesse du dos et des jambes, qui ne fait que s'accentuer.

État actuel. — Fillette bien portante ; tissu adipeux sous-cutané développé ; mais malgré cet embonpoint les membres inférieurs ne sont pas proportionnés au reste du corps et offrent un aspect effilé, sans relief (fig. 4) ; au palper des membres inférieurs, au niveau des cuisses et des mollets on ne perçoit qu'une masse de graisse ; les fesses sont grasses, molles, sans muscles. Le réflexe rotulien est aboli.

Aux bras, le palper découvre avec peine quelques traces de muscles ; les pectoraux sont appréciables ; la face est indemne. L'enfant conserve toutes les positions qu'on donne aux membres inférieurs ; elle ne leur imprime aucun mouvement, ne peut se trainer, ni à plus forte raison se tenir debout, même très soutenue. Elle saisit assez bien les objets avec les mains, mais les mouvements des bras sont lents et maladroits.

Elle peut rester assise, appuyée sur le dos, mais au moindre choc, elle tombe en avant ou de côté, est incapable de faire le moindre mouvement pour se relever (fig. 5) ; tombée, elle demeure inerte comme un paquet mou.

La petite malade a une *sœur de un an atteinte de la même affection* et que nous avons examinée également ; grasse, bien portante, elle offre les mêmes symptômes que ceux que nous venons d'énumérer : l'impotence musculaire est presque aussi marquée ; mais l'atrophie des muscles est bien moins accentuée.

Nous avons eu enfin, récemment, l'occasion d'observer une autre fillette de deux ans et demi, chez laquelle depuis un an environ s'établit une atrophie musculaire ascendante, diffuse et progressive qui des membres inférieurs, gagne les membres supérieurs. Ici aussi l'atrophie est masquée partiellement par l'adipose sous-cutanée ; cependant les membres inférieurs sont aplatis, sans relief. Les membres sont mous, flasques ; l'enfant ne peut se tenir debout ; couchée, elle n'arrive à s'asseoir qu'avec des aides, lève très difficilement les membres au-dessus du plan du lit ; les mouvements des membres supérieurs sont lents et maladroits ; les réflexes sont abolis. Une sœur de cette petite malade, morte à trois ans de maladie aiguë, n'avait jamais marché ; elle ne pouvait exécuter aucun mouvement, ne pouvait se tenir assise, ni porter un objet à sa bouche ; les membres étaient mous ; l'intelligence développée.

Dans tous ces cas le contrôle anatomique fait défaut, mais il est plus rationnel de rattacher ces trois ordres de faits à l'amyotrophie spinale progressive de la première enfance dont ils ont tous les caractères cliniques tracés par Hoffmann, que de vouloir les assimiler de force aux myopathies progressives dont ils diffèrent totalement. La diffusion symétrique des lésions musculaires dans ces cas, leur évolution progressive et ascendante, ne permet pas de les confondre avec la paralysie infantile avec laquelle ils n'ont rien de commun. S'il s'agit bien dans nos observations de l'affection décrite par Hoffmann, le pronostic sera fatal à brève échéance : dans la plupart des cas signalés la marche de l'atrophie progressive se termina par la paralysie des muscles du tronc et des accidents bulbaires ; la mort survint dans un délai de neuf mois à six ans.

PLANCHE 8

Polynévrites et Névrites.

Fig. 1 (Obs. 26). — *Flexion de la main et des doigts par paralysie des extenseurs*, au cours d'une polynévrite chez un tuberculeux.

Fig. 2 (Obs. 25). — *Griffe cubitale*, par prédominance de la paralysie atrophique sur le nerf cubital, au cours d'une polynévrite diffuse dans la syphilis secondaire.

Fig. 3 (Obs. 31). — *Pied bot varus-équin paralytique*, par prédominance de la paralysie sur les extenseurs au cours d'une polynévrite.

Fig. 4 (Obs. 27). — *Pieds bots avec griffes plantaires*, par rétractions consécutives tendineuses des fléchisseurs, au cours d'une polynévrite.

Fig. 5 (Obs. 30). — *Griffe cubitale*, dans le cours d'une polynévrite, consécutive à un érysipèle.

Fig. 6 (Obs. 36). — *Griffe cubitale*, de cause inconnue.

PLANCHE 9

Névrites périphériques.

Fig. 1 (Obs. 28). — *Etat squelettique* par amyotrophie diffuse considérable au cours d'une *polynévrite* avec psychose.

Fig. 2 (Obs. 29). — *Polynévrite* au cours d'une tuberculose. Paralysie atrophique prédominant sur les extenseurs de la main et les fléchisseurs du pied : pieds et mains tombants.

Fig. 3 (Obs. 35). — *Ensellure lombaire et attitude du tronc*, dans une ankylose de la hanche gauche due à une coxalgie ancienne ayant amené un raccourcissement du membre.

Fig. 4 (Obs. 32). — *Névrite sciatique droite* avec atrophie musculaire ; flexion du tronc en avant, dans le but d'échapper à l'extension du nerf douloureux.

Fig. 5 (Obs. 33). — *Névralgie sciatique gauche ;* inclinaison du tronc à droite pour éviter de faire supporter le poids du corps par la jambe malade.

Fig. 6 (Obs. 34). — *Déformation et déviation du thorax* par pleurésie droite suppurée ancienne ; rétraction de tout le gril costal de la région. Scoliose à concavité droite ; inclinaison compensatrice du bassin.

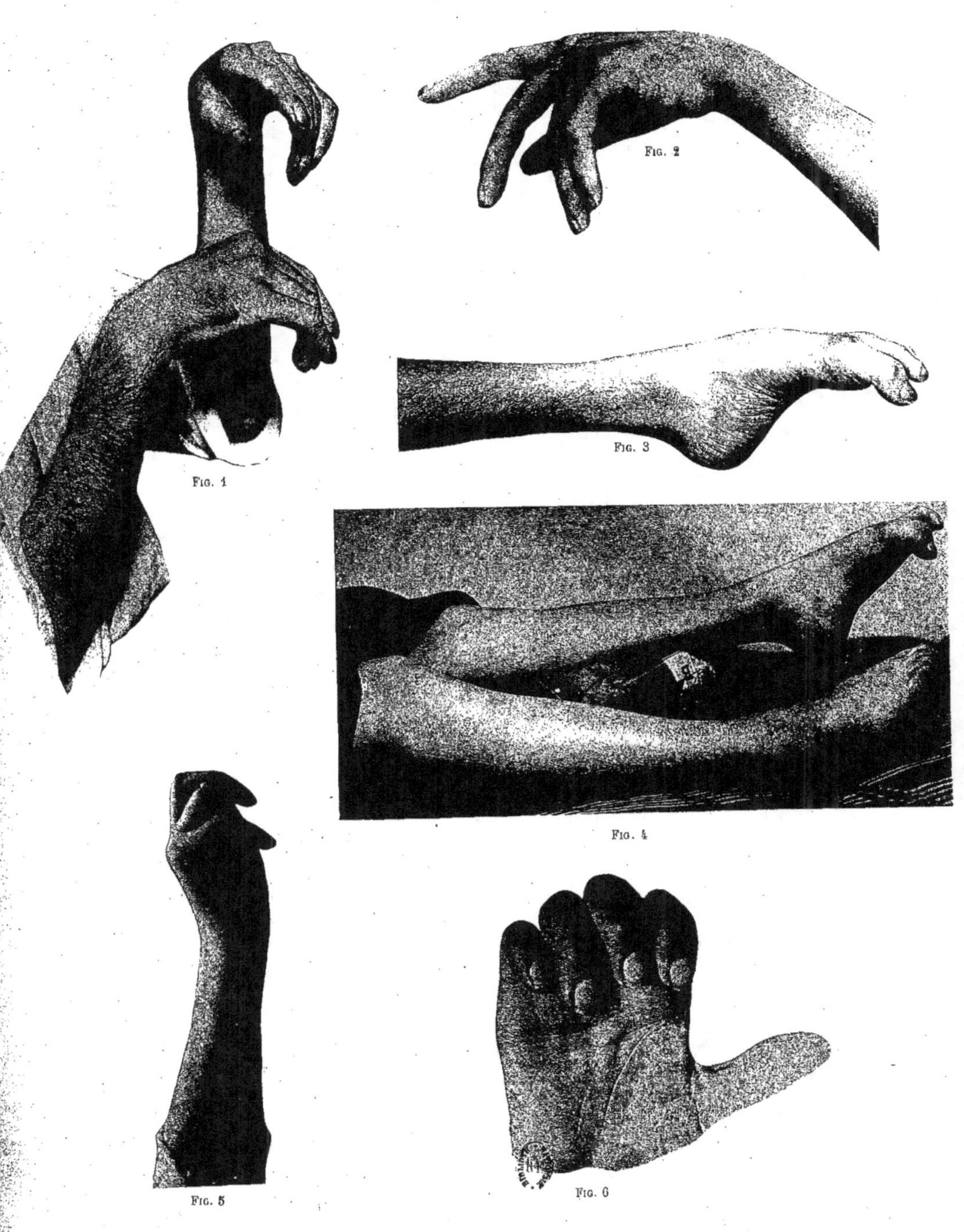

Fig. 1

Fig. 2

Fig. 3

Fig. 4

Fig. 5

Fig. 6

Polynévrites et Névrites

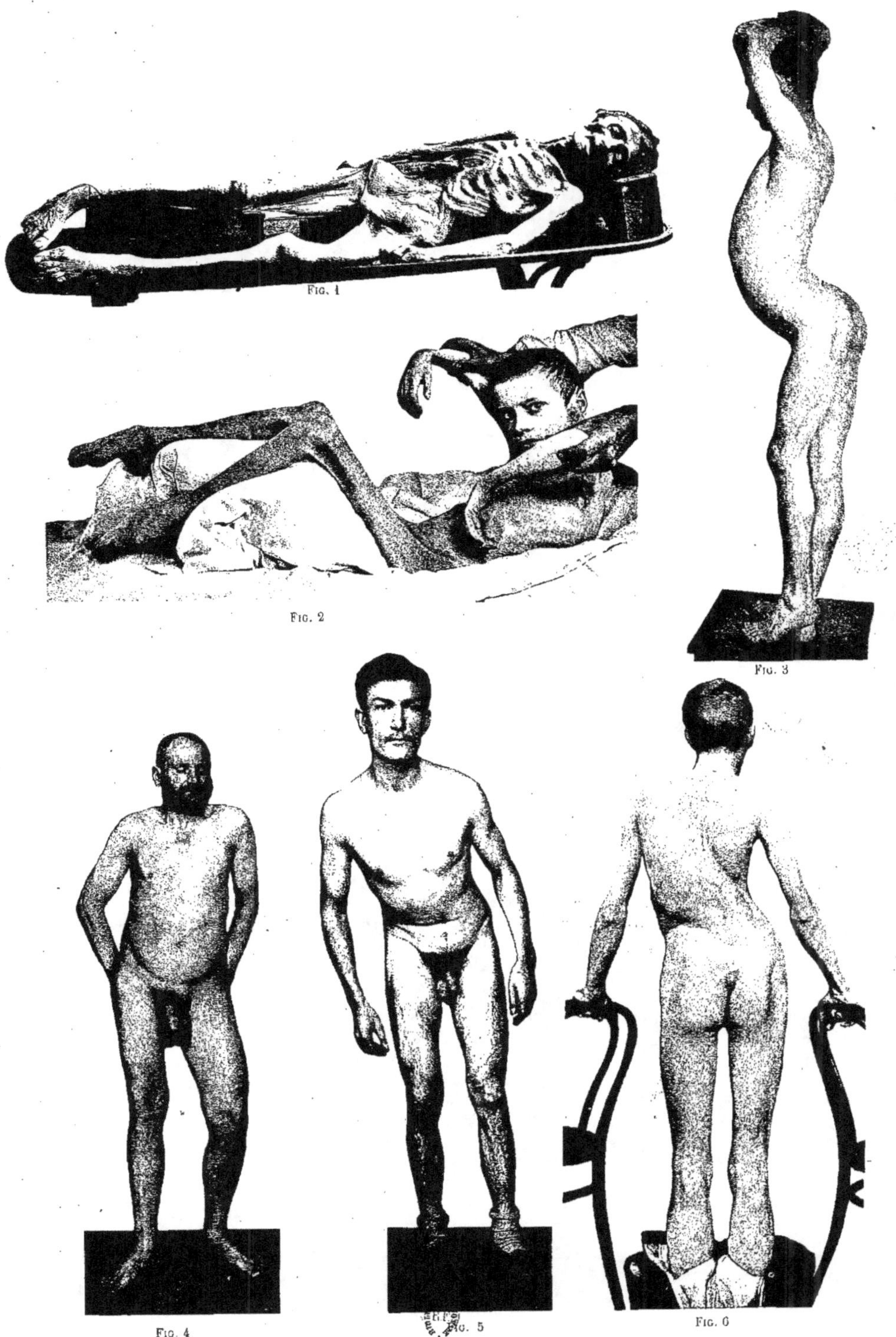

Polynévrites et Névrites

POLYNÉVRITES ET NÉVRITES

Dans les atrophies musculaires progressives myélopathiques, la lésion musculaire est sous la dépendance de l'altération des grosses cellules trophiques groupées dans les cornes antérieures de la moelle; il y a, à l'origine, lésion du corps du neurone périphérique moteur.

Dans les atrophies musculaires myopathiques la dégénérescence paraît siéger essentiellement dans le muscle; du moins nous ne connaissons pas de lésions de l'appareil nerveux pouvant les déterminer.

Avec les polynévrites, au moins avec la plupart d'entre elles, nous retrouvons l'atrophie musculaire, mais avec lésion très nette, prédominante, sur les troncs et les filets nerveux; il y a lésion du prolongement du corps du neurone périphérique.

L'atrophie musculaire peut donc, ou bien être essentielle (au moins provisoirement, dans les myopathies), ou bien dépendre, soit du corps, soit du prolongement du neurone périphérique.

Pendant longtemps, certains auteurs dépouillèrent les maladies de la moelle au profit des polynévrites, cependant que d'autres refusaient au nerf le droit de s'altérer indépendamment de la moelle. La vérité paraît être qu'il existe en clinique, comme dans le domaine de la physiologie et de l'anatomie pathologique, d'intimes connexités entre la pathologie du nerf périphérique et celle de la moelle; et il paraît bien rare que le nerf moteur périphérique soit lésé sans qu'il existe une lésion parallèle des grosses cellules des cornes antérieures de la moelle, ce qui ne veut pas dire que l'altération périphérique n'est pas parfois primitive et fondamentale.

La parenté entre ces faits est beaucoup plus frappante encore si on rapproche les polynévrites, non plus de la maladie chronique des grosses cellules antérieures (atrophie musculaire progressive), mais de leur maladie aiguë, chez l'adulte surtout, la poliomyélite antérieure aiguë, improprement appelée maladie de Landry.

Lorsque dans celle-ci, les altérations ascendantes des cellules antérieures de la moelle, et les accidents qui en résultent, s'arrêtent avant que les centres vitaux du bulbe aient été irrévocablement atteints, lorsque par conséquent la mort ne survient pas dès les premiers jours, on voit s'établir rapidement une atrophie musculaire très marquée, qui ne rétrocédera plus, les centres trophiques des muscles étant détruits.

Dans d'autres cas, sous l'action des mêmes causes, mêmes intoxications, mêmes infections, au cours de la fièvre typhoïde par exemple, maladie dans laquelle nous avons pu suivre chacun de ces types morbides [1], la lésion frappe d'emblée les nerfs, prolongements du corps du neurone; il y a polynévrite. Mais ici, le corps du neurone, la cellule trophique n'est pas atteinte ; l'atrophie musculaire rétrocédera et la guérison se fera, le plus souvent complète. Dans ces cas, très fréquemment, à la névrite motrice s'unit la névrite sensitive.

Enfin, on peut voir l'infection agir simultanément et sur le corps du neurone et sur son prolongement; c'est la *cellulonévrite antérieure aiguë* du professeur Raymond. Comme réaction clinique, il y a, naturellement, combinaison du syndrome de la poliomyélite antérieure aiguë et du syndrome polynévrite.

Les polynévrites ayant une caractéristique anatomo-pathologique, une étiologie les plaçant nettement sous l'action des infections (fièvre typhoïde, tuberculose, diphtérie, influenza, érysipèle, infection puerpérale...) et des intoxications endogènes (goutte, néoplasmes...) ou hétérogènes (mercure [2], arsenic, alcool), et une symptomatologie assez précise dans ses traits généraux, constituent donc un groupe pathologique rationnel ; mais on voit qu'il n'est pas isolé dans la pathologie nerveuse et qu'il entre en contact avec d'autres maladies nerveuses.

Cliniquement, les polynévrites, ou névrites multiples périphériques, se manifestent par des *troubles moteurs* et l'*atrophie musculaire*, très prédominants dans les formes dites *motrices*. Ces troubles sont surtout marqués vers les groupes extenseurs, au membre supérieur comme au membre inférieur, d'où l'*aspect tombant* qui en résulte (Pl. 8, fig. 1, 2; Pl. 9, fig. 2) ; en marchant, le malade *steppe*, c'est-à-dire que, ne pouvant relever la pointe du pied au moyen de ses extenseurs atrophiés, il élève toute la jambe par flexion et la projette en avant. Parfois les impotences motrices sont très généralisées (*polynévrites diffuses*), s'étendant même au nerf facial, aux moteurs de l'œil, au pneumogastrique.

Les *troubles sensitifs*, prédominants dans les formes dites *sensitives*, font rarement complètement défaut (*types mixtes*). Ils consistent surtout en *douleurs* spontanées ou exacerbées par la pression sur le trajet des troncs nerveux, sur leurs émergences, ou par la pression profonde des masses musculaires, plus douloureuse que la compression de la peau. Ces douleurs sont parfois intolérables et provoquent chez les malades de vrais hurlements au moindre contact. Dans quelques cas, au contraire, la sensibilité à la douleur est parfois abolie (Observation 26).

Les réflexes cutanés et tendineux sont habituellement diminués ; les sphincters ne sont pas intéressés. Parfois on constate quelques troubles trophiques de la peau ou des ongles, mais très souvent, on voit se produire des *rétractions tendineuses, surtout en flexion* (Pl. 8, fig. 4). Nous avons presque toujours pu les éviter en calant la plante des pieds, pendant la maladie, contre des coussins remplis de sable très fin.

---

[1] G. Etienne. Des paralysies généralisées dans la fièvre typhoïde. *Revue neurologique*, 1899.

[2] P. Spillmann et G. Etienne. Polynévrites dans l'intoxication hydrargyrique aiguë et subaiguë. *Revue de médecine*, 1895.

Les réactions électriques varient ; tantôt il y a peu de modifications, tantôt au contraire les réactions de dégénérescence sont très nettes.

Voici de ce tableau clinique, un premier cas très typique, observé dans des conditions étiologiques particulièrement intéressantes : au cours d'une syphilis secondaire (¹) ; depuis lors, M. Cestan a groupé quelques nouveaux cas.

OBSERVATION 25. — *Polynévrite dans la période secondaire de la syphilis.*
(Clinique de M. le professeur P. Spillmann.)

(Pl. 8, fig. 2.)

Garçon boucher, âgé de vingt-deux ans, entré le 28 novembre 1895 à la clinique médicale.

Antécédents personnels. — Il n'a jamais eu de maladies antérieures, sauf deux blennorrhagies bénignes. Il y a dix mois, il a contracté deux chancres indurés qui ont persisté pendant environ deux mois, l'un siégeant au niveau du fourreau, l'autre sur le prépuce ; le premier a laissé comme trace une petite tache rouge de la largeur d'une pièce de 1 franc. En même temps il aurait eu un écoulement blennorrhagique ; à ce moment il a été traité par dix injections de peptonate mercurique reparties en vingt jours ; il y a deux mois il a pris quinze pilules de proto-iodure à raison de deux par jour, et quelques cuillerées d'un sirop faiblement ioduré.

Les premiers accidents secondaires cutanés ont été bénins, mais le malade a été en proie à une asthénie intense, pouvant à peine se tenir debout ; céphalée et vertiges. Il y a deux mois, nouvelle éruption cutanée ; l'alopécie a débuté il y a un mois.

Depuis six ou sept mois déjà, le malade se plaint de douleurs vagues peu violentes dans les jambes ; et les membres auraient diminué de volume. Ces phénomènes se sont brusquement exagérés ces jours derniers, le malade dut s'aliter, et il entre à l'hôpital.

État actuel. — Sur toute la surface du tronc, des cuisses et sur les parties latérales du cou, on constate la présence d'une roséole de retour bien caractérisée, dont les taches, formant un très léger relief, sont en certains points nettement circinées, notamment au niveau du sixième espace intercostal. Cette éruption est très généralisée et prend une coloration brune sur la place d'un vésicatoire posé, dans l'enfance, au-dessus du mamelon gauche.

Alopécie très marquée, en clairières sur les régions latérales, diffuse sur les autres parties du cuir chevelu ; chute des sourcils, de la moustache, de la barbe.

Quelques papules squameuses sur le cuir chevelu ; une papule érosive au niveau du gland ; syphilide papuleuse érosive de la commissure labiale droite ; petite plaque muqueuse opaline sur le pilier postérieur de voile du palais ; dans les aines, on retrouve encore la pléiade ganglionnaire bilatérale caractéristique.

L'attention est immédiatement attirée par l'atrophie très considérable des masses musculaires des membres, qui sont absolument flasques. Au niveau du tronc, atrophie très considérable des muscles intercostaux et des masses dorso-lombaires. Pieds bots en varus-équin paralytiques très prononcés.

La motilité est profondément troublée. Aux membres inférieurs, la résistance aux mouvements passifs est très diminuée surtout du côté droit, la résistance à l'extension étant la mieux conservée. Le malade peut élever les pieds au-dessus du plan du lit, mais par saccades. La flexion et l'extension des pieds sur les jambes sont totalement abolies.

Le malade est dans l'impossibilité absolue de marcher ; même avec l'aide de deux personnes, il s'affaisse sur ses jambes.

(¹) P. SPILLMANN et G. ETIENNE. Polynévrite dans la période secondaire de la syphilis. *Annales de dermatologie et de syphiligraphie*, 1896.

Aux membres supérieurs, la résistance aux mouvements passifs, presque abolie au niveau des poignets, est assez bien conservée aux bras et aux avant-bras. Le malade ne peut serrer les mains, la pression étant presque totalement annulée du côté gauche ; il relève très difficilement *les mains, placées en flexion* (pl. 8, fig. 2) ; l'extension des doigts fléchis est impossible, la difficulté étant d'autant plus accusée qu'on s'éloigne de l'index pour aller vers le petit doigt ; le pouce est opposable à tous les autres doigts, excepté au petit doigt. Les mouvements de supination et de pronation sont possibles. Atrophie considérable des interosseux.

Le malade, étant dans le décubitus dorsal, ne peut s'asseoir sur son séant sans faire usage de ses bras comme point d'appui. Pas de mouvements musculaires idiopathiques, spontanés ou provoqués.

La *sensibilité* à la piqûre et au toucher est presque abolie au niveau du pied et de la jambe droite ; la sensibilité thermique est conservée. Le malade n'éprouve aucune douleur spontanée ; la pression des muscles des mollets est très douloureux.

Les *réflexes* des genoux sont abolis ; pas de phénomène du pied ; pas de réflexe du coude ni du poignet.

Les pupilles réagissent bien à la lumière et à l'accommodation. Pas de troubles des sphincters.

Pas de réaction de dégénérescence.

Rien à noter du côté des autres appareils si ce n'est l'augmentation du volume de la *rate* et du *corps thyroïde*.

Dans les urines, on ne décèle pas de mercure. Apyrexie.

Le 28 novembre, on pratique dans la fesse une injection de 1 centimètre cube de thymol-acétate de mercure à 1/10.

Le 30 la roséole a pâli.

Le 3 décembre, les douleurs à la pression ont diminué ; le malade plie plus facilement les jambes.

Le 6, amélioration notable ; le malade peut s'asseoir sur son lit, sans trop de difficulté. Au niveau des membres supérieurs, la paralysie des extenseurs a diminué ; le malade exécute facilement les mouvements d'extension et de flexion des avant-bras. Pas de changement notable aux membres inférieurs ; l'atrophie des muscles des mollets est peut-être plus marquée encore qu'au moment de l'entrée.

Lorsqu'on essaye de faire faire quelques pas au malade, soutenu sous les aisselles par deux infirmiers, on remarque que, par suite de la paralysie complète des extenseurs du pied, il trébuche dans ses orteils.

Le 14, l'état reste stationnaire aux membres inférieurs ; aux membres supérieurs, la paralysie est moins complète, les mouvements des doigts s'exécutent plus facilement, sauf à l'annulaire et l'auriculaire.

Le 30, amélioration notable ; le malade peut faire quelques pas sans le secours de personne ; cependant, du côté gauche, il trébuche encore dans ses orteils. État stationnaire du côté des mains.

Le 13 janvier 1896, le malade marche encore légèrement sur la pointe de ses orteils, mais il peut marcher seul avec des pantoufles à semelles de cuir maintenant les orteils en extension.

Le 26, amélioration.

Le 29, le malade marche assez bien, mais en steppant. L'atrophie musculaire est en voie de réparation.

Le 14 février, le malade ne traîne plus les jambes ; mais il lance le pied en avant ; du côté droit, la pointe retombe encore en avant sur le sol ; du côté gauche, le malade ne peut encore remuer les orteils ; leurs mouvements sont possibles à droite.

Le 21 mars, tous les muscles sont revenus à l'état normal comme volume ; au dynamomètre, 90 à gauche, 100 à droite. Le malade steppe encore en marchant ; tous les mouvements du bras, de l'avant-bras, de la main et des doigts sont possibles.

Depuis le moment de son entrée, jusqu'au 14 février, le malade a reçu tous les huit jours une injection de 1 centimètre cube d'une mixture au 1/10 de thymol-acétate de mercure.

Dans cette observation, deux diagnostics peuvent seuls se trouver en présence : *myélite* ou *névrite*. Dans le cas de myélite centrale, aiguë ou subaiguë, les troubles sensitifs seraient beaucoup plus considérables et les sphincters auraient été très rapidement intéressés ;

dans le cas de myélite antérieure, nous ne verrions aucun trouble de sensibilité objective ou subjective ; dans les deux cas, nous aurions une paralysie totale, et non pas cette prédominance extrêmement marquée dans les extrémités périphériques ; l'évolution enfin aurait été tout autre. Reste la *polynévrite périphérique, forme motrice* de Leyden ; ici, comme dans notre cas, les phénomènes de paralysie et d'atrophie musculaire sont très dominants ; il n'y a pas de douleurs spontanées, la pression des nerfs ou des muscles étant seule très douloureuse.

Le diagnostic étiologique est également simple à établir. Chez ce malade nous ne relevons aucune autre maladie infectieuse aiguë ; aucune intoxication ne peut être invoquée ; et en particulier il ne peut être question d'une de ces polynévrites par hydrargyrisme aigu sur lesquelles nous avons attiré l'attention ('), le malade n'ayant suivi qu'un traitement mercuriel absolument insignifiant, et les accidents s'étant au contraire très rapidement amendés sous l'influence d'un traitement énergique. Pas d'alcoolisme, pas de saturnisme. Le malade ne présente d'ailleurs à aucun degré le type de la névrite propre à ces diverses intoxications. Il n'a été exposé à aucune de ces causes occasionnelles, telles que le froid, que plusieurs fois nous avons vu intervenir chez des malades prédisposés par une infection ou par le surmenage.

Il ne reste comme seule cause possible des accidents nerveux que la syphilis, d'autant plus facile à admettre que le malade se trouvait en pleine phase d'infection secondaire· généralisée et que ces accidents nerveux ont coïncidé avec une efflorescence cutanée intense, avec une recrudescence dans la chute des cheveux, avec l'hypertrophie de la rate et du corps thyroïde.

C'est également l'hypothèse à laquelle s'est rallié le professeur Fournier en commentant cette observation (*Traité de la syphilis*, I, p. 662).

L'observation suivante présente un type clinique très semblable, au cours de la tuberculose pulmonaire.

OBSERVATION 26. — *Polynévrite dans la tuberculose.*

(Clinique de M. le professeur Bernheim.)

(Pl. 8, fig. 1.)

Homme, trente et un ans. Rien de particulier à signaler dans les antécédents. Tousse depuis dix ans.

Un mois avant l'époque où fut prise la photographie, il aurait ressenti une douleur sourde au niveau du tiers inférieur de la face interne des deux tibias, au-dessus des deux malléoles internes. Il remarqua en même temps qu'il ne sentait pas le sol et que la marche devenait fort pénible. Depuis cette époque, difficulté de la marche, fatigue. Depuis dix jours, faiblesse dans les doigts des deux mains, se traduisant d'abord par une impossibilité de rouler les cigarettes, puis par une incapacité à tout travail.

Actuellement le malade est débilité, pâle, amaigri. A l'auscultation de la poitrine on constate des signes manifestes de tuberculose pulmonaire à la deuxième période : submatité au sommet surtout à droite, respiration rude, craquements. Apyrexie.

Les jambes sont grêles ; atrophie des muscles du mollet. Pieds légèrement placés en équin : le malade

____

(¹) P. SPILLMANN et G. ETIENNE. *Revue de médecine*, 1896.

ne peut les redresser, mais il peut faire quelques mouvements de latéralité. Mouvements très peu étendus des orteils, les gros orteils restant immobiles. Absence de réflexe rotulien et de phénomène du pied. Le chatouillement de la plante du pied ou la piqûre ne produit aucun mouvement réflexe. La sensibilité dans ses différentes manifestations est normale.

Le malade laisse pendre les bras le long du corps ; il peut les élever, les ployer, mais. péniblement. Il peut exercer de légers mouvements de pronation et de supination, mais *les mains sont fléchies sur les avant-bras* (fig. 1), *les doigts à demi fléchis sur la main.* Avec de grands efforts, les mains peuvent être placées en extension ; elles retombent aussitôt. Quant aux doigts, ils ne peuvent exécuter aucun mouvement de flexion, d'extension ou de latéralité.

Les muscles se contractent bien sous l'influence de l'électricité.

Deux mois après, le malade étant resté au service, on constate que la lésion pulmonaire n'a subi aucune recrudescence ; quant aux symptômes paralytiques, ils se sont un peu atténués : le malade marche assez bien, quoique lentement et en traînant les jambes. Les réflexes demeurent abolis. Il se sert des mains, mais avec maladresse.

L'observation suivante montre la griffe plantaire par rétraction tendineuse des fléchisseurs, sur l'importance de laquelle nous avons insisté.

OBSERVATION 27. — *Pied bot polynévritique. Griffe plantaire.*

(Clinique de M. le professeur Bernheim.)

(Pl. 8, fig. 4.)

La malade est une femme de trente-neuf ans, ménagère, d'une bonne constitution, mais un peu nerveuse. Il n'y a rien de particulier à noter dans ses antécédents, si ce n'est que son père est mort en présentant de la démence sénile.

L'affection débuta en juillet 1893 ; à ce moment la malade eut une violente émotion morale : sa fille ayant été victime d'un attentat à la pudeur, le coupable fût traîné devant les assises, la mère dut assister aux débats et elle attribue la maladie qui suivit aux émotions vives qu'elle ressentit alors.

En effet quinze jours après, la malade fut prise de nausées, de vomissements, de frissons. Elle dut se coucher à cause des douleurs qu'elle éprouvait dans les avant-bras, les genoux, les pieds. De plus elle ne pouvait mouvoir ni bras, ni jambes. Dès le premier jour, il se produisit une flexion à angle droit de la jambe droite sur la cuisse, et quelques jours après le gros orteil gauche se fléchit. Puis les autres orteils des deux pieds s'infléchirent, et cette déformation alla en s'accentuant.

En même temps, se produisit la flexion des doigts des deux mains.

Vomissements. Arrêt des règles.

Actuellement (novembre 1894), l'intelligence est normale. Il n'existe aucune paralysie dans les membres supérieurs.

Les deux pieds sont en varus-équin et cette déformation est plus accentuée à gauche qu'à droite ; *les secondes phalanges sont fléchies à angle droit sur les premières surtout, au niveau des gros orteils* qui forment une *griffe plantaire.* Du côté gauche, la malade ne peut exécuter que quelques légers mouvements de flexion et d'extension des premières phalanges sur le métatarse ; mais le gros orteil est immobile ; le pied dans son ensemble peut exécuter quelques mouvements d'extension et de latéralité. A droite immobilité absolue, immobilité des orteils, immobilité du pied. Les mouvements des genoux et des hanches se font normalement.

Les muscles ne se contractent pas sous l'influence du courant électrique.

Sensibilité normale. Absence des réflexes.

L'état demeure stationnaire pendant fort longtemps. Actuellement la malade marche, mais les pieds se renversent sur leur bord externe et les gros orteils complètement infléchis sous la plante du pied sont une cause de gêne notable.

Nous avons vu que les polynévrites, malgré leur tableau clinique assez précis, ne sont pas isolées dans le cadre nosologique et que souvent les lésions de l'appareil nerveux périphérique s'accompagnent de lésions frappant d'autres parties du système nerveux. La preuve en est dans la fréquence des troubles psychiques compliquant les polynévrites, complexus si fréquent que Korsakoff en a fait un type spécial sous le nom de *psychose polynévritique* ou *cérébropathie psychique toxhémique.*

La psychose polynévritique, pour résumer en deux mots son histoire, est un *syndrome constitué par l'association de troubles mentaux* tels qu'altérations de la mémoire et de l'association des idées, perte de l'intégrité de la conscience, hallucinations, affaiblissement intellectuel, confusion mentale, *avec les phénomènes habituels de polynévrite*, tels que paralysies diffuses, atrophies musculaires, douleurs, troubles vaso-moteurs, crampes, etc... ; l'origine de l'affection peut être une intoxication telle que l'alcoolisme, ou une infection telle que la tuberculose, la septicémie puerpérale, etc... L'existence d'altérations dans les grandes cellules pyramidales de l'écorce cérébrale sur lesquelles insistait récemment M. Ballet dans deux observations de psychose, montre que, dans ces cas, le poison ou le virus lèse aussi bien la cellule cérébrale que le nerf périphérique et que la cellule médullaire, dont l'intégrité absolue est si rare dans la polynévrite ; c'est pour ces raisons que M. Pierret proposait pour ces faits la dénomination de *neuro-cérébrite toxique.*

Voici plusieurs observations appartenant à ce type.

OBSERVATION 28. — *Polynévrite.* — *Psychose.* — *Amyotrophie diffuse considérable.*
(Clinique de M. le professeur P. Spillmann.)
(Pl. 9, fig 1.)

Femme âgée de soixante-cinq ans, entre à l'hôpital en avril 1888. Elle a perdu en grande partie la mémoire et ne se souvient plus du début de sa maladie ; on sait seulement que depuis le commencement de l'hiver elle souffre de douleurs diffuses. Les renseignements recueillis font supposer qu'elle est alcoolisée.

État actuel. — Amaigrissement considérable ; disparition du tissu cellulo-adipeux, muscles grêles, atrophiés d'une façon diffuse ; peau sèche, flasque, de teinte grisâtre ; les extrémités sont froides, violacées, un peu œdématiées. La malade exécute les mouvements qu'on lui commande, mais avec grande difficulté et maladresse : elle peut à peine saisir un verre et le soulever. Le moindre mouvement provoque d'atroces souffrances ; la plus petite pression sur les membres, le contact de la couverture amène des cris ; hyperesthésie généralisée ; pas d'anesthésie ; par moments crampes dans les jambes et dans les bras. L'intelligence est très affaiblie, l'attention difficile, la mémoire obnubilée ; pas de délire.

L'examen des divers appareils ne révèle rien d'anormal : il n'existe dans les urines ni sucre, ni albumine.

L'amaigrissement augmente rapidement. A la fin de mai, la *maigreur est devenue squelettique ;* le visage est décharné; la *peau* sèche, écailleuse, lâche, *paraît un sac trop large,* sous laquelle les muscles sont réduits à de minces lames. La malade est recroquevillée dans son lit, mais non contracturée. *Elle n'exé-*

cute *plus aucun mouvement, sauf avec les bras.* Tout changement de position imprimé, tout contact amène des *douleurs* et des cris. Envies continuelles d'uriner. La malade immobile, gémissante, hébétée, ne profère plus aucune parole. Elle succombe au début de juin dans le marasme.

L'autopsie ne révèle dans les divers organes, poumon, cœur, foie, rate, etc., que les altérations de la cachexie sénile. Pas de tubercules.

Les méninges molles sont louches, épaissies, congestionnées, mais non adhérentes à l'écorce ; la substance cérébrale présente une teinte légèrement hortensia avec un piqueté vasculaire très apparent ; à l'œil nu la moelle et les nerfs ne présentent rien d'anormal.

Des coupes histologiques longitudinales et transversales sont pratiquées sur un certain nombre de nerfs : on y constate de la façon la plus nette les *lésions de la dégénérescence vallérienne.* Sur des coupes de la moelle colorées au picro-carmin, les cellules des cornes antérieures se présentent avec des contours arrondis ; elles offrent une teinte jaune rouille, se colorant mal ; le noyau n'est pas apparent ; les zones blanches de la moelle ne présentent pas d'altérations appréciables.

Nous appellerons l'attention sur plusieurs points de cette observation : la *généralisation* et le *degré extrême de l'atrophie musculaire,* qui fait ressembler la malade à une momie, comme en témoigne la figure 1 (pl. 9) ; l'intensité des douleurs, qui démontre la participation des filets sensitifs ; l'existence des troubles vaso-moteurs aux extrémités ; les troubles de la miction déjà signalés par divers auteurs : tous symptômes faisant de ce cas un exemple de polynévrite mixte. L'obnubilation intellectuelle, l'amnésie, l'hébétude, résument les troubles mentaux de cette malade. Ici, comme dans beaucoup de cas, chez la femme en particulier de l'Obs. 28, l'alcool paraît devoir être rendu responsable de la psychopathie polynévritique. C'est à cette maladie seule qu'il faut attribuer la mort de notre malade, sans l'intervention de maladie intercurrente. L'évolution totale de la maladie semble avoir été de six mois environ.

OBSERVATION 29. — *Polynévrite au cours d'une tuberculose. — Psychose.*

(Clinique de M. le professeur agrégé Haushalter.)

(Pl. 9, fig. 2.)

Garçon de huit ans, entré à la clinique infantile en février 1897 pour un état fébrile qui dure depuis quelques mois ; antérieurement a eu une bronchite prolongée et de la suppuration des ganglions du cou.

État actuel. — Enfant pâle, amaigri, portant sur les parties latérales du cou de volumineux ganglions tuberculeux ; présente des signes d'induration du sommet gauche ; fièvre rémittente.

Dans les premiers jours de mars, le petit malade qui jusque-là était gai et éveillé, devient indifférent, somnolent ; il demeure silencieux, couché sur le côté ; il est constipé. Signes d'un léger épanchement pleurétique gauche. La température pendant huit jours demeure très élevée ; durant tout ce temps l'enfant délire ; puis la fièvre redevient rémittente. Rétraction progressive du côté gauche, amaigrissement et développement considérable des ganglions du cou. La pression des masses musculaires des deux cuisses provoque un peu de douleur. Somnolence. Quand l'enfant est réveillé, il crie ou grogne. Ne parle jamais.

Le 18 mai, deux crises convulsives épileptiformes. La température tend à redevenir normale ; mais les symptômes vont en s'accentuant : *amaigrissement squelettique des membres, atrophie considérable des muscles, pieds en varus-équin paralytique, mains tombantes,* paralysie des extenseurs du poignet, *douleur vive provoquée à la pression des membres,* peau sèche, ichthyosique. L'enfant reste recroquevillé sur lui-même, morne, silencieux ; il ne parle pas à sa mère, à laquelle il tourne le dos ; par moments il *délire,* raconte un jour qu'il n'a qu'un bras, une autre fois qu'il vient de naître ; il se lève une nuit pour panser l'infirmière qui a perdu son bras, dit-il. Puis pendant quelques jours le délire cesse. Le 18 et le 31 mai, nouvelle crise convulsive épileptiforme.

L'état squelettique augmente, des taches ecchymotiques apparaissent sur les membres, les idées délirantes incohérentes réapparaissent : l'enfant raconte « qu'il a volé une miche de pain, dans laquelle il y avait du fromage blanc et de la moutarde » ; puis tout à coup il dit : « Madame Aubry, je vous souhaite une bonne santé, une bonne année et le paradis à la fin de vos jours. » Une autre fois : « Il faut faire boire le veau. » Le 5 juin, nouvelle crise convulsive, à la suite de laquelle il succombe dans le coma.

Autopsie. — Pleurésie sèche avec placards caséeux à gauche ; infiltration du lobe supérieur gauche ; infiltration diffuse à droite ; énorme masse de ganglions tuberculeux dans le médiastin et le mésentère.

A l'ouverture du crâne, œdème sous-arachnoïdien ; léger épaississement de la pie-mère, surtout au niveau de la scissure de Sylvius gauche ; pas d'exsudat, ni de signes de méningite à la base du cerveau ; dans les méninges, surtout dans les parties latérales, quelques rares tubercules miliaires très discrets. La pie-mère est par places légèrement adhérente à l'écorce cérébrale. Pas de lésions macroscopiques de la moelle et des nerfs périphériques.

Des coupes longitudinales sont pratiquées sur un filet du *nerf musculo-cutané*, durci au Flemming : on y constate des altérations profondes des tubes nerveux, dont aucun ne paraît normal ; ils présentent à tous les degrés, *les lésions classiques de la dégénérescence vallérienne.* Sur des coupes de la moelle colorées par la méthode de Nissl, on note dans les *cellules des cornes antérieures des altérations* telles que : effacement des angles, refoulement du noyau à la périphérie, chromatolyse, envahissement par des cellules rondes.

Dans cette observation nous voyons, au cours d'une tuberculose pleuro-pulmonaire et ganglionnaire, survenir les signes d'une *polynévrite* caractérisée par une *paralysie avec amyotrophie prédominant à la périphérie des membres*, et par des *troubles sensitifs ;* suivant un type rencontré dans l'alcoolisme, qui d'ailleurs ne peut être incriminé ici, la paralysie porte aux membres inférieurs, surtout sur les fléchisseurs du pied, sur l'extenseur des orteils amenant le pied tombant et ballant avec flexion des orteils sur la plante ; aux membres supérieurs, sur les muscles postérieurs de l'avant-bras, réalisant la main tombante, analogue à celle de la paralysie saturnine. Les troubles sensitifs passagers furent réduits à leur minimum, de telle sorte que ce cas réalise presque un type de polynévrite motrice pure. En même temps que se développait la polynévrite, on vit se dérouler des *troubles psychiques* caractérisés par un état de tristesse, de stupeur, entrecoupés d'accès de délire incohérent ou hallucinatoire et de crises convulsives, dont l'une d'elles amena la mort. La durée des accidents nerveux avait été de trois mois et demi. A leur début, lorsque se montrèrent les premiers phénomènes cérébraux, nous songeâmes à l'invasion d'une méningite tuberculeuse : mais l'évolution des accidents rendit cette hypothèse inacceptable et nous émîmes l'hypothèse d'une psychose polynévritique. L'autopsie parut nous donner raison : il existait bien à la convexité du cerveau un léger épaississement de la pie-mère, par places un peu adhérente à l'écorce ; il existait bien quelques très rares tubercules sur les méninges ; mais d'une part cet état de la pie-mère n'avait rien de commun anatomiquement avec la méningite tuberculeuse en plaques que M. Chantemesse a si bien décrite ; d'autre part des exemples montrent journellement à l'autopsie de tuberculeux, que le cerveau demeure sans symptômes en face de ces tubercules miliaires discrets des méninges. D'ailleurs l'épaississement et l'œdème de la pie-mère ont été signalés dans plusieurs cas de psychose polynévritique par divers auteurs (Strümpell, Hayem, etc...) ; des convulsions épileptiformes, comme dans notre cas, ont été notées aussi chez quelques malades. Nous croyons pouvoir maintenir ici le diagnostic de psychose polynévritique, admettant que l'intoxication d'origine tuberculeuse, trouvée plusieurs fois du reste à l'origine des affections de ce genre, a pu vulnérer, en même temps que les nerfs périphériques, les cellules multipolaires de la moelle, l'écorce cérébrale et les méninges molles. Si le degré de l'intoxication devait se juger d'après la masse de la lésion où se distille le poison, nous dirions que dans notre cas l'empoisonnement fut considérable, si nous considérons les énormes tumeurs tuberculeuses que le petit malade portait dans le médiastin et le mésentère.

OBSERVATION 30. — *Polynévrite avec psychose, consécutive à un érysipèle.*
(Clinique de M. le professeur Bernheim.)

(Pl. 8, fig. 5.)

Quatre mois avant le moment où l'observation fut recueillie, la malade, qui était cuisinière, fut atteinte d'un érysipèle de la face, qui se généralisa ensuite à tout le corps, puis à la suite de cette infection, d'une néphrite qui guérit. Elle resta alitée deux mois, puis put se relever, faire son ménage, bien qu'ayant conservé une perte presque complète de la mémoire. Puis il y a un mois et demi, elle fut prise d'anorexie, de douleurs très vives dans les deux jambes, accompagnées de parésie et d'un état mental, caractérisé par de l'agitation nocturne, de l'inconscience, de l'abolition de la mémoire.

Etat actuel. — La malade a une forte constitution, est obèse, la face colorée. Le facies est inerte, béat, animé d'un sourire sans expression. Elle écoute ce qu'on lui dit, mais semble n'en être nullement impressionnée. Elle répond aux questions, mais sur un ton criard et enfantin. Urines et selles involontaires.

La malade lève spontanément les bras en l'air ; les mouvements du coude se font également bien ; elle peut étendre et fléchir les mains sur les avant-bras, exécuter des mouvements de pronation et de supination ; *les doigts sont infléchis, les deux derniers complétement appliqués contre la paume de la main, les deuxième et troisième à demi fléchis seulement, reposant sur le pouce, dont la première phalange seule est en flexion* (fig. 5). La malade ne peut exécuter avec les doigts aucun mouvement, à l'exception de quelques légers mouvements d'abduction et d'adduction des pouces, un peu plus étendus du côté gauche.

Les deux pieds sont en varus-équin avec un certain degré de griffe plantaire. Aucun mouvement des orteils. Aucun mouvement ni de flexion, ni d'extension, ni de latéralité ne peut être imprimé au pied. La malade plie les genoux en glissant les talons sur le lit ; elle ne peut les élever en l'air. Quelques mouvements de la cuisse sur le bassin.

Elle ne peut s'asseoir spontanément sur son lit. Quand on l'assied, elle reste quelque temps dans cette position, puis retombe.

Abolition absolue des réflexes. Sensibilité normale, sauf douleur des mollets à la pression. L'épaisseur du tissu cellulaire sous-cutané empêche d'apprécier s'il existe de l'atrophie musculaire.

La perte du souvenir des faits récents est complète ; le souvenir des faits anciens est à peu près intact : la malade dit son nom, le lieu où elle est née, dit où elle habite, le nom de son médecin ; elle sait qu'il y a douze mois dans l'année, que trois fois six font dix-huit. Elle sait qu'elle est de l'année 1856, mais ne peut néanmoins dire son âge, car elle ne sait en quelle année on est : on lui dit 1896 ; néanmoins elle ne peut faire le calcul. Ne sait depuis combien de temps elle est à l'hôpital, si c'est le matin ou le soir ; ne se souvient pas de ce qu'elle a mangé quelques instants auparavant.

Urines et selles involontaires.

Pendant les six mois que la malade passa au service, les symptômes observés allèrent sans cesse en s'atténuant, malgré une deuxième atteinte d'érysipèle léger. Elle arriva progressivement à se servir de ses mains, à marcher, mais la mémoire fut la fonction qui tarda le plus à réapparaître dans son intégrité. Le souvenir des faits récents n'existait pas encore d'une façon bien nette quand elle quitta l'hôpital.

Dans cette observation très typique se retrouvent les deux groupes symptomatiques constitutifs de la psychose polynévritique : d'une part polynévrite sensitivo-motrice ; d'autre part l'état mental spécial signalé par les auteurs.

Ces caractères sont tout aussi nets dans le cas suivant.

OBSERVATION 3r. — *Polynévrite subaiguë. Pied bot paralytique.*
(Clinique de M. le professeur Bernheim.)

(Pl. **8**, fig. 3.)

Fille âgée de trente-deux ans, demoiselle de magasin. Rien de particulier à signaler dans les antécédents.

La maladie actuelle a débuté il y a cinq ans. La malade l'attribue à une émotion morale vive qu'elle ressentit : elle était fiancée depuis deux ans et était sur le point de se marier, quand ses parents s'opposèrent à son mariage ; elle éprouva alors un véritable état de lipémanie. Cet état mental persistait, quand au bout de sept mois apparut une première crise, avec douleurs atroces au niveau du creux épigastrique et vomissements bilieux abondants. Cette crise dura huit jours, puis cessa brusquement. Trois mois après, nouvelle crise gastrique ; puis une crise tous les mois ou tous les deux mois, principalement à l'époque des règles. Puis survint de la constipation opiniâtre, de l'incontinence d'urine, ou du moins une certaine difficulté à maintenir les urines quand la malade est debout.

A cette époque, elle éprouvait déjà un peu de parésie dans les membres inférieurs : difficulté à descendre les escaliers, fatigue après la marche. Cet état (lypémanie, crises gastriques, parésie, constipation) persista pendant deux ans ; puis commencèrent à se manifester les symptômes de névrite périphérique dans les jambes, les bras, la face. La malade, qui, au début, éprouvait seulement de la faiblesse dans les jambes, ne put plus marcher du tout et la musculature s'atrophia. En même temps, faiblesse dans les mains : difficulté à coudre, à écrire ; cette faiblesse était surtout manifeste dans les deux derniers doigts de la main droite. A la même époque se manifesta une sensation de gêne dans tout le côté droit de la face, une sensibilité excessive du conduit auditif externe droit, de la gêne des mouvements de l'œil droit et de la diplopie. Sensation légère de fourmillement et d'engourdissement dans les jambes.

Depuis un an l'état de la face et des membres supérieurs est resté le même, les membres inférieurs seuls se sont modifiés.

La musculature est très réduite, les articulations sont lâches : véritables jambes de polichinelle. *Le pied est tombant, infléchi dans son ensemble, formant une concavité au niveau de la plante* (fig. 3). Le gros orteil et les autres doigts sont fléchis, formant la **griffe**. Les mouvements de ces doigts sont impossibles ; les mouvements du pied très limités ; la jambe peut être ployée, le talon ne quittant pas le plan du lit. Abolition des réflexes. La malade ne peut marcher, car les pieds se renversent sur leur bord externe, les jambes s'écartent et la malade tombe. Sensibilité normale.

Inégalité pupillaire. Strabisme interne de l'œil gauche. Ptosis de la paupière supérieure droite. Pas d'atrophie de la papille.

La malade est restée au service deux années. Les crises gastriques ont réapparu à intervalles assez éloignés. L'état des jambes s'est un peu amélioré, les mouvements sont plus étendus, mais la station debout est toujours impossible.

Dans cette observation, les troubles d'innervation périphérique se rapprochent de ceux des cas précédents ; les accidents psychiques se sont atténués avec le temps ; mais des manifestations viscérales sont survenues, notamment des crises de vomissements périodiques ; on serait tenté de faire de ce cas une forme clinique de passage entre le tabes avec ses névrites périphériques et les polynévrites avec psychose.

A côté de ces cas de polynévrite diffuse avec amyotrophie généralisée, la clinique montre la névrite n'intéressant qu'une branche nerveuse, comme la névrite cubitale dans l'infection syphilitique ; d'autres névrites, comme la sciatique, quelle qu'en soit l'origine causale, s'accompagnent aussi d'une atrophie très notable des muscles innervés. En voici un exemple :

Observation 32. — *Névrite sciatique droite avec atrophie musculaire.*
(Clinique de M. le professeur P. Spillmann.)
(Pl. **9**, fig. 4.)

Chez ce malade, cordonnier âgé de quarante-six ans, une névrite sciatique ancienne, remontant à plusieurs années, provoquée peut-être au début par une compression osseuse d'origine tuberculeuse, a entraîné une **atrophie très notable des muscles du membre inférieur droit.** Très apparente à la vue, sur la photographie, cette atrophie est également sensible à la mensuration :

Circonférence de la cuisse gauche : 46 centimètres; droite : 41 centimètres.
— du mollet gauche : 29 — ; droit : 24 —

Au palper, les masses musculaires sont molasses, mais non douloureuses. Les ligaments articulaires du genou droit sont aussi altérés, d'où des mouvements anormaux de latéralité, presque une jambe de polichinelle. Au repos, le pied se pose en varus pied plat. Le réflexe rotulien est aboli.

Les sensibilités à la douleur, à la température, sont conservées à la cuisse, mais abolies dans la jambe ; cette jambe droite est d'ailleurs sensiblement plus froide au toucher que la jambe gauche.

Il existe des douleurs spontanées sur tout le trajet du nerf sciatique droit, avec poussées paroxystiques et toujours exagérées par l'extension forcée du nerf. Aussi, instinctivement, pour échapper à l'extension du nerf, le malade prend-il cette position si caractéristique, le tronc légèrement penché en avant et abaissé du côté malade, de façon à mettre la cuisse en légère flexion sur le bassin et la jambe en demi-flexion sur la cuisse.

Observation 33.

Au contraire (**pl. 9**, fig. 5), nous voyons un jeune homme atteint de *névralgie sciatique gauche,* sans névrite, sans atrophie, **se pencher énergiquement du côté droit**, de façon à porter le poids du corps du côté opposé à la lésion douloureuse.

Observation 34.

Par opposition, et comme termes de comparaison, nous mettons à côté de ces attitudes par sciatique, une déformation du tronc amenée chez un jeune homme de vingt ans, par une pleurésie suppurée ancienne droite (**pl. 9**, fig. 6) : les adhérences et la rétraction du poumon sclérosé ont entraîné tout le côté thoracique malade vers le côté sain, déterminant l'aplatissement antéro-postérieur et une vaste concavité en dehors, alors que la prédominance dans la musculature gauche amenait une énorme torsion rachidienne à convexité supérieure gauche.

Nous rapprochons enfin une dernière déformation du tronc par coxalgie :

OBSERVATION 35.

Il s'agit d'un garçon de vingt-trois ans (pl. 9, fig. 3), qui eut à l'époque de l'adolescence une *coxalgie tuberculeuse gauche*. La lésion guérit, mais laissant un *raccourcissement du membre inférieur gauche* et une ankylose de la hanche à angle obtus. Pour corriger cette ankylose, et pour permettre à la pointe du pied de toucher le sol, *le bassin s'est fortement incliné en avant* et a amené *une ensellure très marquée* de la colonne lombaire.

OBSERVATION 36. — Paralysie cubitale atypique.

(Clinique de M. le professeur P. Spillmann.)

Dans un même ordre d'idée des déformations névritiques, la photographie 6 (pl. 8) montre une **griffe cubitale** due à une cause qui ne put être déterminée. Le pouce est écarté de la paume de la main, l'éminence hypothénar est aplatie ; les premières phalanges sont étendues, les deuxièmes et troisièmes au contraire fléchies ; à l'encontre de ce qu'on observe habituellement, ces caractères ne prédominent pas à l'annulaire et à l'auriculaire.

PLANCHE 10

Paralysie infantile.

Fig. 1 (Obs. 41). — *Paralysie infantile du bras droit* (phase des déformations définitives); *main bote* par paralysie prédominant sur les extenseurs de la main. Atrophie de tout le membre supérieur droit.

Fig. 2 (Obs. 38). — *Paralysie infantile à forme paraplégique* (phase de déformations définitives). Atrophie des deux membres inférieurs ; laxité extrême des articulations de la hanche et du genou (*articulation de polichinelle*) ; arrêt de développement des pieds qui sont fixés en situation de varus-equin.

Fig. 3 (Obs. 37). — *Paralysie infantile à forme paraplégique* (phase d'installation de la paralysie atrophique) ; atrophie diffuse des muscles des deux membres inférieurs ; impotence de ces membres ; l'enfant étant soutenu sous les bras, la jambe gauche tombe molle, inerte ; la jambe droite exécute un léger mouvement de flexion dont la figure représente toute l'amplitude. Pieds tombants.

Fig. 4 (Obs. 40). — *Paralysie infantile du membre supérieur gauche* (phase des déformations définitives); raccourcissement de tout le membre, atrophie relative de la main, atrophie considérable des muscles du bras, de l'avant-bras, du scapulum ; chute de l'épaule.

Fig. 5 (Obs. 42). — *Paralysie infantile des membres inférieurs et des muscles dorsaux-lombaires* (phase des déformations définitives) ; atrophie considérable des fesses ; prédominance de l'atrophie dorso-lombaire du côté droit, d'où flexion latérale droite du thorax, qui repose sur le côté droit du bassin ; grande courbure de la colonne vertébrale à concavité droite ; dans la situation assise, la malade repose sur la hanche gauche.

Fig. 6 (Obs. 39). — *Atrophie musculaire et arrêt de développement des deux membres inférieurs* chez un adulte par suite de *paralysie infantile ;* torsion de la jambe gauche en avant par suite de subluxation du genou et de rétraction tendineuse; quelques mouvements sont encore possibles dans le membre inférieur gauche comme le montre la figure.

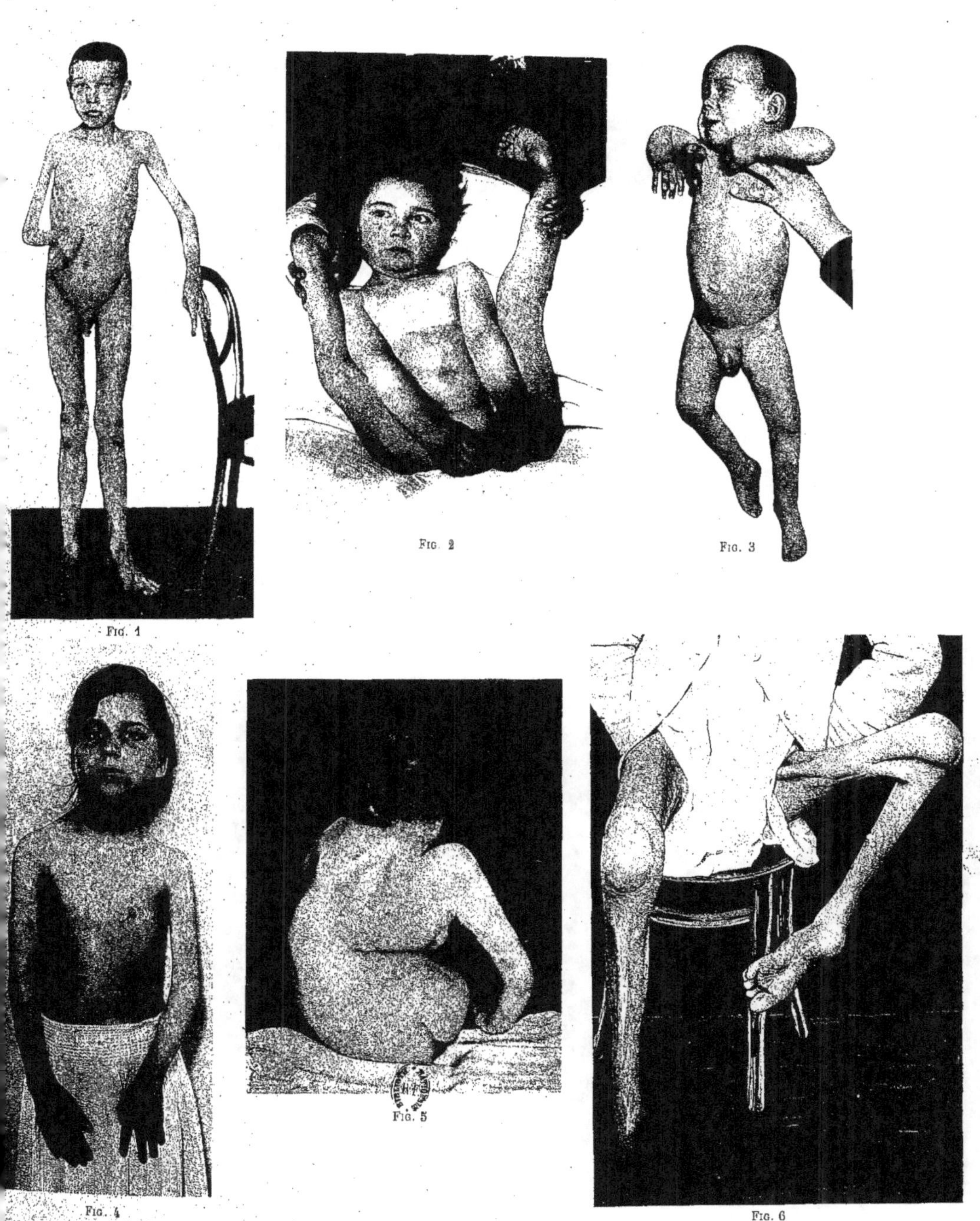

FIG. 1

FIG. 2

FIG. 3

FIG. 4

FIG. 5

FIG. 6

Paralysie infantile

Héliotypie G. Étienne, Ch. Thiry et L. Spillmann   C. Naud, éditeur, Paris.

PARALYSIE INFANTILE

La paralysie infantile résulte en dernière analyse d'une localisation infectieuse sur les cornes grises de la moelle.

Dans son histoire clinique on a coutume de considérer *une phase d'invasion, ordinairement fébrile*, dont les symptômes sont communs avec ceux de la période d'invasion de bien des maladies infectieuses de l'enfance; une *phase de paralysie flasque* qui frappe en quelques heures ou en quelques jours, un nombre plus ou moins grand de muscles et affecte une forme généralisée, paraplégique, ou monoplégique; *une phase de régression* qui survient en moyenne au bout d'une à deux semaines, et durant laquelle un certain nombre de muscles reprennent leur activité, tandis que la paralysie se cantonne dans d'autres.

La répartition de la paralysie peut se faire indistinctement dans tous les muscles; mais elle affecte avec prédilection les membres inférieurs, dans lesquels certains groupes de muscles, ou certains muscles, tels que le triceps fémoral, le jambier antérieur, le péronier, sont particulièrement atteints.

La rémission des phénomènes paralytiques s'effectue progressivement en plusieurs semaines; le retour du mouvement dans quelques muscles, coïncidant avec la fixation de la paralysie, a pour résultat, d'une part l'impossibilité ou la difficulté des mouvements correspondant aux muscles totalement ou partiellement paralysés, d'autre part le développement d'attitudes péciales.

Bientôt, dans les muscles où la paralysie a survécu, apparaît une *atrophie*, assez rapide dans son installation définitive, plus ou moins marquée, très légère quelquefois, complète dans d'autres cas.

Dans le membre impotent, les *troubles atrophiques* atteignent non seulement le *muscle* mais aussi quelquefois la *peau*, et surtout les *os* qui sont plus courts, plus grêles, et enfin *l'appareil ligamenteux*. De là résultent (pl. 10, fig. 1, 2, 4, 5, 6), des **raccourcissements du membre** ou d'**un segment du membre, des défauts de coaptation des surfaces osseuses, des mobilités extrêmes des segments articulaires,** des *tendances aux luxations spontanées*, des tous facteurs qui sont l'origine de *difformités,* dont la gravité tient surtout à l'âge auquel est survenue la paralysie.

Pour expliquer les déformations, il faut faire intervenir le tonus des muscles antagonistes aux muscles paralysés, qui, n'ayant plus leur contrepoids normal, entrent en contraction permanente, — l'action de la pesanteur à laquelle obéit un membre dont les muscles sont atrophiés et paralysés, — et la pression qui résulte de la marche ou de la situation habituelle. Sous l'influence de la prédominance des antagonistes qui subissent une rétraction définitive, sous l'influence de la sclérose interstitielle des muscles atrophiés et des arrêts de développement, se produisent des attitudes et des déformations telles que les *raccourcissements du membre* (fig. 1, 4, 6), les *pieds bots* (fig. 2, 6), les *mains botes* (fig. 1) les *scolioses* (fig. 5), les *luxations* de la hanche, etc., que l'intervention chirurgicale ou orthopédique peut quelquefois redresser partiellement, mais qu'aucun traitement ne peut plus atteindre dans leur cause, les altérations de la moelle qui les ont produites étant arrivées à une phase irrémédiable. Aux altérations de poliomyélite aiguë qui ont marqué la première période de la maladie, ont succédé en effet dans les cornes antérieures de la moelle, des lésions cicatricielles et dégénératives, avec lesquelles devient incompatible la restauration de la cellule multipolaire.

La **planche 9** reproduit différents effets de la paralysie infantile à diverses périodes.

OBSERVATION 37. — *Paralysie infantile à forme paraplégique, observée à une période rapprochée de la phase de début.*

(Clinique de M. le professeur agrégé Haushalter.)

(Pl. 9, fig. 3.)

Garçon de sept mois ; à la suite de convulsions qu'il a eues à l'âge de quatre mois, il est resté paralysé des deux membres inférieurs. — La convulsion marque en effet assez souvent le début de la phase d'invasion de la paralysie infantile ; elle indique la réaction du système nerveux vis-à-vis la cause morbide, dont la localisation sur la moelle aboutit à la paralysie atrophique. — Depuis cette convulsion la paralysie est restée la même ; l'atrophie a augmenté ; aucune régression ne s'est produite à la suite de la phase paralytique ; la lésion paraît donc actuellement définitive.

Il s'agit d'une forme paraplégique à une période rapprochée du début ; par conséquent, on ne peut encore noter d'arrêt de développement du membre ; le tissu cellulo-adipeux sous-cutané est assez développé ; *les muscles de tout le membre inférieur* sont flasques, *atrophiés*, surtout au niveau des mollets ; la paralysie est à peu près complète, ; le réflexe rotulien est aboli ; l'enfant étant soutenu sous les bras (fig. 3), les jambes tombent ballantes et inertes ; les pieds placés en varus équin peuvent être facilement mobilisés ; les orteils sont repliés vers la plante ; *l'enfant ébauche un mouvement de flexion de la jambe droite sur la cuisse, ce mouvement ne peut dépasser le degré que représente la figure 3.* Les adducteurs des cuisses sont en partie intacts ; couché au lit, l'enfant ne peut soulever les jambes, mais tend à écarter les cuisses.

A une époque encore aussi rapprochée du début, le traitement médical, sans avoir la prétention de restaurer les cellules nerveuses altérées, doit tendre à maintenir au moyen de l'excitation des nerfs périphériques et des muscles partiellement intacts, leur intégrité relative.

Observation 38. — *Paralysie infantile à forme paraplégique ; pieds bots et articulations de polichinelle.*
(Clinique de M. le professeur agrégé Haushalter.)
(Pl. 9, fig. 2.)

Cette figure reproduit un cas de paralysie infantile paraplégique à une phase plus ancienne que dans le cas précédent.

Fillette âgée de cinq ans ; à l'âge de six mois, a été très malade durant une nuit ; le lendemain *elle ne pouvait plus ni soulever la tête, ni remuer les membres. Le mouvement est revenu rapidement dans les membres supérieurs ;* au bout de trois mois, quelques mouvements ont reparu dans les membres inférieurs ; *peu à peu les pieds se sont déformés.*

Actuellement c'est un enfant de bonne santé générale ; on ne constate rien d'anormal dans les muscles de la moitié supérieure du corps. Il existe une atrophie considérable et diffuse des muscles de la cuisse et du mollet ; le tissu adipeux sous-cutané est assez développé ; la peau au niveau des membres inférieurs est *violacée et froide ;* il existe un raccourcissement relatif des membres inférieurs par rapport aux membres supérieurs ; **les pieds, fixés en varus équin, sont mal développés, petits, ramassés, trapus ;** les *articulations du genou et de la hanche sont molles, lâches ;* les jambes peuvent être mobilisées en tous sens, les pieds peuvent être sans difficultés placés sur la tête (**articulations de polichinelle**).

Cependant, soutenu sous les bras, l'enfant peut s'avancer en traînant les jambes, les pieds reposant sur le bord externe, la face plantaire regardant en dedans.

Observation 39. — *Paralysie infantile à forme paraplégique :*
atrophie et déformation considérable des membres inférieurs.
(Clinique de M. le professeur P. Spillmann.)
(Pl. 9, fig. 6.)

Cette figure représente, chez un adulte, les résultats d'une forme paraplégique de paralysie infantile ou plutôt les difformités qui se sont installées progressivement à la suite de l'atrophie des muscles, *c'est-à-dire des arrêts de croissance de l'os, des rétractions tendineuses, des déplacements des têtes articulaires ;* on note sur cette figure une **atrophie** et un **arrêt de développement des deux membres** inférieurs qui, absolument impotents, ont réduit le malade à l'état de *cul-de-jatte.* L'atrophie et l'arrêt de développement, comme il arrive souvent, prédominent sur un des membres, et dans ce membre sur un des segments ; la cuisse gauche est plus atrophiée que la droite, mais on y observe encore quelques reliefs musculaires et quelques mouvements ; la jambe gauche est raccourcie, recouverte d'une peau sèche, squameuse ; *par suite de subluxation de l'articulation du genou et de rétractions tendineuses, la face postérieure de la jambe regarde en avant.*

Observation 40. — *Paralysie infantile du membre supérieur gauche. Atrophie de tout le membre et arrêt de développement de la main.*
(Clinique de M. le professeur agrégé Haushalter.)
(Pl. 9, fig. 4.)

Fillette de dix ans, qui dans les premiers mois de son existence fut prise de convulsions, à la suite desquelles le membre supérieur gauche demeura quelque temps paralysé ; puis les mouvements revinrent, mais le membre se développa moins que celui du côté opposé.

Actuellement c'est une enfant bien portante, intelligente : **tout le membre supérieur gauche,** scapulum et bras, est **atrophié** par rapport au membre supérieur droit. L'humérus et les os de l'avant-bras sont un peu plus courts et plus grêles, *la main est plus étroite et plus courte;* l'omoplate est un peu réduite dans toutes ses dimensions. L'atrophie porte d'une façon diffuse sur tous les muscles, muscles de l'omoplate, muscles périscapulaires, muscles du bras et de l'avant-bras, tout en prédominant sur le deltoïde et les muscles du bras. Les muscles sont mous; le membre ne présente aucune raideur, ni rétraction; les mouvements sont presque tous possibles, mais ils s'effectuent avec maladresse et lenteur; la force de résistance et la force à la pression sont très restreintes.

OBSERVATION 41. — *Paralysie infantile du membre supérieur droit, main bote.*

(Observation de M. le professeur agrégé G. Étienne.)

(Pl. **9**, fig. 1.)

Garçon de dix ans qui, comme la fillette précédente, est atteint de paralysie atrophique du membre supérieur; *le bras droit est atrophié dans son ensemble;* mais la prédominance de l'atrophie des extenseurs de la main, l'intégrité relative des fléchisseurs dont l'action est prédominante, ainsi que les rétractions tendineuses ont fixé la main et les doigts dans une des attitudes de *la main bote*.

OBSERVATION 42. — *Paralysie infantile des membres inférieurs, des muscles dorso-lombaires et fessiers.*
Déformation considérable de la colonne vertébrale.

(Clinique de M. le professeur agrégé Haushalter.)

(Pl. **9**, fig. 5.)

Fillette de dix-huit ans; pas d'antécédents héréditaires à noter. Appartient à une famille de onze enfants dont trois sont morts jeunes de maladies inconnues. Bien portante jusqu'à sept ans.; à sept ans eut une maladie qui débuta par de la fièvre et de la diarrhée; dès le lendemain de cette maladie, apparut la paralysie, puis bientôt l'atrophie de la partie inférieure du tronc; les bras furent intacts. Il est très exceptionnel de voir dans la paralysie infantile un *début aussi tardif.*

Cette jeune fille réalise actuellement un type de *déformations extrêmes* auxquelles peut aboutir la paralysie atrophique de l'enfance : les deux membres inférieurs arrêtés dans leur développement, sans muscles, recouverts d'une *peau froide, violacée,* sont réduits à l'état de deux appendices inertes; *les fesses sont étroites, coniques;* l'atrophie complète des muscles dorso-lombaires du côté gauche, a forcé le *tronc à se plier sur le bassin,* de telle sorte que la *partie latérale droite du thorax repose horizontalement sur le flanc du même côté ;* dans ces conditions, pour maintenir le tronc dans une rectitude relative la fillette est *assise sur la région trochantérienne gauche,* les fesses regardant à droite et la *colonne vertébrale formant un grand arc scoliotique ouvert à droite,* résultant de l'atrophie des muscles dorso-lombaires gauches et de la situation habituelle du tronc.

L'atrophie des muscles vertébraux réalise ici avec excès une courbure de la colonne vertébrale. Dans beaucoup d'autres cas, la paralysie infantile limitée exclusivement aux muscles vertébraux, peut sans les atteindre d'une façon aussi intense, amener des courbures scoliotiques plus ou moins marquées qui en devenant ultérieurement fixes provoquent des courbures de compensation variées.

PLANCHE 11

Hémiplégie infantile.

Fig. 1 (Obs. 43). — *Hémiplégie flasque droite.* Attitude de la main planant avec écartement athétoïde des doigts au moment de saisir un objet; pied valgus, par paralysie prédominant sur les muscles péroniers.

Fig. 2 (Obs. 46). — *Hémiplégie gauche totale* (face et membres). Contracture du membre supérieur en demi-flexion; atrophie musculaire de tout le côté gauche; hémiatrophie de la cage thoracique de ce côté et léger retard de développement des membres; équinisme très prononcé du pied produisant du côté gauche un allongement apparent du membre inférieur, auquel le malade supplée en inclinant le bassin du côté opposé.

Fig. 3 — *Equinisme* du pied s'exagérant dans la marche; *mouvements athétoïdes des doigts* dans les mouvements de la main.

Fig. 4 (Obs. 44). — *Hémiplégie gauche avec contracture prédominant dans le membre inférieur.* Attitude dans la marche : extension et écartement du membre supérieur gauche; pied en équin; écartement de la jambe gauche (marche en fauchant); écartement du bras droit sain qui dans la marche est animé d'un mouvement de rame.

Fig. 6 (Obs. 45). — *Hémiplégie spasmodique droite incomplète* avec contracture partielle. Attitude dans la marche : inclinaison du corps du côté paralysé; la malade avance en écartant la jambe gauche saine et en traînant le côté droit; pied valgus.

Fig. 5 (Obs. 65). — (Voy. page 102.) *Contracture en flexion de la main droite et des doigts dans un cas d'hémiplégie spasmodique.* Hypertrophie des dernières phalanges (doigts hippocratiques) consécutive à un empyème chronique.

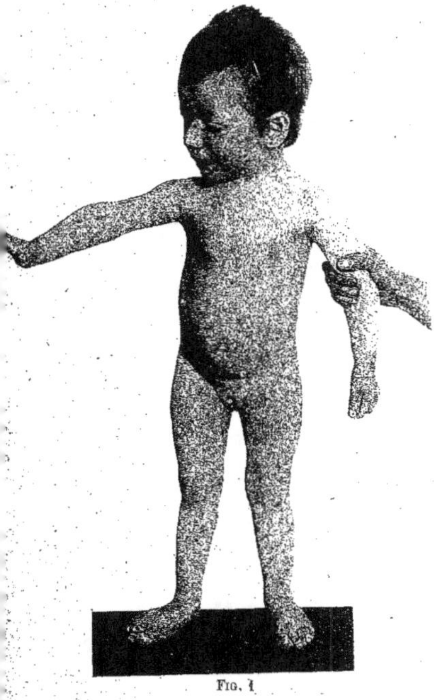

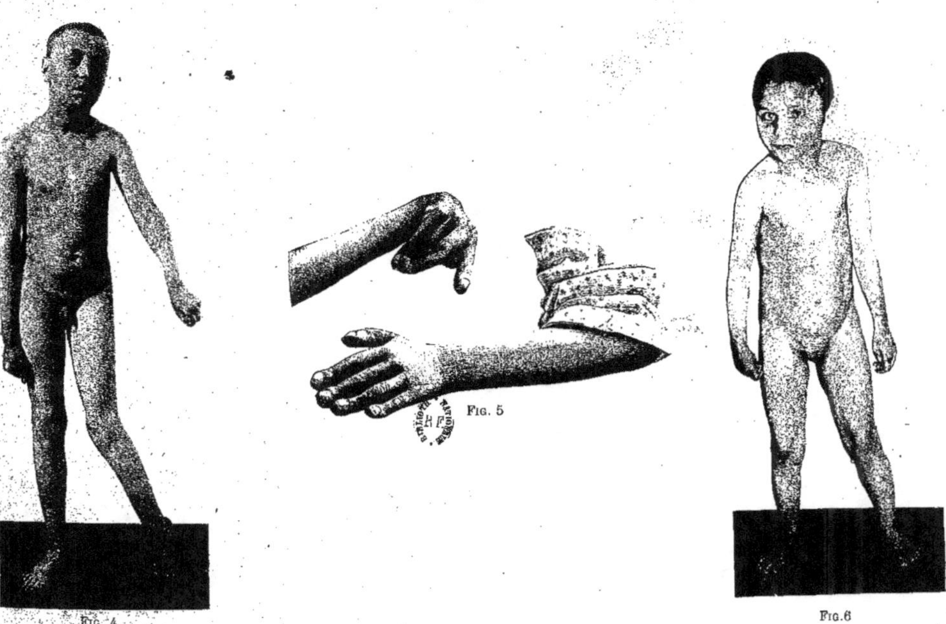

Fig. 1 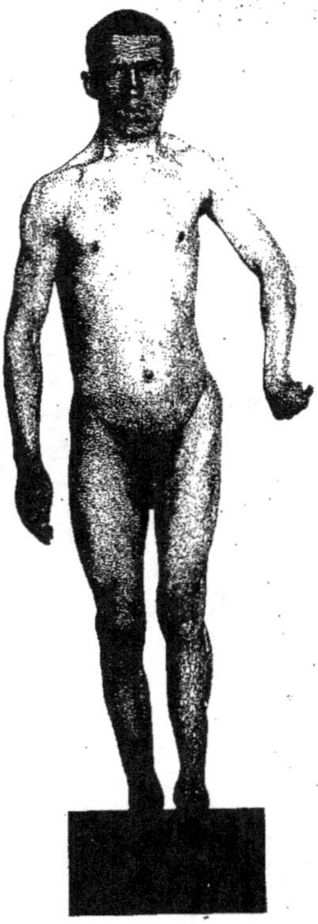   Fig. 2 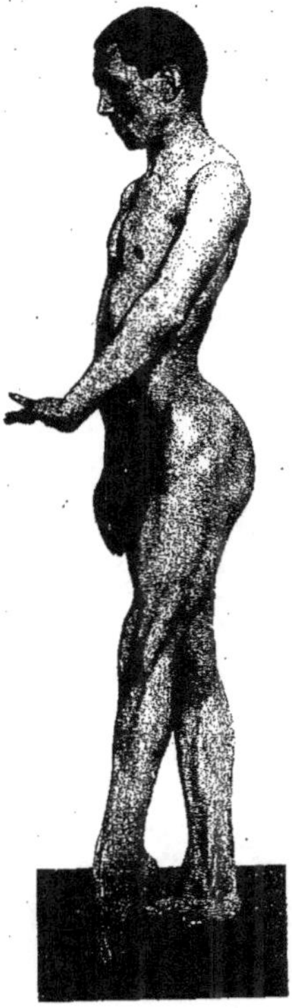   Fig. 3

Fig. 4   Fig. 5   Fig. 6

Hémiplégie Infantile

...litter, G. Étienne, Ch. Thiry et L. Spillmann.   C. Naud, éditeur, Paris.

HÉMIPLÉGIE INFANTILE

L'hémiplégie infantile est la conséquence de maladies diverses, qui ont pour caractère commun d'intéresser les *régions motrices d'une moitié du cerveau* et de *retentir secondairement sur le faisceau pyramidal*, dont l'altération est l'origine de la contracture qui très souvent accompagne cette hémiplégie.

Les causes sous l'influence desquelles sont réalisées ces lésions cérébrales, sont habituellement : le traumatisme, les accouchements laborieux, la syphilis, les maladies infectieuses, produisant suivant les cas, l'hémorragie, le ramollissement, l'encéphalite, la sclérose cérébrale, la porencéphalie, etc. D'après certains auteurs, il existerait une *encéphalite aiguë* primitive, qui serait dans les couches grises du cerveau, l'analogue de la *poliomyélite* de la paralysie infantile.

L'hémiplégie apparaît soudainement ou insidieusement, quelquefois à la suite de convulsions générales ou partielles qui sont le signe de l'encéphalopathie. *Flasque* pendant quelque temps, *complète* ou *incomplète*, habituellement *totale*, quoique prédominant presque toujours au membre supérieur, l'hémiplégie s'accompagne bientôt au bout de quelques semaines de raideur ou de *contractures* qui, suivant leur prédominance ou leur intensité aggravent l'impotence des membres paralysés et créent des *attitudes* ou des *déformations particulières*.

Ces déformations par contracture sont ordinairement bien plus marquées au membre supérieur qu'au membre inférieur; habituellement *la main et les doigts sont fléchis* (pl. 11, fig. 5 et 6), l'avant-bras est en *pronation* et en flexion plus ou moins forte sur le bras (pl. 11, fig. 2), plus rarement en extensions; au membre inférieur l'attitude la plus fréquente est le *varus équin* (pl. 11, fig. 3); le *valgus pied plat* peut s'observer cependant (pl. 11, fig. 1 et 6). Du côté hémiplégique on constate quelquefois des mouvements anormaux tels qu'*hémichorée* ou *hémiathétose*, se produisant, soit à l'état de repos, soit à l'occasion d'un mouvement voulu; ils sont habituellement plus marqués dans le membre supérieur et dans la main, où quelquefois ils se localisent (pl. 11, fig. 1 et 3); ces mouvements supposant une certaine laxité des articulations, ne sont compatibles qu'avec des états de contracture relatifs ou légers.

Assez souvent l'hémiplégie s'accompagne d'un arrêt ou plutôt d'un retard de croissance plus ou moins accentué du côté paralysé : les membres sont plus courts, les os plus grêles ; en même temps les muscles sont en partie atrophiés ; dans ces cas, la contracture, plus accentuée, indique une lésion plus profonde des cordons pyramidaux : c'est la *forme atrophique de l'hémiplégie spasmodique infantile* (pl. 11, fig. 2).

Les *fonctions intellectuelles* peuvent être intactes, mais sont assez souvent altérées : elles peuvent présenter tous les troubles intermédiaires entre un simple retard de l'intelligence et l'idiotie la plus accentuée ; l'aphasie qui s'observe quelquefois au début est ordinairement passagère, l'hémisphère non lésé suppléant à la lésion des centres de la parole. Des *crises épileptiformes* générales ou partielles s'ajoutent quelquefois à la symptomatologie de l'hémiplégie.

L'hémiplégie spasmodique cérébrale de l'enfance sera toujours facile à distinguer des cas très rares où la paralysie infantile d'origine spinale affecte le type hémilatéral ; dans celle-ci la face n'est jamais intéressée, la contracture et les mouvements athétoïdes manquent toujours, les déformations dues aux atrophies et aux retractions tendineuses ne peuvent, même à un examen sommaire, être confondues avec la contracture ; enfin les troubles intellectuels et les convulsions épileptiformes manquent.

Les figures de la **planche 11** se rapportent à plusieurs cas d'hémiplégie cérébrale infantile.

Observation 43. — *Hémiplégie droite incomplète d'origine hérédo-syphilitique. Mouvements athétoïdes dans la main. — Déformation du pied en valgus.*

(Clinique de M. le professeur agrégé P. Haushalter.)

(Pl. 11, fig. 1.)

Fillette âgée de deux ans ; est prise le 15 février 1895 de convulsions qui se reproduisent deux jours après et durent près de six heures ; à la suite de ces convulsions, tout le côté droit est paralysé, et l'enfant qui disait quelques mots a cessé de parler.

A son entrée à l'hôpital, le 19 février, on constate une hémiplégie droite complète, de la moitié inférieure de la face et des membres ; cette hémiplégie est absolument flasque. Le 18 mars, les mouvements reparaissent un peu dans le bras et dans la jambe ; quand l'enfant soulève le bras, la main ou le pied, les doigts ou les orteils s'écartent en éventail. Le 3 avril, l'enfant qui ne parlait plus, a commencé à dire quelques mots ; le 13 avril convulsion du côté sain ; le 3 mai les mouvements sont revenus en partie dans le bras et la jambe du côté droit que l'enfant arrive à soulever dans son lit ; pas de contracture. Le 4 juin, convulsions du côté sain, suivies de paralysie transitoire de ce côté.

L'enfant est perdue de vue jusqu'à la fin de novembre 1895 ; à ce moment nous constatons que le langage a fait de grands progrès, l'intelligence est vive, bien développée ; pas d'atrophie du côté droit, pas de contracture, pas d'exagération du réflexe rotulien ; la paralysie faciale a disparu en grande partie ; l'enfant exécute tous les mouvements avec le membre supérieur ; mais ces mouvements sont maladroits ; au moment de saisir un objet, le bras oscille, la main plane, les doigts écartés ; la figure 1, **planche 11**, rend compte de ces *mouvements athétoïdes ;* au repos au lit, le pied est tombant, ballant ; la jambe soulevée au-dessus du plan du lit est animée de grands mouvements d'oscillations ataxiformes ; l'enfant ne peut se tenir debout seule ; étant soutenue, elle avance en lançant la jambe gauche, sans la plier et **frappe le sol avec le bord interne du pied.**

Nous apprenons que le 7 mai 1895 elle a eu une crise convulsive généralisée ; à la même époque, la mère de l'enfant amène son dernier-né âgé de quelques jours et qui porte des signes indubitables de syphilis héréditaires. Nous sommes ainsi à peu près fixés sur la nature de la lésion cérébrale qui a amené l'hémiplégie chez notre petite malade ; nous confirmons le diagnostic d'artérite cérébrale syphilitique antérieurement porté ; depuis qu'elle était en observation l'enfant avait subi d'ailleurs plusieurs séries de frictions mercurielles.

Ce cas est un exemple rare d'hémiplégie cérébrale infantile sans contracture ; le retour progressif du mouvement, l'absence de rigidité permettent de supposer une lésion très superficielle, se résumant peut-être en une ischémie de la zone rolandique gauche réalisée par l'artérite spécifique ; nous insistons sur l'existence des mouvements athétoïdes et ataxiformes qui étaient rendus possibles par l'absence de contracture, sur la disparition assez rapide de l'aphasie, sur la répétition des crises convulsives localisées au début au côté sain, puis plus tard généralisées.

OBSERVATION 44. — *Hémiplégie infantile gauche.* — *Équinisme du pied.* — *Épilepsie.*
(Clinique de M. le professeur agrégé Haushalter.)

(Pl. 11, fig. 4.)

Garçon de huit ans ; rien à signaler dans les antécédents héréditaires. A trois mois, eut des convulsions qui recommencèrent à trois reprises dans la même journée ; c'est à l'âge de cinq mois que la mère s'aperçut pour la première fois de l'impotence et de la raideur des membres du côté gauche ; l'enfant commença à parler à deux ans, ne marcha qu'à quatre ans en traînant la jambe gauche. Depuis un mois il a eu trois fois des convulsions limitées au côté gauche.

État actuel. — Enfant de taille normale ; intelligence bornée ; parole légèrement bégayante. Au repos pas d'asymétrie faciale ; mais lorsque l'enfant rit, les traits de la face sont plus marqués à droite.

A l'état de repos, le membre supérieur gauche est en demi-flexion ; le membre inférieur est en extension ; le pied fixé en équinisme est assez difficile à réduire ; les orteils sont écartés ; on perçoit une certaine raideur dans les mouvements passifs imprimés dans les membres à gauche, surtout dans la jambe ; il n'existe pas de raccourcissement des membres ; il existe tout au plus une légère atrophie des muscles de la cuisse gauche ; le réflexe rotulien exagéré des deux côtés est plus marqué à gauche ; les mouvements volontaires dans le membre supérieur gauche sont très limités et très lents.

L'enfant marche sans aide : *dans la marche le bras gauche paralysé se met en extension et s'écarte du corps ;* le petit malade *avance en fauchant, la jambe gauche paralysée légèrement fléchie sur la cuisse, le pied en équin reposant sur la face plantaire des orteils ;* la marche se fait assez rapidement ; l'enfant avance en traînant le côté gauche, sautillant sur la jambe droite saine, *écartant le bras droit sain demi-fléchi, qu'il agite comme d'un mouvement d'aile ou de rame.*

L'enfant est revu quelquefois durant les quatre années suivantes ; le développement physique se fait bien ; le développement intellectuel est très retardé. Il est sujet d'une façon irrégulière à des crises épileptiformes, caractérisées les unes par des accès convulsifs généralisés, les autres par des convulsions limitées au côté gauche, d'autres enfin par des pertes de connaissance accompagnées de pâleur et de hurlements.

La nature de la lésion cérébrale dans ce cas ne peut être affirmée : peut-être consiste-t-elle en un foyer de sclérose secondaire à une encéphalite aiguë, dont les convulsions survenues durant les premiers mois de la vie ont été les premiers signes

OBSERVATION 45. — *Pseudo-méningocèle gauche.* — *Hémiplégie spasmodique droite
avec hémiatrophie légère* [1].

(Clinique de M. le professeur agrégé Haushalter.)

(Pl. 11, fig. 6.)

Fillette âgée de huit ans en juillet 1899 ; rien de spécial à relever dans les antécédents héréditaires. A l'âge
de six semaines, l'enfant, à la suite d'une chute qui détermina une bosse sur la région pariétale gauche,
demeura huit jours très pâle, sans pleurer, ne tétant plus ; à peu de temps de là elle fut placée en nourrice ;
la mère la revit au bout de quatre mois et ne remarqua rien d'anormal. A un an elle fut admise dans un
orphelinat et sa mère ne la revit qu'à l'âge de cinq ans ; elle était hémiplégique du côté droit, et commen-
çait seulement à marcher.

État actuel. — Bonne santé générale. Vue pour la première fois en 1897, l'enfant paraissait simple d'esprit, et sauvage ; depuis cette époque son intelligence s'est développée ; actuellement quoique son développement intellectuel soit inférieur à celui des enfants de son âge, elle est gaie, éveillée, apprend facilement
à chanter ; la parole, un peu enfantine, est nette.

Sur le crâne on constate au niveau de la région pariétale gauche une élevure de 1 à 2 centimètres de
hauteur se dirigeant d'avant en arrière de la région temporale à la région occipitale ; cette élevure est constituée par une saillie molle, fluctuante, animée de battements systoliques, au niveau de laquelle existe une
perte de substance de l'os, dont la longueur est de 6 centimètres et la largeur de 4 centimètres et demi ; cette
saillie présente une forme assez irrégulière ; les bords osseux un peu sinueux sont arrondis en bourrelets.

Les traits de la face sont un peu déviés à gauche ; *léger strabisme interne de l'œil droit.* Hémiplégie droite avec contracture de moyenne intensité ; l'avant-bras droit à l'état de repos est en demi-flexion
sur le bras, la main est fléchie sur l'avant-bras et les doigts ramenés vers la paume ; la contracture est
assez facilement réduite et l'enfant avec un peu d'effort arrive à étendre le bras ; légère raideur dans le
membre inférieur droit ; exagération du réflexe patellaire.

La marche, difficile en 1897, se fait actuellement sans aide ; dans *la marche le corps s'incline du
côté droit malade,* et l'enfant avance en *écartant la jambe gauche saine,* pour suppléer sans doute en partie
au raccourcissement de la jambe paralysée ; *durant la marche le bras se place souvent en extension, la
main et les doigts restant en demi-flexion* (fig. 6).

Hémiatrophie de tout le côté droit ; les muscles de ce côté sont un peu moins développés ; mais
l'atrophie porte surtout sur les os ; le membre supérieur droit présente un raccourcissement de 3 centimètres ; la main droite est plus courte, plus étroite, les doigts plus courts et plus grêles ; le membre inférieur droit est plus court dans son ensemble ; le pied droit a un centimètre de moins de longueur que le
gauche. La sensibilité est intacte.

Ce cas, au point de vue de la lésion cranienne, répond comme étiologie et symptomatologie au *pseudo-méningocèle traumatique* consécutif à une fracture du crâne. Le pseudo-
méningocèle à battements isochrones au pouls, suppose en même temps que la fracture, une
déchirure de la dure-mère permettant l'épanchement sous la peau du liquide céphalo-rachidien et la formation d'une tumeur liquide ; la persistance de cette tumeur liquide pulsatile
implique un accroissement de la perte de substance osseuse due en grande partie au développement du cerveau ; elle suppose aussi que la tumeur liquide reste en communication avec

---

[1] Cette petite malade est sans doute la même qui fut observée à l'hôpital Trousseau par M. Josias et dont l'observation a été rapportée par lui, in : *Revue de Médecine,* 1897, p. 233. *Contribution à l'étude du pseudo-méningocèle traumatique.*

l'espace arachnoïdien et que le cerveau ne s'est pas soudé aux bords de la faille osseuse.

Le méningocèle seul ne peut expliquer l'hémiplégie; celle-ci résulte d'une altération cérébrale qui trouve son origine dans le traumatisme cause de la fracture; il est fort probable qu'un processus de sclérose ou de ramollissement cérébral a succédé aux lésions de meurtrissure et d'attrition produites par le choc traumatique.

OBSERVATION 46. — Hémiplégie spasmodique gauche infantile avec hémiatrophie.
(Observation de M. le professeur agrégé Haushalter.)

(Pl. 11, fig. 2 et 3.)

Les figures 2 et 3 (pl. 11) se rapportent à un garçon de vingt ans, chez lequel une hémiplégie s'installe à l'âge de quatre ans dans des conditions qui ne peuvent être déterminées. Actuellement le malade est un jeune homme de taille normale et d'intelligence moyenne; il présente les symptômes classiques d'une hémiplégie spasmodique gauche avec hémiatrophie.

Paralysie du facial inférieur gauche (fig. 2); *membre supérieur gauche habituellement contracturé en demi-flexion* (fig. 2) ; *main fléchie ; doigts ramenés dans la main* (fig. 2). Lorsque le malade veut exécuter un mouvement, ce qu'il fait avec grande difficulté, la main s'ouvre et les doigts s'écartent dans une *attitude athétoïde* (fig. 3). La contracture ne peut être réduite que très partiellement. *Contracture du membre inférieur gauche en extension ; fixation du pied en équin complet ;* dans la marche le malade avance en fauchant, sans plier le membre, *le pied reposant sur le sol par l'extrémité des orteils* (fig. 3). Raccourcissement léger des os des membres à gauche, surtout dans le bras ; *développement moindre de la cage thoracique* et atrophie des muscles du côté gauche. Pour remédier à l'allongement relatif du membre inférieur gauche qui résulterait de la situation du pied en équin, *le malade en marchant incline le bassin du côté sain à droite* .

La figure 5 (pl. 11), se rapportant à une observation qui sera résumée plus loin (voy. pl. 14, fig. 10, 11, 12, et obs. 65, p. 102), montre un type de *contracture de la main et des doigts* dans un cas d'hémiplégie spasmodique chez une fillette; on note de plus sur les deux mains les déformations caractéristiques des *doigts hippocratiques* en battant de cloche, amenées par *empyème chronique avec fistule pleuro-cutanée.*

PLANCHE 12

Diplégie spasmodique infantile.

(Syndrome de Little.)

Fig. 1 (Obs. 47). — *Rigidité spasmodique généralisée*. Adduction des cuisses. Impossibilité des mouvements.

Fig. 2 (Obs. 48). — *Rigidité spasmodique généralisée*. Croisement des cuisses et des genoux ; inclinaison du tronc dans les tentatives de marche ; flexion de la tête.

Fig. 3 (Obs. 49). — *Rigidité spasmodique paraplégique*. Contracture fixe des membres inférieurs en demi-flexion ; pieds fixés en équin.

Fig. 4 (Obs. 50). — *Rigidité spasmodique généralisée*. Attitude dans la marche : contracture des membres inférieurs en demi-flexion ; les cuisses ne se quittent pas complètement ; les pieds traînent sur le sol ; inclinaison du tronc en avant.

Fig. 5 (Obs. 51). — *Rigidité spasmodique généralisée avec hémiatrophie* du bras gauche. Attitude dans les tentatives de marche ; adduction forcée des cuisses ; écartement des jambes ; pieds équins.

Fig. 6 et 7 (Obs. 52). — *Rigidité spasmodique généralisée*. Rigidité des muscles du tronc. Aplatissement de la partie postérieure du crâne. — Adduction forcée, irréductible, des cuisses ; contracture et extension des membres inférieurs. Pieds valgus. Retard de développement dans le membre inférieur.

Fig. 8 (Obs. 54). — *Rigidité spasmodique généralisée*. Demi-flexion de la tête. Proéminence des bosses frontales ; aplatissement de la région occipitale.

Fig. 9 (Obs. 53). — *Mains botes et pieds bots congénitaux*, avec paralysie atrophique des muscles des quatre membres.

Fig. 10 (Obs. 55). — *Rigidité spasmodique généralisée ;* mouvements athétoïdes dans la main au moment où elle va saisir un objet. Contracture en demi-flexion dans les membres inférieurs ; accolement des cuisses.

Fig. 11 (Obs. 56). — *Rigidité spasmodique généralisée*. Mouvements athétoïdes dans les membres, analogues aux mouvements normaux des nouveau-nés.

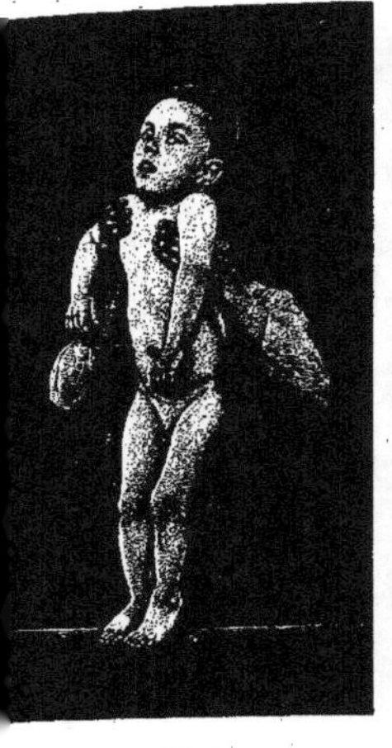

FIG. 1

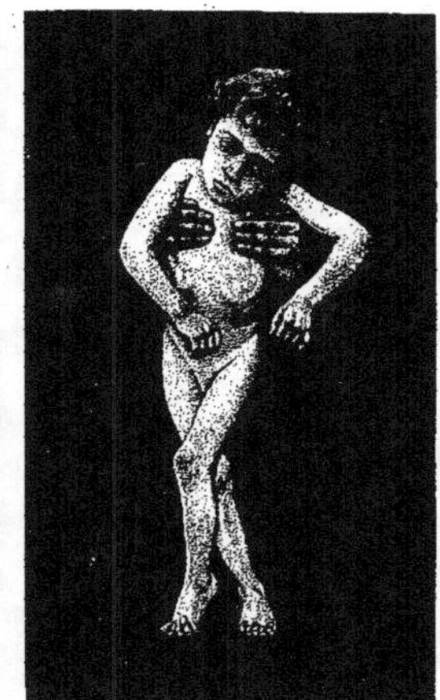

FIG. 2

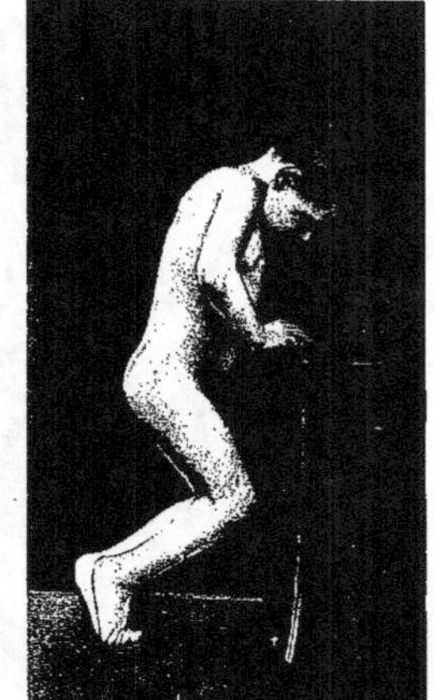

FIG. 3

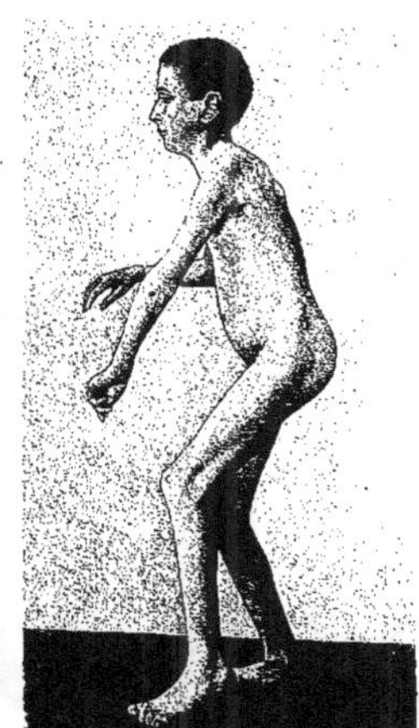

FIG. 4

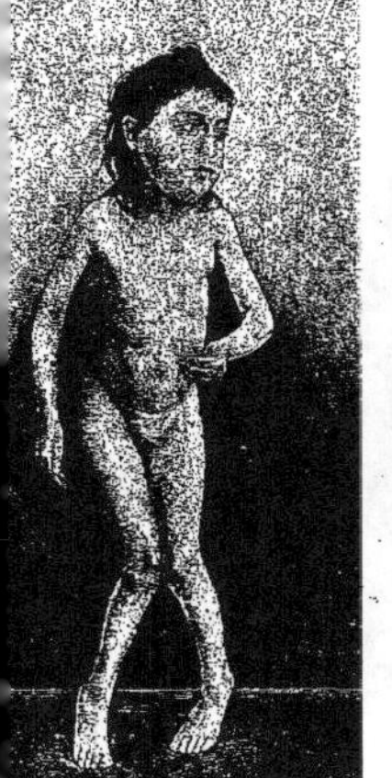

FIG. 5

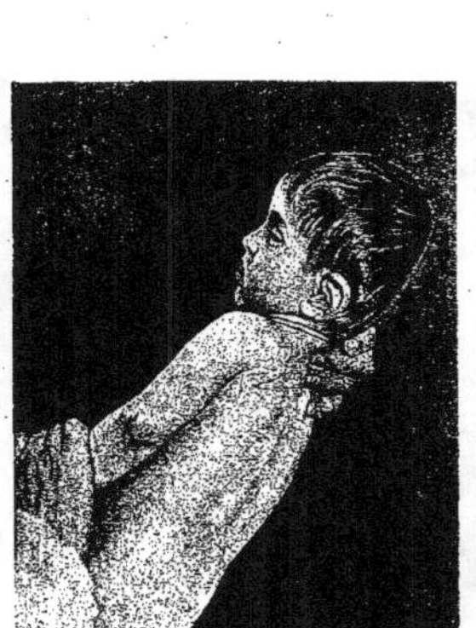

FIG. 6

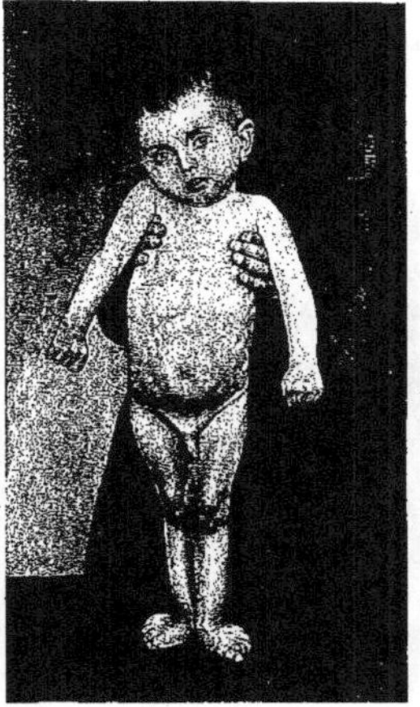

FIG. 7

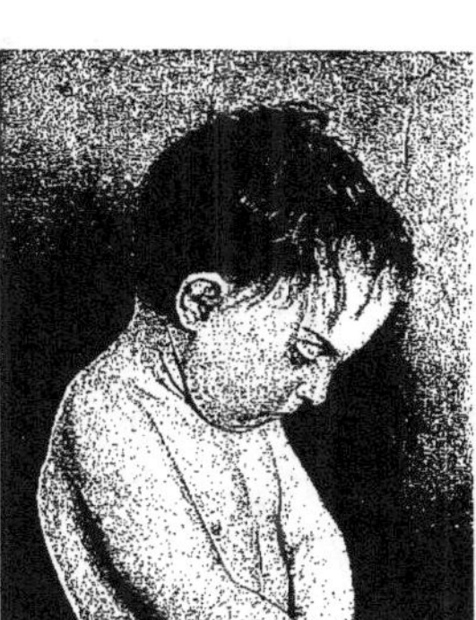

FIG. 8

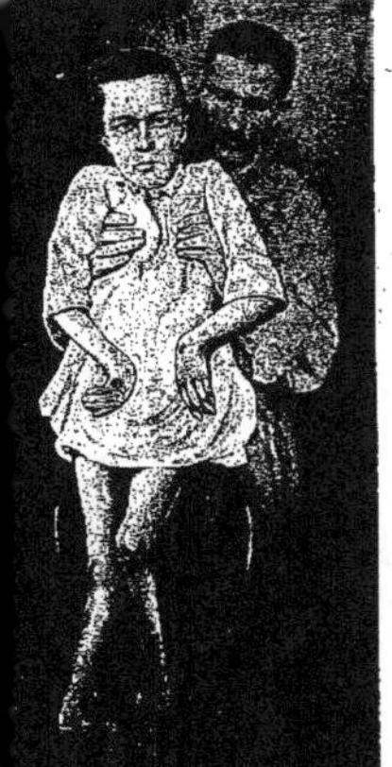

FIG. 9

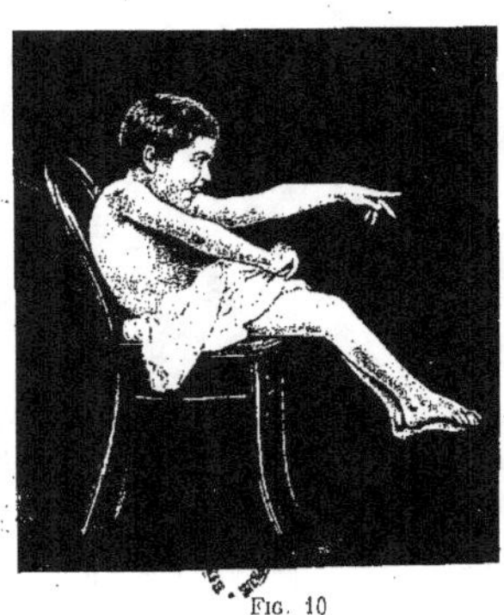

FIG. 10

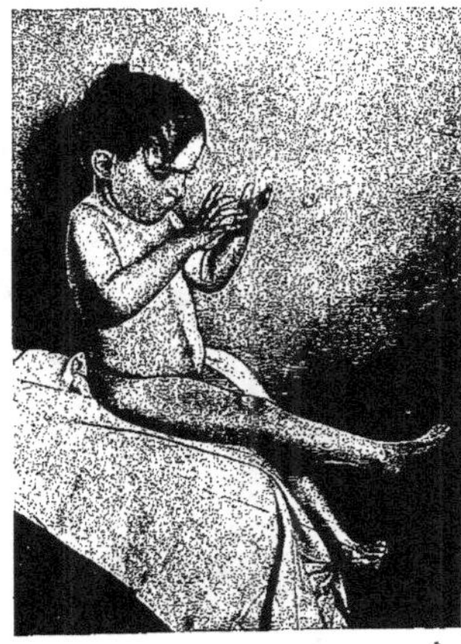

FIG. 11

Diplégie spasmodique infantile (Syndrome de Little)

Haushalter, G. Étienne, Ch. Thiry et L. Spillmann

C. Naud, éditeur, Paris.

DIPLÉGIE SPASMODIQUE INFANTILE

(SYNDROME DE LITTLE)

La maladie de Little, syndrome de Little, rigidité spasmodique infantile, diplégie cérébrale spasmodique est une affection congénitale caractérisée dans ses grand traits par l'existence *d'un état spasmodique généralisé* ou *paraplégique*, accompagné parfois *de troubles intellectuels, de convulsions* ou *de mouvements choréo-athétoïdes.*

La rigidité, qui existe habituellement sans paralysie vraie, est quelquefois légère et réduite à un simple défaut de souplesse ; d'autres fois, elle immobilise les membres dans des attitudes fixes ; dans les formes intermédiaires, elle est compatible avec l'existence de certains mouvements. La rigidité peut être généralisée aux quatre membres, à la face, au tronc, à la nuque ; quoique prédominant toujours aux membres inférieurs, ou bien elle est localisée plus ou moins complètement aux membres inférieurs, sans l'être jamais d'une façon absolue.

Dans la *forme généralisée*, les traits de la face sont souvent immobiles, figés ; la parole, la mastication et la déglutition sont difficiles, laborieuses ; le *nystagmus*, le *strabisme* sont assez fréquemment notés. Souvent la rigidité dans les muscles de la nuque et de la colonne vertébrale sont tels qu'en soulevant l'enfant de son lit, il semble qu'il soit traversé par une tige d'acier (pl. 12, fig. 6) ; *les bras demi-fléchis sont collés au corps ;* au lit, *les jambes*, en extension complète, ou en demi-flexion, *sont rapprochées l'une de l'autre*, les pieds ordinairement en équin. Les mouvements passifs rencontrent une résistance plus ou moins grande, plus marquée dans les membres inférieurs et dans les adducteurs des cuisses

Assis sur une chaise, le malade se tient la tête penchée sur la poitrine, la tête enfoncée dans les épaules (pl. 12, fig. 8 et 10), les bras en demi-flexion, collés au corps comme des ailerons, le tronc plié ou tassé (pl. 12, fig. 10), les cuisses accolées et légèrement fléchies.

Quand l'enfant est placé *debout*, le spasme ordinairement s'accroît, les membres inférieurs deviennent rigides ; l'enfant, incapable d'aucun mouvement tomberait s'il n'était soutenu (pl. 10, fig. 1 et fig. 7) ; quelquefois *figé en demi-flexion,* l'enfant reposant sur la pointe du pied et appuyé sur un tabouret qu'il pousse, progresse en sautillant comme un oiseau (pl. 12 fig. 3) ; ou bien il **avance les jambes demi-fléchies,** les bras en avant, le tronc plié à la façon de certains singes (pl. 12, fig. 4) ; ou bien, les **deux genoux collés,** les **jambes écartées,** les **cuisses en adduction,** *il glisse sur la pointe des pieds dirigée en dedans,* par un mouvement du bassin et un léger mouvement de flexion des jambes (pl. 12, fig. 5) ; d'autres fois, à chaque pas, l'enfant soulève péniblement le pied du sol, en traînant la pointe le long d'un arc de cercle, et par *un croisement des genoux,* le fait passer par derrière le pied reposant, pendant que le tronc s'incline de l'autre côté (pl. 12, fig. 2).

Dans les formes légères, la marche est peu contrariée ; l'enfant avance d'une façon un peu raide, la pointe du pied dirigée en dedans.

Les *mouvements spontanés,* dans les membres supérieurs, lorsqu'ils sont possibles, sont maladroits, mal combinés : ils ont été comparés aux mouvements du nouveau-né (pl. 12, fig. 11) ; au moment de saisir un objet, *la main est animée de mouvements oscillatoires et plane, les doigts écartés* (pl. 12, fig. 10) ; quelquefois les membres inférieurs sont animés des mêmes oscillations lorsque l'enfant essaie de les soulever (pl. 12 fig. 11) ; souvent les membres à l'état de repos sont animés de secousses choréo-athétosiques.

Les *réflexes* tendineux sont constamment exagérés.

Les *convulsions* à type épileptiforme se reproduisent quelquefois à intervalles plus ou moins éloignés.

Les facultés *intellectuelles* sont rarement complètement indemnes : le développement des facultés et du langage est retardé ; on peut observer toutes les transitions allant de la débilité mentale à l'idiotie complète. La sensibilité est intacte ; on n'observe pas de troubles trophiques ; Brissaud cependant a signalé un retard dans la croissance des membres inférieurs (pl. 12, fig. 7) ; quelquefois il existe une *déformation du crâne* caractérisée par l'*aplatissement des régions occipitales* (pl. 12, fig. 6 et fig. 8) et par la *proéminence des régions frontales* (pl. 12, fig. 8).

A côté des influences banales telles que frayeur, chagrin, alcoolisme, traumatisme de la mère durant la grossesse, il faut, parmi les causes réelles de la rigidité infantile spasmodique, citer l'*accouchement prématuré,* la *naissance asphyxique,* la *syphilis des parents,* les *maladies toxi-infectieuses de la mère,* les *infections cérébrales survenues pendant les premiers mois de l'existence.*

La *naissance prématurée,* surtout lorsqu'elle porte sur des enfants débiles, surprend le cordon pyramidal dans un état de développement imparfait ; *l'arrêt ou le retard du développement normal de ce cordon* produit la spasticité musculaire ; celle-ci prédomine aux membres inférieurs dont les cordons moteurs sont les moins complets au moment de la naissance. A ces cas de rigidité par retard de développement du cordon pyramidal, correspondrait une forme spéciale, à laquelle certains auteurs voudraient réserver le nom de *maladie de Little.* Cette forme se caractériserait non seulement par la condition étiologique de la naissance, mais encore par la *limitation de la rigidité aux membres inférieurs, par son amélioration ou sa guérison possible, et par l'absence de troubles intellectuels et de convulsions.* A cette forme de maladie de Little, les mêmes auteurs opposent les cas de rigidité plus ou moins généralisée, accompagnée de déchéance intellectuelle et souvent de convulsions, et dans lesquels les phénomènes seraient dus à des *lésions cérébrales symétriques* qui retentissent sur les cordons pyramidaux soit en arrêtant leur développement, soit en déterminant leur dégénérescence ou leur sclérose; ces cas ne sont pas susceptibles de s'amender d'une façon notable.

Il faut ajouter que nombre de cliniciens se refusent à admettre une distinction aussi tranchée entre les *formes spinales* et *cérébrales de la rigidité spasmodique*. Au point de vue étiologique, clinique et anatomo-pathologique toutes les séries de transition peuvent être observés. L'un de nous en particulier, sur 25 cas de rigidité spasmodique qu'il a observés à la clinique infantile de Nancy, dont il est chargé depuis plusieurs années, en compte 8 dues à la naissance avant terme vers 7 mois; sur ces 8 enfants nés avant terme, 2 sont nés asphyxiques : or, sur ces 8 cas, 3 fois seulement l'intelligence fut trouvée normale, et dans un de ces cas où elle était normale, il s'agisait d'un enfant né asphyxique; dans les 5 autres cas, les enfants étaient soit idiots complets, soit imbéciles. Sur ces 8 cas enfin, 5 fois les membres supérieurs étaient plus ou moins intéressés, soit qu'ils fussent franchement rigides, soit que les mouvements fussent maladroits, athétoïdes. Aussi, en face de faits de cette nature, est-on peu tenté de créer des divisions dans le syndrome de Little, et est-on plus porté avec certains auteurs à admettre que dans les diplégies spasmodiques infantiles, il existe toujours des altérations, de qualité et d'intensité variable, dans les zones rolandiques et le lobe frontal, la symptomatologie étant fonction d'abord de la localisation, ensuite de l'intensité des lésions cérébrales dont elle ne peut cependant indiquer la nature (Cestan).

Les figures de la **planche 12** se rapportent à quelques exemples de rigidité spasmodique infantile.

Observation 47. — *Rigidité spasmodique infantile généralisée* ([1]).

(Clinique de M. le professeur agrégé P. Haushalter.)

(Pl. **12**, fig. 1.)

Garçon de trois ans. Père vingt-huit ans, bien portant. Mère vingt-huit ans, tousse depuis neuf ans et a eu plusieurs hémoptysies; deux enfants, un garçon de sept ans, bien portant, et notre petit malade. L'enfant *est né à sept mois;* l'accouchement a été très rapide; mais à la naissance l'enfant était dans *un état asphyxique;* il était au début excessivement chétif et ne pesait que 700 grammes; il ne put prendre le sein ni le biberon; et sa mère dût le nourrir en lui faisant couler le lait goutte à goutte dans la bouche. On dût le tenir emballé dans du coton pendant six mois. Toutes les fois qu'il faisait des dents, il avait des convulsions. Il a toujours pu remuer les bras et les jambes; mais à l'état de repos, les jambes ont toujours été serrées l'une contre l'autre; il n'a jamais pu apprendre à marcher. A deux ans il commença à parler; son intelligence se développa très lentement.

État actuel (mai 1894). — Enfant bien constitué, système musculaire bien développé; pas d'anomalie du crâne, dentition normale. Strabisme interne de l'œil droit. Intelligence peu développée; ne sait pas jouer; caractère doux, affectueux. Parole rudimentaire; ne parle jamais spontanément; ne fait que répéter assez peu distinctement les mots qu'on prononce devant lui.

([1]) Haushalter. Contribution à l'étude des affections spasmodiques de l'enfant Revue de Médecine, 1895.

La tête est raide sur le tronc ; l'enfant la tourne avec difficulté, et le mouvement est très limité ; déglutition difficile ; pour pouvoir avaler, l'enfant doit être placé dans le décubitus dorsal.

Les avant-bras sont habituellement à l'état de flexion légère sur les bras ; on éprouve à les étendre, une résistance marquée ; à l'état de repos, les doigts de la main sont écartés en éventail ; les mouvements des membres supérieurs sont lents, limités ; quand l'enfant saisit un objet, la main s'approche lentement, avec des mouvements de reptation des doigts, et la préhension de l'objet est très difficile. Il ne peut manger seul.

A l'état de repos, au lit, les jambes sont légèrement fléchies et fixées sur les cuisses, et les cuisses accolées l'une à l'autre ; les orteils sont écartés les uns des autres ; le gros orteil, dont l'écartement est maximum, est à l'état d'extension forcée. On arrive avec difficulté à fléchir la jambe sur la cuisse ; mais on ne peut vaincre l'adduction des cuisses et écarter les genoux. L'enfant ne peut exécuter avec les membres inférieurs que des mouvements de flexion très limités. Le tronc présente également une raideur notable ; aussi, en raison de cette raideur et de la fixité des cuisses, l'enfant ne peut-il s'asseoir seul ni être assis sur une chaise. Il ne peut se tenir *debout* seul ; quand on le soutient, il repose sur la *pointe des pieds, les cuisses et les jambes accolées les unes aux autres* (fig. 1). Quand, l'enfant étant soutenu sous les bras, on veut le faire marcher, il progresse par sautillement, en fléchissant légèrement les jambes sur les cuisses et en prenant un point d'appui sur les mains qui le soutiennent. Quelquefois il exécute un pas en glissant une cuisse et un genou l'un devant l'autre. Les réflexes sont marqués. La sensibilité est intacte.

Dans cette observation, le type réalisé est bien la rigidité spasmodique généralisée, avec prédominance dans les membres inférieurs, où le spasme réalise l'attitude si caractéristique reproduite par la figure 1, avec raideur dans la nuque, avec troubles dans la déglutition. Nous insistons tout particulièrement sur l'attitude écartée en éventail, qu'offrent constamment à l'état de repos les doigts et les orteils, et sur la reptation athétoïde que présentent les doigts lorsque l'enfant exécute lentement et maladroitement un mouvement voulu. Comme étiologie, la naissance prématurée, l'asphyxie à la naissance, une débilité congénitale très prononcée, et peut-être la tuberculose ancienne de la mère ont combiné leur action.

OBSERVATION 48. — *Rigidité spasmodique infantile généralisée* ([1]).
(Clinique de M. le professeur agrégé P. Haushalter.)
(Pl. 12, fig. 2.)

Garçon de quatre ans. Père, trente-sept ans, cultivateur, bien portant. Mère, trente-six ans, bien portante ; a fait une fausse couche à six mois. Trois enfants vivants, un garçon de onze ans, une fille de neuf ans, bien portants et le petit malade. L'enfant est né à terme ; l'accouchement normal a duré douze heures ; l'enfant n'était pas en état de mort apparente ; il était petit ; fut élevé au sein. A neuf mois, il eut une fluxion de poitrine qui dura huit jours, puis la rougeole ; après cette maladie, il fut sevré ; il fit ses premières dents à un an. Jamais il n'eut de convulsions. Tout petit, il avait les jambes raides et croisées ; les parents ne savent pas quand ils s'en sont aperçus pour la première fois ; ils attribuent cette raideur des jambes à la fluxion de poitrine. Jamais l'enfant n'a marché, ni parlé.

État actuel (5 juin 1894). — Enfant un peu chétif. Physionomie douce, souriante, apathique ; crâne développé, aplati en arrière ; front bombé, dentition normale, pas de strabisme. Caractère facile, affectueux ; l'enfant semble comprendre à peu près tout ce que l'on dit, mais n'a jamais pu prononcer aucun mot ; il répond

---

([1]) *Loc. cit.*

par signes de la tête aux questions simples qu'on lui pose ; quand il veut quelque chose, il fait un geste avec la main ; il aime jouer.

Est toujours au lit dans le décubitus dorsal ; dans cette situation les cuisses sont en extension sur le bassin, et les jambes légèrement fléchies sur les cuisses ; les cuisses et les genoux sont fortement accolés les uns contre les autres ; tandis que les mouvements passifs de flexion et d'extension imprimés au membre inférieur se font facilement, les mouvements d'abduction sont impossibles. Exagération du réflexe rotulien ; phénomène du pied ; le redressement brusque du gros orteil, surtout à droite, détermine le tremblement épileptoïde du pied d'une façon intense.

Aux membres supérieurs, les bras sont appliqués contre le tronc, l'avant-bras en demi-flexion sur les bras ; on éprouve à écarter le bras et à étendre l'avant-bras une raideur marquée ; les mouvements volontaires sont lents, pénibles ; lorsque la main veut saisir un objet, elle présente des mouvements athétoïdes très caractérisés ; l'enfant se sert plus facilement de sa main gauche. Il ne peut se servir de ses mains pour manger.

L'écartement des mâchoires est très limité, et les mâchoires s'appliquent fortement sur la cuillère ou la fourchette placée entre les dents. En raison de cette contracture des mâchoires, la mastication des aliments solides est impossible ; on nourrit l'enfant d'aliments liquides ; lorsqu'on lui introduit dans la bouche une cuillerée de potage, on sent les mâchoires se serrer sur la cuillère que la langue contractée appuie contre la voûte palatine : une partie du liquide reflue par la bouche ; l'autre partie est avalée. La déglutition ne peut se faire que dans le décubitus dorsal.

Quand on veut saisir l'enfant, on constate qu'il existe dans la nuque et le tronc une raideur marquée ; le tronc forme avec les membres inférieurs une pièce dont la rigidité ne peut être vaincue qu'avec une certaine résistance ; aussi le petit malade ne peut-il être assis que sur une chaise. Il ne peut se tenir *debout* seul ; lorsqu'en maintenant l'enfant sous les bras, on le place sur le sol, dans la station droite, on voit *les deux cuisses et les deux genoux se croiser* et s'appliquer fortement l'un sur l'autre (fig. 2) ; *les pieds se placent en équinisme ; la tête se fléchit sur le tronc ; l'enfant ne peut faire un pas.* La sensibilité semble intacte.

Ici encore, rigidité généralisée avec prédominance aux membres inférieurs, avec constriction des machoires, troubles de la déglutition, raideur de la nuque et du tronc, maladresse athétoïde dans les mains, exagération notable du réflexe rotulien et tremblement épileptoïde du pied. L'étiologie nous échappe : faut-il faire jouer un rôle à la maladie fébrile très longue et très grave que traversa l'enfant dans sa première année ? cette maladie a-t-elle déterminé dans l'encéphale des lésions inflammatoires dont les résidus ont retenti sur le faisceau pyramidal ?

OBSERVATION 49. — *Rigidité spasmodique infantile paraplégique* (¹).

(Clinique de M. le professeur agrégé P. Haushalter.)

(Pl. 12, fig. 3.)

Garçon de cinq ans. Père cinquante ans, ancien soldat, alcoolisé, lui-même fils d'alcoolisé ; ignore s'il a eu la syphilis. Mère, quarante-quatre ans, travaille à la campagne, vigoureuse ; ne semble pas avoir eu jamais d'accidents spécifiques. A fait 7 fausses couches entre cinq et six mois. Actuellement trois enfants vivants ; les deux aînés (treize et huit ans) sont bien portants ; le troisième enfant est notre petit malade. Il naquit à sept mois : sa naissance portait à 3 le nombre d'accouchements prématurés ou d'avortements que la mère avait eus en l'espace de vingt-sept mois. L'accouchement fut très rapide ; l'enfant n'était pas

---

(¹) *Loc. cit.*

à sa naissance en état de mort apparente; il était très petit, très chétif; pendant six mois on dut le tenir enveloppé de coton; il fut élevé au sein et n'eut jamais d'éruption sur la peau. Dès sa plus tendre enfance, on s'aperçut que les jambes étaient légèrement fléchies sur les cuisses, et les genoux raides; on ne pouvait écarter les cuisses qui étaient accolées l'une à l'autre; la tête était également raide et l'enfant louchait. Jamais il ne put marcher; à trois ans, il commença à parler; mais la parole était lente et difficile; la langue se plaçait constamment entre les dents; il ne manifesta jamais qu'une intelligence médiocre. A trois ans il eut la rougeole, puis la coqueluche.

État actuel en mars 1894. — Enfant bien développé pour son âge; intelligence médiocre; caractère assez gai; parole un peu lente, mais distincte. On n'a jamais essayé de lui apprendre à lire et à écrire.

Pas d'anomalies de la face et du crâne; strabisme convergent des deux yeux; nystagmus léger de l'œil gauche. L'enfant passe son temps assis sur une petite chaise; la tête est un peu fléchie sur le tronc; on éprouve une certaine raideur à lui imprimer des mouvements passifs.

Il exécute avec les membres supérieurs les mouvements voulus, mais avec un peu de lenteur et de maladresse; pour saisir un objet, la main s'ouvre lentement puis prend l'objet avec hésitation; il peut manger seul.

Quand l'enfant est assis, les cuisses sont fléchies sur le bassin et les jambes sur les cuisses; les deux genoux sont accolés; on ne peut étendre les jambes sur les cuisses; on peut avec difficulté imprimer quelques mouvements au pied. La percussion du tendon rotulien ne produit pas de contraction réflexe; pas de phénomène du pied.

L'enfant ne peut se tenir seul *debout;* il ne peut avancer qu'en se soutenant sur une chaise : la *tête fléchie,* le *tronc penché en avant,* il *s'arcboute avec les bras sur la chaise,* les *cuisses et les jambes demeurant rigides en demi-flexion,* et le *corps reposant sur l'extrémité des orteils;* pour progresser il se soulève par les bras sur la chaise qu'il pousse en même temps; il arrive ainsi à avancer assez rapidement en sautillant sur la pointe des pieds (fig. 3). Quand on le soutient sous les bras, il avance de même en sautillant, prenant son point d'appui sur les mains qui le tiennent sous l'aisselle; quelquefois il arrive à ébaucher un pas en glissant un genou sur l'autre. Il ne peut arriver à tirer la langue malgré ses efforts. La musculature est bien développée. La sensibilité paraît intacte.

Dans cette observation, nous voyons réalisé le type de la rigidité congénitale à forme paraplégique : adduction des deux cuisses, demi-flexion des jambes sur les cuisses, équinisme; la fixité immuable des deux membres inférieurs rend la marche impossible, mais permet la station dans une attitude spéciale avec appui sur les mains; les membres supérieurs simplement maladroits, ne présentent pas de raideur. La rigidité remonte à la plus tendre enfance; l'étiologie de Little avec la naissance avant terme et une débilité congénitale toute spéciale se retrouve à l'origine. Cette étiologie suffit-elle pour nous faire admettre comme cause du spasme permanent une malformation du faisceau pyramidal, dont le développement très incomplet d'ailleurs au moment de la naissance à terme, ne serait achevé chez l'enfant normal que vers trois ans? Comme cause de cette naissance avant terme, nous soupçonnons, bien qu'elle ne soit pas démontrée, la syphilis, la mère ayant eu successivement sept grossesses terminées par l'avortement ou l'accouchement prématuré; mais il est probable que la syphilis n'a pas agi seulement en provoquant la naissance avant terme et, par un mécanisme inconnu, l'arrêt de développement des cordons pyramidaux; si l'on tient compte des retards dans l'évolution de l'intelligence et de la parole ainsi que du strabisme, on est amené à admettre des lésions cérébrales de la zone rolandique et intellectuelle. D'après les observations recueillies par M. Haushalter, la polymortalité des nouveau-nés ou la naissance avant terme seraient d'ailleurs assez fréquentes dans les familles où s'observe la maladie de Little, ce qui permettrait d'incriminer dans bien des cas sans pouvoir l'affirmer, l'influence de la syphilis ; sur 25 observations, il en trouva 6 concernant six familles, dans lesquelles on comptait en tout 10 enfants nés à terme, 5 enfants nés avant terme, 6 enfants atteints de rigidité, 5 mort-nés, 9 avortements.

OBSERVATION 5o. — *Rigidité spasmodique infantile généralisée. Hémiatrophie du membre supérieur droit et prédominance de la rigidité dans ce membre.*

(Clinique de M. le professeur agrégé P. Haushalter.)

(Pl. 12, fig. 4.)

Garçon de douze ans et demi. Père, quarante-six ans, nerveux. Mère, morte à quarante ans d'une affection cardiaque. A eu six enfants : premier, âgé de vingt-un ans ; deuxième, mort-né ; troisième, dix-neuf ans ; quatrième, mort-né ; cinquième, seize ans ; sixième, le malade.

Grossesse normale, accouchement normal. A la naissance, l'enfant était chétif, mais bien constitué. Deux heures après l'accouchement, convulsions et état cyanotique pendant une heure. Pendant la première année rien n'avait attiré l'attention des parents ; ils avaient cependant remarqué que, quand l'enfant était assis, il avait une tendance à se pencher du côté droit. A un an, quand on voulut le faire marcher, on remarqua qu'il s'affaissait. A la même époque, il ne pouvait serrer de la main droite, bien qu'il pût la remuer. L'éveil de l'intelligence se fit normalement. A l'âge de six ans, il put pour la première fois se tenir debout seul. Peu à peu il essaya d'avancer, ayant de la raideur, dans la jambe droite surtout, frottant les genoux l'un contre l'autre et croisant les jambes. Dans le bras droit, placé au début en flexion et un peu raide, la maladresse s'est atténuée. L'enfant a appris à écrire de la main gauche.

État actuel (juin 1897). — Enfant un peu malingre, assez intelligent. La prononciation est difficile, pénible, les mots sortent difficilement.

Le membre supérieur droit est moins développé que le gauche en longueur et en volume. Les mouvements du membre supérieur gauche sont normaux ; ceux du droit sont lents ; au moment de saisir un objet, les doigts s'écartent, la main plane, la paume de la main se tourne en dehors et oscille. L'enfant serre difficilement de la main droite.

Les membres inférieurs semblent également développés des deux côtés. Dans l'attitude assise, la pointe du pied est légèrement dirigée en dedans. L'écartement des cuisses ne peut dépasser 33 centimètres ; au delà on éprouve une grande résistance à les écarter. Légère raideur dans l'extension de la jambe sur la cuisse. Exagération des réflexes des deux côtés. Lorsque l'enfant croise ou décroise les jambes, étant assis, le mouvement se fait spasmodiquement et sans que les genoux se décollent. Dans la *marche* le *corps est penché en avant*, les *genoux* ne se quittent pas complètement, les *jambes et les cuisses sont légèrement fléchies*, les *pieds touchent le sol* par la *face plantaire des orteils* (fig. 4). L'enfant avance lentement et péniblement.

Ce fait est intéressant parce qu'au point de vue clinique, il se rattache à ces cas de transition entre l'hémiplégie spasmodique infantile et la rigidité spasmodique bilatérale, sur lesquels a insisté Raymond. Nous voyons en effet réunis chez cet enfant les symptômes de la rigidité spasmodique, caractérisés par l'attitude spéciale des membres inférieurs et la maladresse des membres supérieurs, et ceux de l'hémiplégie, caractérisés par une impotence et une rigidité plus marquée des membres du côté droit, et par une légère parésie faciale droite ; ces symptômes indiquent une prédominance dans l'hémisphère gauche, de la lésion cérébrale bilatérale qui survint au moment des convulsions et dont l'asphyxie fut la conséquence quelques heures après la naissance.

Observation 51. — *Rigidité spasmodique infantile généralisée. Prédominance marquée dans les membres inférieurs. Hémiatrophie du membre supérieur gauche.*
(Clinique de M. le professeur agrégé P. Haushalter.)

(Pl. 12, fig. 5.)

Fillette de six ans. Père et mère bien portants ; pas de syphilis. Trois enfants : le premier et le second, une fille de dix-sept ans et un garçon de seize ans, sont bien portants ; la troisième est la petite malade. Au cours de la grossesse, un mois avant l'accouchement, la mère faillit tomber dans une fosse à purin, en se garant d'un cheval, et fut très émotionnée. Accouchement à terme normal, d'un enfant vigoureux.

La raideur dans les membres apparut de très bonne heure ; avant l'âge d'un mois, on avait de la difficulté à écarter les cuisses ; à huit mois, l'enfant ne se servait pas des bras, ne savait pas saisir, surtout du bras gauche ; à un an, elle ne marchait pas et avait les jambes raides, les cuisses accolées.

Etat actuel (février 1897). — Enfant bien constituée. Crâne allongé verticalement. Occiput aplati, bosses frontales proéminentes. La partie gauche du front et la région orbitaire gauche sont moins saillantes qu'à droite. Strabisme interne des deux yeux. Légère contracture des traits à gauche, quand l'enfant pleure. Intelligence à peine ébauchée. L'enfant ne dit que : papa, maman ; elle est très irritable.

Déglutition longue, difficile. Bras droit normal. **Contracture du membre supérieur gauche** en demi-flexion ; le bras peut être étendu, les doigts ne peuvent être redressés. **Les différents segments du squelette sont moins longs, la musculature est moins développée, plus molle dans le membre supérieur gauche** qu'à droite.

Dans le décubitus, les cuisses sont légèrement fléchies sur le bassin, les jambes légèrement fléchies sur les cuisses, les genoux rapprochés l'un de l'autre, les pieds en position normale. L'écartement des cuisses est presque impossible ; l'extension de la jambe sur la cuisse se fait difficilement, la flexion du pied sur la jambe est impossible. Exagération du réflexe patellaire ; la percussion d'un côté détermine des secousses de l'autre côté. La musculature est également développée des deux côtés.

Dans la **station debout, les membres inférieurs sont en demi-flexion, les cuisses accolées, placées l'une contre l'autre, les genoux rapprochés, les pieds reposant sur le sol par la pointe qui est dirigée en dedans.**

L'enfant ne peut se tenir debout seule ; quand on la soutient, elle ébauche des pas en glissant les cuisses l'une devant l'autre. Elle se maintient difficilement assise.

Ce cas, comme le précédent, nous montre combinés les attributs les plus caractéristiques du syndrome de Little et de l'hémiplégie cérébrale infantile : paraplégie spasmodique d'une part et d'autre part monoplégie du bras gauche avec contracture et atrophie de ce bras ; à ce point de vue il est un exemple précieux des types de transition dont il était question il y a un instant.

Observation 52. — *Rigidité spasmodique infantile généralisée, très accentuée. Contracture des membres inférieurs en extension. Pieds valgus.*
(Clinique de M. le professeur agrégé P. Haushalter.)

(Pl. 12, fig. 6 et 7.)

Garçon, trois ans. Père, trente-six ans, hypochondriaque, malade imaginaire. Mère, trente-quatre ans.

Premier enfant, une fille âgée de cinq ans et demi. Deuxième, le malade. Troisième, mort à six semaines de gastro-entérite.

A la fin du septième mois de la grossesse, la mère glisse d'une chaise où elle était montée pour tendre du linge et tombe assise sur le plancher. Quelques heures après, perte des eaux. Accouchement normal au bout de trois jours.

Enfant petit ; fut nourri au sein. A l'âge d'un an seulement, on s'aperçut qu'il ne pouvait marcher et ne pouvait se tenir assis ; depuis quelques mois commence à saisir avec les mains.

Etat actuel (février 1897). — Santé générale bonne. Intelligence très peu développée, parole très rudimentaire ; asymétrie faciale ; le front est plus proéminent à gauche qu'à droite ; le menton est légèrement déjeté à gauche. Strabisme interne des deux yeux. Nystagmus. **Aplatissement notable de toute la partie postérieure de la tête** (pl. 12, fig. 6), qui, depuis le vertex jusqu'à la nuque et les deux oreilles, offre une surface complètement plane, oblique de gauche à droite et d'avant en arrière.

Les membres supérieurs sont placés habituellement en demi-flexion à l'état de repos ; ils **se raidissent en extension lorsque l'enfant fait un effort** (pl. 12, fig. 7) ; les doigts sont fléchis sur le paume de la main, avec, par moments, quelques mouvements athétoïdes. Raideur légère dans les différents segments des membres supérieurs.

Les **membres inférieurs sont en extension, les cuisses rapprochées l'une sur l'autre** (fig. 7) ; l'abduction des cuisses se fait jusqu'à une certaine limite qui ne peut être dépassée que difficilement. La flexion de la jambe sur la cuisse est possible mais avec grande difficulté. Cependant l'enfant étant au lit exécute quelques mouvements avec ses jambes. Les **deux pieds sont en valgus**, la plante fortement déjetée en dehors (fig. 7) ; cette position est réductible avec effort. Pas d'exagération des réflexes, mais la percussion de la rotule d'un côté détermine la trépidation des orteils des deux côtés. Tremblement épileptoïde prolongé du pied, surtout à droite. Raideur du tronc. Quand on **assied l'enfant, il retombe en arrière, tout d'une pièce** (pl. 12, fig. 6).

Cette observation répond à ces cas auxquels nous faisions allusion plus haut, cas dans lesquels la rigidité, bien que consécutive à une naissance prématurée, loin d'offrir le type paraplégique pur, occupe les quatre membres et le tronc, et se complique de troubles oculaires et de retard de développement de l'intelligence. Elle est très intéressante encore en ce sens que les pieds au lieu d'offrir le type de la contracture en varus équin, partout attribuée à la rigidité infantile, présente la déformation du *pied bot spasmodique valgus*, avec raccourcissement et tassement du pied. La pathogénie de ce pied bot est ici indiscutable, elle se résume dans une contracture prédominante de certains muscles, résultat des localisations cérébro-spinales de la maladie. D'ailleurs, que le pied bot congénital soit comme ici accompagné de phénomènes spasmodiques plus ou moins généralisés, ou de paralysie flasque, ou bien qu'il existe à l'état de manifestation isolée, il semble être toujours la conséquence de maladies nerveuses du fœtus, qui ont intéressé, suivant les cas et avec des intensités diverses, le système pyramidal, les cornes antérieures où le système nerveux périphérique : les preuves tirées de la clinique et de l'anatomie pathologique ont été réunies par Gilles de la Tourette (*Semaine méd.*, 1896, p. 517).

A ce point de vue, sans toutefois prétendre faire de confusion, nous rapprocherons de nos observations de maladie de Little, le cas du petit malade représenté planche 12, figure 9.

Observation 53.

(Clinique de M. le professeur Heydenreich.)

(Pl. 12, fig. 9.)

Cette observation a trait à un garçon de douze ans, qui naquit avec les déformations de pieds bots et de mains botes que reproduit la figure ; en examinant sommairement cette figure, on pourrait confondre l'atti tude de cet enfant avec celle des petits malades atteints de rigidité spasmodique ; mais chez lui l'absence de toute ébauche de contracture et l'existence d'une paralysie flasque des quatre membres, ne permettaient pas d'assimiler les déformations observées à la diplégie spasmodique.

Il est actuellement difficile de localiser des lésions nerveuses capables de produire ces déformations. On pourrait, cependant, se basant sur les résultats d'une autopsie déjà ancienne pratiquée par Michau dans le service de Charcot (Gilles de la Tourette), les placer dans les cornes antérieures de la moelle, e les assimilant à une forme fœtale de la paralysie infantile.

Observation 54. — *Rigidité spasmodique infantile généralisée. Autopsie.*

(Clinique de M. le professeur agrégé P. Haushalter) ([1]).

(Pl. 12, fig. 8.)

Fillette de treize mois. Née à terme en état de mort apparente, après un accouchement qui dura ving et une heures ; ranimée par insufflation au bout de trois heures. Elle est rigide depuis sa plus tendr enfance.

Etat actuel. — L'enfant est bien constituée, grasse. **Crâne proéminent en avant, aplati en arrière** (pl. 12 fig. 8). Raideur de la nuque et du tronc; assise, l'enfant a *la tête penchée en avant*. Rigidité des membre supérieurs en demi-flexion; mouvements lents, difficiles dans les bras. Rigidité complète des membres infé rieurs; adduction exagérée des genoux; croisement habituel des deux pieds. Réflexe rotulien très marqué L'enfant meurt de broncho-pneumonie en janvier 1897.

Autopsie. — Adhérences fermes de la dure-mère à la calotte cranienne, sur un espace losangique, lon de 7 millimètres et large de 5 millimètres ; adhérences légères de la dure-mère avec les méninges molles ce niveau; épaississement fibreux de la dure-mère de chaque côté du sinus longitudinal; le maximum d cet épaississement existe à un millimètre en arrière du bregma, c'est-à-dire environ au niveau de la parti supérieure des zones rolandiques; dans les parties épaissies, le tissu fibreux est creusé de nombreuse lacunes remplies de globules rouges. Teinte rouge diffuse de la pie-mère avec dilatation vasculaire, surtou au niveau de la convexité du cerveau. Décortication facile. Pas d'altération macroscopique de l'encéphale les sillons sont plus profonds et plus accentués au niveau des circonvolutions fronto-pariétales qui semblen légèrement rétrécies.

Examen histologique de l'encéphale (sur des coupes colorées à la thionine-éosine, à la toluidine, à l'hé matoxyline). Vascularisation très accusée de la pie-mère; de plus, la pie-mère est dissociée par un gran nombre de lacunes arrondies ou allongées, remplies d'amas de globules sanguins, les uns d'aspect norma les autres méconnaissables et envahis par des cellules rondes. Sous cette couche lacunaire, la surface d l'écorce présente par places de petites dépressions microscopiques; en un point, on voit une de ces dépres sions prendre la forme d'un coin rempli de globules rouges. Sur certaines coupes, au lieu de mailles et d lacunes sanguines, faisant bomber la pie-mère, on voit une nappe de globules rouges étendus à la surfac de l'écorce entre les deux feuillets de la pie-mère. Sur des coupes faites au niveau de la partie supérieur des circonvolutions fronto-pariétales, la différenciation entre les diverses couches de la substance corticale es

---

([1]) P. Haushalter et Ch. Thiry. Deux cas de rigidité spasmodique infantile avec autopsie. *Société de biologie*, 1897.

moins marquée que normalement; les cellules pyramidales sont en général peu nettes, et par places même ne sont plus reconnaissables. Sur des coupes faites en d'autres régions de l'encéphale, les cellules pyrami- dales, généralement plus nettes, ont des prolongements bien dessinés.

Examen histologique de la moelle. — A l'œil nu, au niveau des zones pyramidales, la moelle fraîche offre une teinte plus grise. Vu par transparence et à un faible grossissement sur des coupes de moelle colorées à la méthode de Weigert, le faisceau pyramidal croisé présente aux régions cervicale, dorsale et lombaire, une coloration plus pâle nettement tranchée : cet aspect est plus marqué à la région lombaire. Au fort grossissement, dans le cordon pyramidal, les tubes à myéline sont très rares; dans ceux-ci, la myé- line est très maigre; la majorité des éléments nerveux est constituée par des cylindraxes rares, très grêles, très inégaux, noyés dans un tissu névroglique assez dense, très riche en cellules névrogliques; ces lésions sont très accentuées dans la moelle lombaire.

L'intérêt de cette observation réside dans les constatations anatomiques qui ont suivi d'assez près l'établissement d'une rigidité spasmodique survenue à la suite d'un accouche- ment laborieux. L'accouchement laborieux, l'asphyxie à la naissance amenèrent par le méca- nisme habituel, des *hémorragies méningées* dont les effets, au moment de la mort survenue un an après la naissance, consistaient en des adhérences de la dure-mère et de la pie-mère au niveau de la convexité du cerveau et en une vascularisation anormale de la pie-mère à ce niveau. La prédominance des lésions méningées à la convexité du cerveau explique pourquoi, dans les cas de ce genre, les centres de cette région, attribués plus spécialement aux membres inférieurs, sont particulièrement intéressés et pourquoi la rigidité est dominante dans la moitié inférieure du corps. *Les altérations cérébrales*, produites par l'hémorragie méningée et ses suites, *portent surtout sur les cellules pyramidales de l'écorce; l'atrophie du cordon pyramidal, son arrêt de développement*, sont la conséquence de ces altérations. Ce cas résume schémati- quement au point de vue clinique et anatomo-pathologique l'histoire des cas de rigidité dus à la naissance asphyxique.

Observation 55. — *Rigidité spasmodique généralisée. Idiotie complète. Mouvements athétoïdes dans les membres supérieurs.*

(Clinique de M. le professeur agrégé P. Haushalter) [1].

(Pl. 12, fig. 10.)

Fillette de dix ans. Père et mère bien portants. Sept enfants, sur lesquels deux mort-nés; la petite malade est la plus jeune des cinq enfants vivants, dont l'aîné a douze ans; sauf elle, ils sont tous bien por- tants.

Accouchement à terme; l'enfant était en état de mort apparente. Elle fut nourrie au sein jusqu'à l'âge de huit mois; à cet âge, la mère commença à s'apercevoir qu'elle n'était point comme les autres enfants; quand on voulut la mettre à terre, et essayer de la faire marcher, on s'aperçut que les genoux étaient accolés et que la pointe des pieds était tournée en dedans; jamais l'enfant ne put avancer les jambes, même soute- nue; quand on la mettait à terre, elle progressait en rampant sur le plancher. Elle ne pouvait rester assise, sans être liée à la chaise, car elle tombait en avant ou en arrière. Elle ne pouvait rien saisir. Elle louche

____

[1] Haushalter. Contribution à l'étude des affections spasmodiques de l'enfance. *Revue de Médecine*, 1895.

depuis sa première enfance ; n'a jamais pu apprendre à être propre ; n'a jamais manifesté de signes d'intell gence ; n'a jamais appris à parler.

État actuel. — Enfant chétive pour son âge ; masses musculaires peu développées. Crâne aplati c arrière, non asymétrique, face bien développée ; dentition normale. Strabisme interne de l'œil droit. Inco tinence des selles et des urines. La petite malade a toutes les allures d'une idiote complète. Elle n pousse que des cris inarticulés. Elle mange gloutonnement, portant maladroitement avec les mains la nou riture à la bouche ; mais habituellement on ne la nourrit que d'aliments liquides, la déglutition des alimen solides se faisant difficilement et provoquant des suffocations.

Ne pouvant marcher, elle ne quitte pas sa petite chaise, véritablement *tassée sur elle-même*. La tê est demi-fléchie sur le tronc, raide, enfoncée dans les épaules ; le tronc est penché en avant, la colonn vertébrale formant un arc à forte convexité postérieure (fig. 10). Les *deux cuisses sont à demi fléchie* sur le bassin, de telle sorte que l'enfant assise, repose surtout sur les ischions ; *les jambes sont légère ment fléchies sur les cuisses*, les *deux genoux rapprochés* ; il est impossible de mouvoir la cuisse sur bassin, et la jambe sur la cuisse, ou d'écarter les deux jambes. Les pieds dans la situation du talus, repose sur le bord interne, la plante du pied étant dirigée en dehors ; les orteils demi-fléchis sont écartés en éve tail, le gros orteil est en extension forcée sur le dos du pied ; on éprouve une grande difficulté à placer pied dans sa situation normale. Quand on veut placer l'enfant debout, elle demeure inerte, les membr inférieurs en demi-flexion, ne faisant aucun mouvement pour avancer. Par la percussion du tendon rotulie on détermine dans tout le membre inférieur une secousse musculaire, et une exagération passagère de contracture en flexion.

Le membre supérieur gauche se trouve habituellement en extension ; et on éprouve à le mettre en flexic une certaine raideur ; le membre supérieur droit au contraire est habituellement en flexion, la main ell même étant à demi fléchie sur l'avant-bras : on éprouve également de la raideur à le mettre en extensio Les mouvements des membres supérieurs sont lents, maladroits, surtout dans le membre droit, dont l'e fant se sert rarement ; ils présentent, lorsqu'elle veut saisir un objet, *des mouvements athétoïdes lent* lorsque la main approche du but à atteindre, les doigts s'écartent en extension, et la *main plane* au-dessus l'objet (fig. 10). La sensibilité paraît intacte.

Outre la rigidité spasmodique généralisée, avec accentuation des symptômes aux membre inférieurs, nous notons ici comme phénomènes dignes de remarque la maladresse athétoï dans les mains, la situation des pieds en varus talus avec écartement des orteils en éventai puis plusieurs symptômes cérébraux tels que le strabisme et l'idiotie complète. Les phénc mènes de rigidité ont apparu dès la première enfance. Comme facteur étiologique nous n trouvons que l'asphyxie à la naissance : cette condition qui amène des troubles circulatoire plus ou moins étendus avec leurs conséquences, se rencontre souvent à l'origine des cas d rigidité spasmodique généralisée compliquée, comme ici, de troubles intellectuels profonds

OBSERVATION 56. — *Rigidité spasmodique généralisée. Mouvements athétoïdes dans les membres.*
(Clinique de M. le professeur agrégé P. Haushalter.)

(Pl. 12, fig. 11.)

Fillette de trois ans. Père et mère bien portants ; pas de syphilis ; avant la naissance de cette enfant l mère a eu une fausse couche et un mort-né. Au septième mois de la grossesse, pneumonie durant trois jours Accouchement à terme, très laborieux ; asphyxie de l'enfant à la naissance ; mort apparente pendant plu sieurs heures. L'enfant était petite. La raideur fut notée par la sage-femme dès la naissance.

État actuel. — État général bon ; idiotie complète ; proéminence des bosses frontales ; crâne aplati en arrière ; strabisme interne des deux yeux ; nystagmus ; constriction des mâchoires ; rigidité généralisée au tronc et aux membres, assez facile à réduire ; les membres supérieurs et inférieurs se placent ordinairement en demi-flexion ; assise sur une chaise, l'enfant se tient le tronc courbé, la tête penchée en avant. *Au repos, souvent les mains et les bras sont* animés de *mouvements lents, athétoïdes,* analogues à ceux des nouveau-nés ; les *mêmes mouvements* se voient dans les *membres inférieurs* (fig. 11).

Au point de vue étiologique, ce cas est à rapprocher du précédent. A l'asphyxie prolongée survenue à la naissance, on peut attribuer des lésions qui ont intéressé tout autant les régions intellectuelles que les zones motrices ; il est permis de se demander si indépendamment de l'asphyxie, la pneumonie de la mère pendant la grossesse, en transmettant au fœtus les poisons ou les microbes de la maladie, n'a pas été capable, de vulnérer les méninges ou l'écorce cérébrale. Cliniquement ce cas est un intermédiaire entre la rigidité avec agitation athétoïde et l'athétose bilatérale dont on lira plus loin une observation.

PLANCHE 13

Rigidité spasmodique infantile. Athétose bilatérale. Torticolis congénital. Myotonie congénitale.

Fig. 1 (Obs. 59). — *Rigidité spasmodique généralisée.* Attitude dans la marche : marche tabéto-spasmodique ; la jambe droite écartée frappe le sol par la pointe du pied ; grands mouvements dans les membres supérieurs pendant la marche.

Fig. 2 (Obs. 58). — *Rigidité généralisée atypique.* Attitude dans la marche : élévation excessive de la cuisse, circumduction du pied.

Fig. 3 (Obs. 57). — *Athétose bilatérale infantile.* Instabilité au repos : flexion de la tête, mouvement de flexion, d'extension, de rotation dans les membres ; mouvement d'écartement des doigts et des orteils.

Fig. 4   —   Attitude dans la marche : accolement des cuisses ; persistance et exagération des mouvements choréo-athétosiques.

Fig. 5 et 6 (Obs. 61). — *Torticolis congénital du côté gauche.* Spasme du sterno-mastoïdien ; fixation de la tête en inclinaison sur l'épaule gauche. Hémiatrophie de la face du côté gauche. Scoliose à convexité gauche, d'où élévation de l'épaule gauche.

Fig. 7 (Obs. 60). — *Torticolis congénital du côté gauche.* Fixation de la tête en inclinaison latérale sur l'épaule gauche.

Fig. 8 (Obs. 62). — *Myotonie congénitale* (maladie de Thomsen). Aspect de l'enfant au cours d'un spasme tonique, fixant les membres dans une attitude passagère. Physionomie figée.

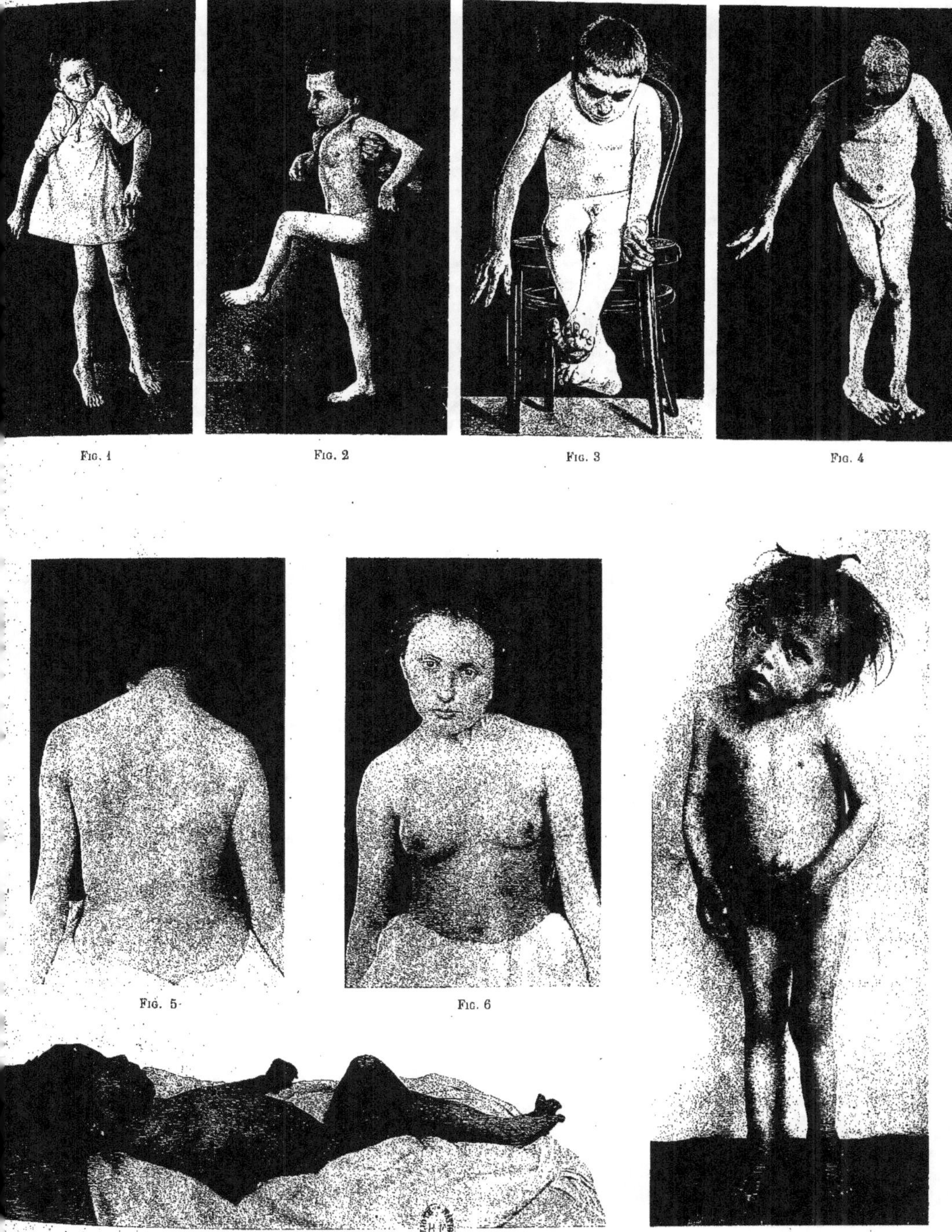

FIG. 1

FIG. 2

FIG. 3

FIG. 4

FIG. 5

FIG. 6

FIG. 8

FIG. 7

Rigidité spasmodique infantile. — Atéthose bilatérale. — Torticolis congénital. — Myotomie congénitale

Hauhälter, G. Étienne, Ch. Thiry et L. Spillmann.

G. Naud, éditeur, Paris

RIGIDITÉ SPASMODIQUE — ATHÉTOSE BILATÉRALE
TORTICOLIS CONGÉNITAL — MYOTONIE CONGÉNITALE

Observation 57. — *Atéthose bilatérale infantile.*
(Clinique de M. le professeur P. Spillmann) (¹).

(Pl. 13, fig. 3 et 4.)

Garçon de huit ans. Père et mère bien portants. Quatre autres enfants normaux. Pas de maladie pendant la grossesse. Enfant élevé ou sein ; vers l'âge d'un an, on aurait observé les mouvements anormaux dans les membres. L'enfant ne put apprendre à marcher ; à deux ans, il commença à parler, mais avec difficulté. Les mouvements anormaux auraient eu leur maximum à l'âge de quatre ans ; ils semblent actuellement diminuer.

État actuel. — Enfant bien constitué ; état général très bon ; les membres inférieurs seuls semblent proportionnellement un peu moins développés que le reste du corps. Fonctions digestive, respiratoire, circulatoire, normales. Intelligence très bornée ; l'enfant parle assez distinctement ; bien qu'il semble avoir été élevé avec grand soin, il ignore son âge, le nom de ses parents ; reconnaît à peine quelques lettres. Crâne bien conformé ; dentition normale, pas d'anomalie des organes des sens.

Au lit, ou assis, l'enfant présente, au repos, des mouvements anormaux généralisés. Dans la tête, mouvements de flexion, d'extension ou de rotation, isolés ou combinés, lents, continus. Dans la face, mouvements lents, produisant tour à tour un élargissement de la bouche, un glissement des sourcils, un écarquillement des paupières., etc. Quand l'enfant tire la langue, on voit celle-ci animée de déplacements en tous sens ; par moments, la parole est brusquement interrompue par les mouvements de la langue ou de la face.

Dans les membres supérieurs, *mouvements lents*, continuels, ordinairement successifs, de *flexion, d'extension* ou de *rotation* des différents segments les uns sur les autres : flexion et extension lente du poignet, *flexion et extension lente des doigts, combinés à des mouvements d'écartement,* réalisant le type de l'*athétose.* La force musculaire à la pression est assez considérable dans les mains, mais la pression s'exerce par saccades. Les mouvements volontaires avec les membres supérieurs sont très maladroits, contrariés par les contractions choréiques, qui s'exagèrent ; l'enfant ne peut manger seul.

Dans les membres inférieurs, surtout lorsque l'enfant est assis, mouvements lents de flexion et d'extension mais bien moins prononcés qu'au membre supérieur ; ils sont surtout marqués dans les pieds, où existent en même temps les mouvements athétosiques des orteils (flexion, extension, écartement). Le réflexe patellaire est accru ; pas de phénomènes du pied. L'enfant ne peut rester assis, sans être lié, les mouvements choréiques le faisant tomber de sa chaise. Il ne peut se tenir debout, ni marcher seul. Quand on le

---

(¹) Haushalter. Contribution à l'étude des affections spasmodiques, etc. *Revue de Médecine,* 1895.

soutient sous les bras, il demeure debout, les *genoux accolés*, les pieds *tournés en dedans* (fig. 4) ; quand on le fait avancer, il marche *un peu courbé,* lançant les jambes, les enchevêtrant, tournant les pieds en tous sens ; pendant ce temps les mouvements s'exagèrent dans la tête et les membres supérieurs. On éprouve à imprimer des mouvements passifs aux différents segments, une forte résistance, surtout dans les membres inférieurs. La sensibilité paraît normale.

L'athétose bilatérale avec ses caractères bien tranchés domine ici la scène ; elle remonte à la première enfance ; malheureusement les circonstances étiologiques qui ont pu la développer nous échappent, l'enfant, ayant été élevé par des étrangers qui ne peuvent nous donner des renseignements précis sur la naissance et le premier âge de l'enfant. Mais si l'athétose est au premier aspect le phénomène saillant, il n'en est pas moins vrai qu'elle est accompagnée de phénomènes spasmodiques, caractérisés par la raideur musculaire aux membres inférieurs, par l'*adduction des cuisses dans la station* et par la *déviation en dedans de la pointe du pied* (pl. 13, fig. 4) ; nous dirons avec Lannois qu'il s'agit en réalité, dans les cas de ce genre « de rigidité spasmodique avec quelque chose de plus, l'athétose ». Avec Ross, Gower, Osler, Simpson, Freud, Rosenthal, Lannois, Raymond, nous pensons que l'on peut, dans un même groupe, faire rentrer les deux formes de la maladie de Little, rigidité paraplégique et rigidité généralisée, en même temps que l'athétose double congénitale et la chorée spasmodique chronique infantile, qui pour plusieurs auteurs se confond souvent avec l'athétose double. D'après le résultat des rares autopsies connues et réunies par Freud, Raymond conclut avec celui-ci, qu'il n'est pas possible de distinguer un cas d'athétose bilatérale d'un cas qui se rapporte à une autre forme de diplégie. D'ailleurs, cliniquement, il existe un certain nombre de cas de transition entre l'athétose double et les paraplégies spasmodiques franches.

Les figures 1 et 2 se rapportent à des formes atypiques de la diplégie cérébrale spasmodique infantile.

OBSERVATION 58. — *Rigidité généralisée légère avec démarche spéciale et atypique.*
(Clinique de M. le professeur agrégé P. Haushalter) [1].

(Pl. 13, fig. 2).

Fillette de quatre ans. Le père âgé de dix-huit ans au moment de la naissance de l'enfant, est très nerveux. La mère âgée de vingt-six ans, n'a pas eu d'autres enfants que la petite malade ; pendant la grossesse, pour cacher son état, elle se serrait fortement l'abdomen, à tel point, que son entourage ignorait son état jusqu'au sixième mois. L'enfant est née à terme, après un accouchement normal ; a été élevée au sein jusqu'à dix-huit mois. Depuis sa naissance jusqu'à l'âge de deux ans, elle ne put redresser le tronc, qui présentait une certaine raideur ; jusqu'à l'âge de trois ans les bras demeurèrent raides, demi-fléchis, collés au corps ; jamais les jambes ne furent raides. A dix-huit mois, elle commença à marcher, en étant soutenue sous les aisselles ; elle levait parfaitement les jambes en marchant ; les pieds étaient un peu de travers et un médecin consulté dit à la mère de laisser l'enfant au lit ; à trois ans, on recommença à la faire marcher ; à ce moment elle lançait les jambes comme elle le fait maintenant. Elle semble avoir eu quelques convulsions :

---

[1] HAUSHALTER. *Loc. cit.*

État actuel. — Enfant bien constituée. Caractère doux, affectueux, gai. Ne parle pas ; pour appeler sa mère, ou pour demander à boire ou à manger, se sert de syllabes dénuées de sens ; essaye très souvent de chanter ; n'a pas l'air de comprendre ce qu'on lui dit. Urine au lit. Crâne bien conformé ; dentition normale ; pas de strabisme.

Assise sur sa petite chaise, l'enfant a le corps un peu penché en avant et la tête, légèrement fléchie ; pour ne point tomber en avant, elle est liée au dossier. Les membres supérieurs n'ont pas d'attitude spéciale ; on éprouve à imprimer des mouvements passifs à la tête ou aux membres, une certaine résistance analogue à celle que donnerait un ressort. Les mouvements, quand l'enfant peut saisir un objet, sont lents, maladroits, gesticulatoires ; les doigts sont écartés et la main hésite au-dessus de l'objet avant de le prendre ; la force à la pression est assez considérable pour l'âge de l'enfant. Dans la situation assise, les membres inférieurs n'ont pas d'attitude particulière ; on n'y constate pas de raideur appréciable ; la musculature est peu développée ; les pieds sont cyanosés, et placés au repos dans la situation du pied équin ; pour les placer dans la situation normale, on éprouve une résistance notable. Réflexe rotulien très marqué.

L'enfant ne peut se tenir debout seule ; elle ne peut marcher que fortement soutenue sous les aisselles, le corps penché en avant. La marche est d'ailleurs très caractéristique : *la cuisse se fléchit fortement sur le bassin, la jambe se fléchit sur la cuisse, en se portant en dedans,* la pointe du pied étant dirigée en dedans et en bas ; le membre soulevé se porte fortement en dedans, passant devant l'autre pour frapper le sol par la pointe du pied. C'est *l'allure du steppage,* avec une *grande amplitude* du pas et un fort croisement des jambes. La sensibilité est normale.

Le diagnostic de rigidité spasmodique repose ici actuellement sur la raideur relative de la tête, du tronc, des membres supérieurs, sur l'exagération du réflexe rotulien et sur l'équinisme. Comme dans nos premières observations, nous voyons les mouvements se faire dans les membres supérieurs avec lenteur, maladresse, les doigts écartés, la main planant ; nous trouvons l'intelligence très arriérée et la parole absente. Mais par contre, nous voyons manquer la raideur dans les membres inférieurs, l'accolement des cuisses, la marche spastique. La marche qui n'est possible que si l'enfant est soutenu sous les bras, offre une physionomie toute spéciale : la jambe fortement soulevée, avec la pointe du pied dirigée en dedans, passe au-devant de la jambe de sustentation qu'elle croise à distance en exécutant en l'air un grand mouvement circulaire. Ce mouvement de jambe, convergent, arrondi semble être bien semblable à celui que Chauffard (*Semaine méd.*, 1893) décrivait dans un cas très intéressant de maladie de Friedreich. Depuis l'âge de deux ans, la marche a eu constamment ce caractère ; jamais on ne constata de rigidité dans les membres inférieurs ; par contre, dès la naissance, on observa de la raideur du tronc, et surtout une raideur marquée dans les bras, qui demeuraient demi-fléchis, collés au corps, et que l'on avait bien du mal d'écarter lorsqu'il s'agissait d'emmailloter l'enfant ; la rigidité a notablement diminué dans le membre supérieur depuis la première année. La conservation de la force musculaire, l'intégrité de la face, l'absence de troubles trophiques, jointes à l'aspect de la marche, ne permettent pas de songer un instant à l'hémiplégie double. La localisation presque exclusive de la rigidité dans les membres supérieurs, à l'inverse de ce que l'on observe généralement, la démarche si caractéristique, font de ce cas un type tout spécial, non observé, croyons-nous, dans le groupe des affections spasmo-paralytiques congénitales ou infantiles. Comme facteurs étiologiques nous relevons le très jeune âge du père, son tempérament nerveux, nous notons surtout le traumatisme permanent déterminé par la constriction que la mère exerça sur son abdomen durant la gestation pour masquer son état.

OBSERVATION 59. — Rigidité spasmodique généralisée. Marche tabéto-spasmodique. Mouvements ataxo-choréiformes dans les membres (¹).

(Clinique de M. le professeur P. Haushalter.)

(Pl. 13, fig. 1.)

Fillette de neuf ans. Père quarante-huit ans, bien portant ; est cousin germain du père de sa femme. Mère, quarante-six ans, toujours bien portante ; a eu quatre enfants qui vivent tous, et qui, sauf notre malade, sont tous bien portants. Le jour de l'accouchement, la mère aurait eu une grosse frayeur ; l'enfant est venue à terme : l'accouchement a été normal ; pas d'asphyxie à la naissance. A un an, elle eut la rougeole. A quatorze mois, elle a commencé à marcher ; mais depuis l'enfance, la marche est toujours restée maladroite, et même depuis trois mois, la fillette éprouvait plus de difficultés à avancer ; n'a jamais eu de convulsions. Elle a appris difficilement à parler ; n'a jamais pu le faire correctement ; elle est peu intelligente au dire de la mère, a peu de mémoire, a eu beaucoup de mal à apprendre à lire et à écrire, ce qu'elle ne fait que depuis peu de temps. Elle a été propre de bonne heure et n'urine pas au lit.

État actuel. — Fillette assez grande pour son âge, bien constituée ; seuls les muscles du mollet sont relativement peu développés. Les fonctions respiratoires, circulatoires, digestives, sont normales. L'intelligence est au-dessous de la moyenne de son âge ; elle est d'un caractère assez facile, assez gai, sait lire et écrire depuis peu de mois seulement, récite de mémoire des prières, des fables. Le crâne est bien conformé ; sur le front elle porte des cicatrices, traces de chutes nombreuses.

La tête est constamment en extension légère sur le tronc, le cou est raide, les sterno-mastoïdiens sont tendus : elle arrive à exécuter avec la tête tous les mouvements d'extension, de flexion, de rotation, mais avec lenteur, raideur et un peu par saccades La face présente une physionomie toute spéciale, qui paraît due à la raideur de certains muscles : l'expression est rigide, figée ; la bouche seule s'agrandit, le reste de la face demeurant inerte. Elle peut d'ailleurs imprimer volontairement aux muscles faciaux tous les mouvements habituels ; les mouvements des globes de l'œil et des paupières s'effectuent normalement. Tire la langue facilement. La parole est lente ; la prononciation des consonnes, des labiales en particulier, est défectueuse ; elle prononce, par exemple *f* comme *s*, *j* comme *s*, *l* comme *n*, etc. ; elle prononce *femme*, *semme*, et *offenser*, *ossenser* ; aussi les fables ou les prières qu'elle débite sont-elles à peu près incompréhensibles.

Les mouvements du membre supérieur sont brusques, saccadés, par moments un peu choréiques ; la main au moment de saisir un objet présente des mouvements athétoïdes fort nets, surtout à gauche. L'enfant ne peut manger seule ; cependant elle arrive par moments à porter la cuillère à sa bouche ; elle ne peut s'habiller ; ne peut coudre ; en écrivant elle fait de grands mouvements avec ses bras et sa tête, appuie fortement la plume qu'elle tient gauchement. La force de la main à la pression paraît très normale.

Quand l'enfant se lève de sa chaise, elle recule, chancelle, et généralement tombe, à moins qu'elle ne soit soutenue. La marche se fait en zigzag ; l'enfant **avance à grands pas incoordonnés, lance les jambes latéralement,** ou bien les croise, les enchevêtre l'une dans l'autre ; **frappe le sol** tantôt avec la plante, tantôt avec **la pointe du pied,** ou le talon ; en même temps, les **bras en extension exécutent** de **grands mouvements pour rétablir l'équilibre ;** généralement l'enfant marche vite, tombe en avant au moindre obstacle, ou lorsqu'elle tourne sur elle-même ; au moment de la rotation sur elle-même, elle croise fortement les jambes, chancelle, et souvent fait quelques pas à reculons avant de retrouver son équilibre. Quand elle s'efforce de marcher lentement, où quand elle est soutenue, la marche est moins incoordonnée,

---

(¹) HAUSHALTER. *Loc. cit.*

les genoux sont tournés en dedans, et le pied repose sur l'extrémité antérieure (fig. 1). Elle ne peut rester immobile, dans la station debout ; pour ne point tomber, elle est obligée d'écarter fortement les pieds et de piétiner sur place. La sensibilité paraît intacte.

Chez cette malade, la rigidité spasmodique généralisée est incontestable : elle est caractérisée par l'attitude et par la raideur du tronc, de la tête, de la face, des membres, par l'équinisme, par l'exagération notable du réflexe rotulien, par l'existence de secousses musculaires. Cette raideur peut être vaincue par les mouvements passifs imprimés, ou par la volonté de la malade ; la résistance musculaire semble être en partie responsable de la difficulté de la déglutition et de la phonation, de la lenteur dans les mouvements de la tête et de la face, et de la maladresse dans ceux des membres. Nous insistons sur les troubles des mouvements volontaires, qui constituent à première vue, le phénomène le plus frappant chez le malade : *incoordination ataxo-choréiforme* dans le bras qui exécute un mouvement, *mouvements athétoïdes* dans les doigts de la main qui en planant s'approche d'un objet à saisir ; *marche rapide en zigzag, à grands pas incoordonnés,* les jambes écartées ; *troubles de l'équilibre et de la station.* Par plusieurs points, ces troubles du mouvement se rapprochent de la maladie de Friedreich, et par plusieurs autres de l'affection voisine que P. Marie a désigné sous le nom d'*hérédoataxie cérébelleuse.* Sans vouloir tout confondre on peut se demander si des processus morbides frappant distinctement ou en même temps certains systèmes du cerveau ou de la moelle du fœtus ou du nouveau-né, ne peuvent réaliser les types purs, ou les formes de transition dont la clinique nous fournit fréquemment des exemples, mais auxquels manquent encore souvent des notions anatomo-pathologiques précises.

A la suite des attitudes vicieuses et des contractures des muscles répondant au syndrome de Little, nous plaçons deux exemples de contracture congénitale localisée aux muscles du cou et de la nuque et répondant au type du *torticolis.*

L'un concerne une fillette de deux ans (Observation 60. Clinique de M. le professeur agrégé P. Haushalter. Pl. 13, fig. 7) ; l'autre une jeune fille de quatorze ans (Observation 61. Clinique de M. le professeur Gross. Pl. 13, fig. 5 et 6). Dans les deux cas, on *constate les déformations classiques du torticolis gauche, résultant surtout du raccourcissement* du sterno-mastoïdien de ce côté ; la *tête est inclinée sur l'épaule correspondante, la face regardant le côté opposé* (fig. 7) ; le cou est raccourci, le sterno-mastoïdien se dessine sous la peau comme une corde tendue (fig. 6) ; on observe sur la figure 5 du côté de la lésion *une courbure de compensation de la colonne vertébrale ;* dans un de ces cas, comme il arrive quelquefois, il existe du côté rétracté une *hémiatrophie faciale* portant surtout sur les os (fig. 6). Si on se souvient que quelquefois le torticolis se complique en outre d'atrophie musculaire sur un ou plusieurs membres, on est bien tenté d'admettre avec quelques auteurs que, comme certaines contractures ou rétractions localisées aboutissant aux pieds bots congénitaux ou aux mains botes, le torticolis congénital résulte sans doute dans la majorité des cas de lésions du système nerveux central, sur le siège et la nature desquelles il reste à être fixé.

L'observation suivante se rapporte à un cas curieux de spasme tonique intermittent, répondant au syndrome de la maladie de Thomsen.

Observation 62. — *Maladie de Thomsen (Myotonie congénitale).*
(Clinique de M. le professeur agrégé P. Haushalter.)

(Pl. 13, fig. 8.)

Fillette de onze mois. Père et mère bien portants. L'enfant est née à terme dans des conditions un p
spéciales : les premières douleurs ayant commencé le matin, la perte des eaux se fit à 4 heures du soir ;
mère qui habitait la campagne se fit conduire dans une voiture de blanchisseuse pendant 3 kilomèt
jusqu'à la Maternité de Nancy, assise sur un banc de bois, sur lequel elle fut très secouée ; l'accouchem
n'eut lieu qu'à minuit. L'enfant était en état de mort apparente à la naissance ; au bout de trois jours seu
ment il pleura et commença à boire. A l'âge de six mois seraient apparus pour la première fois les syn
tômes actuels ; depuis cette époque l'enfant maigrit ; il ne semble manifester aucune intelligence.

Etat actuel. — Enfant assez bien constitué ; au moindre contact il entre dans un état de raideur presq
tétanique, le tronc en opisthotonos ; soutenu avec une main sous la nuque et avec l'autre sous les talons,
reste rigide. Au moindre bruit, quand l'enfant crie, quand on le saisit, les muscles entrent en contracti
tonique, font saillie sous la peau, dessinent leurs reliefs comme des muscles d'athlète, et se durcissent ;
membre se fléchit plus ou moins et conserve sa situation quelques instants, la **physionomie devient fig**
les yeux fixes ; au palper, tous les muscles deviennent sous la main, durs et saillants. La déglutition et
succion sont très difficiles ; la figure 8 reproduit une photographie instantanée de l'enfant au **moment d'u**
de ces crises de contractures toniques fixant les membres.

L'enfant ne passe que deux jours à la clinique, il est ramené au bout de quelques semaines, moura
de broncho-pneumonie. L'autopsie ne révèle rien d'anormal à l'examen macroscopique et microscopique
cerveau et de la moelle.

L'intermittence des spasmes, leur diffusion, séparent ce cas du syndrome de Little. D'aut
part le début précoce de la maladie, la prédominance des spasmes toniques, ne permettent p
de rattacher ce cas aux myoclonies décrites sous le nom de chorée électrique où de paramy
clonus ; elle ne rappelle en rien la tétanie qui se limite aux extrémités des membres et n
qu'une durée éphémère ; elle se rattache par contre assez bien, par ses raideurs spasmodiqu
survenant à l'occasion de mouvements, ainsi que par les reliefs et la dureté des muscles,
cette maladie congénitale ou très précoce qui a été décrite sous des titres assez divers, et q
est surtout connue actuellement sous le nom de *myotonie congénitale* (Strümpell), ou
maladie de Thomsen (Westphall). De la nature de cette curieuse et exceptionnelle affecti
ordinairement congénitale, souvent héréditaire, on ne sait pas grand'chose, sinon que
système nerveux serait intact et que les seules lésions constatées jusqu'ici se résument da
des modifications de la substance contractile du muscle (Déjerine et Sottas).

PLANCHE 14

Encéphalopathies infantiles.

Fig. 1 (Obs. 63). — *Rigidité spasmodique généralisée par sclérose et atrophie cérébrale.* Contracture des muscles de la nuque : extension forcée de la tête. Contracture des quatre membres en flexion ; pieds fixés en talus varus. Enfoncement de l'os frontal et saillie du rebord antérieur du pariétal au-dessus du bord postérieur du frontal, résultant de l'atrophie des zones fronto-pariétales du cerveau.

Fig. 2 — Face externe de l'hémisphère gauche : atrophie prédominant sur les trois zones fronto-pariétales ; ratatinement des circonvolutions rolandiques.

Fig. 3 — Face externe de l'hémisphère droit : atrophie moins marquée que sur l'hémisphère gauche ; atrophie prédominant sur les circonvolutions rolandiques.

Fig. 4 — Face interne de l'hémisphère gauche ; amincissement de toute la masse des régions fronto-pariétales.

Fig. 5, 6, 7 et 8 — Coupes horizontales sériées de l'hémisphère gauche depuis la surface (fig. 8) jusqu'au niveau des noyaux centraux (fig. 5). Atrophie totale des régions frontales et pariétales prédominant sur la substance grise ; ratatinement des circonvolutions ; lacunes dans les régions atrophiées, par suite de l'atrophie et de la rétraction fibreuse de la substance cérébrale : aspect de fromage de gruyère.

Fig. 9 (Obs. 64). — *Sclérose cérébrale en foyers.* Face interne de l'hémisphère droit dans un cas d'atrophie considérable du lobule paracentral et de la face interne du lobe occipital : à ce niveau ratatinement des circonvolutions en paquet de ficelles.

Fig. 10 (Obs. 65). — *Hémiatrophie cérébrale d'origine circulatoire.* Cerveau vu par sa face supérieure. Atrophie de l'hémisphère gauche.

Fig. 11 — *Hémisphère gauche atrophié reposant sur sa face interne :* atrophie prédominant sur les régions fronto-pariétales, en particulier sur les circonvolutions rolandiques : amincissement des circonvolutions ; élargissement des sillons.

Fig. 12 — Hémisphère droit sain reposant sur sa face interne.

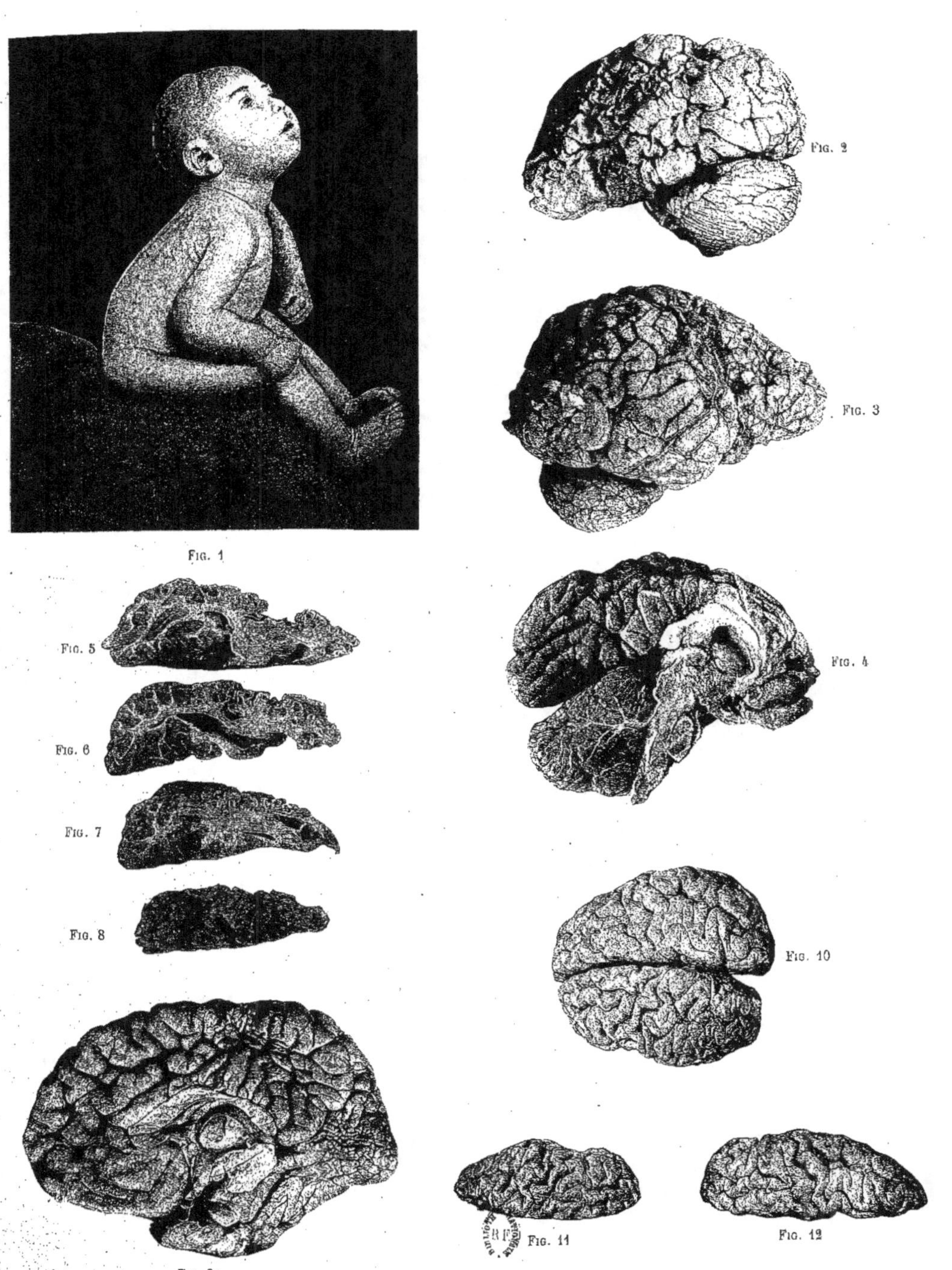

Encéphalopathies Infantiles

ENCÉPHALOPATHIES INFANTILES

Observation 63. — *Diplégie spasmodique infantile par sclérose et atrophie cérébrale.*

(Clinique de M. le professeur agrégé P. Haushalter.)

(Pl. 14, fig. 1, 2, 3, 4, 5, 6, 7, 8.)

Garçon vu pour la première fois à l'âge de neuf mois. Père : vingt-trois ans, alcoolique, nerveux, atteint d'une paralysie infantile du bras droit. Mère : dix-neuf ans, nerveuse. Pas d'antécédents spécifiques chez les parents. Enfant unique. Grossesse et accouchement normaux.

A l'âge d'un mois, l'enfant eut des convulsions cloniques du bras gauche, qui durèrent deux jours, puis se généralisèrent à tout le corps ; il avait 5 à 6 accès par jour pendant lesquels il devenait tout bleu. Au bout de quinze jours, les convulsions cessèrent. La raideur que présente l'enfant existe depuis l'époque des convulsions.

Etat actuel. — Enfant peu développé, amaigri. Crâne petit. **Front** étroit, **bas, fuyant.** Occipital saillant. Le **frontal se trouve placé dans un plan sous-jacent aux deux pariétaux** et est comme enfoncé sous eux : **au niveau de la suture fronto-pariétale,** le **bord antérieur des pariétaux fait saillie ;** pas de traces de fontanelles. Au dire de la mère, cette conformation du crâne se serait manifestée quelque temps après l'époque des convulsions. Strabisme convergent de l'œil gauche ; nystagmus. Aucune manifestation d'intelligence. Déglutition lente.

Raideur considérable de la nuque ; **la tête** est en **extension forcée,** l'occiput touche la partie supérieure du dos. Dans le décubitus dorsal, la tête est déviée à droite. **Les différents segments des membres supérieurs** (doigts, mains, avant-bras) **sont en flexion** et appliqués contre le tronc. L'extension est presque impossible ; la main ouverte, se referme comme mue par un ressort. Spontanément, il se produit quelques mouvements très lents, accompagnés de tremblements épileptoïdes. **Flexion des jambes sur les cuisses, des cuisses sur le bassin.** Les pieds sont en flexion dorsale (talus-varus). Adduction des cuisses, qu'il est difficile d'écarter. Raideur du tronc. Cyanose et refroidissement des extrémités.

L'enfant rentre au service huit mois plus tard ; il s'est à peine développé pendant ce temps ; la tête est extrêmement petite (*microcéphalie*) et présente les mêmes déformations que précédemment. La raideur persiste, les membres sont en flexion, l'enfant est comme ankylosé ; on peut le porter en plaçant une main sous l'occiput et l'autre sous les talons, sans que son corps fléchisse. Il succombe cachectique à l'âge de dix-huit mois.

Autopsie. — Dans les principaux viscères, lésions de tuberculose aiguë généralisée.

A l'ouverture du crâne, épaississement des os frontaux, chevauchement de ces os sous les pariétaux. Adhérence très serrée de la calotte cranienne à la dure-mère au niveau des deux sutures fronto-pariétales. Épaississement considérable de la dure-mère, état scléreux de cette membrane, surtout dans la région de la convexité et plus à gauche qu'à droite. Vingt grammes environ de liquide clair, citrin, entre la dure-mère et l'encéphale.

Le cerveau est petit, ratatiné, son poids est de 360 grammes. La diminution de volume est le résultat d'une atrophie de la région antérieure des hémisphères (fig. 2, 3, 4), prédominant du côté gauche. Le *lobe frontal,* le *lobe pariétal* et le *lobe sphénoïdal sont complètement atrophiés à gauche;* à droite la lésion n'intéresse qu'une région triangulaire à base supérieure, à sommet inférieur au niveau du pied de la troisième circonvolution frontale, région qui intéresse le tiers postérieur du lobe frontal et le tiers antérieur du lobe pariétal.

Les *circonvolutions,* au niveau de la lésion sont *diminuées de volume, étroites, ratatinées* (fig. 2 et 3), parcheminées, ressemblant à un paquet de vers; elles sont par places d'aspect kystique, transparent. Sur des *coupes* on constate que la substance cérébrale au niveau de la partie malade est dure, résistante. Elle est creusée d'un *grand nombre de lacunes aréolaires* (fig. 6 et 7) produisant l'aspect kystique indiqué plus haut; ces aréoles varient à l'œil nu depuis le volume d'une tête d'épingle à celui d'une petite noisette. La lésion est corticale et n'intéresse que les parties superficielles du cerveau.

Les *lésions microscopiques* dans la région cérébrale atteinte se résument en une sclérose névroglique avec nombreux faisceaux ondulés surtout à la surface du cerveau, avec existence de nombreuses cavités, dont quelques-unes sont bourrées de corps granuleux, avec élargissement des espaces périvasculaires; les cellules cérébrales sont méconnaissables ou plutôt on n'en observe pas de vestiges. Dans la moelle, colorée par la méthode de Weigert, on voit, par transparence sur les coupes, la place du cordon pyramidal occupée par une tache jaune; au microscope le cordon pyramidal est constitué presque uniquement par du tissu névroglique dense; on n'y voit que de très rares tubes, dont la plupart sont grêles.

Par l'attitude générale des membres, leur rigidité absolue (fig. 1), ce cas répond bien au type extrême de diplégie cérébrale spasmodique : il reproduirait complètement le syndrome classique de Little, si, dans celui-ci, la tête n'était habituellement fixée en flexion et les pieds en équin, alors qu'ici la tête est contracturée en extension forcée et les pieds en flexion; ce qui d'ailleurs, à notre avis, ne suffit pas à éliminer ce cas du syndrome en question. Les symptômes spasmo-paralytiques trouvent leurs explications dans l'atrophie scléreuse de l'écorce cérébrale et en particulier des régions rolandiques, et dans l'arrêt de développement et l'atrophie du cordon pyramidal qui en fut la conséquence : l'atrophie énorme de la région antérieure du cerveau (fig. 2 et fig. 3) explique l'enfoncement de l'os frontal, qui, comme le montre la figure 1 se trouve sur un plan inférieur au pariétal, dont il est séparé par un sillon, trace de la suture fronto-pariétale. La *sclérose cérébrale* est ici fort probablement la conséquence d'une encéphalite aiguë, dont furent symptômes les convulsions d'abord monoplégiques puis générales, qui survinrent à l'âge d'un mois chez cet enfant jusqu'alors bien portant. Fait curieux, le père du petit malade est atteint d'une atrophie d'un bras, résidu d'une paralysie infantile; si comme l'admettent plusieurs auteurs, la poliomyélite qui produit la paralysie infantile est de même nature que l'encéphalite aiguë, il existait chez le père et l'enfant une prédisposition aux localisations infectieuses de l'axe cérébro-spinal.

OBSERVATION 64. — *Rigidité spasmodique infantile généralisée par sclérose cérébrale en foyers.*
(Clinique de M. le professeur agrégé P. Haushalter) (¹).

(Pl. 14, fig. 9.)

Fillette : trois ans. Père : trente et un ans, alcoolique invétéré. Mère : vingt-deux ans, très nerveuse.

____

(¹) P. HAUSHALTER et Ch. THIRY. Deux cas de rigidité spasmodique infantile avec autopsie, *Société de biologie,* 1897.

Pendant la grossesse la mère eut à subir des émotions morales très vives et même de fréquentes crises nerveuses. Accouchement normal. L'enfant fut placée en nourrice à deux mois et perdue de vue pendant une année. Reprise par sa mère à un an, elle ne pouvait se tenir debout, pliait le corps en avant, croisait les jambes en marchant. Les deux bras et principalement le droit étaient raides, enfin l'enfant louchait de l'œil gauche. La raideur, qui existait dans les quatre membres, diminua progressivement.

Etat actuel (trois ans). — Enfant chétive. Ne parle pas ; intelligence très arriérée. Strabisme de l'œil gauche. *Rigidité du tronc et de la nuque ; rigidité des membres supérieurs.* Le corps est incliné en avant, la tête penchée, les bras fléchis, appliqués contre le tronc. Les mouvements sont lents, maladroits ; si on présente un objet, la main plane, les doigts sont agités de mouvements lents, et elle ne peut prendre l'objet. *Rigidité complète dans les membres inférieurs.* Cuisse en adduction forcée. Pieds en équinisme, la pointe dirigée en dedans. Jambes en demi-flexion sur les cuisses. On n'arrive que très difficilement à vaincre la raideur des jambes surtout du côté droit. L'enfant ne peut se tenir seule debout. Si on la fait marcher en la soutenant, elle se place sur la pointe des pieds et croise les jambes l'une devant l'autre, pouvant à peine les avancer.

Mastication longue ; déglutition difficile. Pas d'exagération des réflexes. Mort par broncho-pneumonie.

Autopsie. — Méninges normales. Atrophie notable des circonvolutions fronto-pariétales des deux côtés surtout dans leur tiers supérieur. Des deux côtés, **ratatinement extrême du lobule paracentral,** qui, affaissé, sillonné de plis et de crevasses, a une dureté cartilagineuse. Même aspect, même dureté des **deux lobes occipitaux à leur extrémité terminale et à leur face interne.** Au microscope dans les parties atrophiées des lobules paracentraux et des lobes occipitaux, amincissement extrême de la substance grise, envahie par une sclérose névroglique très accentuée ; les éléments nerveux y sont méconnaissables, les cellules rondes assez nombreuses ; nulle part en ces points on ne trouve apparence de cellules pyramidales ; à leur place on voit de grosses cellules arrondies. Sous l'écorce, sclérose névroglique en tourbillons ou en faisceaux circonscrivant, à la limite des substances blanche et grise, des lacunes irrégulières dont quelques-unes visibles sur la coupe du cerveau frais, mesurent près de 1 millimètre. Pas d'altération notable des vaisseaux. — Sur des coupes de la moelle colorées à la méthode de Weigert, le cordon pyramidal présente, par transparence surtout à la région lombaire, une coloration grise bien tranchée. Au microscope, le cordon pyramidal est constitué en majeure partie par du tissu névroglique assez dense, riche en cellules névrogliques, dans lequel sont noyés des tubes à myéline rares et grêles.

Ici les symptômes sont incontestablement ceux de la rigidité spasmodique bilatérale du syndrome de Little, tel qu'on l'observe ordinairement à la suite des accouchements laborieux, de la naissance asphyxique et même, comme nous l'avons vu plus haut, et comme plusieurs faits nous l'ont démontré consécutivement, de la naissance prématurée : syndrome banal de lésions de natures diverses, dont la localisation chez le fœtus où le nouveau-né seule importe. La rigidité bilatérale fut ici fonction de deux foyers symétriques de sclérose cérébrale, siégeant symétriquement dans les circonvolutions fronto-pariétales avec prédominance sur le lobule paracentral. L'origine et la cause de cette sclérose occupant des deux côtés des régions semblables, lobes occipitaux et circonvolutions rolandiques (fig. 9) nous échappent ; la répartition symétrique des lésions, dans les cas de ce genre, a fait supposer que le processus initial, inconnu, qui aboutit à la sclérose, est commandé par des troubles vasculaires (P. Marie).

OBSERVATION 65. — *Hémiplégie spasmodique infantile par hémiatrophie cérébrale d'origine circulatoire.*
(Clinique de M. le professeur agrégé P. Haushalter) (¹).

(Pl. 14, fig. 10, 11 et 12.)

Fillette, onze ans à l'époque de la mort. En mai 1891, à l'âge de sept ans, pleurésie purulente aiguë gauche ; opération de l'empyème ; en mars 1892, résection costale en raison de la persistance de la suppuration ; nouvelle résection costale en juin 1893; quatre jours après cette opération, convulsions généralisées, le lendemain hémiplégie droite totale des membres et de la moitié inférieure de la face ; deux jours après contracture de tout le côté hémiplégique; aphasie motrice complète, avec intégrité de l'intelligence, sensibilité intacte. En juillet la contracture s'accentue surtout dans le membre supérieur, le bras est appliqué contre le tronc en flexion; la main et les doigts sont fléchis comme le représente la figure 5 de la planche 1 qui montre en même temps la déformation hippocratique des phalanges; contracture du membre inférieur droit en extension ; l'enfant marche en fauchant et traîne la jambe; aphasie persistante. Persistance d'un fistule pleuro-cutanée ; cachexie progressive ; en décembre 1894, sans que les symptômes nerveux se soient modifiés, l'enfant succombe dans le coma après avoir eu une série de crises convulsives.

Autopsie. — Poumon gauche transformé en un moignon à aspect de caoutchouc ; plèvre gauche transformée en une membrane fibreuse, épaisse, dans laquelle existe une petite cavité purulente contenant à peine 10 centimètres cube de pus. Adhérences pleuro-péricardiques, adhérences costo-sterno-péricardiques. Dans le foie et le rein lésions de cirrhose et de dégénérescence amyloïde qui ont été décrites ailleurs en détail (²).

Dure-mère normale ; œdème gélatineux sous la pie-mère surtout du côté gauche. Cervelet, bulbe, protubérance, pédoncules d'aspect normal. **Atrophie notable de tout l'hémisphère cérébral gauche**, portant sur tout l'hémisphère ; après séjour de deux mois dans l'alcool, l'hémisphère droit pèse 450 grammes, l'hémisphère gauche 297. Après décortication, l'hémisphère gauche offre, par places, à sa surface, un aspect rugueux. L'atrophie dans l'*hémisphère gauche* (pl. 14, fig. 11) *porte sur toutes les circonvolutions*, qui sont *très amincies ;* elle est *surtout marquée dans les frontale et pariétale ascendantes;* l'*amincissement de la frontale* est surtout manifeste à sa partie inférieure, où elle est réduite à l'état d'une languette enfoncée entre la troisième frontale et le lobe sphénoïdal ; la pariétale ascendante excessivement amincie surtout dans sa partie moyenne et dans sa partie supérieure, est réduite à ce niveau à une simple crête limitée par de profondes scissures. Le lobule de l'insula est caché profondément au fond de la scissure de Sylvius, et les circonvolutions de l'insula sont amincies et aplaties ; les première, deuxième et troisième circonvolutions frontales gauches sont proportionnellement assez bien développées ; la différence entre leur volume et celui des circonvolutions frontales du côté opposé est moins marqué que pour les autres circonvolutions.

A l'*examen microscopique* du cerveau, l'hémisphère droit ne présente rien d'anormal. Dans l'hémisphère gauche atrophié, l'épaisseur absolue de l'écorce grise n'est pas sensiblement moindre du côté atrophié que du côté sain ; l'atrophie se traduit surtout à la coupe par une réduction de surface. Nous avons pratiqué des coupes comparatives du côté sain et du côté atrophié au niveau du pied de la troisième frontale, du pied de la frontale ascendante, de la partie moyenne de la pariétale ascendante, etc. Les lésions du côté atrophié se sont montrées partout les mêmes et se résument en les suivantes : la disposition radiée des éléments cellulaires de l'écorce a presque totalement disparu, et fait place à un arrangement irrégulier ; les cellules nerveuses ont sensiblement diminué de quantité, sans toutefois qu'aucune des couches aient complètement disparu, la réduction semble porter sur les petites cellules pyramidales ; le tissu conjonctif de l'écorce est notablement accru, et l'hyperplasie occupe presque exclusivement le tissu conjonctif pie-mérien ; aussi les vaisseaux semblent-ils plus serrés que normalement, dans les régions les plus superficielles ; les éléments névro-

---

gliques et les faisceaux du centre ovale offrent un aspect et une disposition qui ne diffèrent pas sensiblement de la normale.

La *carotide interne gauche*, presque au moment de sa bifurcation en sylvienne et cérébrale antérieure est *obturée par un caillot qui pénètre dans la cérébrale moyenne et la sylvienne*, où il se termine en pointe, peu après l'origine de ces deux vaisseaux. A l'examen microscopique la carotide interne au moment de sa bifurcation, présente sa lumière fermée complètement par un caillot; entre la paroi interne de l'artère et la périphérie du caillot, existe une zone de cellules rondes, pénétrant le caillot sous forme de traînées ou d'amas vivement colorés. Dans la partie de la carotide sous-jacente au caillot obturateur, ainsi que dans la cérébrale antérieure et la sylvienne peu après leur origine, le caillot se terminant en pointe, la partie centrale de la lumière de ces vaisseaux est seule occupée par le caillot, infiltré en partie surtout à sa périphérie, par des cellules rondes; dans la sylvienne, au moment de sa bifurcation dans l'insula, le caillot n'existe plus que sous forme de vestige, et n'occupe plus qu'un point très restreint de la partie centrale de la lumière.

Il ne fut pas possible malheureusement de recueillir la moelle.

Chez cette petite malade, c'est au lendemain de la résection costale, que soudain apparut l'attaque éclamptique qui fut suivie d'hémiplégie. La brusquerie des accidents paralytiques, leur distribution, leur durée étaient bien en rapport avec l'hypothèse d'une embolie : cette hypothèse fut vérifiée à l'autopsie; la carotide interne à sa terminaison, la sylvienne et la cérébrale antérieure à leur origine, étaient obturées par un caillot fibrineux, en voie d'infiltration leucocytique, sans que les parois artérielles fussent notablement modifiées. En l'absence de lésions endocardiques ou aortiques, nous attribuons l'origine de cette embolie à une de ces coagulations intracardiaques, que peuvent expliquer dans les épanchements pleuraux, et surtout dans les épanchements purulents, l'affaiblissement de la contraction cardiaque, les adhérences pleuro-péricardiques, les déviations du cœur et des gros vaisseaux, joints à des modifications de la crase sanguine.

Mais, fait des plus intéressants, par suite même du siège de l'embolie, fixé au point où la carotide interne se bifurque en sylvienne et en cérébrale antérieure, en raison de l'anastomose normale des terminaisons artérielles dans l'encéphale, l'interception, à leur origine, des voies importantes d'irrigation dans l'hémisphère gauche put être suppléée en partie par l'intermédiaire de l'artère communicante antérieure, de la communicante postérieure, et surtout de la cérébrale postérieure. Aussi à l'autopsie faite un an et demi après le début des accidents, trouvons-nous non pas un ramollissement d'une partie de l'hémisphère, mais bien une atrophie portant sur tout l'hémisphère, et en particulier sur les zones fronto-pariétales. Les lésions histologiques fort simples se résument en une atrophie des cellules corticales, en un tassement de tous les éléments, en une hyperplasie légère du tissu conjonctif pie-mérien de l'écorce. Le symptôme de l'hémiplégie fut donc, dans ce cas, déterminé par l'ischémie cérébrale brusque au moment de l'arrivée de l'embolus; le syndrome de l'hémiplégie spasmodique définitive fut réalisé par l'ischémie permanente d'un hémisphère, dont le résultat final fut l'hémiatrophie cérébrale.

PLANCHE 15

Troubles trophiques.

FIG. 1 (OBS. 66). — *Arthropathie tabétique de l'épaule droite;* élargissement de l'épaule, abaissement par destruction de la tête humérale.

FIG. 2 (OBS. 67). — *Arthropathie tabétique tibio-tarsienne double;* épaississement de l'articulation.

FIG. 3 (OBS. 72). — *Destruction des doigts* par panaris mutilants, multiples, récidivants, dans une *syringomyélie.*

FIG. 4 (OBS. 71). — *Ulcère trophique* sous-unguéal du gros orteil chez un enfant, consécutif à une *névrite* dans un pied plat valgus douloureux.

FIG. 5 (OBS. 73). — *Othématome* chez un *paralytique général.*

FIG. 6 (OBS. 68). — *Mal perforant plantaire* (multiple) au cours d'un *tabes.*

PLANCHE 16

Troubles trophiques.

FIG. 1 (OBS. 69). — *Arthropathie tabétique du genou, compliquée de tumeur blanche;* rotule réclinée en avant (R); érosion des cartilages (E); destruction partielle des ligaments croisés.

FIG. 2 — Sub-luxation du tibia en arrière.

FIG. 3 (OBS. 1 *bis*). — *Arthropathie de l'épaule droite au cours d'une atrophie musculaire progressive d'origine myélopathique* [1]; distension de la capsule articulaire C; rupture spontanée de la capsule (R); (omoplate OM, clavicule CL, humérus H, biceps B).

FIG. 4 — Face postérieure de la même pièce. Plaque ostéophytique à l'insertion du deltoïde (F); plaque ostéophytique au niveau d'insertions musculaires (omoplate OM., clavicule C, humérus H, biceps B).

FIG. 5 (OBS. 68). — *Arthropathie tabétique du genou droit.* Le genou est augmenté de volume et subluxé; incurvation à concavité interne du membre.

FIG. 6 (OBS. 70). — *Pied bot tabétique* par paralysie musculaire. Pied et orteils tombants

---

[1] Le malade est représenté pendant la vie, pl. 1, fig. 1 et 2.

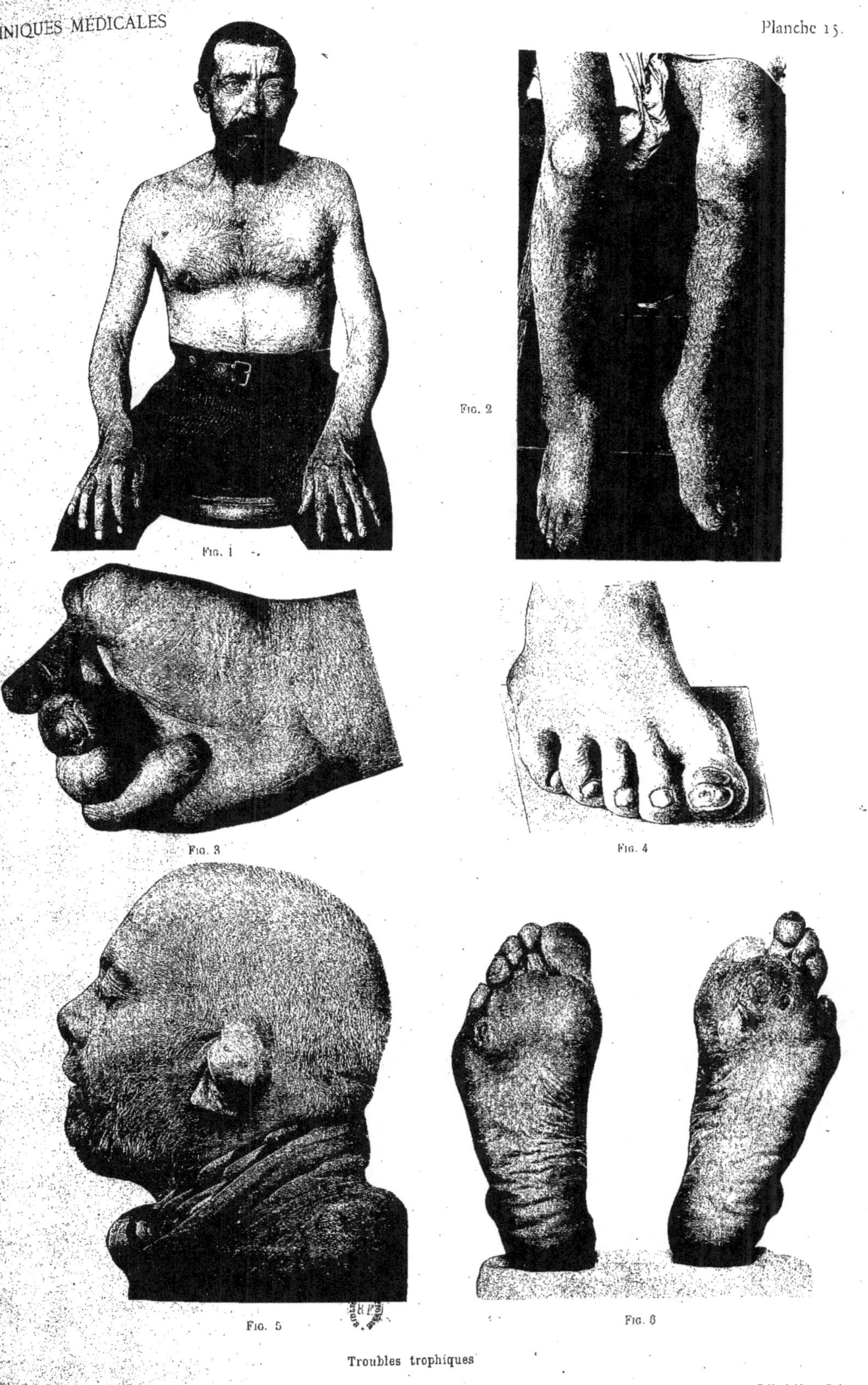

Troubles trophiques

..ller, G. Etienne, Ch. Thiry et T. Spillmann.

C. Naud, éditeur, Paris.

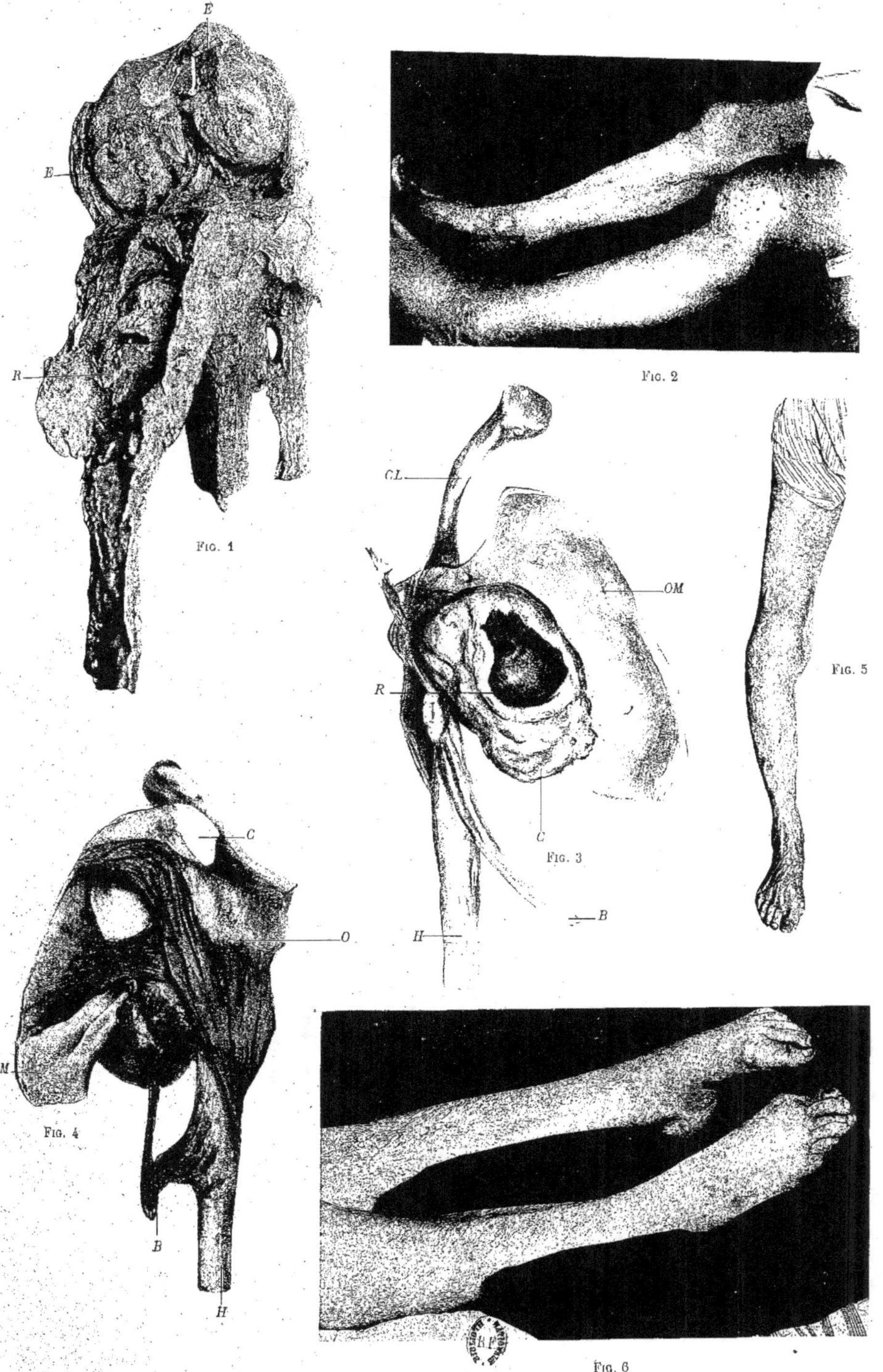

Troubles trophiques

..ther, G. Étienne, Ch. Thiry et L. Spillmann.

C. Nand, éditeur, Paris.

TROUBLES TROPHIQUES

Même après la description de Charcot, certains auteurs ont rapporté sous le nom d'arthropathies nerveuses les lésions les plus différentes : le rhumatisme articulaire aigu ou subaigu chez des pottiques ; des arthrites suppurées au cours de la méningo-myélite suppurée diffuse ; des arthrites ankylosantes multiples ; et même, en Allemagne, à la suite de Virchov, on ne voulut voir dans les arthropathies nerveuses que du rhumatisme chronique déformant. Dans l'état actuel des choses, il convient de réserver exclusivement le nom d'*arthropathies nerveuses* aux lésions décrites par Charcot, à la « Charcot's joint disease » des auteurs anglais.

Au point de vue clinique, on peut distinguer deux types : *atrophique* avec destruction massive du tissu ostéo-articulaire, et *hypertrophique* avec néoformations osseuses. Mais ces différences ne sont qu'apparentes, car ces types artificiels peuvent être combinés sur un même malade et même sur une même articulation([1]) (pl. 15, fig. 1 ; pl. 16, fig. 3 et 4). D'après ce que nous avons pu observer, il semble que prennent surtout le type hypertrophique le scapulum, les surfaces articulaires supérieures du tibia et inférieures du genou ; et le type atrophique, les extrémités supérieures du fémur et de l'humérus.

Et encore, cette soi-disant hypertrophie osseuse (pl. 15, fig. 1) est-elle souvent factice, car à l'autopsie on constate que les ostéophytes peuvent être constitués par des calcifications ligamenteuses ou tendineuses (pl. 16, fig. 3 et 4) ; et, dans les cas étudiés (pl. 15, fig. 1), ils sont beaucoup plus perméables aux rayons X que l'os normal.

Ces arthropathies ont été observées dans de nombreuses maladies nerveuses.

Dans la *syringomyélie*, on en trouve deux cas sur les 18 observations réunies par Bruhl. Par un singulier hasard, sur 6 syringomyéliques que nous avons eu l'occasion d'étudier à Nancy, 5 étaient des arthropathiques, la lésion atteignant 2 fois l'articulation scapulo-humérale gauche, 1 fois l'articulation scapulo-humérale droite et 1 fois les articulations phalangiennes, ce dernier chez un malade présenté par M. le professeur agrégé P. Parisot à la

---

([1]) G. Étienne. Des arthropathies nerveuses. *Revue médicale de l'Est*, 1898.

Société de Médecine. Les membres supérieurs étaient seuls intéressés ; la statistique de Perez avait déjà montré le même fait.

Dans le *tabes*, la proportion des arthropathies paraît varier entre 4 et 5 p. 100. Sur 3o cas d'ataxie que l'un de nous a eu l'occasion d'étudier, il a trouvé 10 arthropathies intéressant 7 malades, soit une moyenne de plus de 20 p. 100 ; elles ont atteint :

L'épaule gauche 1 fois (pl. 15, fig. 1) ; les genoux 7 fois (pl. 16, fig. 1, 2) ; l'articulation tibio-tarsienne 2 fois (pl. 15, fig. 2).

Les arthropathies doubles étaient symétriques (genoux et articulations tibio-tarsiennes).

Deux cas de tabes anormaux s'accompagnaient de la même complication, aux genoux ; dans l'un il s'agissait de tabes avec conservation des réflexes ; dans l'autre (pl. 16, fig. 5), de tabes avec sclérose combinée du faisceau pyramidal, d'où exagération des réflexes.

Enfin l'*atrophie musculaire progressive d'origine myélopathique* s'est, chez un de nos malades (pl. 1, fig. 1), compliquée d'arthropathie très typique de l'épaule droite (pl. 16, fig. 3, pl. 3 et 4).

Et dans tous ces cas, quelle que soit la maladie nerveuse fondamentale, les lésions ont été identiques dans leurs grands traits, du moins dans les limites indiquées plus haut.

Voici les observations résumées de ceux de nos malades qui ont trouvé place dans ce travail (¹) :

OBSERVATION 66. — *Tabes. — Arthropathie de l'épaule droite ; crises gastriques indolores ; névrite optique.*
(Clinique de M. le professeur P. Spillmann.)

(Pl. 15, fig. 1.)

X..., charretier, quarante et un ans. La photographie montre l'*élargissement* de l'épaule droite et sa **chute** déterminée par la destruction de la tête humérale ; le bras peut, en effet, *se luxer dans toutes les directions* et, au palper, on sent l'*humérus terminé en pointe*. Lorsqu'on imprime des mouvements à cet os en appliquant la main sur le moignon articulaire, on perçoit des *craquements* comparables aux frottements de noix les unes contre les autres.

Cette arthropathie a débuté en février 1895 par une augmentation *rapide* du volume de l'articulation, avec production d'*épanchement articulaire ;* la peau était *zébrée* de veines plus apparentes que normalement.

Ce malade, éthylique avéré, atteint en 1878 d'une *syphilis* bien caractérisée, vit débuter son tabes en 1888, *par les yeux ;* puis, très rapidement, apparurent de la faiblesse dans la région lombaire, des douleurs fulgurantes dans les jambes ; un an plus tard, la marche était difficile, titubante, le ténesme rectal apparaissait, de même que les mictions involontaires.

Déjà à ce moment, il présentait des *crises gastriques indolores périodiques, d'un type très spécial*, constituées par des crises de vomissements bilieux, incoercibles, se répétant continuellement pendant une huitaine de jours, cessant subitement, pour reparaître, presque à date fixe, le mois suivant.

En 1892, lorsque le malade entra à la clinique de M. le professeur Spillmann, il présentait une atrophie du nerf optique très avancée, distinguant à peine les doigts qu'on lui montrait ; les pupilles ne réagissaient ni à la lumière, ni à l'accommodation, et il existait un léger strabisme des deux yeux. Pas d'autres troubles des sensibilités spéciales. Les sensibilités tactiles et thermiques sont conservées, mais il y a des zones de

---

(¹) Les observations *in extenso* se trouvent dans la thèse de LEMAIRE : Du syndrome arthropathique de Charcot. *Nancy*, 1901.

retard dans la sensibilité à la piqûre ; le sens génital est perdu depuis le début de la maladie ; les réflexes sont abolis. Sauf l'artério-sclérose, il n'existe pas d'autre trouble organique.

Depuis, l'ataxie ne s'est pas notablement modifiée ; cependant depuis que les accidents oculaires sont aussi prédominants, la marche s'est améliorée. Mais le traitement antisyphilitique, mercuriel et ioduré, intense et prolongé, les injections de Brown-Séquard, etc..., n'ont pas paru modifier la situation.

Observation 67. — *Tabes.* — *Arthropathies tibio-tarsiennes doubles.*
(Clinique de M. le professeur P. Spillmann.)
(Pl. 15, fig. 2.)

Chez ce malade, charpentier, âgé de soixante-quinze ans, on voit les **articulations tibio-tarsiennes très augmentées de volume, de forme irrégulièrement arrondie,** la malléole externe hypertrophiée, étant très fortement saillante. Les mouvements de flexion et d'extension se font assez facilement mais s'accompagnent de *craquements* articulaires et de sensation de corps étranger articulaire. Tous les muscles des régions voisines sont notablement *atrophiés*. La marche est assez facile.

Le malade présente en outre l'ensemble symptomatologique du tabes : il ne peut se tenir debout les yeux fermés, ni à cloche-pied ; incoordination dans les mouvements des membres supérieurs ; abolition des réflexes ; signe d'Argyl-Robertson ; diplopie ; douleurs en ceinture. Fait important : la crête antérieure des deux tibias présente de nombreuses saillies, traces probables de *lésions gommeuses* anciennes et témoins peu récusables d'une *syphilis ancienne méconnue.*

Observation 68. — *Tabes anormal, avec scléroses combinées.* — *Arthropathies des genoux ; mal perforant plantaire* (¹).
(Clinique de M. le professeur P. Spillmann.)
(Pl. 15 ; fig. 6. Pl. 16, fig. 5.)

Le genou droit est **tuméfié ;** la rotule, les surfaces articulaires tibiale et fémorale **sont élargies ;** la diaphyse tibiale paraît raccourcie. Léger épanchement liquide.

Les distensions ligamenteuses enlèvent toute stabilité à l'articulation, d'où des **subluxations** se produi sant à volonté et l'*incurvation* à concavité interne, bien nette sur la photographie (pl. 16, fig. 5). Assez fréquemment se produisent des poussées d'*hydarthrose ;* dans leur intervalle tout mouvement détermine des craquements articulaires. Circonférence du genou droit, 38 centimètres ; gauche, 33.

En outre, ce malade présente un vrai type de **mal perforant** (pl. 15, fig. 6) : à la face plantaire du pied gauche, au niveau de la tête antérieure du deuxième métatarsien existe une **ulcération** profonde de près de un centimètre, ayant la dimension d'une pièce de cinquante centimes, arrondie, taillée à l'emporte-pièce, à bords très réguliers, avec une circonférence superficielle un peu plus large que celle du fond, qui est régulièrement plane. Autour de cet **entonnoir** la peau a disparu. Deux lésions de tous points semblables, mais moins avancées, siègent autour de la tête du premier métatarsien gauche et entre les quatrième et cinquième métatarsiens droits.

D'autres signes viennent compléter le tableau clinique du tabes : la sensibilité au tact est diminuée à gauche ; la sensibilité à la piqûre, abolie en certains points, est retardée en d'autres ; la sensibilité thermique est conservée ; le sens musculaire paraît à peu près conservé. Le soir, le malade éprouve parfois des secousses, des lancées douloureuses dans les jambes. Pas de crises splanchniques ; pas de diplopie ; les pupilles, égales, réagissent peu à la lumière, mais bien à l'accommodation. Depuis un an, les mictions sont prolongées, l'urine continuant à s'écouler dans le pantalon. Mais, point intéressant, les réflexes des genoux sont exagérés.

C'est la présence du mal perforant qui nous permit de porter un diagnostic très précoce, d'affirmer une

---

(¹) P. Spillmann et G. Étienne, Syphilis héréditaire tardive, observation n° 4. *Revue médicale de l'Est,* 1894.

syphilis ancienne, et de trouver l'origine des accidents que nous avions observés dans sa famille, depuis longtemps soumise à notre observation. En effet :

Cet homme a eu douze enfants. Les cinq premiers mort-nés ; le sixième est mort à quatre ans ; le septième, une fille, observée à la clinique médicale en 1888, à l'âge de dix-sept ans, portait depuis plusieurs années une perforation du voile du palais, allongée dans le sens antéro-postérieur, longue de un centimètre et demi environ, large de 5 millimètres ; cette ulcération n'avait jamais été douloureuse ; il n'existait pas d'autre stigmate d'hérédo syphilis ; pas de signe de scrofule. On porta le diagnostic de syphilis héréditaire, de perforation du voile du palais consécutive à une gomme. Le huitième enfant a des dents d'Hutchinson bien caractérisées, une kératite double, une otite ; le neuvième, âgé aujourd'hui de vingt-trois ans, a une kératite. Le dixième a les dents mal plantées, est épileptique ; les onzième et douzième, âgés de dix et de six ans, ne présentent rien d'anormal. Nous avons là un type de famille hérédo-syphilitique. Et cependant le père, sujet de cette observation, niait, certainement de bonne foi, toute syphilis ancienne.

Au père, on administre une injection hebdomadaire de 1 centimètre de thymol-acétate de mercure pendant trois semaines consécutives. Au bout de ce temps, le mal perforant est complètement cicatrisé ; la tuméfaction du genou est extrêmement diminuée.

Ces lésions articulaires peuvent, lorsqu'un tabétique, par exemple, est atteint d'une maladie infectieuse, créer un *locus minoris resistentiæ* ; et sur l'arthropathie peut venir se greffer une *arthrite infectieuse*. Le cas suivant en est un exemple :

OBSERVATION 69. — *Tabes ; arthropathie, puis tumeur blanche du genou gauche* [1].

(Clinique de M. le professeur agrégé P. Parisot.)

(Pl 16, fig. 1 et 2.)

Le malade, meunier, âgé de soixante ans, est un alcoolique invétéré. Le début de la maladie remonte au mois de janvier 1894 : à cette époque, le malade remarqua que la jambe gauche se fatiguait beaucoup plus rapidement que la droite. Bientôt après survint un *gonflement* considérable du genou, qui le contraignit à cesser momentanément tout travail. Après quelques jours de repos, il reprit son métier, qui l'obligeait à faire par jour plusieurs kilomètres à pied. L'articulation était alors complètement indolore et la marche possible. En décembre 1895, apparurent les déformations articulaires, que l'on constate encore actuellement. A ce moment le malade exerçait le métier de casseur de pierres, et, pour se mouvoir plus facilement, déplaçait avec ses mains son genou, qui ne le faisait nullement souffrir. En octobre 1896, il entra dans le service de M. le professeur Gross, où on immobilisa l'articulation pendant deux mois dans un appareil plâtré. C'est alors qu'on s'aperçut de l'*abolition des réflexes rotuliens* et de l'apparition des *douleurs fulgurantes*. Les différents symptômes observés ayant fait penser à un tabes, le malade fut conduit dans le service de M. le professeur Spillmann, où le même diagnostic fut porté. Vers la fin du séjour du malade dans ce service, le genou, qui jusqu'alors était resté insensible, devint douloureux, et la marche fut bientôt impossible. L'état général était des plus mauvais ; il existait déjà aux deux sommets des signes manifestes de tuberculose pulmonaire. C'est à ce moment que le malade entra à l'hospice Saint-Julien (avril 1897).

Malade profondément amaigri. L'attention est de suite attirée par l'arthropathie du genou gauche (pl. 46, fig. 2) ; celui-ci est *très augmenté de volume*, surtout à la partie externe ; sa circonférence à la partie moyenne est de 40 centimètres, celle du genou droit n'étant que de 33. La tuméfaction est uniforme, et tout relief extérieur a disparu. Il existe une *subluxation du tibia en arrière*. La peau a sa coloration normale, mais le réseau veineux est très développé. La rotule est *très élargie*, ainsi que les surfaces articulaires en contact. On ne perçoit pas le choc rotulien. Les douleurs sont vives à la pression et dans les mouvements, du reste très limités, qu'on peut imprimer à la jointure. L'incapacité fonctionnelle est totale. Cette arthropathie est le seul trouble trophique observé chez le malade.

---

[1] P. PARISOT et L. SPILLMANN. Arthropathie tabétique et tumeur blanche. 4e *Congrès français de médecine interne*, Montpellier, 1898.

» Les réflexes rotuliens et crémastériens sont abolis, la force musculaire intacte et les mouvements volontaires hésitants. La jambe droite, élevée au-dessus du plan du lit, oscille avant d'arriver au but. La marche est impossible et le malade ne peut pas rester debout immobile. Il ressent des douleurs fulgurantes dans les membres inférieurs. Il n'y a pas de retard dans la perception et pas de perte du sens musculaire. La sensibilité au tact est normale, ainsi que la sensibilité thermique. Les pupilles, contractées, réagissent à l'accommodation mais pas à la lumière; à l'examen ophtalmoscopique, atrophie blanche des deux pupilles. La parole est légèrement scandée et la mémoire très diminuée. A part l'auscultation du poumon, qui fait entendre des craquements aux deux sommets, l'examen des différents appareils ne présente rien de particulier. Comme traitement local, application de pointes de feu sur le genou malade, immobilisation dans une gouttière.

Le 21 janvier, le malade est pris brusquement de courbature et de fièvre. On perçoit aux deux sommets des craquements, avec résonance de la voix. Le 25 il existe un violent point de côté dans l'aisselle droite; les pommettes sont cyanosées et la dyspnée est très vive. Les crachats rouillés, adhérents, renferment des pneumocoques en quantité considérable, mais on n'y trouve pas le bacille de Koch. On entend à la base droite et dans l'aisselle des râles crépitants fins. Le pouls est petit, les bruits du cœur sourds. Il y a dans les urines une forte proportion d'albumine. Pendant les jours suivants, l'état s'aggrave : respiration difficile, pouls filiforme, incomptable et le malade meurt le 30 janvier.

Autopsie. — La dissection du genou gauche permet de constater les lésions suivantes (pl. 16. fig. 1). Après ablation des parties molles, qui ne présentent aucune altération, on trouve la capsule articulaire très épaissie. L'incision de la synoviale donne issue à un pus jaunâtre, qui distend tous les culs-de-sac et s'épanche dans les bourses du creux poplité. Ces bourses communiquent, par un orifice étroit, avec l'intérieur de la cavité. Il y a environ 90 grammes de pus. L'examen bactériologique y décèle la présence du *bacille de Koch* en quantité considérable. La synoviale est épaissie, injectée et couverte de petits tubercules grisâtres formant saillie. Les deux plateaux du tibia et les condyles du fémur sont très augmentés de volume. Le *cartilage articulaire, décollé, est en partie détruit* et réduit en bouillie. L'os, dénudé sur une grande surface, est injecté et présente de *nombreux foyers de ramollissement*. La face postérieure de la rotule présente les mêmes altérations.

Les poumons sont congestionnés aux bases; on trouve un début d'hépatisation grise de tout le lobe inférieur du poumon droit. Le reste du parenchyme est farci de *tubercules*. Il y a deux petites cavernes au sommet. Lésions semblables dans le poumon gauche.

Une coupe transversale de la portion dorsale de la moelle épinière, colorée à l'hématoxyline de Weigert, montre la *dégénérescence des cordons postérieurs*. Le centre ovale de Fleichsig et la zone radiculaire postérieure sont intacts.

A l'examen des différents troncs nerveux du membre inférieur gauche (nerf sciatique, sciatique poplité interne et rameau articulaire se rendant au genou), on trouve, dans la plupart des faisceaux, une *disparition presque complète des fibres*. Quelques faisceaux seulement semblent peu altérés. Cette dégénérescence se propage jusque dans les racines antérieures de la moelle. Sur le membre inférieur droit, les lésions sont beaucoup moins accentuées et l'on constate seulement la segmentation de la myéline et la disparition du cylindraxe dans certaines fibres.

OBSERVATION 69 *bis.* — *Arthropathie de l'épaule dans un cas d'atrophie musculaire progressive d'origine myélopathique.* — *Rupture de la capsule articulaire; destruction de la tête humérale, plaques ostéophytiques au niveau de l'insertion des muscles péri-articulaires.*

(Clinique de M. le professeur P. Spillmann.)

(Pl. 1, fig. 1 et 2 ; pl. 16, fig. 3 et 4.)

En étudiant les atrophies musculaires d'origine myélopathique, nous avons rencontré (pl. 1, fig. 1 et 2), ce cas (obs. 1) jusqu'à présent unique dans la littérature médicale, d'atrophie musculaire myélopathique compliqué d'arthropathie. Nous ne reviendrons pas ici sur son histoire clinique, nous bornant à rapporter les particularités que l'autopsie nous a permis de relever au niveau de l'articulation intéressée :

A l'ouverture de la tumeur axillaire droite, on constate qu'elle est constituée par une poche, développée dans le tissu cellulaire sous-cutané, dont les mailles ont été refoulées, communiquant largement et librement avec l'articulation scapulo-humérale par un *orifice* situé à la partie inférieure de celle-ci et large comme une pièce de 5 francs (pl. **16**, fig. 3).

Il s'est donc produit une *rupture de la synoviale* avec irruption du liquide articulaire, qui a refoulé le tissu cellulaire, a formé une poche, s'est peu à peu enkysté après avoir pour ainsi dire imbibé le tissu lâche environnant, d'où la teinte ecchymotique prise par la tumeur axillaire après l'effraction. Mais il est important de noter que la cavité était formée exclusivement par le tissu cellulaire refoulé sans épaississement, sans formation de paroi enkystante.

La **capsule articulaire**, *énormément distendue* (fig. 3), à parois amincies, mesure 13 centimètres de hauteur, 7,5 de largeur. A l'intérieur, on constate la disparition totale de la tête humérale.

A la périphérie de l'articulation, existent une série d'**ostéophytes** siégeant au niveau des tendons périarticulaires d'insertion musculaire.

1° A l'insertion supérieure du deltoïde est une plaque osseuse (fig. 4) en forme d'épaulette, mesurant 7 centimètres dans sa dimension antéro-postérieure, 5 centimètres de hauteur, et environ 2 centimètres d'épaisseur; en bas l'épaisseur diminuant progressivement, d'où un rebord inférieur presque tranchant.

2° Plaque mesurant 3 centimètres sur 2, aplatie, roulée, en forme de graine de pastèque, au niveau de l'insertion commune du petit pectoral, de la courte portion du biceps et du coraco-brachial (fig. 4).

3° De l'insertion de la longue portion du biceps part une plaque large de 12 centimètres s'étendant sur le trajet du muscle sous forme d'un fuseau ostéophytique, sur une longeur de 18 centimètres.

4° Nodule osseux, ayant les dimensions d'une noix, à l'insertion de la longue portion du triceps.

5° Nodule comme un gros pois à l'insertion du sous-épineux.

On voit qu'en somme, quelle que soit la maladie médullaire, cause de l'arthropathie nerveuse, celle-ci reste toujours semblable à elle-même, ainsi que nous l'avons déjà dit.

Prise dans le sens indiqué par Charcot, avec quoi cette arthropathie nerveuse peut-elle être confondue? Il suffit de signaler, pour les éliminer, le rhumatisme articulaire aigu et les lésions articulaires du pseudo-rhumatisme infectieux, survenant chez des malades atteints d'une affection nerveuse; nulle confusion ne peut réellement être faite. Mais on a vu déjà que Virchow et, avec lui, nombre d'auteurs allemands n'ont voulu voir dans le syndrome de Charcot que l'arthrite déformante. Or l'arthrite déformante a un début lent, graduel, s'accompagnant, habituellement, au début, d'un très faible épanchement; son processus est hypertrophique d'emblée; elle est douloureuse; les mouvements articulaires sont difficiles et restreints. Au contraire, dans l'arthropathie nerveuse, le début est brusque, s'accompagnant parfois d'un épanchement abondant; d'où augmentation du volume de la région articulaire, dont la peau est sillonnée de veinules bleuâtres.

L'évolution est rapide, aboutissant en quelques semaines à d'énormes délabrements articulaires; le processus est souvent atrophique d'emblée; les mouvements sont illimités et indolores. Enfin, l'aspect des articulations atteintes est totalement différent, et pour s'en rendre compte, il suffit de se rapporter aux planches 60 et 61. La clinique proteste donc contre une identification vraiment inconcevable.

En opposition clinique avec ces arthropathies, nous plaçons le pied bot du tabes, le pied bot tabétique, dû non plus à des lésions osseuses ou ostéophytiques, mais à des altérations musculaires polynévritiques. En voici un cas :

OBSERVATION 70. — Tabes ; pied bot.
(Clinique de M. le professeur agrégé P. Parisot.)
(Pl. 16, fig. 6.)

T..., quarante-cinq ans. Entre à l'hôpital Saint-Julien vers le milieu de l'année 1894. Sa maladie a débuté, il y a deux ans, par des douleurs fulgurantes dans les jambes, atrocement douloureuses ; ensuite s'est développé le tableau classique du tabes dorsalis : absence des réflexes rotuliens, atrophie de la pupille, signe d'Argyl-Robertson, ataxie locomotrice, troubles de la sensibilité. Actuellement le malade est entré dans la troisième période de la maladie ; il est confiné au lit et a de larges escarres.

Les deux pieds sont **en varus équin**. Il y a **extension exagérée** : la pointe est fortement rejetée en avant et le pied est dans le prolongement de la jambe ; il y a de plus déviation vers l'axe médian du corps. Le pied est *rigide*, on sent sous la plante les tendons des fléchisseurs fortement tendus ; de même les orteils, et en particulier le premier, sont immobilisés. C'est un *pied bot polynévritique ;* la déformation est produite par l'atrophie musculaire consécutive à la névrite des nerfs de la jambe. Mais ce n'est pas le « pied tabétique arthropathique » dans lequel la déformation est due à l'altération trophique du squelette ; le pied est véritablement raccourci de longueur plutôt qu'infléchi ; le bord interne du pied est épaissi, la face dorsale est saillante et l'on sent fréquemment des craquements articulaires.

Ces arthropathies nerveuses sont souvent associées à d'autres troubles trophiques. On a vu notre malade, atteint d'atrophie musculaire, succomber à une cachexie caractérisée par l'évolution de *nombreuses et profondes escarres*, se formant en tout point soumis à une pression quelconque. L'une notamment mettait à nu la branche horizontale du maxillaire inférieur et la clavicule droite; la photographie 1, pl. 1, en indique bien la cause.

Dans notre observation concernant un tabes anormal avec scléroses combinées, une arthropathie du genou coïncide avec un beau cas de mal perforant plantaire. Renvoyons à sa description (obs. 68 et pl. 15, fig. 6). Ainsi qu'on le voit, le *mal perforant plantaire* du tabes se produit habituellement au niveau des points de la plante des pieds sur lesquels repose principalement le poids du corps et avec une grande prédominance au niveau de la tête du premier métatarsien.

Le diagnostic de mal perforant s'impose à première vue lorsque la lésion est bien caractérisée (et c'est le cas dans la photographie) par sa forme en entonnoir, moins large dans la profondeur, à bords lisses, à pente régulière, à fond plus ou moins recouvert de villosités; avec ses bords entourés de tissus plus ou moins épaissis ou même en bourrelets; bien plus encore, lorsque dans sa profondeur il finit par intéresser les synoviales, les articulations ou même les os. Mais il n'en est pas de même au début, lorsqu'il se présente soit sous forme d'un durillon épaissi, indolore, soit sous forme d'une ampoule qui crève et laisse à découvert le derme. A cette phase, le diagnostic n'est généralement pas fait, si l'on ne pense pas à rechercher les signes de la maladie médullaire causale.

C'est une lésion assez voisine qui concerne l'observation suivante :

OBSERVATION 71. — *Ulcère trophique sous-unguéal chez un enfant.*
(Observation du D^r Ch. Thiry.)
(Pl. 15, fig. 4.)

C'est le pied d'un enfant de neuf ans, bien constitué, mais atteint d'un pied plat congénital. Plusieurs traitements orthopédiques ont été essayés en vain ; l'enfant a la voûte plantaire complètement affaissée, est très mauvais marcheur et souffre. Mais le pied droit est particulièrement plus douloureux, l'enfant se plaint de douleurs même au repos et la pression au niveau de la tête des deux premiers métatarsiens éveille la douleur. Il y a six mois il se produisit une légère ulcération à l'extrémité du gros orteil droit. Cette ulcération peu douloureuse n'attira pas l'attention au premier abord, mais elle s'élargit et força le malade à cesser de se rendre à l'école. La photographie fut faite alors, trois mois après le début de l'ulcération. Divers traitements furent essayés sans grand résultat ; malgré les soins antiseptiques il se produisit de la suppuration. Puis spontanément l'affection guérit pour se reproduire un mois après. Actuellement elle dure encore. La sensibilité est normale.

C'est un véritable mal perforant : la peau est décollée aux alentours, la perte de substance a la forme d'un entonnoir.

On ne peut interpréter cette lésion qu'en en faisant une conséquence du pied plat douloureux, et en admettant que l'altération d'un tronc nerveux accompagne celle des petites articulations, si fréquente dans cette maladie. Il s'agirait donc bien d'un ulcère trophique.

Un autre groupe de troubles trophiques est constitué par les panaris mutilants, multiples, récidivants, le plus souvent analgésiques, observés surtout dans la syringomyélie. Dans l'observation suivante, cette singulière lésion se trouve chez un syringomyélique atteint d'arthropathie de l'épaule droite, au niveau de la main droite, qui, en outre, présente le type dit : main succulente.

OBSERVATION 72. — *Syringomyélie, arthropathie de l'épaule droite ; troubles trophiques de la main droite, atrophie musculaire péri-articulaire. Pas de troubles de la sensibilité.*
(Clinique de M. le professeur P. Spillmann.)
(Pl. 15, fig. 3.)

A l'âge de vingt-quatre ans, cet homme, ouvrier cordonnier qui jusqu'alors n'avait été atteint que de dysenterie et de fièvre paludéenne pendant son service militaire en Afrique, vit apparaître pour la première fois un panaris qui entraîna la perte de la première phalange du pouce droit ; des accidents analogues lui firent perdre, toujours à la main droite, la dernière phalange de l'index en 1884, la dernière phalange du médius en 1885, deux phalanges de l'annulaire en 1886 ; en 1887, un panaris déforma l'auriculaire, sans amener cependant la chute osseuse. Le 22 juillet 1895, pendant qu'il était à son ouvrage, il ressentit tout à coup un craquement violent et très douloureux dans l'épaule droite ; le lendemain l'articulation était tuméfiée et très rapidement les désordres, actuellement constatés, étaient acquis.

Aujourd'hui, à part les **mutilations** des doigts par ces panaris multiples, récidivants, **la main droite est épaissie**, les tissus se sont gonflés, comme turgescents, « à pleine peau » ; la teinte en est livide ; la peau brillante et lisse. L'épaule est tombante, augmentée de volume, déformée. A la palpation, on sent les surfaces osseuses irrégulières; on peut luxer l'humérus dans tous les sens. Mais les mouvements imprimés sont *douloureux*; il existe d'ailleurs à ce niveau des douleurs spontanées. *Tous les muscles périarticulaires sont complètement atrophiés;* le deltoïde est disparu, de même que le pectoral, le muscle sous-épineux, le trapèze; le chef supérieur du biceps n'existe plus, le chef inférieur étant totalement conservé, faisant, par opposition aux méplats pathologiques, un relief frappant.

Les sensibilités au contact, à la douleur, à la piqûre, aux températures, ne présentent aucune modification appréciable, même au niveau du bras droit. Il existe une sensation très pénible de tiraillement au niveau de l'articulation scapulaire droite. Les réflexes sont légèrement exagérés.

Les mouvements que peut effectuer le bras droit autour de l'épaule, sont très limités, proportionnellement au degré d'atrophie des muscles intéressés.

Du rapprochement de ces symptômes, on peut conclure chez ce malade à l'existence d'un petit noyau gliomateux au niveau de la 5ᵉ vertèbre cervicale, débordant peu dans la région rétro-épendymaire d'où absence des troubles sensitifs, et au contraire développé en avant vers la corne antérieure droite, d'où l'arthropathie et l'atrophie musculaire péri-articulaire, incomparablement plus marquée que lorsqu'elle accompagne simplement une lésion d'une articulation.

OBSERVATION 73. — *Othématome.*

(Service de M. le professeur agrégé P. Parisot.)

(Pl. 15, fig. 5.)

L'othématome rentre encore dans les troubles trophiques, puisqu'il s'accompagne d'une altération constante et préalable des cartilages de l'oreille (Virchow). C'est une tumeur fluctuante produite par accumulation du sang entre le cartilage et le périchondre, recouverte par une peau rouge, tendue, luisante, coïncidant souvent avec des signes de congestion cérébrale chez les aliénés et très particulièrement chez les paralytiques généraux, comme dans le cas représenté ici.

PARALYSIES DIVERSES DE LA FACE

D'une façon très générale, la paralysie faciale d'origine centrale, c'est-à-dire liée à une lésion intracérébrale du faisceau du facial, est une paralysie *partielle* et *croisée; croisée*, c'est-à-dire que la paralysie est située du côté opposé au côté lésé; *partielle*, c'est-à-dire n'intéressant pas toutes les branches du facial, au moins pratiquement ; c'est la branche supérieure qui échappe, parce que son origine corticale et son trajet intracérébral diffèrent probablement de ceux des autres portions du facial. Cette paralysie faciale accompagne presque toujours une paralysie des membres du même côté. Les cas faisant exception à cette règle sont fort rares ; nous en rapporterons cependant un exemple.

Au contraire, la paralysie dite d'origine périphérique est *directe*, c'est-à-dire du même côté que la lésion, et *totale*, c'est-à-dire intéressant la totalité du nerf, y compris la branche supérieure, à condition toutefois que la lésion siège au-dessus du point supérieur de dissociation périphérique des branches du facial, au-dessus du ganglion géniculé, dans l'aqueduc de Fallope.

Si la lésion siège au-dessous de ce ganglion géniculé, la paralysie faciale respectera les filets pétreux, et n'intéressera donc pas le voile du palais. Toujours dans l'aqueduc, vers le deuxième tiers de son trajet, une lésion intéressant le tronc facial avant la séparation du nerf de l'étrier entraînera encore la paralysie du muscle de l'étrier, d'où acuité auditive exagérée par tension excessive de la membrane du tympan. Plus bas encore, avant l'issue de la corde du tympan, la lésion occasionne notamment les troubles bien connus de la fonction de ce nerf, en particulier la diminution de la sécrétion salivaire de la glande sous-maxillaire.

Si, maintenant, la lésion siège non plus dans l'hémisphère, ni sur le tronc périphérique du nerf facial, mais dans le mésocéphale, en intéressant le faisceau pyramidal, la paralysie pourra présenter les combinaisons les plus variées en fonction des paralysies d'autres muscles de la face ou des membres, suivant les nerfs qui se seront déjà séparés du faisceau commun.

Le tableau suivant, dû au professeur Grasset, montre bien cette complexité. (*Revue neurologique*, 1900, p. 586 et suiv.)

PARALYSIES ALTERNES MOTRICES

Caractères communs : paralysie des membres d'un côté, d'un ou de plusieurs nerfs craniens de l'autre.
Siège de la lésion : protubérance ou voisinage.

	1er type. Type ordinaire.	2e type. Type modifié ou complété.	3e type. Type Foville, avec participation de l'hémi-oculomoteur (dextogyre ou lœvogyre).
I. — Syndrome Millard-Gubler. *Caractères communs :* paralysie des membres d'un côté, du facial total de l'autre. *Siège de la lésion :* partie inférieure de la protubérance.	Paralysie : des membres d'un côté ; — du facial total de l'autre.	Paralysie : des membres d'un côté ; — du facial total et de un ou plusieurs nerfs craniens voisins.	Paralysie : des membres d'un côté ; — du facial total et d'un hémi-oculomoteur de l'autre
II. — Syndrome Gubler-Weber. *Caractères communs :* Paralysie des membres et du facial d'un côté et d'un ou de plusieurs oculo-moteurs. *Siège de la lésion :* partie supérieure de la protubérance.	Paralysie : des membres et du facial d'un côté ; — de l'oculo-moteur (3e paire), de l'autre.	Paralysie : des membres et du facial d'un côté ; — de la 3e et 6e paire, ou de la seule 6e paire de l'autre.	Paralysie : des membres et du facial d'un côté ; — hémi-oculomoteur (dextrogyre ou lœvogyre) de l'autre.

Et notre observation n° 77 (fig. 7 de la planche 17), jointe à celles antérieurement publiées de Wernicke, Meizejewsky et Rosenbach, Crokes, dans lesquelles les membres ne sont pas paralysés, ajoute encore à cette complexité.

Dans la planche 17, nous avons réuni un groupe de paralysies de la face de types variés.

OBSERVATION 74. — *Paralysie totale et complète du nerf facial, d'origine otique.*
(Clinique de M. le professeur P. Spillmann.)

(Pl. 17, fig. 4.)

Cette paralysie, chez un homme âgé de quarante ans, est un type de la *paralysie totale de la face.*

Le côté droit de la figure est affaissé, passivement reporté en avant ; les deux lèvres, flasques, s'écrasent l'une sur l'autre ; la commissure labiale est abaissée ; la joue se soulevant passivement, le malade « fume sa pipe ». *Les sillons de la face et du front, les rides n'existent plus ; le lobule du nez est attiré du côté gauche.* La paralysie est *complète* : aucune réaction musculaire volontaire ne peut se produire, d'où le degré extrême de cette paralysie, infligeant au malade, même au repos, une laideur caractéristique. Elle est *totale* en ce qui concerne la face, car le *facial supérieur est aussi intéressé :* les plis du front sont abolis, le malade est dans l'impossibilité de fermer les paupières du côté droit, par paralysie de l'orbiculaire et prédominance d'action du releveur (moteur oculaire commun), même pendant le sommeil (lagophtalmos), d'où épiphora. Au niveau de la paupière inférieure existe un véritable ectropion paralytique.

Le voile du palais n'est pas intéressé : on peut donc conclure que la lésion causale siège plus bas que le ganglion géniculé. En effet, ce malade, à l'âge de six ans, fut atteint d'une otite suppurée droite, pendant la convalescence d'une fièvre typhoïde, et c'est à ce moment que se manifesta la paralysie du facial. La surdité est complète du côté droit. Cette otite provoqua une carie du rocher, d'où lésion du tronc facial, alors que toutes ses branches allant à la face sont réunies, mais que les nerfs pétreux l'ont déjà quitté.

A la suite d'une atteinte de rhumatismes articulaires aigus, ce malade contracta une endocardite avec insuffisance et rétrécissement mitral, et succomba au cours d'une poussée d'endocardite aiguë. A l'autopsie, on vérifia le siège de la lésion du facial.

Observation 75. — *Paralysie complète du facial, forme dissimulée, d'origine otique.*
(Clinique de M. le professeur agrégé P. Haushalter.)

(Pl. 17, fig. 1.)

Dans l'observation suivante, la paralysie est encore *totale* quant à la face, intéressant toutes les branches du nerf. La photographie montre les *traits de la face moins marqués à gauche ; la bouche est attirée à droite, plus largement ouverte de ce côté. De même le lobule du nez est dévié. Les sillons de la face, et plus particulièrement les rides du front, sont beaucoup moins accusés à gauche ; de ce côté, l'œil reste plus ouvert.*

Mais, fait intéressant, cette paralysie gauche *n'est pas complète* ; elle n'est *réellement apparente* que lorsque *l'enfant pleure ou rit,* en un mot lorsque intervient la *mimique faciale.* Au repos, la grimace caractéristique est à peine visible : c'est la forme *dissimulée* de la paralysie faciale, que présentent assez souvent les jeunes enfants.

Cette petite malade, âgée de dix-huit mois, était atteinte depuis deux semaines d'une otite suppurée gauche, et était arrivée au dernier degré de la cachexie tuberculeuse : maigreur squelettique, peau flasque ; mains bleues, cyanosées ; abdomen et partie inférieure du thorax dilatés ; gingivite ulcéreuse, adénopathies multiples, rachitisme. A l'autopsie, on trouva une infiltration tuberculeuse diffuse des poumons, avec cavernules ; la caisse du tympan était remplie de pus et le tissu osseux ramolli. Pas de lésions cérébrales.

Observation 76. — *Hémiplégie droite totale.*
(Clinique de M. le professeur P. Spillmann.)

(Pl. 17, fig. 5 et 6.)

Ce jeune homme, âgé de vingt-quatre ans, clerc d'huissier, fut frappé en avril 1896 d'un ictus. Lorsque au bout de plusieurs minutes il revint à lui, il n'existait pas de paralysie. Un mois plus tard, nouvel ictus semblable. Deux mois après, très rapidement, s'installa la paralysie faciale, suivie à quinze jours de distance de gêne dans la marche, puis de faiblesse et de tremblement dans le bras droit.

Lorsqu'il se présenta à la clinique, le 23 octobre 1896, il existait une *hémiplégie droite totale.* A la face, les sillons et les rides sont effacés, notamment *au front ; le malade ne peut fermer complètement l'œil droit ; la commissure labiale est affaissée à droite,* relevée à gauche ; le lobule du nez est attiré de ce même côté. A droite, *le voile du palais est affaissé,* flottant passivement.

Du côté des membres, il existe une diminution de la force musculaire au bras droit, qui est animé de tremblement, surtout à l'occasion des mouvements commandés. A ce bras, la sensibilité est nettement diminuée, de même qu'à la jambe droite.

En 1899, les déviations musculaires de la face sont très augmentées : le front est tout à fait lisse, il existe un léger degré d'exophtalmie droite, et de strabisme ; en outre, un certain degré de contracture du bras droit ; la jambe est contracturée en extension, et le malade marche en fauchant d'une façon très typique ; la pointe du pied droit est déviée en dedans. Exagération du réflexe patellaire. Cécité complète du côté droit ; l'examen ophtalmologique révèle l'existence d'une névrite optique très accusée à droite et d'une atrophie de la papille à gauche.

Dans ce cas, nous n'avons pas de paralysie de l'oculo-moteur commun et la paralysie faciale est du même côté que la paralysie des membres : le siège de la lésion est donc limité entre le point d'où émerge l'oculo-moteur commun (région pédonculaire postérieure) et le lieu d'entre-croisement du facial (région protubérantielle postérieure). Elle siège donc forcément dans la protubérance, et dans la zone antérieure (parapédonculaire) ou moyenne. C'est d'ailleurs conforme aux recherches de Rondot (thèse de Paris, 1883) et de Regnault (thèse de Lyon, 1890). La longue durée de la maladie permet d'éliminer le sarcome du cerveau, et tout fait supposer la présence d'un tubercule cérébral. Quant aux lésions des nerfs optiques, il ne faut y voir que le phénomène banal accompagnant la plupart des tumeurs cérébrales, quelles que soient leur nature et leur localisation (Dupont, *Thèse de Nancy*, 1898).

Dans l'observation suivante, les phénomènes sont plus complexes encore.

Observation 77. — Paralysie alterne limitée à des nerfs craniens.

(Clinique de M. le professeur P. Spillmann.)

(Pl. 17, fig. 7.)

X..., âgée de vingt-quatre ans, est prise, vers le milieu de juillet 1897, d'inappétence et d'une céphalée augmentant progressivement, puis de vomissements, survenant d'abord le matin ou après les repas, et, bientôt, incessamment.

A son entrée à l'hôpital, dans le service de M. le professeur Spillmann, que l'un de nous suppléait alors (13 septembre), la malade se plaint d'une céphalée persistante, avec exacerbation, à maximum au niveau de la région sus-orbitaire droite. On constate l'existence d'un *ptosis gauche* très net, bien qu'incomplet : la malade ne peut, même avec grand effort, faire dépasser à sa paupière gauche le bord supérieur de la pupille. Mais les mouvements d'élévation et d'abaissement du globe oculaire sont totalement conservés, de même que les mouvements de déviation interne. Les pupilles sont égales et réagissent bien à la lumière et à l'accommodation. Dans l'oculo-moteur commun, *le releveur de la paupière est donc seul intéressé.*

Strabisme interne gauche, l'œil ne pouvant exécuter aucun mouvement vers le côté externe, par *paralysie de l'oculo-moteur externe.* La rotation interne est impossible, la malade ne pouvant qu'élever ou abaisser l'œil gauche (*paralysie du pathétique*).

Du côté droit au contraire, existe une **paralysie faciale partielle** manifeste, accentuée surtout par les mouvements involontaires (rires, etc.). Le sillon naso-labial est presque effacé. Le muscle frontal est absolument indemne et l'œil se ferme à volonté et complètement. La moitié droite du voile du palais est affaissée, flasque ; le pilier droit tombe passivement et flotte. *La branche inférieure du nerf facial droit est donc paralysée.* Quand on fait tirer la langue à la malade, elle est énergiquement **déviée à droite,** par paralysie du génio-glosse droit et par conséquent du nerf *grand hypoglosse droit.*

Les muscles de la mastication ne sont pas intéressés. Les membres sont totalement respectés. Les réflexes sont normaux. Les autres appareils de l'organisme fonctionnent régulièrement.

Par principe, en raison de son âge, bien que les antécédents soient muets quant aux signes révélateurs d'une syphilis antérieure, la malade est mise à un traitement spécifique intense, ioduré et mercuriel (injections d'huile grise).

Le ptosis gauche s'accentue encore pendant trois ou quatre jours, puis il reste stationnaire pendant huit jours après lesquels il rétrocède rapidement : le 2 octobre il était sensiblement dans le même état qu'à l'entrée ; le 6 octobre l'amélioration était très notable. La malade sort après avoir reçu encore une injection d'huile grise.

Le 12 octobre, l'amélioration est très grande : la paupière gauche peut se relever ; la paralysie faciale est moins accentuée ; le voile palatin droit est beaucoup plus mobile.

Devant cette amélioration, la malade néglige son traitement, et en décembre 1897, elle est frappée d'un ictus et apportée au service dans le coma. La reprise énergique du traitement amène une guérison rapide.

La localisation de la lésion causale est très difficile. Disons d'abord que, dans l'évolution des troubles, rien ne permet de penser à l'existence de plusieurs lésions au moment de nos premiers examens ; il faut donc chercher un foyer unique.

A gauche, la paralysie porte sur : 1° une petite portion de l'oculo-moteur commun, le releveur de la paupière ; 2° l'oculo-moteur externe ; 3° le pathétique. A droite, sur : 4° le facial inférieur ; 5° le grand hypoglosse. C'est de la paralysie pédonculaire que se rapproche le plus ce groupe de faits. Mais dans le syndrome de Weber, il y a paralysie directe de l'oculo-moteur commun à son émergence et paralysie croisée de la face et des membres, puisque le faisceau pyramidal n'est pas encore entre-croisé. La lésion siège à la partie postérieure du pédoncule. On voit combien notre cas s'éloigne de ce syndrome.

Pour l'expliquer, il faut admettre une lésion intéressant : 1° à leur émergence l'oculo-moteur externe et le pathétique ; 2° une portion de l'oculo-moteur commun, et plus exactement le filet du releveur de la paupière dans son trajet de son centre secondaire au tronc d'émergence ; 3° avant leur entre-croisement les fibres du facial inférieur et de l'hypoglosse.

Une plaque de méningite gommeuse occupant toute la portion antérieure gauche de la protubérance et le sillon pédonculo-protubérantiel, engainant et enserrant à leur émergence les 4ᵉ et 6ᵉ paires et intéressant les couches superficielles encéphaliques en altérant les fibres du filet releveur, et dans le faisceau pyramidal les fibres superficielles du facial et de l'hypoglosse, pourrait peut-être remplir les conditions nécessaires pour déterminer ce type complexe de paralysie. L'action rapide du traitement antisyphilitique appuierait encore la possibilité d'une lésion de cet ordre.

Cette observation qui se rapproche de celle du professeur Raymond (*Cliniques*, 2° série), ajoute encore à la complexité des paralysies alternes si bien étudiées par M. le professeur Grasset (*Revue neurologique*, 1900).

De ce cas se rapproche l'étude des ophtalmoplégies proprement dites, dont voici deux types.

OBSERVATION 78. — *Ophtalmoplégie bilatérale par lésion bulbo-protubérantielle hérédo-syphilitique chez un enfant.*

(Clinique de M. le professeur agrégé P. Haushalter.)

(Pl. 17, fig. 2 et 3.)

Fillette âgée de cinq ans en mai 1894. Père alcoolique ; mère bien portante, a eu 11 enfants, dont 6 morts en bas âge ; on ne trouve pas chez les parents de signes actuels de syphilis.

Antécédents personnels. — Vers le 10 mai 1894, l'enfant devient somnolente, fatiguée ; puis elle se met à loucher et les deux paupières deviennent tombantes.

Etat actuel, le 24 mai 1894. — Enfant bien constituée ; fonctions respiratoires, circulatoires, digestives normales. Apyrexie.

Caractère triste, maussade : nystagmus léger des deux yeux ; *chute légère de la paupière droite, strabisme interne de l'œil droit ;* la vue paraît intacte. Mouvements maladroits dans les membres supérieurs ; marche incertaine, titubante, ébrieuse ; si l'enfant n'était retenue, elle tomberait.

Au début de juin, les symptômes se sont exagérés : parésie des quatre membres, la marche est impossible, même quand l'enfant est soutenue. *Les deux paupières sont tombantes,* il ne persiste plus qu'une légère fente ; pour voir, l'enfant est obligée de rejeter la tête en arrière ; dilatation des pupilles. A l'état de repos, la tête est habituellement penchée sur l'épaule droite (fig. 2).

Le traitement antisyphilitique par les frictions et l'iodure à l'intérieur, est institué le 5 juin.

Le 15 juin, la paupière droite commence à se soulever ; le 20 juin elle s'ouvre à peu près complètement ; le 27 juin les mouvements réapparaissent dans la paupière gauche ; les mouvements des membres se font plus facilement. A la fin de juillet, la paupière droite se soulève complètement, la gauche à moitié. Vers le milieu d'août, les mouvements des paupières sont normaux, mais il persiste du strabisme interne de l'œil droit, avec léger nystagmus des deux yeux ; la marche, toujours chancelante, ébrieuse, est possible sans aide, l'enfant semblant traîner un peu la jambe droite ; les mouvements des mains sont un peu incertains, surtout à droite, mais l'enfant peut manger seule sans trop de maladresse ; les traits de la face sont un peu moins dessinés à droite. L'état général est excellent. Le traitement spécifique a été continué une année avec de courtes interruptions.

En mai 1895, on est frappé des modifications du caractère de l'enfant : elle pleurniche sans cause ou est prise d'accès de gaieté folle sans motifs ; elle est capricieuse, fantasque ; la parole devient hésitante, traînante, un peu scandée ; la langue et les doigts sont animés de petits tremblements. L'enfant, qui était propre, satisfait ses besoins au lit, tout en étant éveillée ; les troubles de la marche ne sont pas modifiés.

Cet état persiste pendant les années 1895 et 1896 ; le traitement spécifique est suivi d'une façon régulière.

En mai 1896, l'état est le suivant : la fillette, âgée de dix ans, est bien portante, mais d'une taille peut-être inférieure à la moyenne des enfants de son âge ; il persiste une très légère déviation de l'œil droit en dedans, la tête est toujours un peu penchée sur l'épaule droite ; les mouvements dans les membres supérieurs et dans les mains sont un peu hésitants ; la marche est toujours incertaine, l'enfant avance en écartant légèrement les jambes, le corps un peu incliné à droite et penché en avant, déviant de la ligne directe et traînant très légèrement la jambe droite. Les réflexes sont normaux. La tête est toujours un peu penchée à droite, cette inclinaison ayant pour but de remédier à la diplopie, qui peut résulter de la paresse du moteur oculaire externe droit. Son humeur est toujours un peu fantasque, mais son caractère assez facile ; elle est gaie, aime à chanter ; elle est considérée par ses camarades « comme un peu folle » ; jusqu'à présent elle n'a pu apprendre à lire ; la parole a conservé, à un degré moindre peut-être, son caractère traînant et scandé.

Paralysie du releveur de la paupière, du moteur oculaire externe droit, nystagmus latéral, titubation, hémiparésie droite légère, tels sont les symptômes capitaux relevés dans cette observation ; l'ophtalmoplégie frappa successivement et dans un délai assez rapide les deux yeux, elle atteignit son maximum en même temps que les troubles parétiques ; puis la plupart des symptômes s'amendèrent, au point que cinq ans après le début il ne persiste plus qu'un léger strabisme interne de l'œil droit et une démarche un peu chancelante et ébrieuse.

Au début, les troubles de l'équilibre et la localisation des paralysies oculaires à un seul œil pouvaient faire songer à une lésion de la base du cerveau ; mais l'évolution de la maladie, la systématisation de la lésion aux deux releveurs de la paupière, la détermination élective des paralysies oculaires, ne permirent bientôt plus de placer le siège de la lésion à la base du

PLANCHE 17

Paralysies diverses de la face.

FIG. 1 (OBS. 75). — *Paralysie complète du facial gauche* (supérieur et inférieur). La déviation caractéristique de la face se montre au moment des pleurs.

FIG. 2 (OBS. 78). — *Ophtalmoplégie bilatérale* par lésion syphilitique bulbo-protubérantielle. Ptosis double total au début de la maladie.

FIG. 3.   —   Aspect de la face après le traitement spécifique ; strabisme interne de l'œil droit.

FIG. 4 (OBS. 74). — *Paralysie totale et complète du nerf facial droit.* Physionomie du malade quand on lui commande de fermer les yeux : impossibilité de fermer l'œil droit ; le globe de l'œil se relève derrière la paupière supérieure. Abaissement de la commissure droite de la bouche ; effacement des sillons de la joue.

FIG. 5 et 6 (OBS. 76). — *Paralysie complète du facial droit dans une hémiplégie droite complète.* Affaissement de la commissure labiale droite ; déviation du nez à gauche. Les deux figures représentent deux phases de l'occlusion des paupières : l'occlusion totale de l'œil droit ne peut s'accomplir.

FIG. 7 (OBS. 77). — *Paralysie alterne limitée à des nerfs craniens.* Ptosis gauche ; paralysie partielle du facial inférieur droit ; déviation de la langue à droite par paralysie de l'hypoglosse droit.

FIG. 8 (OBS. 80). — *Monoplégie linguale.*

FIG. 9 (OBS. 79). — *Ophtalmoplégie droite,* ptosis.

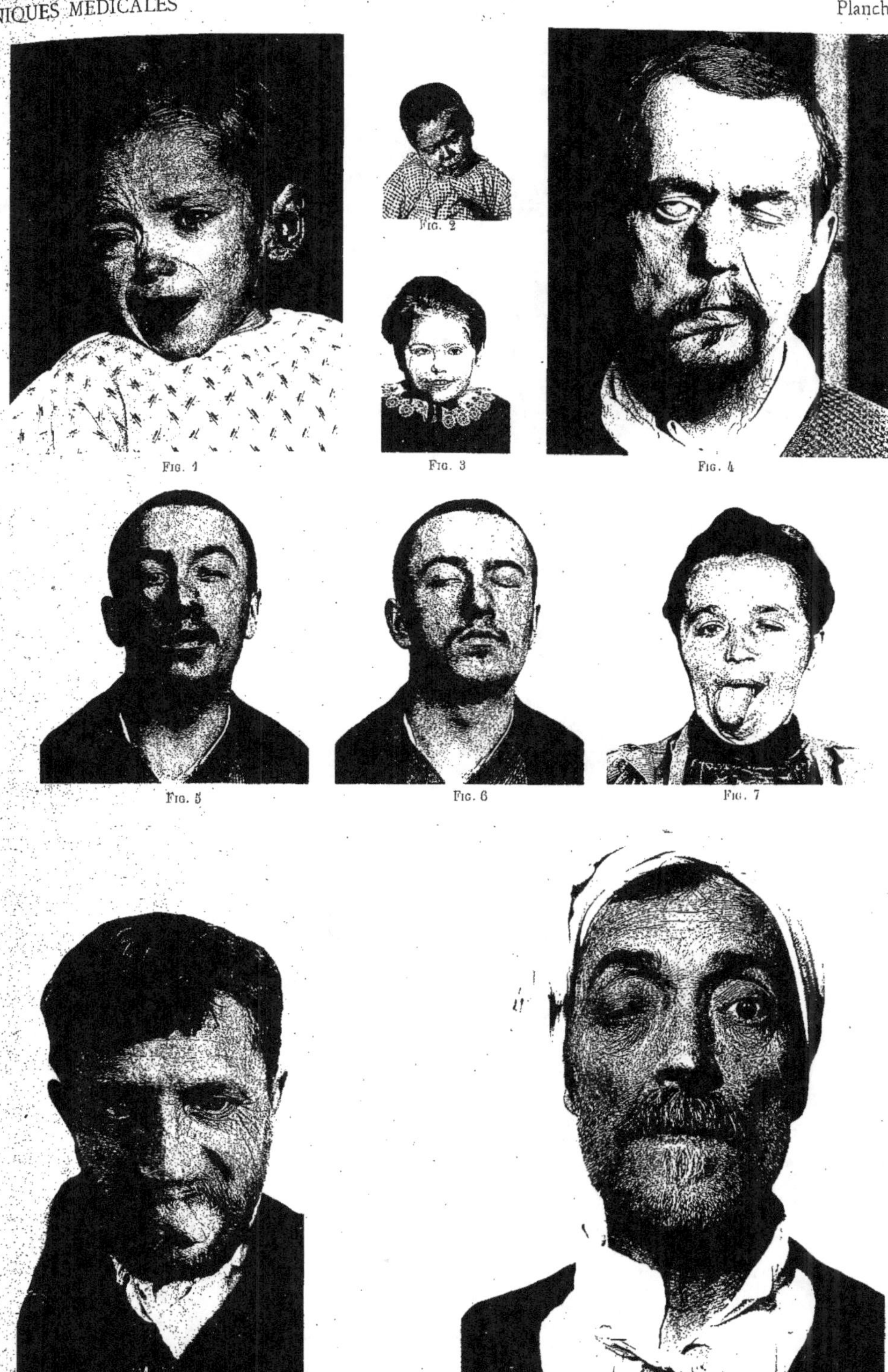

Paralysies diverses de la face

C. Naud, éditeur, Paris.

cerveau, où pour intéresser à la fois les moteurs oculaires communs et un des moteurs oculaires externes, elle eût, en raison de sa diffusion, dû atteindre d'autres nerfs craniens ; une
lésion basilaire n'expliquerait pas non plus la prédominance de la paralysie dans les deux
releveurs de la paupière supérieure. Force était d'attribuer aux symptômes observés une origine bulbo-protubérantielle. La lésion de la région bulbo-protubérantielle, supposée au-dessous de l'aqueduc, peut intéresser les différents centres des moteurs oculaires communs, voisins à droite et à gauche, peut retentir sur les faisceaux pyramidaux, sur les pédoncules
cérébelleux, amener avec l'ophtalmoplégie bilatérale des phénomènes parétiques, de la titubation : tel est d'ailleurs aussi le seul siège que le professeur Raymond ait pu attribuer à la
lésion dans un cas un peu analogue, concernant un garçon de huit ans, qui, au cours d'une
rougeole, fut pris d'une ophtalmoplégie bilatérale avec titubation et hémiplégie droite (Raymond. *Leçons sur les maladies du système nerveux*, 1896, p. 350). Étant donné les phénomènes
qui accompagnaient l'ophtalmoplégie, tels que titubation, parésie, nous sommes autorisés à
penser que la lésion n'était pas exactement et exclusivement nucléaire, comme il arrive dans
l'ophtalmoplégie nucléaire progressive ou polioencéphalite supérieure chronique ; mais qu'elle
ressortit à des troubles de circulation ou à la sclérose : nous sommes d'autant plus tentés de
nous rallier à cette hypothèse, que, à la suite du traitement spécifique, nous avons vu chez
notre petite malade disparaître une grande partie des symptômes, que dès lors nous pouvons les
rattacher à de l'artérite syphilitique ou de la sclérose gommeuse du pont de Varole : en dehors
d'autres preuves, l'efficacité du traitement et la polyléthalité chez les frères et sœurs de notre
petite malade plaident en faveur de la syphilis héréditaire. Nous trouvons un autre argument
encore en faveur de la syphilis, dans les symptômes cérébraux, présentés par l'enfant, depuis
l'amélioration des accidents d'origine protubérantielle : ces symptômes, qui se résument en
bizarrerie d'humeur et de caractère, un peu de déchéance intellectuelle, de la lenteur de la
parole, du tremblement de la langue, auraient été, chez un adulte, rapportés au syndrome de
la pseudo-paralysie générale ; l'âge de notre petite malade n'est pas une raison pour laquelle
on ne doive les rattacher à des lésions méningo-encéphaliques diffuses. Ces symptômes cérébraux se sont d'ailleurs en partie amendés depuis deux ou trois ans.

Observation 79. — *Ophtalmoplégie par tumeur de la base du cerveau.*
(Clinique de M. le professeur P. Spillmann.)

(Pl. 17, fig. 9.)

Ce malade, âgé de soixante-deux ans, n'ayant jamais présenté d'accidents de syphilis ni de tuberculose,
est atteint d'un *ptosis droit complet ;* il est dans l'impossibilité de relever spontanément la paupière droite ;
tout au plus, par association des mouvements de la paupière gauche arrive-t-il à entr'ouvrir l'œil de un
demi-centimètre. Lorsque, à l'aide du doigt, il relève la paupière droite, celle-ci retombe dès que le doigt
l'abandonne. Le globe oculaire droit peut être mobilisé ; léger strabisme externe ; exophtalmie légère. La
pupille ne réagit ni à la lumière, ni à l'accommodation. Du côté gauche, tous les mouvements de l'œil sont
possibles, entraînant par association quelques mouvements de l'autre œil. Perte complète de la vue du côté

droit, remontant à l'enfance. Pas de déviation de la face ni de la langue, dont tous les mouvements sont normaux ; le malade peut siffler, boire sans avaler de travers, etc. La motilité générale et la force sont conservées ; pas d'ataxie. Cependant le malade ne fait que difficilement quelques pas sans être soutenu.

Les réflexes sont un peu paresseux. Sensibilité normale. Céphalée continue avec paroxysme. Depuis environ un mois, vomissements immédiatement après l'ingestion d'aliments ; état habituel de constipation, selles tous les deux ou trois jours seulement. Pouls dur, régulier, égal ; artères sinueuses. Polyurie et pollakyurie.

Diagnostic : tumeur cérébrale comprimant l'oculo-moteur commun droit.

Le 9 décembre 1895, le malade succombe presque subitement. A *l'autopsie* on trouve une tumeur grosse comme une forte noisette, développée en arrière du chiasma, recouvrant la partie médiane, mais sans l'intéresser, insérée vers le tuber cinereum, s'étendant en arrière jusqu'aux tubercules mamillaires qui sont partiellement englobés. Le nerf moteur oculaire commun droit est dissocié, presque complètement détruit.

Observation 80. — Monoplégie linguale.

(Pl. 17, fig. 8.)

Chez ce malade survint, dans des circonstances ignorées, une paralysie exclusivement limitée à la langue. Lorsqu'elle est tirée hors de la bouche, *elle est très énergiquement déviée du côté gauche.* C'est la glossoplégie des auteurs. En l'absence de toute paralysie faciale, la lésion du nerf grand hypoglosse gauche peut seule être mise en cause ; la langue est alors déviée du côté paralysé par prédominance d'action du muscle génio-glosse opposé. Pas d'atrophie.

On ne trouve aucune cause appréciable de lésion périphérique du nerf ; une lésion corticale peut donc seule rendre compte d'une paralysie aussi limitée. Ce serait donc un cas anatomiquement comparable à celui que nous rapportons à la **planche 23**, où la figure 1 montre une lésion corticale T ayant déterminé également une glossoplégie très nette.

Ces cas sont très rares, puisque Charcot et Pitres (*Centres nerveux corticaux.* Collection Charcot-Debove) ne rapportent qu'un seul cas de lésion limitée au centre cortical de l'hypoglosse, dû à Rosenthal.

PLANCHE 18

Hydrocéphalie.

<table>
<tr><td rowspan="5">Hydrocéphalie
chez
un enfant
de neuf mois.</td></tr>
</table>

Hydrocéphalie chez un enfant de neuf mois.

Fig. 1 (Obs. 82). — Elargissement du front et des bosses pariétales. Abaissement de l'œil par refoulement de la voûte orbitaire ; moitié inférieure de l'iris recouvert par la paupière inférieure.

Fig. 2 — Augmentation de volume du crâne dans toutes ses dimensions : allongement antéro-postérieur très marqué.

Fig. 3 — Enfant normal de neuf mois comparé au précédent, toutes proportions gardées.

Fig. 5 (Obs. 83). — Poupon hydrocéphale de cinq mois : crâne globuleux.

Fig. 4 (Obs. 84). — Enfant hydrocéphale de dix ans (le même que dans la planche suivante) : allongement considérable du crâne dans le sens antéro-postérieur ; chute de la tête entraînée par le poids de la partie postérieure du crâne ; contracture des quatre membres en flexion.

PLANCHE 19

Hydrocéphalie.

Hydrocéphalie considérable chez un garçon de dix ans.

Fig. 1 (Obs. 84). — Enfant de dix ans normal, par comparaison.

Fig. 2 — Hydrocéphale de dix ans. Proportions énormes du crâne ; arrêt de développement du corps ; atrophie des muscles, contracture des quatre membres en flexion (rigidité spasmodique généralisée) ; empreinte formée sur le côté gauche du thorax par l'application permanente de la main gauche contracturée.

Fig. 3 — Base du crâne : os de la face à peu près normaux ; saillie considérable des régions frontale et occipitale.

Fig. 4 — Crâne d'adulte normal, par comparaison.

Fig. 5 — Crâne hydrocéphale : face normale ; élargissement des os du crâne portant surtout sur les frontaux et les pariétaux : effacement de la fosse temporale, lacune au niveau de la suture fronto-pariétale (L) ; os wormiens (W).

Fig. 6 — Crâne hydrocéphale vu par sa partie supérieure ; trou irrégulier occupé par la grande fontanelle (F) ; lacune dans l'os au niveau de la suture fronto-pariétale (L).

Fig. 7, 8, 9 — *Coupes verticale et transversale du cerveau de cet hydrocéphale.*

Fig. 7. — Coupe passant par la région frontale (vue par sa face antérieure).

Fig. 8. — Coupe passant par la protubérance (vue par sa face antérieure).

Fig. 9. — Coupe passant par la région occipitale (vue par sa face postérieure).

V. — Ventricules latéraux.

V³. — Troisième ventricule (fig. 8).

H. — Substance cérébrale des hémisphères amincie et réduite par place à l'état de lame.

C. — Cervelet.

P. — Protubérance.

PLANCHE 20

Hydrocéphalie.

Hydrocéphalie chez un garçon de deux ans et demi.

Fig. 4 (Obs. 85). — Hydrocéphale : proéminence des bosses frontales et pariétales ; tête globuleuse.

Fig. 2 — Crâne de cet hydrocéphale : élargissement portant surtout sur les os frontaux et pariétaux.

Fig. 1 — Crâne d'adulte normal.

Fig. 3 — Coupe verticale et transversale du cerveau de cet hydrocéphale au niveau de la région frontale.

Fig. 5 — Coupe verticale et transversale au niveau des noyaux centraux.

V. — Ventricules latéraux.

CC. — Corps calleux.

S,L. — Septum lucidum.

SS. — Scissure de Sylvius.

H. — Substance des hémisphères amincie.

Fig. 6 (Obs. 81). — *Hydrocéphalie au début.* Dilatation des cavités ventriculaires au cours d'une méningite séreuse à évolution subaiguë.

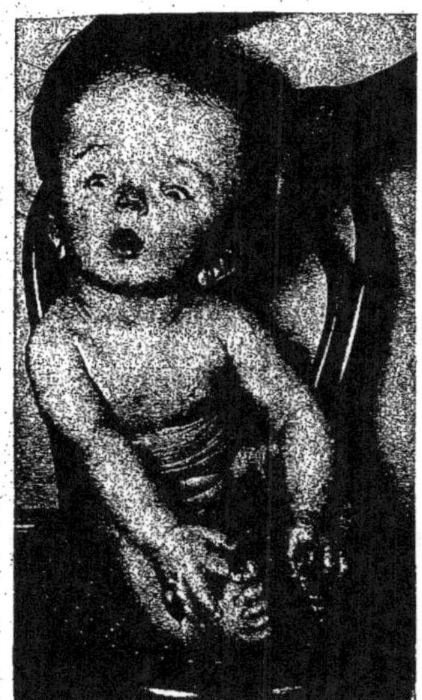

FIG. 1 .

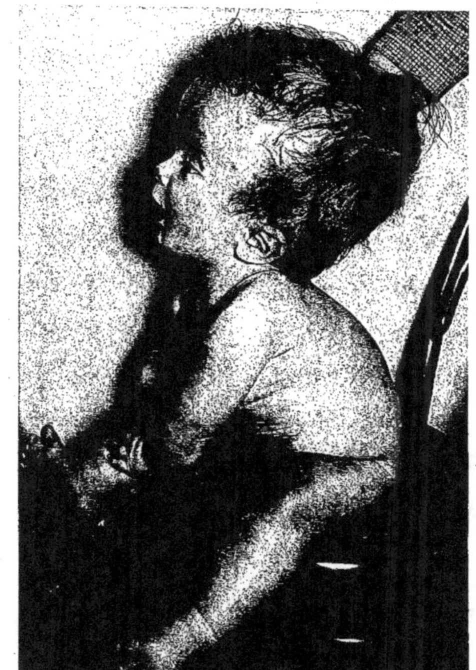

FIG. 2

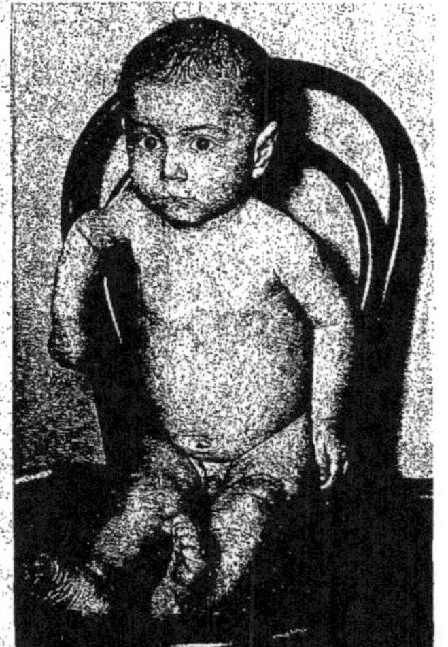

FIG. 3

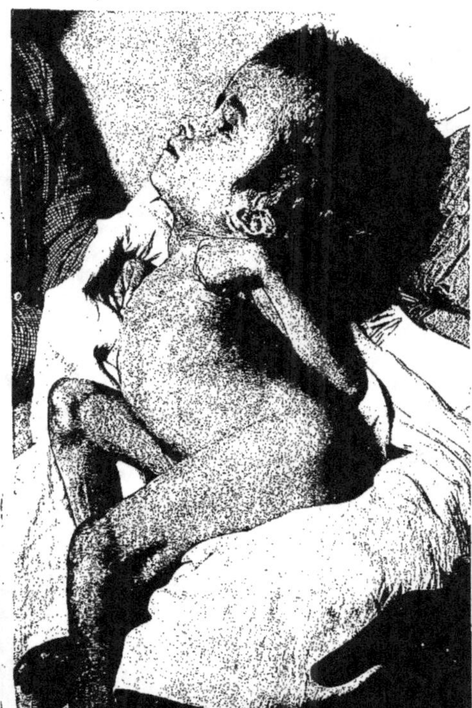

FIG. 4

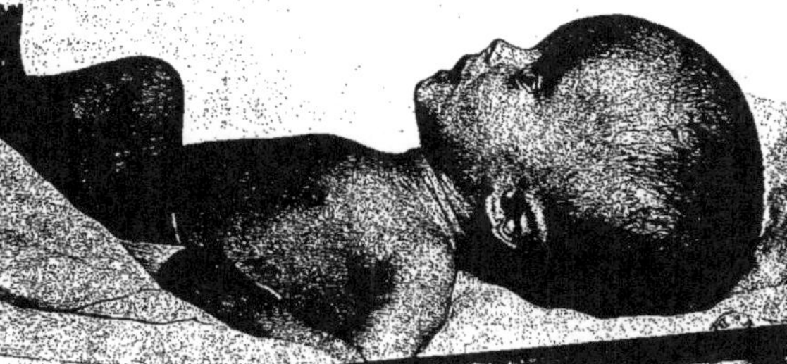

FIG. 5

Hydrocéphalie

...thalier, G. Étienne. Ch. Thiry et L. Spillmann.

C. Naud, éditeur, Paris.

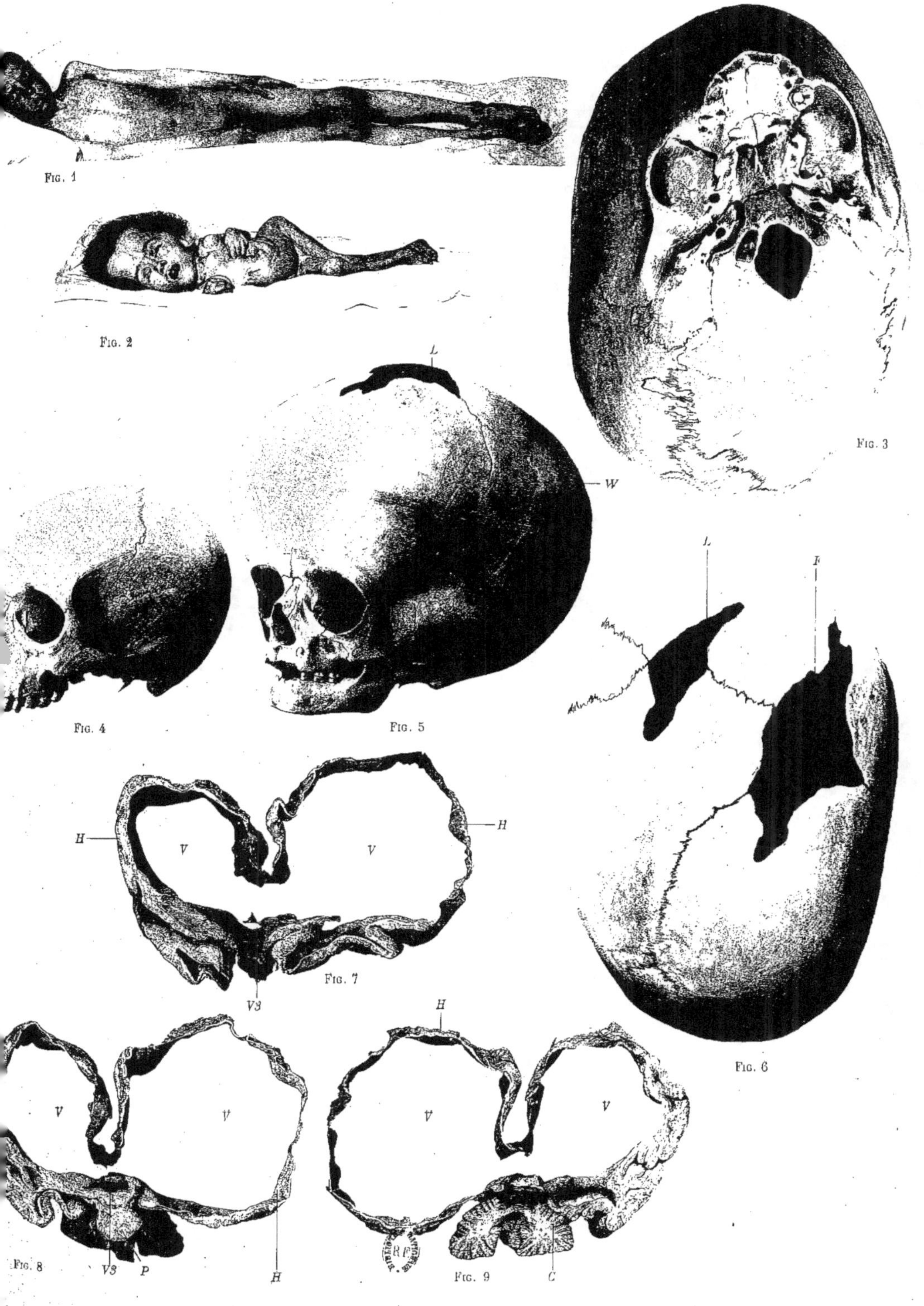

FIG. 1

FIG. 2

FIG. 3

FIG. 4

FIG. 5

FIG. 6

FIG. 7

FIG. 8

FIG. 9

Hydrocéphalie

G. Étienne, Ch. Thiry et L. Spillmann

C. Naud, éditeur, Paris.

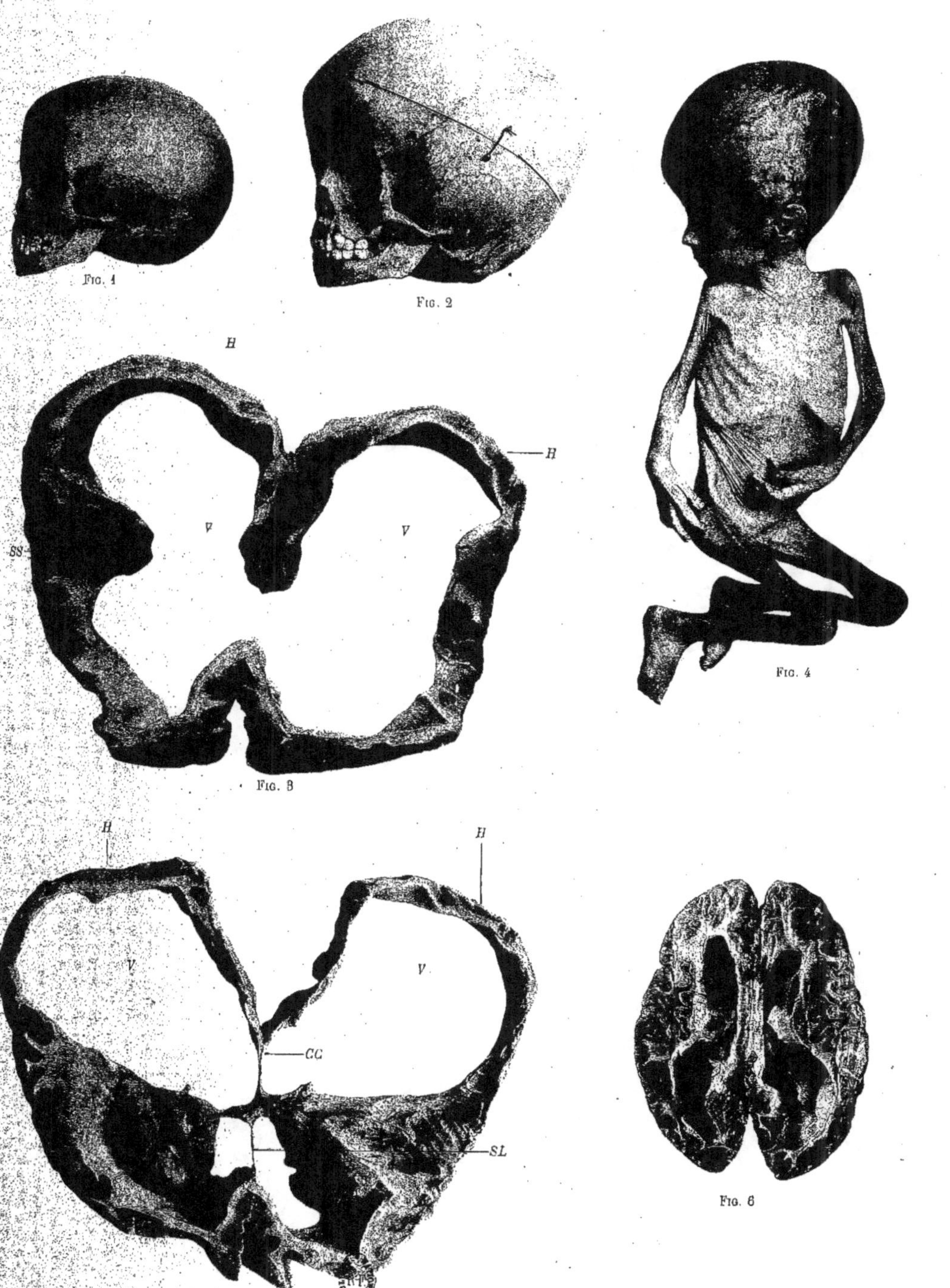

C. Naud, éditeur, Paris.

HYDROCÉPHALIE

L'hydrocéphalie est constituée par une accumulation dans les ventricules latéraux du cerveau d'un épanchement liquide qui les distend et amène la dilatation de la boîte crânienne. Par suite de la compression de la substance corticale et de l'atrophie qui peut en être la conséquence, ou bien par suite des altérations cérébrales primitives, causes de l'hydrocéphalie, on observe souvent chez les hydrocéphales un retard du développement du système intellectuel et moteur, quelquefois l'idiotie, des convulsions, des troubles des organes des sens. Le retentissement de la lésion cérébrale sur le cordon pyramidal produit dans certains cas des phénomènes spasmo-paralytiques (pl. 18, fig. 5; pl. 19, fig. 2) qui déterminent les symptômes et les attitudes de la diplégie cérébrale spasmodique. La nutrition générale est souvent ralentie ; la figure 1 et la figure 2 de la planche 19 montrent comparativement un hydrocéphale et un garçon normal du même âge.

Mais c'est l'augmentation du volume du crâne qui dénonce le symptôme cardinal de l'hydrocéphalie ; le crâne est *élargi dans tous les sens*, le *front* est *agrandi, bombé, proéminent*, les fosses temporales effacées et les *pariétaux portés en dehors* (pl. 18, fig. 1, 2, 3, 4, 5; pl. 20, fig. 4) ; les fontanelles sont distendues et bombées.

La face, ordinairement normale, contraste avec le volume du crâne ; par le fait de la dépression de la voûte orbitaire, l'œil est abaissé, et la *paupière inférieure recouvre souvent la moitié inférieure de l'iris* (pl. 18, fig. 1) ; dans les cas d'hydrocéphalie moyenne, ce signe de l'œil pourrait aider à distinguer l'hydrocéphalie du rachitisme, dans lequel aux fontanelles ouvertes correspond un crâne de volume ordinairement peu supérieur à la normale ; le rachitisme ne présente pas d'augmentation du diamètre bipariétal, et s'accompagne toujours de déformations portant sur les membres.

La *distension des cavités ventriculaires* est, au point de vue anatomique, la lésion constante de l'hydrocéphalie : très légère dans certains cas, au point de modifier à peine la forme et le volume du cerveau (pl. 20, fig. 6), cette dilatation peut, dans certains cas, atteindre d'énormes proportions et transformer les hémisphères cérébraux en *deux poches vésiculeuses* (pl. 19, fig. 7, 8, 9; pl. 20, fig. 5) ; sous l'influence de la pression du liquide, la *substance cérébrale*, au niveau des hémisphères, *s'amincit* au point d'atteindre dans les cas extrêmes quelques centimètres (pl. 20, fig. 3 et fig. 5) ou même quelques millimètres d'épaisseur (pl. 19, fig. 7, 8, 9) : les *circonvolutions sont aplaties, amincies,* à peine distinctes, *quelquefois réduites à une lame lisse d'aspect fibreux* (pl. 19, fig. 8 et 9).

La dilatation du crâne est la conséquence de l'excès de tension intra-cranienne; sous l'influence de cette pression, les *fontanelles et les sutures s'élargissent,* au point de transformer une partie de la paroi cranienne en surface membraneuse (pl. 19, fig. 6, F,L) ; des parties osseuses supplémentaires, *os wormiens,* quelquefois de grandes dimensions, se montrent au niveau des parties membraneuses (p. 19, fig. 3, W). Le crâne dans son ensemble prend une *forme globuleuse,* la *région frontale devient verticale* ou oblique en bas et en arrière, les *pariétaux sont portés en dehors,* les fosses temporales effacées, l'*occipital tend à devenir horizontal,* le conduit auditif à la face inférieure du crâne à son ouverture dirigée en bas (pl. 19, fig. 5; pl. 20, fig. 2).

L'hydrocéphalie peut être *congénitale,* ou *acquise* après la naissance. Les causes les plus habituelles de l'hydrocéphalie congénitale sont les malformations cérébrales et la syphilis, qui agit soit par influence dystrophique et dégénérative, soit en déterminant des lésions spécifiques des couches opto-striées et de l'épendyme. Les causes de l'hydrocéphalie développée après la naissance sont, les maladies infectieuses telles que la syphilis (Fournier, d'Astros, etc.), la gastro-entérite, la méningite aiguë surtout dans sa forme séreuse, etc., agissant pas des mécanismes pathogéniques divers.

La figure 6 de la planche 20 se rapporte précisément à une hydrocéphalie au début, dont les lésions dues à une méningite pneumococcique furent surprises à leur phase d'évolution subaiguë.

OBSERVATION 81. — *Hydrocéphalie légère au début par méningite séreuse à pneumocoques* [1].
(Clinique de M. le professeur agrégé P. Haushalter.)

(Pl. 20, fig. 6.)

Poupon de seize mois entré au service des enfants le 9 novembre 1895. L'enfant est malade depuis trois semaines, il se plaint continuellement, pleure, pousse des cris ; de plus il tousse et a beaucoup maigri.

Etat actuel. — Amaigrissement considérable. Bosses frontales développées. La tête est en extension forcée sur le tronc avec raideur très accentuée de la nuque. Pas de troubles oculo-pupillaires. Pas de raideur dans les membres. La température oscille entre 36°,5 et 37°,5, le pouls reste aux environs de 120. Constipation. L'enfant reste inerte dans son lit, mais pousse par moments des cris perçants. L'appareil respiratoire est normal. Cet état persiste du 9 au 15. Le 22, le malade est plus calme, la raideur de la nuque disparaît. Puis surviennent des troubles vaso-moteurs, des vomissements muqueux, du strabisme divergent. La raideur de la nuque reparaît, le corps se place en épisthotonos, les membres inférieurs fléchis. Les bras et la tête sont agités de tremblements et de soubresauts. Mâchonnement. Le 5 décembre, la tête est encore plus inclinée en arrière, l'occiput touche la colonne vertébrale. Convulsions. Pupilles ponctiformes. Contractures des mâchoires. Grincement de dents. Soubresauts.

La température, durant tout le temps du séjour de l'enfant, présente le type intermittent, oscillant entre

---

[1] HAUSHALTER et Ch. THIRY. *Études sur l'hydrocéphalie. Revue de médecine,* 1897.

36° et 38°,5, le pouls demeurant toujours aux environs de 120. L'enfant succombe le 7 décembre. Durant son séjour à l'hôpital, l'enfant avait reçu dix-huit frictions à l'onguent napolitain.

Autopsie. — A la base du cerveau, les méninges sont louches, principalement au niveau de l'émergence des nerfs craniens sur la protubérance dans l'espace perforé postérieur, sur les pédoncules cérébelleux, à l'origine de la scissure de Sylvius gauche. Au niveau de la bandelette optique droite, un placard blanchâtre fibrino-purulent compact, grand comme une lentille. A l'origine de la scissure interhémisphérique, en avant, sur la moitié droite de la protubérance, deux petites plaques de même aspect, de mêmes dimensions. A l'ouverture des *ventricules latéraux* on *constate qu'ils sont très dilatés*, ils contiennent environ 120 centimètres cubes de liquide louche, floconneux. L'épendyme est opaque, recouvert par places, surtout au niveau des cornes occipitales, de flocons purulents. Quelques-uns, détachés, nagent dans le liquide ventriculaire et donnent l'impression de crachats nummulaires. Les deux plexus choroïdes sont très développés, durs et rappellent par leur consistance l'aspect de l'épididyme. Les trous de Monro, dilatés, présentent un demi-centimètre de diamètre. Rien de particulier à signaler dans les viscères abdominaux et thoraciques.

Sur des lamelles faites avec l'exsudat de la base du crâne et avec les flocons qui nagent dans le liquide ventriculaire, on décèle d'une façon fort nette et en nombre assez considérable des éléments microbiens, réunis en diplocoques, non décolorables par Gram et rappelant absolument l'aspect du pneumocoque.

Sur des *coupes histologiques* passant verticalement par le plexus choroïde, on voit que toute la partie du plexus choroïde dirigée dans la cavité ventriculaire, est enrobée d'une gangue épaisse, fortement colorée au picro-carmin, constituée par du tissu conjonctif embryonnaire et composée de nombreuses cellules rondes tassées, et de quelques cellules fusiformes ; cette gangue est riche en néo-vaisseaux à parois minces. Sur des coupes comprenant des fragments de couche optique, on voit la surface épendymaire de la couche optique, tapissée par une couche assez épaisse de cellules rondes, tassées à la surface et d'autant plus rares qu'on s'éloigne de cette surface : à ce même niveau la paroi des petits vaisseaux est masquée par une infiltration énorme de cellules rondes formant à ces vaisseaux une épaisse tunique, et rétrécissant leur lumière, au point de supprimer complètement l'orifice dans plusieurs d'entre eux. Une coupe passant verticalement par le chiasma montre la surface du chiasma encadrée par une épaisse couche, constituée par des fibrilles de fibrine, enserrant des cellules agglomérées.

L'intérêt de cette observation réside non pas en ce qu'elle apporte un document de plus en faveur de la méningite séreuse ou séro-fibrineuse à pneumocoques, mais parce qu'elle démontre que cette méningite peut avoir une évolution prolongée subaiguë, des localisations prédominantes sur les parois des couches opto-striées et en particulier sur les plexus choroïdes, dont les lésions ou les troubles fonctionnels sont fort probablement l'origine de la plupart des hydrocéphalies acquises, qu'elle peut être en un mot, si la survie a lieu, l'origine d'encéphalopathies irrémédiables, en particulier d'hydrocéphalie, comme l'avait déjà prétendu Quincke en 1893.

De cette observation, nous rapprocherons celle (*loc. cit.*) d'un poupon hérédo-syphilitique qui mourut à l'âge de neuf mois après avoir présenté pendant trois mois des symptômes méningitiques. L'autopsie démontra une hydrocéphalie assez marquée bien que le volume du crâne n'ait pas paru augmenté d'une façon bien notable pendant la vie ; l'épaisseur de la substance cérébrale au niveau des hémisphères n'était plus que de 1 centimètre ; le trou de Monro et l'aqueduc de Sylvius étaient très agrandis ; les plexus choroïdes étaient anormalement saillants et développés ; l'examen histologique démontra une hyperplasie fibreuse avec endopérivascularite, et une transformation fibroïde de la surface ventriculaire de la couche optique.

Mais il est très rare de saisir à leur phase d'évolution les lésions capables d'éclairer la pathogénie de l'hydrocéphalie. Dans les cas non suivis d'autopsie, même quand la maladie est très récente, il est souvent malaisé d'assigner une cause à l'affection cérébrale ; lorsqu'il n'existe aucune autre malformation, il est difficile de décider si l'hydrocéphalie observée peu de temps après la naissance est congénitale ou acquise : tel est le fait pour les deux enfants reproduits planche 18, figures 1, 2, 4 (clinique de M. Haushalter) : les figures 1, 2 (Observation 82), concernent un enfant de douze mois représenté comparativement avec un enfant normal du même âge (fig. 3). La figure 4 (Observation 83) a trait à un poupon de cinq mois. Chez ces deux enfants, bien constitués et bien portants, l'hydrocéphalie, comme suffit à le démontrer la planche en dehors de toute description, est très accentuée ; elle s'est développée insensiblement sans qu'on puisse indiquer un début précis. Faut-il incriminer une syphilis méconnue ou une de ces infections infantiles dont les localisations et les degrés sont si variés : en l'absence de toute constatation anatomique, toute hypothèse est gratuite.

D'ailleurs ces constatations anatomiques elles-mêmes, lorsqu'elles sont faites quelques années après le début de la maladie, renseignent uniquement sur les lésions cérébrales et craniennes secondaires à l'accumulation du liquide ventriculaire, elles n'éclairent pas habituellement l'origine des altérations primitives. Tel fut le cas dans les deux observations qui suivent.

OBSERVATION 84. — *Hydrocéphalie considérable avec autopsie* [1].
(Clinique de M. le professeur agrégé P. Haushalter.)

(Pl. 18, fig. 5 ; pl. 19, fig. 2, 3, 5, 6, 7, 8, 9.)

Garçon de dix ans. Père, alcoolique, mort tuberculeux. Mère, quarante-deux ans. On ne trouve ni chez l'un ni chez l'autre d'antécédents syphilitiques. Ils ont eu six enfants : deux, venus à terme, sont morts en naissant, un troisième a succombé à l'âge de neuf mois à une méningite. Les deux autres sont bien portants. Pas de fausses couches.

La mère, étant enceinte du petit malade, a eu une grossesse normale ; l'accouchement a eu lieu à terme ; mais l'enfant était en état de mort apparente et très chétif. Il fut élevé au sein jusqu'à l'âge de trois ans, et ne voulait rien manger. A l'âge de quatre mois, il aurait eu, d'après sa mère, au dire du médecin qui le soignait, un épanchement de liquide dans l'abdomen. Le crâne était au moment de la naissance proportionné au reste du corps ; ce n'est que vers l'âge de cinq mois qu'il a commencé à s'accroître anormalement ; depuis, l'hydrocéphalie a toujours été en augmentant et l'enfant est devenu un idiot. A l'âge de trois ans, rougeole durant laquelle on parla de méningite.

Etat actuel. — La vue de l'enfant produit une impression indescriptible. La tête a un volume énorme, le corps est grêle et déformé. Voici quelques mensurations ; tour de tête, 82 centimètres ; distance entre l'attache supérieure des deux oreilles, 48 centimètres ; de la racine du nez à l'extrémité inférieure de l'occi-

---

[1] *Loc. cit.*

put, 83 centimètres. Le crâne est globuleux, asymétrique, recouvert de cheveux clairsemés. On sent les fontanelles fluctuantes. Les oreilles sont déjetées à la partie inférieure du crâne. Les yeux, enfoncés, surplombés par une arcade sourcilière presque verticale, présentent une déviation conjuguée à gauche. La face a un développement normal. Les dents sont rares, mal plantées, espacées les unes des autres, cariées. La colonne vertébrale présente, au niveau de la région lombaire, une concavité postérieure très marquée. *L'avant-bras, la main, les doigts, sont fléchis en contracture, collés contre la cage thoracique ; ils y laissent leur empreinte ; les cuisses et les jambes sont fléchies, contracturées* (pl. 18, fig. 5; pl. 19, fig. 2). Les pieds sont en talus varus. La sensibilité est très obtuse, la motilité supprimée ; les fonctions sensorielles abolies. Gâtisme. L'enfant ne regarde pas. Quand on place des aliments dans sa bouche, la déglutition se produit et il boit. Des escarres se développent aux points où la tête frotte les épaules, aux coudes, à la hanche. L'enfant ne tarde pas à présenter des signes de septicémie et succombe.

Autopsie. — Les viscères abdominaux et thoraciques ne présentent rien de particulier. Pendant l'ouverture du crâne, le cerveau se crève et il s'écoule *cinq litres et demi de liquide céphalo-rachidien* que l'on recueille. Ce liquide est incolore, un peu opalin. Analysé par M. le professeur agrégé Guérin, il se montre constitué de la façon suivante par litre :

Matières albuminoïdes	0.45
Chlorure de sodium	7.11
Urée	0.466
Eau	1.000

L'encéphale se présente sous l'aspect d'une vessie dégonflée, ou encore d'un estomac très dilaté et vide ; son poids est de 950 grammes.

Regardant la convexité, on voit les deux hémisphères, séparés par la scissure interhémisphérique. Le gauche est beaucoup plus volumineux que le droit, beaucoup plus mince, n'étant constitué par places que par une membrane transparente. Les circonvolutions sont aplaties, les sillons à peine indiqués en certains endroits, complètement effacés par place. La substance cérébrale est recouverte par les méninges, dans lesquelles cheminent les vaisseaux. Latéralement, du côté droit, on voit quelques sillons peu profonds et la scissure de Sylvius très apparente ; à gauche la minceur est à son maximum, la scissure de Sylvius peu profonde est située très bas. La base du cerveau présente des dimensions normales, car la base du crâne n'a pas participé à la distension. Le chiasma des nerfs optiques est diminué de hauteur, élargi transversalement, atrophié, de teinte grisâtre. Au niveau de l'espace perforé antérieur et de l'infundibulum la substance cérébrale est réduite à l'état d'une mince membrane translucide. Les pédoncules cérébraux et la protubérance sont de petite dimension. Le cervelet, le bulbe, l'émergence des nerfs craniens ne présentent rien à signaler. Si, se reportant à la convexité du cerveau, on écarte les deux hémisphères, on voit dans le fond de la scissure médiane, se détachant de la face interne des hémisphères, une lame horizontale qui occupe la place du corps calleux. Cette lame est d'aspect fibreux, mince, ovalaire, longue de 10 centimètres, large de 7 centimètres dans sa partie moyenne ; elle diminue de largeur en avant et en arrière, jusqu'à disparaître complètement. Cette membrane n'affecte aucune relation de continuité avec les parties sous-jacentes. Sillonnée de vaisseaux assez nombreux, elle paraît être formée par la pie-mère, doublée inférieurement par la membrane épendymaire. On n'y voit pas de stries transversales pouvant en imposer pour des fibres blanches commissurales.

Cette membrane étant ouverte, on plonge dans la cavité encéphalique, qui est formée par la dilatation des ventricules latéraux. Cette cavité est ovoïde, reproduisant la forme de la cavité cranienne. Mais cet ovoïde est irrégulier, la dilatation étant surtout considérable à gauche et en arrière. Aussi les saillies, faisant relief dans la cavité ne sont pas symétriques des deux côtés. A la partie inférieure se dessine sur la portion médiane, en allant d'avant en arrière, une membrane verticale présentant une fente en son milieu, et qui semble représenter le septum lucidum et sa cavité. De chaque côté de cette membrane, partent deux tractus fibreux très grêles, se dirigeant en arrière jusqu'au plexus choroïde, en passant par-dessus le troisième ventricule : ce sont les branches antérieures du trigone. Latéralement on remarque l'origine des prolongements sphénoïdaux. Les plexus choroïdes qui pénètrent dans ces prolongements sont également asymétriques, le droit est dirigé d'avant en arrière, le gauche de dedans en dehors. Les corps opto-striés dont on voit le relief sont à peine marqués à gauche, reportés très en avant à droite ; ils ont leur relief normal. La cavité du troisième ventricule se voit sans qu'il soit nécessaire de relever la toile choroïdienne ; celle-ci en effet a gardé ses dimensions normales, elle est située en arrière, et n'obture qu'en partie le troisième ventricule ; de son bord antérieur partent deux tractus fibreux grêles qui semblent représenter les branches antérieures du trigone ; c'est entre ces tractus que se voit le troisième ventricule. L'espace situé entre ces tractus et les corps opto-striés représentent le trou de Monro, considérablement agrandi. Le troisième ventricule est très dilaté ; l'aqueduc de Sylvius qui y aboutit est obturé ; il se présente sous l'aspect d'une fossette, dont le fond est constitué par une membrane rougeâtre. Si on cathétérise d'arrière en avant cet acqueduc, en passant par le quatrième ventricule, le stylet vient heurter la face postérieure de la membrane susdite.

Deux *coupes verticales et transversales* ont été faites, *l'une passant par l'infundibulum du troisième ventricule, l'autre par la protubérance*. Ces coupes mettent en évidence la minceur de la substance cérébrale qui, en certains points, a moins d'un demi-centimètre. Elles montrent l'inégalité de développement des deux ventricules (le gauche étant beaucoup plus volumineux que le droit) et l'asymétrie qui en est la conséquence. Sur les coupes se voient les noyaux gris et les capsules blanches ; les noyaux sont peu développés surtout à gauche, la capsule blanche est amincie, refoulée horizontalement.

Le *crâne* a la forme d'un ovoïde, son grand axe dirigé d'avant en arrière et de droite à gauche. Il est asymétrique, déjeté du côté gauche, par rapport à la face ; en arrière, à gauche, la dilatation est à son maximum ; au niveau de la fontanelle antérieure il existe deux lacunes dirigées d'avant en arrière, longues de 13 centimètres, les autres sont très sinueuses, très larges et circonscrivent un nombre considérable d'os wormiens.

Examen histologique. — Des coupes comprenant toute l'épaisseur de la substance cérébrale au niveau de la convexité, en un point où elle mesure une épaisseur de 4 millimètres, montrent que les grandes cellules pyramidales sont déviées et ont leur grand axe dirigé transversalement ; au-dessous de la couche des cellules, on trouve une zone peu colorée, composée de fibres nerveuses, dirigées transversalement ; puis une couche épaisse, prenant fortement le picro-carmin, composée du côté de l'épendyme par une bande épaisse de fibres conjonctives ondulées, dirigées transversalement, et tapissée de cellules rondes ; cette couche renferme de nombreux vaisseaux.

Sur des coupes verticales comprenant une portion des plexus choroïdes dans leur partie flottant dans le ventricule, on voit ce plexus choroïde entouré d'une couche de tissu fibreux, fasciculé, dense, riche en noyaux et présentant par places quelques vaisseaux à parois fibreuses. Cette couche fibreuse, d'épaisseur inégale, présente par endroits des prolongements qui pénètrent le plexus. Une partie du plexus dans une de ses moitiés latérales, correspondant au maximum d'épaisseur de la couche fibreuse qui l'enveloppe, est transformé en partie en tissu conjonctif au milieu duquel on distingue des vaisseaux dont les uns ont leur lumière complètement obstruée par du tissu conjonctif à noyaux, et dont les autres ont leur lumière relativement rétrécie par la néoplasie conjonctive. Au sein du plexus, à côté des amas fibreux on trouve une série d'autres amas constitués par du tissu vaguement fibrillaire, très riche en cellules embryonnaires, au milieu duquel on distingue des traces de vaisseaux, presque tous obstrués par ce même tissu fibrillaire et des cellules rondes.

Sur des coupes de la moelle, après fixation au bichromate et coloration à la méthode de Weigert, le cordon pyramidal tranche en jaune sur le reste de la préparation fortement colorée en brun ; dans cette zone jaune représentant le cordon pyramidal, les tubes nerveux sont très rares, clairsemés, leur myéline rétrécie est peu colorée. Sur des coupes colorées au picro-carmin, le cordon pyramidal apparaît fortement coloré en rose et presque totalement transformé en tissu conjonctif.

Cette observation est curieuse surtout en raison du développement énorme du crâne, de la distension des cavités ventriculaires, transformées en une vaste besace, de l'amincissement extrême de la substance cérébrale, réduite à l'état d'une membrane; en raison aussi de l'atrophie et de la sclérose très marquées des cordons pyramidaux, qui expliquent la contracture généralisée observée pendant la vie. L'accroissement très rapide du crâne qui se manifesta dès l'âge de cinq mois, atteignit très vite un degré peu ordinaire. Il est remarquable de voir la vie se prolonger aussi longtemps chez un hydrocéphale, chez lequel la quantité de liquide ventriculaire atteignit le chiffre que nous avons noté (5 litres et demi). Il nous est impossible actuellement de décider quelle fut la lésion initiale, de savoir si elle occupa la substance cérébrale ou la paroi des ventricules. Aucune des données de l'autopsie ne nous autorise à prétendre (bien que la chose fut possible) que, dans les premiers mois de la vie, l'enfant, issu d'un père tuberculeux et alcoolique, ait été atteint d'une tuberculose qui se localisa d'une part sur le péritoine, où elle produisit l'épanchement constaté à l'âge de quatre mois, et d'autre part sur les parois des ventricules, dans lesquels elle amena l'exsudation qui provoqua la distension du crâne constatée à l'âge de cinq mois. Il est probable cependant que la sclérose des plexus choroïdes est le résidu de leur altération initiale, qu'elle qu'ait été d'ailleurs l'origine de cette altération. Aussi citons-nous cette observation, non pas comme devant éclairer l'étiologie de l'hydrocéphalie, mais plutôt comme une curiosité anatomique.

Le cas suivant est curieux au même titre : l'hydrocéphalie y est plus récente et les lésions secondaires moins accentuées que dans le cas précédent.

Observation 85. — *Hydrocéphalie considérable avec autopsie* ([1]).
(Clinique de M. le professeur agrégé Haushalter.)

(Pl. **20**, fig. 2, 3, 4, 5.)

Garçon âgé de deux ans et demi, entré au service en juillet 1895. Père et mère inconnus. Il a été placé dans un asile d'enfants assistés, a été élevé au sein par une nourrice qui n'a pas d'autres renseignements.

État actuel. — Le corps, exception faite de la tête, est bien proportionné. L'hydrocéphalie aurait apparu quelques mois après la naissance. Taille de l'enfant : du vertex au talon, 80 centimètres, de l'épaule au talon, 59 centimètres. Il est constamment couché dans son lit, le poids de la tête l'empêchant de rester assis.

La face est normale, petite, surplombée par le crâne. Le crâne a la forme d'une pyramide, dont la base serait représentée par l'occiput, le sommet par le front. Cette pyramide est symétrique, régulière. Voici quelques dimensions : circonférence maxima passant par les bosses frontales et pariétales, 61 centimètres ; de la racine du nez à la protubérance occipitale externe, 37 centimètres ; d'un conduit auditif à l'autre en passant par le sommet de la tête, 45 centimètres. Au niveau du vertex on sent la grande fontanelle qui n'est pas ossifiée.

Nystagmus permanent dans les deux yeux. Les membres sont grêles, maigres ; pas de raideur ; mouvements normaux. L'enfant ne parle pas ; il est inerte, balançant fréquemment la tête sur l'oreiller. Aucune manifestation quand on s'approche de lui ; mais quand il entend le bruit de la tasse que l'on apporte, il remue et crie. De temps en temps, il pousse de petits grognements. Selles et urines involontaires. L'appétit est bon. Constipation. Du mois de juillet 1895 au mois de novembre de la même année cet état persiste. Puis apparaissent les signes d'une tuberculose aiguë ; la maladie évolue rapidement et l'enfant succombe au mois de mars 1896, à l'âge de trois ans.

([1]) *Loc. cit.*

Autopsie. — A l'ouverture du thorax, on constate des signes de tuberculose pulmonaire. Les autres organes sont normaux. La boîte cranienne s'enlève difficilement en raison de ses nombreuses adhérences avec les méninges. Le cerveau apparaît alors sous forme d'une membrane fluctuante qui se crève pendant l'opération ; le liquide céphalo-rachidien s'écoule, il est clair, un peu jaunâtre, et le cerveau s'affaisse ; on le détache de la base du crâne et l'on pratique trois *coupes verticales et transversales*, dans le tiers antérieur, au milieu, dans le tiers postérieur. On voit sur ces coupes le développement considérable des ventricules latéraux du cerveau. Ce développement est égal des deux côtés. L'accroissement porte surtout sur la corne antérieure et la corne postérieure ; à la partie moyenne du cerveau, *les corps opto-striés* ont leur volume normal et forment une saillie, une barrière tendue transversalement, haute de 5 centimètres, large de 10, épaisse de 3. En avant de cette barrière se trouve un creux formé par la partie inférieure des deux cornes antérieures très distendues, séparées par le septum lucidum ; en arrière un autre creux formé par les cornes sphénoïdales très dilatées. Le troisième ventricule est dilaté, mais dans des proportions moindres. La *substance cérébrale* dans toute l'étendue du cerveau, sauf au niveau des corps opto-striés, est très amincie. Elle mesure de 8 millimètres à 1 centimètre d'épaisseur. C'est une lame sinueuse formée de deux parties d'épaisseur égale, la substance grise et la substance blanche ; à la partie externe se voient les méninges dans lesquelles cheminent les vaisseaux qui marquent la place des scissures et des sillons. Ceux-ci ont disparu pour la plupart ; quelques-uns existent peu profonds, en particulier la scissure de Sylvius qui, des deux côtés, est bien marquée. Le *crâne* est régulièrement symétrique. La voûte a la forme d'un triangle à base postérieure : la fontanelle antérieure n'est pas ossifiée ; les sutures sont normales, très sinueuses ; il n'existe pas d'os wormiens.

Au point de vue clinique, nous insistons dans ce cas sur l'absence de toute contracture dans les membres, bien que le liquide exerçât sur les hémisphères cérébraux une compression suffisante pour les amener au degré d'amincissement que montre la figure 3 (pl. 20) : la compression cérébrale ne suffit donc pas à retentir fonctionnellement sur le faisceau pyramidal ou à y amener des lésions descendantes ; à l'appui de cette notion vient l'observation 84, dans laquelle, avec la contracture rigide des membres, coïncidait une atrophie membraneuse des hémisphères, origine de l'altération dégénérative du cordon pyramidal.

PLANCHE 21

Paralysie générale progressive du jeune âge.

Fig. 6 (Obs. 86). — Face supérieure de l'hémisphère gauche décortiqué. *Erosions caractéristiques* de la paralysie générale, produites par l'arrachement des méninges (E). *Lambeau de méninge récliné* (M) *avec fragments de substance corticale adhérente.* Prédominance des lésions sur le lobe frontal.

Fig. 7 (Obs. 88). — Face supérieure de l'hémisphère droit décortiqué. *Erosions diffuses* de la région occipitale produites par l'arrachement des méninges totalement adhérentes à ce niveau (E). *Lambeau de méninge récliné avec plaque de substance corticale adhérente* (M). *Atrophie des circonvolutions* de la région fronto-pariétale et accentuation des sillons.

Fig. 8 (Obs. 87). — Face supérieure de l'hémisphère droit décortiqué. *Erosions de la région frontale* produites par l'arrachement des méninges (E). *Lambeau de méninge récliné* (M) *avec fragments de substance corticale adhérente.*

Hémiatrophie cérébrale.

Fig. 1 (Obs. 89). — Cerveau vu par sa face supérieure. *Atrophie totale de l'hémisphère gauche.*

Fig. 2. — Cerveau vu par sa face inférieure. Corne occipitale gauche (C) ouverte au moment de l'autopsie, par déchirure du plancher de cette corne, transformé en un voile mince. Lambeau représentant la substance cérébrale de ce plancher (PL).

Fig. 3. — Face externe de l'hémisphère gauche. Prédominance de l'atrophie sur plusieurs circonvolutions (CCC).

Fig. 4 et 5. — Coupes horizontales de l'hémisphère gauche au niveau de la couronne rayonnante (fig. 5), et un peu au-dessus des noyaux gris (fig. 4) : sur ces coupes, on voit dans la substance blanche des lacunes (LLL) correspondant à des cavités creusées dans l'hémisphère atrophié.

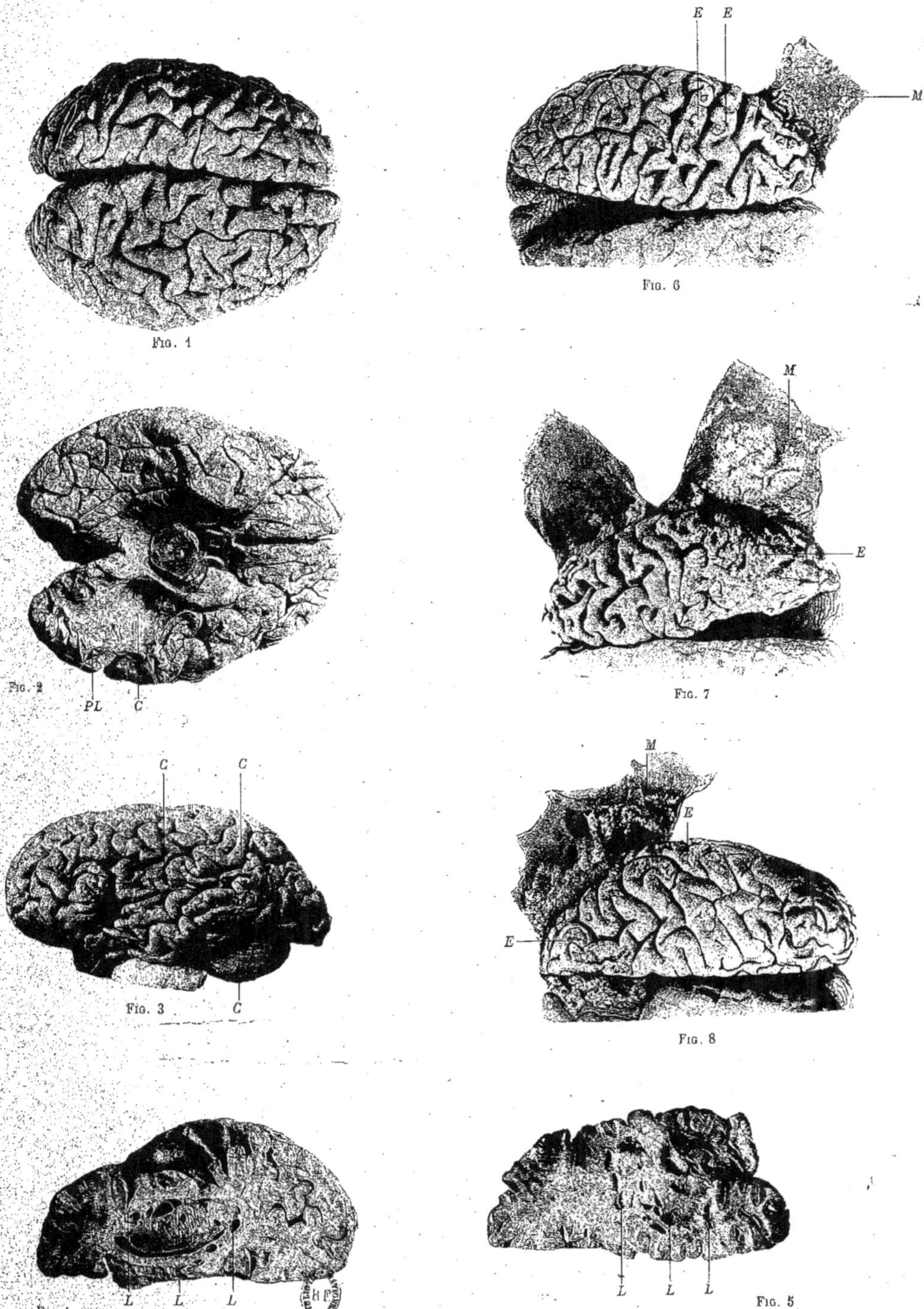

Paralysie générale progressive. — Hémiotrophie cérébrale

C. Naud, éditeur, Paris.

PARALYSIE GÉNÉRALE PROGRESSIVE DU JEUNE AGE
HÉMIATROPHIE CÉRÉBRALE

Les figures 6, 7, 8 de la planche 21 représentent les lésions grossières des méninges et de l'écorce cérébrale dans trois cas de *paralysie générale progressive juvénile*[1]. La méningo-encéphalite diffuse est très exceptionnelle dans le jeune âge; l'un de nous, dans un travail récent[2], a pu réunir 69 cas, dans lesquels l'affection s'est manifestée avant l'âge de vingt ans. Les lésions anatomiques de cette forme précoce sont les mêmes que celles de la forme commune. Seule l'évolution clinique présente quelques particularités. Voici résumées les trois observations en question.

OBSERVATION 86. — *Paralysie générale. Début à onze ans. Syphilis.*
(Clinique de M. le professeur agrégé P. Haushalter.)

(Pl. 21, fig. 6.)

Fillette de *douze ans*. Père alcoolique, obèse et diabétique; mère rhumatisante, eczémateuse et nerveuse.

Début de la maladie à onze ans, par une modification progressive du caractère : apathie, indifférence, somnolence, diminution de la mémoire.

Etat actuel. — Enfant normalement développée, présentant une *langue parquetée syphilitique* des plus caractéristiques. L'origine de cette syphilis n'a pu être établie. Inégalité pupillaire. Les pupilles réagissent à l'accommodation, mais réagissent mal à la lumière. Parole lente, bredouillée. Physionomie inerte. Mouvements des membres supérieurs hésitants, maladroits. La marche est pesante, trébuchante. Exagération du réflexe rotulien. Incontinence des selles et des urines.

Au point de vue intellectuel : stupidité, rire et pleurs non motivés, indifférence. *Démence progressive.*

Ces symptômes somatiques et psychiques vont en s'accentuant, la mort arrive dix-huit mois environ après le début de la maladie.

Autopsie. — En dehors de lésions banales dans les principaux viscères, on trouve une *aortite*, caractérisée par la présence des papules situées à la face interne du vaisseau; sur des coupes faites au niveau de ces lésions, on note : l'épaississement des membranes de l'artère, une infiltration embryonnaire dans leurs mailles, l'altération et la prolifération des vasa vasorum : il est permis de rattacher ces lésions vasculaires à la syphilis.

---

[1] HAUSHALTER. — Trois cas de paralysie générale progressive chez l'enfant. *Société de dermatologie et de syphiligraphie*, 8 juillet 1897.

[2] THIRY. — De la paralysie générale progressive dans le jeune âge. Thèse, Nancy, 1898.

Le cerveau (fig. 6) est le siège des altérations habituelles de la méningo-encéphalite diffuse : œdème sous-arachnoïdien, louchissement des méninges, surtout au niveau des zones frontales; congestion; traînées blanchâtres le long des vaisseaux ; *aminoissement, atrophie des circonvolutions des régions frontales;* dureté au toucher. A la décortication, adhérences des méninges à l'écorce, *érosions produites par l'ablation de ces méninges.* Dilatation des ventricules latéraux, épaississement de l'épendyme.

L'examen histologique est confirmatif; *sclérose névroglique* très accentuée dans les régions frontales, lésions des vaisseaux, *altération des cellules pyramidales.* Dans la moelle, sclérose des faisceaux pyramidaux et des cordons de Goll; méningo-myélite.

OBSERVATION 87. — *Paralysie générale. Début à douze ans. Syphilis héréditaire.*
(Clinique de M. le professeur agrégé P. Haushalter.)

(Pl. 21, fig. 8.)

Garçon de *douze ans et demi.* Père peintre, névropathe, atteint d'une *ancienne syphilis non traitée.* Mère tuberculeuse, ayant un père et un frère simples d'esprit. Le petit malade est le seul survivant d'une famille de 7 enfants, où on compte 3 mort-nés, et 3 enfants morts avant l'âge de deux ans.

Début de la maladie à *douze ans,* par changement du caractère, perte de la mémoire, embarras de la parole.

Etat actuel. — Enfant bien constitué. Inégalité pupillaire. Parole lente, trémulante ; tremblement des lèvres ; omission de syllabes et de mots ; tremblement de la langue. Démarche lourde. Exagération du réflexe patellaire ; tremblement épileptoïde du pied. Tremblement des doigts de la main.

Facies niais, vieillot. Passivité, indifférence. *Démence progressive.* Mort subite par *ictus comateux* au bout d'un an.

Autopsie — Vascularisation, état louche, laiteux des méninges. **Atrophie des circonvolutions;** après décortication, teinte hortensia de l'écorce, avec fin pointillé bleu violacé. En enlevant les méninges, on détermine par places de *petites ulcérations superficielles.*

Au microscope : *altérations caractéristiques des cellules, des vaisseaux et de la névroglie.* Dans la moelle, méningo-myélite, sclérose des faisceaux pyramidaux et des cordons de Goll.

Dans les autres organes, on note une myocardite interstitielle légère, et un certain degré de néphrite interstitielle.

OBSERVATION 88. — *Paralysie générale. Début vers huit ans. Syphilis héréditaire.*
(Clinique de M. le professeur agrégé P. Haushalter.)

(Pl. 21, fig. 7.)

Garçon de *dix ans. Père syphilitique.* Grand-père paternel mort alcoolique invétéré; grand'mère maternelle aliénée; mère nerveuse; grand-père maternel mort jeune d'une affection cérébrale; grand'mère maternelle morte hémiplégique. — Deux enfants vivants sur 7 grossesses, dont le petit malade; les 5 premières grossesses se sont terminées par des avortements.

Début de la maladie à l'âge de *huit ans* par changement du caractère : irrascibilité, paresse, somnolence; troubles de l'écriture, embarras de la parole, tremblement dans les mains, maladresse. Marche trébuchante.

Etat actuel. — Enfant bien constitué. Tics de la face; *mouvements ataxiformes* dans les membres. Vacille sur les jambes, ne peut marcher sans être soutenu. Abolition des réflexes. Rétention d'urine passagère. Inégalité pupillaire; les pupilles ne réagissent ni à la lumière, ni à l'accommodation. Gâtisme. *Démence complète;* l'enfant est couché dans son lit inerte, ou bien hurle et s'agite. L'état démentiel s'accentue, il mange ses excréments. Amaigrissement extrême, atrophie musculaire. Puis troubles de la déglutition, contracture des membres inférieurs, escarres, marasme. Mort à la suite d'un ictus apoplectique, deux ans après le début de la maladie.

Autopsie. — Epaississement et adhérences de la dure-mère ; sérosité hémorragique entre cette membrane et l'encéphale. Epaississement, aspect fibroïde de l'arachnoïde et de la pie-mère dans la région frontale. Décortication facile de cette région, mais *symphyse méningo-encéphalique de toute la moitié postérieure de l'encéphale ;* on ne parvient à enlever les méninges qu'en *entraînant la surface des circonvolutions* et par places, il faut tailler en pleine substance cérébrale avec un scalpel. Les circonvolutions frontales sont *grêles, affaissées,* couleur hortensia avec piqueté rouge. Dilatation des ventricules ; granulations épendymaires. Au microscope : *lésions caractéristiques des vaisseaux, du tissu névroglique, des cellules pyramidales.* Dans la moelle : sclérose des faisceaux de Goll et des faisceaux pyramidaux ; atrophie des cellules des cornes antérieures.

Dans cette autopsie ont été notées en outre les altérations suivantes : *névrites périphériques, artériosclérose généralisée, néphrite interstitielle,* sclérose de la rate.

Comme on le voit d'après ces trois observations, les lésions de la paralysie générale sont les mêmes chez les enfants et chez les adultes : identité des altérations des méninges et de l'écorce cérébrale, identité des altérations de la moelle, des nerfs, des vaisseaux et des principaux viscères.

Il existe bien quelques différences entre la forme juvénile et la forme habituelle de la maladie ; mais elles ne concernent que la symptomatologie. Dans la paralysie générale infantile, les signes intellectuels se réduisent à *un état démentiel simple ;* on n'observe presque jamais de troubles délirants ; cette forme démentielle sans aliénation est celle que l'on rencontre d'ailleurs quelquefois chez l'homme adulte et plus souvent chez la femme. Les *signes somatiques occupent chez l'enfant et l'adolescent une place prédominante* dans le tableau de la maladie ; les ictus et accidents congestifs, les symptômes spinaux sont fréquents. Les périodes de rémission sont rares.

Parmi les facteurs étiologiques capables d'engendrer la paralysie générale dans l'adolescence, il y a peu à tenir compte de certaines causes prédisposantes, qui sont si importantes chez l'adulte, telles que le surmenage, les chagrins, les excès, l'alcoolisme, etc… Les conditions étiologiques se réduisent chez l'enfant à deux facteurs puissants qui se rencontrent dans nos trois observations : *l'hérédité arthritique, nerveuse, vésanique ;* et *la syphilis, acquise dans quelques cas, héréditaire le plus souvent :* la syphilis se rencontre dans presque tous les cas, sinon dans tous.

Dans la paralysie générale la sclérose est disséminée dans tout l'encéphale, portant d'une façon diffuse sur le parenchyme, les méninges et sur les vaisseaux, à tel point que l'on discute encore pour savoir quel est l'élément primordialement atteint ; au contraire, dans l'observation suivante, la sclérose d'origine vasculaire, occupa électivement des territoires irrigués par les artères malades :

OBSERVATION 89. — *Hémiplégie, aphasie; atrophie cérébrale, porencéphalie.*
(Clinique de M. le professeur Bernheim.)

(**Pl. 21**, fig. 1, 2, 3, 4, 5.)

Le cerveau représenté ici provient d'un alcoolique, athéromateux, âgé d'une soixantaine d'années atteint durant plusieurs années d'hémiplégie droite et d'aphasie complexe.

Ce cerveau présente des lésions d'atrophie cérébrale et des altératisns lacunaires *réparties avec prédominance marquée sur l'hémisphère gauche*, où elles sont subordonnées à la distribution des artères malades.

Tandis que l'hémisphère droit est relativement normal, le gauche présente les altérations suivantes : **atrophie en masse** dans toutes les dimensions, en longueur et en largeur (fig. 1) ; sclérose de la face inférieure du lobe occipital (fig. 2), ayant transformé le plancher du ventricule latéral en un *mince voile* (PL), qui s'est déchiré à l'autopsie ; **atrophie scléreuse de plusieurs circonvolutions réduites à l'état de lames** (fig. 3 *c, c...*) ; **lacunes** éparses dans la substance blanche de cet hémisphère (fig. 4 et 5, *l, l...*)

PLANCHE 22

Lésions cérébrales en foyers.

FIG. 1 (OBS. 90). — Hémisphère gauche vu par sa face externe. *Sarcome de la première circonvolution temporale gauche.* (T, tumeur ; SS, scissure de Sylvius ; SR, sillon de Rolando).

FIG. 2 (OBS. 92). — Coupe horizontale de l'hémisphère droit passant au niveau des noyaux gris (face supérieure) : *Foyer hémorragique ayant détruit la partie antérieure de la capsule blanche interne* (FH, foyer hémorragique ; CBI, capsule blanche interne, CO, couche optique, NL, noyau lenticulaire).

FIG. 3 (OBS. 91). — Cerveau vu par sa face supérieure : *Sarcome du pied de la deuxième circonvolution frontale droite.* (T, tumeur ; SR, sillon de Rolando ; Fa, frontale ascendante ; Pa, pariétale ascendante ; F¹, F², F³, 1re, 2e et 3e frontales).

FIG. 4 (OBS. 93). — Coupe horizontale du cerveau passant par les noyaux gris. T, tumeur. *Tubercule de la couche optique du côté droit* (T).

FIG. 5 (OBS. 94). — Coupe horizontale du cerveau passant par les noyaux gris. *Abcès de la couche optique* (a, abcès ; co, couche optique ; cbi, capsule blanche interne ; nl, noyau lenticulaire ; ro, région occipitale ; rf, région frontale).

Fig. 1

Fig. 2

Fig. 3

Fig. 4

Fig. 5

Lésions Cérébrales en Foyer

… Ch. Thiry et L. Spillmann

C. Naud, éditeur, Paris.

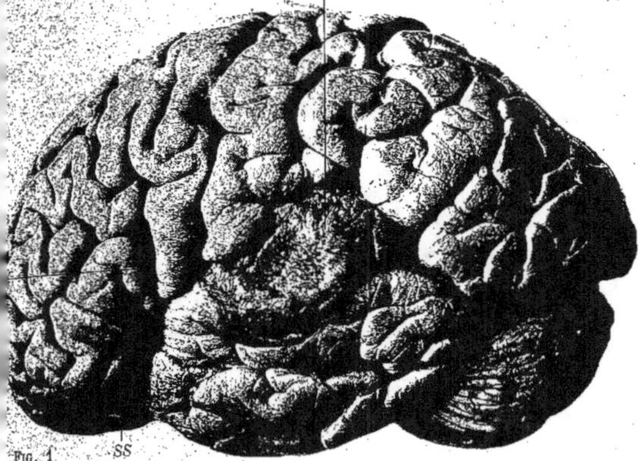

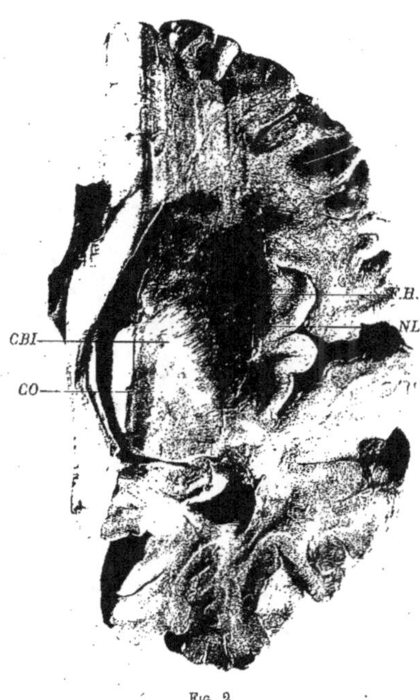

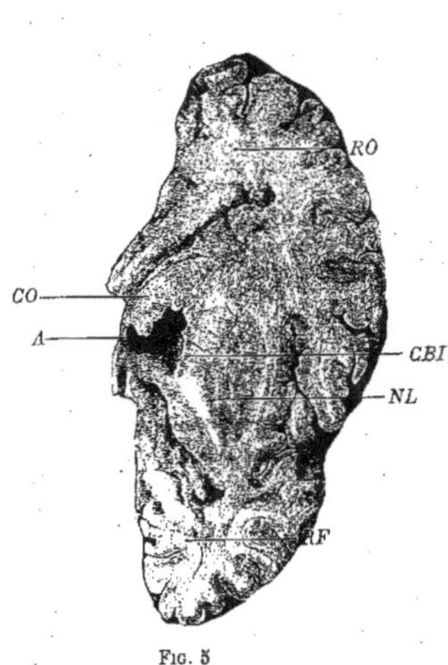

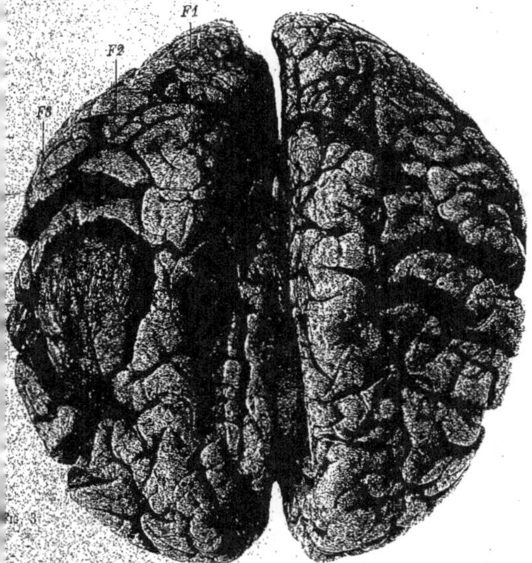

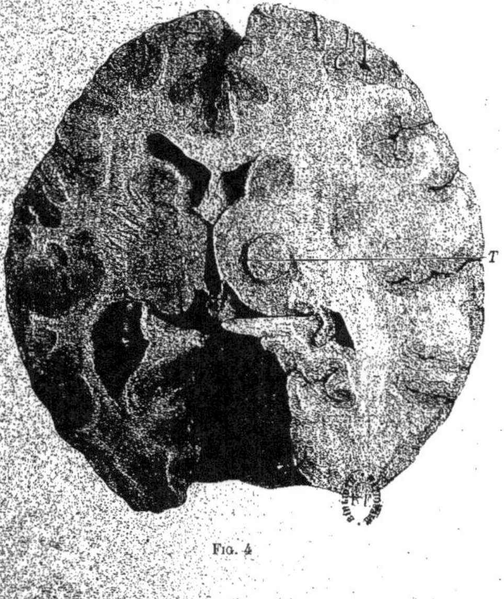

LESIONS CÉRÉBRALES EN FOYER

OBSERVATION 90. — *Sarcome de la première circonvolution temporale gauche. Hémiplégie. Aphasie.*
(Clinique de M. le professeur Bernheim.)

(**Pl. 22**, fig. 1.)

Cette figure représente un sarcome de l'hémisphère cérébral gauche chez un homme de soixante-deux ans. Le cerveau étant couché sur sa convexité, on remarque que le lobe sphénoïdal gauche est élargi et étalé ; il mesure transversalement 8 centimètres et demi, tandis qu'au même niveau, celui du côté droit ne mesure que 5 centimètres et demi. Le cerveau étant placé sur sa base, on constate une saillie assez prononcée vers le milieu de la circonvolution temporale, à sa jonction avec le lobe pariétal inférieur. Au niveau de cette saillie la dure-mère est adhérente ; après enlèvement des méninges, on voit *une tumeur de la grosseur d'un œuf siégeant au niveau de la partie antérieure du tiers moyen de la première circonvolution temporale gauche* (fig. 1). Cette tumeur se trouve située à 4 centimètres en arrière de l'extrémité antérieure de la première circonvolution temporale. La face supérieure de la tumeur est logée dans une excavation qu'elle s'es creusée dans le pied de la troisième circonvolution frontale, et dans la partie inférieure des circonvolutions frontale et pariétale ascendantes, si bien que la scissure de Sylvius qui, normalement, est rectiligne, est ici très fortement concave. Le pied de la troisième circonvolution frontale est déjeté en avant ; *le centre du langage articulé est ainsi comprimé médiatement.* La partie inférieure des circonvolutions frontale et pariétale ascendantes est refoulée en haut. Les circonvolutions du lobule de l'insula sont aplaties, effacées.

Sur une coupe horizontale, on constate que la tumeur est formée d'une substance dure, lardacée, jaunâtre par places, molle, rougeâtre, pulpeuse dans la profondeur. La tumeur se continue ainsi insensiblement avec la substance blanche normale par un tissu ramolli. Ce foyer de dégénérescence porte sur le territoire des fibres blanches sous-jacentes à la première et à la deuxième circonvolutions temporales, à l'avant-mur, à la capsule blanche externe. Le noyau lenticulaire est intéressé dans sa partie externe. Il existe également toute une zone ramollie, au-dessus, au-dessous, en avant et en arrière de la tumeur.

L'examen histologique montre que la tumeur est un type de *sarcome fasciculé*, à cellules allongées, fusiformes.

Un mois avant son entrée au service, le malade fut pris brusquement de bégaiement, puis resta plusieurs jours sans pouvoir parler. Les troubles de la parole qui s'étaient notablement amendés les jours suivants, reparurent quelque temps après, et s'accompagnèrent de perte de mémoire ; puis se produisit une attaque avec hémiplégie droite totale consécutive. C'est dans cet état que le malade entre à l'hôpital. A ce moment on note une parésie de la jambe, du bras et de la face du côté droit, surtout accentuée à la face ; exagération des réflexes à droite ; sensibilité normale. Intelligence obscurcie ; aphasie motrice incomplète, surdité et cécité verbales. Les autres appareils sont normaux. Les jours suivants, l'aphasie suit une marche progressive. Le malade meurt un mois après son entrée au service, sans avoir présenté de symptômes particuliers.

Les différents symptômes observés chez ce malade, trouvent leur interprétation dans les lésions rencontrées à l'autopsie. L'*aphasie motrice* reconnaît ici deux causes; d'une part, la compression du pied de la troisième circonvolution frontale (circonvolution de Broca); d'autre part, la destruction partielle, par ramollissement, de la portion moyenne de la capsule blanche interne. La *surdité verbale* coïncide avec la présence de la tumeur au niveau du tiers moyen de la première circonvolution temporale. Quant à la *cécité verbale*, elle s'explique par la compression de la partie inférieure du lobule pariétal inférieur. La compression de la frontale et de la pariétale ascendantes rend compte du symptôme *hémiplégie*. Comme les différents centres de la face, du bras et de la jambe sont échelonnés de bas en haut le long de ces deux circonvolutions, il était naturel que la parésie fût surtout accentuée à la face, dont le centre était le plus rapproché de la tumeur. Le diagnostic était rendu difficile chez ce malade, par l'absence des symptômes que l'on rencontre généralement dans les cas de tumeur cérébrale : céphalée, vomissements, vertiges, accès épileptiformes, etc. Le tableau clinique, la marche lente et progressive de l'affection, étaient plutôt de nature à faire songer à la présence d'un ramollissement cérébral.

OBSERVATION 91. — *Sarcome du pied de la deuxième circonvolution frontale droite. Epilepsie jacksonienne.*
(Clinique de M. le professeur Bernheim.)

(Pl. **22**, fig. 3.)

Cette figure représente un sarcome de l'hémisphère droit du cerveau chez un homme de cinquante-neuf ans. L'autopsie permet de constater les lésions suivantes : la partie moyenne de l'hémisphère droit est tuméfiée, congestionnée, molle ; les circonvolutions sont aplaties. *Au niveau du tiers postérieur de la première et de la deuxième frontales,* sur une étendue des dimensions d'une pièce de 5 francs, la substance cérébrale est surélevée, et à ce niveau *existe une tumeur dure,* à surface irrégulière convexe.

Cette tumeur semble s'être développée dans la partie postérieure de la deuxième circonvolution frontale. Toutes les circonvolutions voisines sont aplaties et imbriquées les unes sur les autres comme des feuilles d'artichaut ; la frontale et la pariétale ascendantes mesurent environ un demi-centimètre, tandis que dans l'autre hémisphère, elles présentent 1 centimètre et demi de largeur. Tout l'hémisphère droit est augmenté de volume et ramolli. Il mesure transversalement 9 centimètres alors que le gauche n'en a que 7. La face interhémisphérique est convexe. Une première coupe horizontale pratiquée dans la partie supérieure de l'hémisphère traverse la tumeur et les circonvolutions imbriquées. Une deuxième coupe, faite au niveau de la partie supérieure du corps calleux, montre que la tumeur ne descend pas jusqu'à ce niveau, mais que toute la substance blanche, sur une étendue de 10 centimètres est jaune ocre et complètement ramollie. La partie postérieure du lobe frontal, et la partie postérieure du lobe occipital sont normales. L'examen histologique montra que cette tumeur était un sarcome fasciculé.

Le malade, quelque temps avant son entrée à l'hôpital, avait présenté à plusieurs reprises des *crises convulsives* partielles, limitées au membre supérieur gauche. L'accès débutait par une brusque sensation de fourmillement dans le bras ; puis survenait une douleur vive accompagnée de contracture des doigts ; la main était fléchie sur l'avant-bras. La crise durait deux à trois minutes et était suivie de secousses dans les jambes. Ces accès se renouvelaient plusieurs fois par jour.

A son arrivée à la clinique, on constate une paralysie flasque de l'avant-bras et de la main ; le malade ne peut exécuter aucun mouvement. Les muscles de l'épaule ne sont pas atteints ; la sensibilité est normale.

Les jours suivants, le malade a plusieurs crises, au cours desquelles on note l'apparition d'une *paralysie faciale gauche*. Pendant une de ces crises, le malade perd connaissance et présente tous les signes d'une attaque d'épilepsie généralisée. Sorti du service au bout de quinze jours, le malade rentre un mois après. Le membre supérieur gauche est complètement paralysé ; parésie du membre inférieur gauche. La marche est difficile. Projection latérale de la jambe gauche ; exagération des réflexes tendineux. Le malade tombe insensiblement dans le coma et meurt.

Les symptômes observés pendant la vie du malade réalisaient le type habituel de l'*épilepsie jacksonienne*. La convulsion débutait habituellement par la main sous forme de contracture douloureuse et se généralisait ensuite au bras, à la jambe et à la tête. Ce type brachial de la convulsion localisée reconnaît généralement pour cause une lésion de la portion moyenne de la frontale ascendante. Ici la tumeur sarcomateuse siégeait au niveau du pied de la deuxième circonvolution frontale et comprimait la frontale ascendante en sa région médiane. Le type brachial de l'épilepsie jacksonienne est à opposer aux convulsions faciales et crurales, correspondant les unes à des lésions de la partie inférieure des frontale et pariétale ascendantes, les autres à des lésions de la portion supérieure de ces deux mêmes circonvolutions.

OBSERVATION 92. — *Monoplégie faciale et déviation conjuguée de la face et des yeux d'origine capsulaire (hémorragie cérébrale)* [1].

(Clinique de M. le professeur P. Spillmann.)

(Pl. 22, fig. 2.)

La pathologie de la capsule blanche interne est encore sur bien des points fort obscure ; cette observation en est une nouvelle preuve. La figure 2 montre un *foyer hémorragique qui a détruit la partie antérieure de la capsule interne*, chez un homme de soixante-dix-huit ans. Le malade, ancien alcoolique, éprouvait depuis quelque temps des vertiges. Le 8 mai, à 8 heures du matin, subitement, sans avoir éprouvé aucun malaise préalable, il sent ses jambes fléchir sous lui et tombe à terre, sans perdre connaissance ; il reste ainsi étendu pendant cinq minutes ; puis il se relève sans aucun aide ; mais il s'aperçoit d'un grand embarras de la parole. A 11 heures, sans le secours de personne, il arrive à la consultation de la clinique, et nous constatons l'existence d'une *monoplégie faciale gauche*. La commissure labiale gauche est manifestement abaissée par rapport à la commissure droite ; la joue est flasque, « le malade fume sa pipe ». Ptosis entraînant l'occlusion complète de l'œil gauche, et un très léger affaissement de la paupière droite. Si on soulève les paupières, on voit les globes oculaires déviés énergiquement vers la droite, le malade étant dans l'impossibilité de les faire tourner vers la gauche sans tourner en même temps la tête ; larmoiement. La tête, également, est déviée, la face regardant vers la droite ; elle ne peut être volontairement ramenée sur la ligne médiane, et si on la place en position normale, elle revient immédiatement à sa position primitive. Langue déviée à gauche ; affaissement de la narine gauche dont l'orifice paraît rétréci. Paralysie relative de l'orbiculaire des lèvres, le malade ne pouvant siffler, ni souffler. Le facial supérieur est totalement indemne.

On constate de l'embarras de la parole, de la dysarthrie, mais pas trace d'aphasie ; pas de cécité verbale, pas de surdité verbale, aucune trace d'amnésie. D'ailleurs, l'état intellectuel est parfait. Exagération de l'acuité auditive du côté gauche ; lorsqu'on place une montre près de l'oreille gauche du malade, il déclare entendre une horloge ; le tic tac est normalement entendu à droite. La motilité est bien conservée dans tous les membres ; tous les mouvements sont possibles, malgré une diminution relative des forces au dynamo-

---

[1] G. ÉTIENNE. *Presse médicale*, 5 décembre 1896.

mètre. Aucun trouble de sensibilité. Les bruits du cœur sont tumultueux ; le pouls est un peu irrégulier. Petite quantité d'albumine dans l'urine.

Cet état se prolonge jusqu'au 11 mai, l'état général restant bon ; cependant, dès le 9, on note quelques troubles de la déglutition. A cette date, très rapidement, la respiration revêt le type de Cheyne-Stokes. La tête est dans la position médiane ; parésie légère du membre supérieur gauche. Le 13 mai, le malade tombe dans le coma, et meurt le 14.

L'interprétation de ce cas présentait quelques difficultés. Il s'agissait évidemment d'une lésion encéphalique, mais sa localisation soulevait deux hypothèses. En faveur d'une lésion corticale, il y avait là circonscription des symptômes ; mais contre cette hypothèse, on notait la soudaineté de l'ictus peu compatible avec l'existence d'une thrombose et l'absence de toute cause appréciable d'embolie ; puis et surtout, si l'on accepte les rapports entre la déviation conjuguée et les lésions du pli courbe, l'impossibilité d'admettre ou bien une lésion unique intéressant les centres faciaux et le pli courbe en laissant de côté les centres de la cécité verbale et de la surdité verbale, ou bien deux lésions isolées développées avec une rigoureuse simultanéité.

Une lésion sous-corticale était improbable, en raison surtout de l'absence de tout phénomène d'aphasie et de pseudo-paralysie labio-glosso-laryngée. Restait l'hypothèse d'une *lésion capsulaire très limitée vers le faisceau géniculé*. C'était la plus probable et c'est du reste celle qui fut vérifiée à l'autopsie.

A l'autopsie on constata au cerveau l'existence d'un ancien *petit foyer de ramollissement jaune* siégeant dans une zone indifférente sur la deuxième circonvolution frontale droite, vers son cap. Sur une coupe horizontale passant au niveau de la partie moyenne de la couche optique (fig. 2), on trouve un *foyer hémorragique ayant dilacéré toute la substance cérébrale entre la face interne du noyau lenticulaire et le bord externe de la capsule interne,* totalement respectée à partir du faisceau géniculé ; un peu en avant de ce faisceau, la portion antérieure de la capsule interne est complètement détruite. En hauteur, la dilacération hémorragique est encore très appréciable d'une part au niveau d'une coupe passant par le genou du corps calleux et en haut, au niveau de la coupe rasant le bord supérieur du corps calleux ; elle se termine dans le centre ovale, à peu près vers la coupe de Vieussens.

Observation 93. — Tubercule de la couche optique [1].
(Clinique de M. le professeur P. Spillmann.)

(Pl. 22, fig. 4.)

Les observations de gros tubercules des centres nerveux sont assez rares. La figure 4 de la planche 22 montre un tubercule de la couche optique trouvé à l'autopsie d'une malade de dix-sept ans dont voici l'observation résumée.

Deux frères et une sœur de la malade ont succombé à la tuberculose pulmonaire. Elle-même eut en

---

[1] J. Dremange et L. Spillmann. Tubercule de la couche optique. *Presse médicale*, 8 février 1899.

octobre 1896 plusieurs *attaques convulsives,* au cours desquelles elle perdait complètement connaissance. La crise débutait par une sensation d'engourdissement de tout le côté gauche, bientôt suivie de convulsions du bras et de la jambe du même côté. A son réveil elle reprenait conscience de tous les faits qui avaient précédé la crise. Au mois de juin de la même année, les convulsions persistèrent, s'accompagnaut d'*aphasie passagère* sans perte de connaissance. Au mois d'octobre survint de l'hémiparésie du côté gauche, à laquelle succéda bientôt une *hémiplégie complète.* Deux mois plus tard, les membres paralysés présentèrent des phénomènes de *contracture.* Pendant l'année 1897, l'état de la malade resta stationnaire. A aucun moment il n'y eut de céphalée.

A son entrée à la clinique en avril 1898. — *Hémiplégie gauche totale ; paralysie faciale gauche sans contracture ;* légère déviation de la bouche en haut et à droite ; l'orbiculaire des paupières est intact ainsi que l'orbiculaire des lèvres ; pas de déviation de la langue. *Le membre supérieur gauche est contracturé,* collé au corps, l'avant-bras replié sur la poitrine, la main en flexion, les doigts en griffe. Cette contracture est momentanément réductible ; le tremblement épileptoïde provoqué est très prononcé. Impotence absolue et atrophié considérable des muscles du membre supérieur. Le membre inférieur gauche est également contracturé, mais à un degré moindre que le membre supérieur ; la malade marche avec difficulté en steppant de la jambe gauche ; l'atrophie musculaire est moins marquée qu'au bras ; les réflexes sont exagérés ; le phénomène du pied est très accentué. Tremblement fibrillaire des muscles.

Hémi-anesthésie gauche ; sensibilité très diminuée à droite. Parole légèrement tremblée, saccadée. L'acuité visuelle est diminuée à gauche. Diplopie. Intégrité des muscles moteurs de l'œil des deux côtés. Il existe cependant parfois du strabisme interne de l'œil gauche. Pas de céphalée ; anesthésie pharyngée : hémi-anesthésie de l'épiglotte. L'intelligence est nette et la mémoire conservée.

En mars, la malade se plaint de ne plus voir de l'œil gauche. L'examen ophtalmoscopique permet de constater de la neuro-rétinite avec atrophie de la papille. En avril, les mêmes symptômes apparaissent à l'œil droit. L'avant-bras droit est agité d'un tremblement continu. En mai, nystagmus ; cécité complète. L'intelligence est conservée et la malade n'accuse aucune douleur. Les jours suivants, la malade paraît inconsciente de tout ce qui se passe autour d'elle. Le 15 mai elle tombe dans le coma et meurt le 23.

A l'autopsie, après ablation de la calotte cranienne, on est frappé des grandes dimensions de l'hémisphère droit du cerveau qui présente 2 centimètres de plus en largeur et 1 centimètre de plus en longueur que l'hémisphère gauche. Les circonvolutions de l'hémisphère droit sont très augmentées de volume, aplaties, élargies, surtout au niveau de la frontale ascendante et de la partie supérieure de la pariétale ascendante. Des coupes horizontales successives permettent de trouver un vaste foyer de ramollissement, occupant la presque totalité de la portion centrale du centre ovale. Ce foyer se rétrécit au fur et à mesure que la coupe s'approche des noyaux gris. On constate à ce niveau la présence *d'une tumeur du volume d'une noisette, siégeant au milieu de la couche optique et confinant par sa périphérie au bras postérieur de la capsule blanche interne* (fig. 4). L'examen histologique démontre la nature tuberculeuse de la tumeur.

Dans la portion inférieure de la région dorsale de la moelle, le faisceau pyramidal croisé du côté gauche présente une teinte pâle ; on y constate, à un fort grossissement, la disparition des tubes de myéline et l'épaississement des travées névrogliques.

Dans cette observation les phénomènes *convulsifs et épileptiformes* ont dominé la scène ; l'hémi-anesthésie s'explique par la compression de la branche postérieure de la capsule blanche interne. Il est intéressant de noter, comme dans la plupart des cas analogues, l'absence des symptômes habituels des tumeurs cérébrales, céphalalgie, vomissements, constipation.

Les *troubles de la vision* observés chez la malade sont d'une interprétation assez délicate : de récents travaux semblent néanmoins avoir élucidé cette question. MM. Rochon-Duvigneaud et Stanculeanu (*Archives d'ophtalmologie,* octobre 1898) insistent principalement sur la théorie de Parinaud qui a démontré dans 14 cas de méningite tuberculeuse et de tumeur cérébrale avec papillite, la coexistence d'hydrocéphalie ventriculaire, et l'absence de cette hydrocéphalie dans un cas de méningite et dans un cas de tumeur cérébrale sans névrite. L'œdème du cerveau, principalement l'hydrocéphalie ventriculaire, jouerait le rôle principal dans le développement de la stase papillaire. La sérosité œdémateuse, l'œdème lymphatique du nerf optique, pourrait, à lui seul, provoquer des lésions graves du nerf optique et conduire à la cécité, sans qu'il soit besoin de faire intervenir l'hypothèse très problématique de toxines sécrétées par les tumeurs.

OBSERVATION 94. — *Abcès de la couche optique. Inondation ventriculaire purulente. Méningite suppurée. Infection streptococcique secondaire à la grippe* (¹).

(Clinique de M. le professeur P. Spillmann.)

(Pl. 22, fig. 5.)

Un homme d'une quarantaine d'années, atteint de *grippe* depuis dix jours, est subitement pris d'une céphalée extrêmement violente ; il tombe le lendemain dans le coma et est amené à l'hôpital. Il est couché sur le côté droit, en chien de fusil ; trismus, dilatation de la pupille droite ; contracture ; constipation ; pas de vomissements. La température est à 38°, le pouls à 80, régulier, égal, petit. Le malade succombe le lendemain.

A l'autopsie, on trouve les méninges épaissies ; trouble laiteux de la pie-mère. Un enduit de pus jaune verdâtre, mal lié, comble la plus grande partie des sillons de l'écorce, s'étendant sur la partie inférieure du cervelet, sur le vermis, la protubérance, les pédoncules cérébraux, les nerfs optiques. A la coupe, on voit les deux ventricules latéraux remplis de pus. Dans l'hémisphère gauche on trouve *un abcès à parois anfractueuses occupant toute la couche optique, en ayant pour ainsi dire énucléé sa substance grise, sans intéresser la capsule blanche ; l'abcès communique avec les ventricules.*

Congestion et œdème de la base du poumon ; pleurite à la base gauche. Le pus de la convexité encéphalique, du cervelet, des ventricules, de l'abcès, renfermait en grande quantité et exclusivement du *streptocoque.*

Il s'agit là d'une infection streptococcique secondaire à la grippe. En regard de cet abcès de la couche optique qui, sauf l'inondation ventriculaire, a respecté les régions voisines, il est intéressant de noter l'absence de toute hémiplégie ; la contracture due à la méningite était en effet égale des deux côtés.

(¹) G. ÉTIENNE et L. SPILLMANN. *Société de médecine de Nancy,* 9 novembre 1898.

PLANCHE 25

Lésions cérébrales en foyers.

FIG. 1 (OBS. 95). — Hémisphère gauche du cerveau vu par sa face interne : *Sarcome de l'extrémité inférieure de la circonvolution frontale gauche ascendante* (centre de l'hypoglosse) (T, tumeur ; SS, scissure de Sylvius ; SR, sillon de Rolando ; F, 1ʳᵉ frontale ; Fa, frontale ascendante ; Pa, pariétale ascendante).

FIG. 2 (OBS. 97). — Coupe horizontale du cerveau passant au milieu des noyaux gris : *Sarcome occupant la moitié inférieure de la circonvolution frontale droite ascendante* (T, tumeur ; SS, scissure de Sylvius ; M, méninges ; Rf, région frontale ; Ro, région occipitale).

FIG. 3 (OBS. 96). — *Sarcome du cerveau* dans un cas de sarcome mélanique généralisé (S tumeur sarcomateuse de la convexité).

FIG. 4 (OBS. 97 *bis*). — *Tubercule du cervelet* (T, tubercule).

FIG. 5 (OBS. 97 *bis*). — *Tubercule développé dans la circonvolution de l'hippocampe droite* (T, tubercule).

FIG. 6 (OBS. 97 *bis*). — *Tubercule de la couche optique* (coupe frontale de l'hémisphère gauche (T, tubercule).

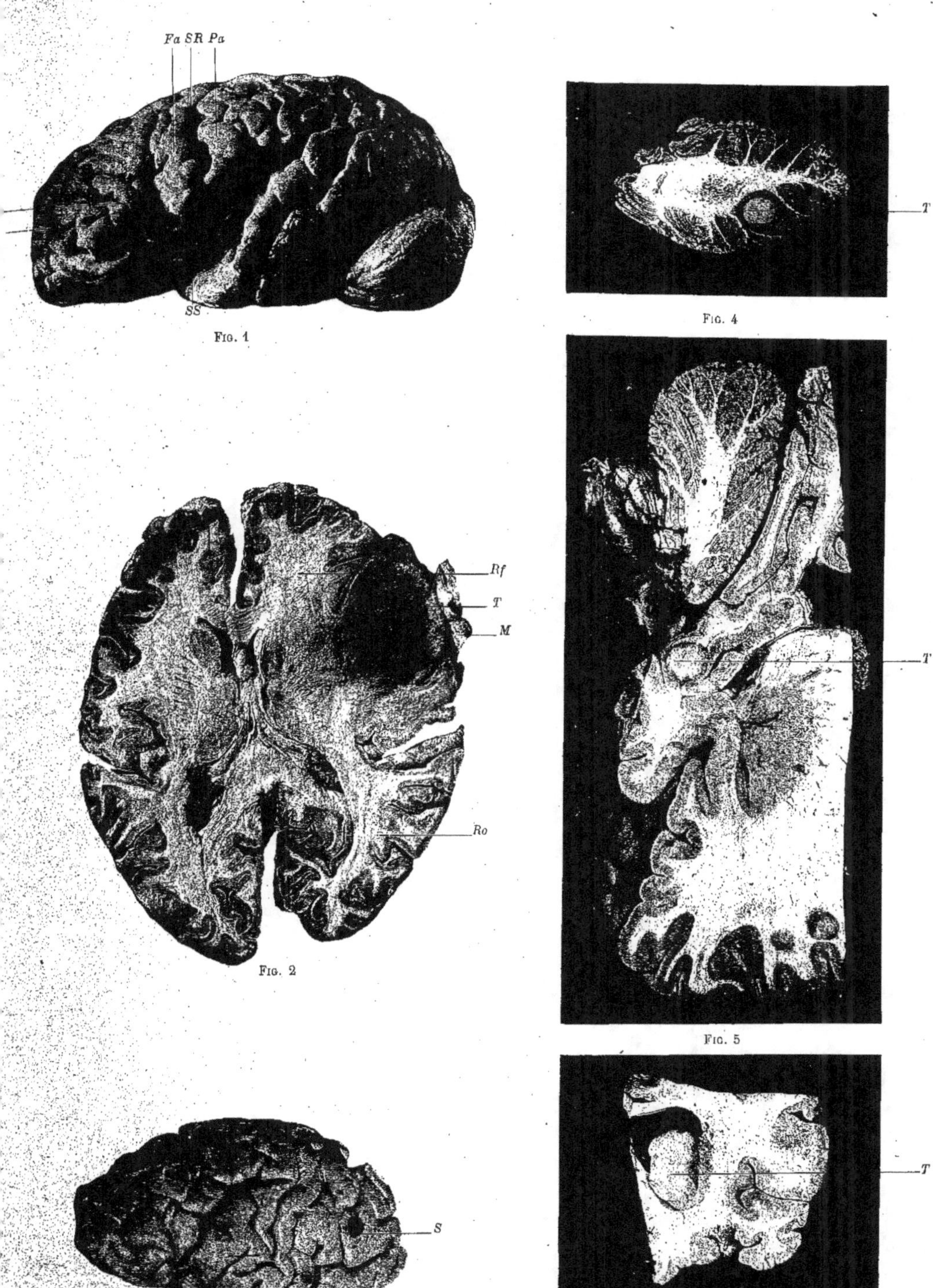

Lésions cérébrales en foyer

C. Naud, éditeur, Paris.

PLANCHE 23

OBSERVATION 95. — *Sarcome de l'extrémité inférieure de la circonvolution frontale gauche ascendante (centre de l'hypoglosse), monoplégie linguale* (¹).

(Clinique de M. le professeur Bernheim.)

(Pl. 23, fig. 1.)

La figure 1 de la planche 23 représente l'hémisphère gauche du cerveau d'une femme de vingt-trois ans, ayant succombé à la généralisation d'un sarcome mélanique. Avant son entrée à l'hôpital, la malade avait vu se développer une série de tumeurs (aine gauche, omoplate gauche, bras droit au niveau de l'insertion inférieure du deltoïde, aisselle, pli du coude, etc.). Deux mois après se déclara une *monoplégie linguale droite*. Ce fut le seul symptôme net de localisation cérébrale; il n'y eut jamais ni aphasie, ni troubles de la déglutition, ni paralysie faciale inférieure; il existait seulement un affaiblissement du membre supérieur droit, révélé par le dynamomètre. L'intelligence persista jusqu'à la fin. La malade succomba aux progrès de la cachexie et par cyanose due à de nombreuses tumeurs mélaniques du poumon.

A l'autopsie on constata la présence de tumeurs analogues dans les os, les parties molles et les viscères. On trouva à *l'extrémité inférieure de la circonvolution frontale ascendante gauche*, près de la jonction de cette circonvolution avec le pli qui la sépare de la troisième circonvolution frontale, une *petite cavité* de 11 millimètres de profondeur sur 6 millimètres de diamètre, remplie par un *caillot noirâtre;* les parois de l'excavation présentaient une teinte jaunâtre. L'examen histologique démontra qu'elles étaient constituées par du *tissu de sarcome mélanique.* Il s'agissait donc d'une petite tumeur mélanique de l'écorce du cerveau qui était devenu le siège d'une hémorragie limitée. C'est à cette hémorragie circonscrite qu'il faut attribuer le symptôme : *monoplégie linguale droite*. La légère parésie du bras, du même côté peut s'expliquer par une diminution de l'activité fonctionnelle du centre cortical voisin correspondant au membre supérieur.

Cette observation confirme, d'une façon des plus nettes, l'existence d'un *centre cortical de l'hypoglosse à l'extrémité inférieure de la circonvolution frontale ascendante*, centre parfaitement distinct du centre du facial inférieur, du centre du langage, et voisin du centre du membre supérieur. La destruction de cette zone provoque une paralysie isolée de la moitié opposée de la langue.

OBSERVATION 96. — *Sarcomes du cerveau dans un cas de sarcome mélanique généralisé* (²).

(Clinique de M. le professeur P. Spillmann.)

(Pl. 23, fig. 3.)

Cette figure représente le cerveau d'une femme de trente-quatre ans morte de sarcome mélanique généralisé. A l'autopsie on trouva dans les méninges cérébrales, à la convexité (fig. 3) et à la base du

---

(¹) BERNHEIM. *Société de médecine de Nancy*, 9 mars 1887.
(²) P. HAUSHALTER. Contribution à l'étude du sarcome mélanique généralisé, *Revue médicale de l'Est*, 1887.

cerveau, *une vingtaine de petites tumeurs aplaties* variant du diamètre d'une tête d'épingle à celui d'une pièce de 50 centimes. Dans le centre ovale, se trouvaient vers la périphérie quelques petits noyaux, disséminés du volume d'un pois; en avant, reposant sur le tiers antérieur du corps calleux et adhérente à la circonvolution du corps calleux du côté gauche, existait une tumeur noire du volume d'une noisette. L'autopsie permit également de constater des tumeurs analogues sous le cuir chevelu, entre le péricrâne et l'os, dans différents muscles, sous le périoste des côtes et des corps vertébraux, dans le périnèvre des sciatiques, dans les deux poumons, sur la paroi des deux ventricules du cœur, dans le foie, l'estomac, l'intestin, la rate et les ganglions. Tous les tissus, tous les organes étaient farcis de ces tumeurs noires qui étaient du reste manifestes sous la peau pendant la vie. On avait en effet noté sur toute la surface du corps, poitrine, dos, abdomen, lombes, une multitude de nodosités noires variant de la grosseur d'une noisette à celle d'un grain de chènevis. Cette généralisation de tumeurs avait eu son point de départ dans une verrue que cette malade portait depuis son enfance au niveau de la deuxième vertèbre lombaire. Cette femme était morte dans un degré de cachexie extrême. L'intelligence était demeurée nette. Huit jours avant sa mort, elle fut prise de *convulsions cloniques dans les yeux et les membres*, alternant avec de la raideur dans les bras et dans les jambes, avec perte de connaissance; à la suite de cette crise, elle resta dans un état syncopal. Le lendemain se produisit une nouvelle crise avec perte de connaissance. La malade succomba quelques jours après, sans avoir présenté d'autres symptômes. L'examen histologique des tumeurs montra qu'il s'agissait de *sarcomes mélaniques*.

Les deux attaques convulsives que la malade présenta pendant son séjour à l'hôpital trouvent leur explication dans la présence des noyaux mélaniques situés à la surface de l'écorce cérébrale; ces convulsions furent les seuls symptômes de l'infiltration néoplasique de l'encéphale.

Observation 97. — *Sarcome fuso-cellulaire du cerveau* ([1]).

(Clinique de M. le professeur Bernheim.)

(Pl. 23, fig. 2.)

La tumeur, siégeant dans l'hémisphère droit, occupe *la moitié inférieure de la circonvolution frontale ascendante;* cette circonvolution élargie transversalement à ce niveau, adhérente aux méninges, forme une tumeur de 4 centimètres, transversalement et en profondeur; la partie moyenne de la pariétale ascendante est comprimée sur une hauteur de 5 centimètres. La tumeur est constituée par une enveloppe sarcomateuse épaisse de 5 millimètres à 1 centimètre et par une cavité tapissée d'un caillot sanguin ancien (*sarcome hémorragique*).

Il s'agissait d'un homme de soixante et un ans; les accidents avaient débuté trois mois avant son arrivée à l'hôpital par de la céphalalgie occipitale et frontale; trois semaines avant l'apparition de cette céphalalgie étaient survenues des convulsions limitées au côté gauche de la face; ces convulsions durèrent un jour et furent suivies d'hémiparésie faciale avec déviation de la bouche. Lorsque le malade entre à l'hôpital, on constate que les traits de la face sont plus marqués à droite, et que la commissure labiale droite est relevée. Il n'existe pas de paralysie des membres, mais la force musculaire est notablement diminuée à la main gauche. Quinze jours après, vomissements et selles involontaires. Le lendemain, le malade répond plus difficilement aux questions, la face est plus déviée, une certaine tendance existe à la déviation conjuguée des yeux et de la tête à droite. Le bras est plus affaibli; le malade ne peut se tenir debout, mais exécute tous les mouvements. L'état général s'aggrave lentement. Un mois après, le malade ne peut lever que très légèrement les bras; les mouvements des membres inférieurs sont intacts. Vomissements, déchéance intellectuelle, coma et mort.

([1]) Bernheim. *Société de médecine de Nancy*, 25 janvier 1899.

Les différents symptômes observés pendant la vie, *céphalalgie persistante, attaques d'épilepsie jacksonienne dans le domaine du facial gauche, hémiplégie facio-brachiale, vomissements, vertiges,* avaient fait porter le diagnostic de tumeur cérébrale. Le siège même de la lésion explique l'épilepsie et l'hémiplégie faciales, devenues plus tard facio-brachiales.

OBSERVATION 97 *bis.* — *Tubercules de la couche optique et du cervelet* ([1]).
(Clinique de M. le professeur P. Spillmann.)
(Pl. **23**, fig. 4, 5 et 6.)

Les figures 4, 5 et 6 de la **planche 23** représentent trois points différents d'un cerveau à l'intérieur duquel l'autopsie avait permis de trouver une série de tubercules disséminés dans la substance blanche et dans la substance grise. Les tubercules étaient au nombre de douze occupant principalement la substance grise.

Les plus intéressants siégeaient dans les régions suivantes : un à la partie moyenne de la circonvolution de l'hippocampe droite (fig. **5**, pl. **23**); toute la couche optique du côté gauche (fig. 6, pl. 23) était occupée par un tubercule du volume d'une amande et il ne restait, autour de la tumeur, qu'un croissant de tissu sain, dont la partie la plus large avait 5 millimètres d'épaisseur environ ; le cervelet était farci de tubercules (fig. **5**, pl. **23**) ; on en trouvait trois dans l'hémisphère droit et quatre dans l'hémisphère gauche.

Les différents organes étaient normaux ; on trouvait seulement quelques granulations tuberculeuses récentes à la surface des poumons et aux deux sommets.

Ce cerveau avait été recueilli à l'autopsie d'une jeune fille de dix-sept ans qui avait présenté à l'âge de seize ans un affaiblissement graduel de la vue suivi, au bout de deux mois, d'une crise d'épilepsie jacksonienne avec mouvements convulsifs limités à la jambe, au bras et à la face du côté droit : cette crise avait été suivie d'une aphasie ayant persisté pendant plusieurs jours.

Au moment où elle entra au service (un an après le début des accidents), la malade, qui était dans un état de maigreur extrême, présentait une céphalée fronto-occipitale intense ; les pupilles étaient dilatées et inégales et l'examen ophtalmoscopique permettait de constater de la stase papillaire (staungs papille) et quelques petites hémorragies des vaisseaux du fond de l'œil : la cécité était complète. Pas de troubles de la motilité, réflexes normaux, pas de contractures. Les seuls autres symptômes observés étaient des vomissements survenant sans le moindre effort. Peu à peu la céphalée augmenta, la cachexie ne fit que s'accentuer et la malade succomba au bout de quatre mois.

Les principaux symptômes observés pendant la vie avaient donc été : une céphalée intense, de la cécité absolue avec stase de la papille, des vomissements et de l'épilepsie jacksonienne. Le diagnostic de tumeur s'imposant et l'hypothèse d'une syphilis héréditaire ou acquise ne reposant sur aucun indice, on avait porté le diagnostic de tubercule des centres cérébraux. La question de siège était fort difficile à élucider; l'autopsie démontra en effet que les tubercules situés dans la substance grise du cerveau, dans la couche optique et dans la substance blanche du cervelet n'avaient donné lieu pendant la vie à aucun phénomène caractéristique; les symptômes observés avaient été ceux qu'on rencontre communément dans beaucoup d'affections cérébrales. Il est du reste intéressant de remarquer qu'en présence de tumeurs multiples du cervelet et d'une lésion aussi volumineuse de la couche

---

([1]) L. SPILLMANN et L. NILUS. Tubercules de la couche optique et du cervelet, *Gazette hebdomadaire de médecine et de chirurgie,* 16 décembre 1900.

optique, tous les signes classiques aient à peu près fait défaut : il est vrai que, dans bien des cas, les tumeurs cérébrales refoulent simplement les tissus avoisinants sans les détruire, et c'est ainsi que, si une tumeur cérébelleuse se développe lentement, progressivement, l'action consciente et régulatrice d'équilibre, exercée par l'écorce cérébrale, peut agir d'une façon vicariante sur l'action réflexe et inconsciente du cervelet.

PLANCHE 24

Hystérie.

FIG. 1 (OBS. 98). — *Pseudo-coxalgie hystérique de la hanche gauche*. Contracture de la cuisse en extension, rotation exagérée du pied en dedans.

FIG. 2 (OBS. 100). — Renversement des globes oculaires chez une hystérique.

FIG. 3 (OBS. 99). — *Contracture hystérique du membre supérieur gauche*. Fixation des différents segments en flexion. Flexion exagérée de la main et des doigts.

FIG. 4, 5, 6, 7, 8 et 9 (OBS. 101). — Attitudes diverses au cours d'une grande crise d'hystérie convulsive (*clownisme*).

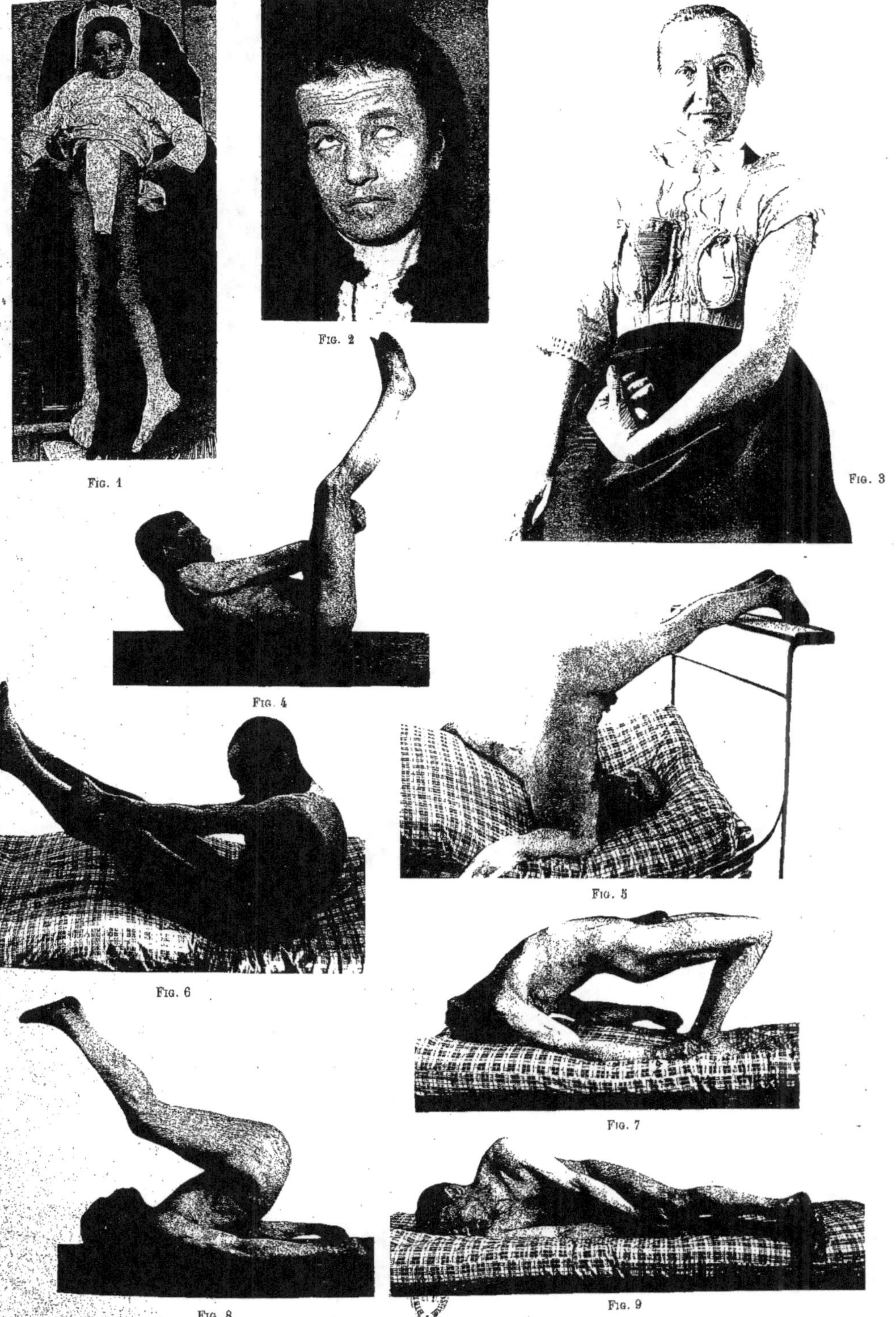

FIG. 1

FIG. 2

FIG. 3

FIG. 4

FIG. 5

FIG. 6

FIG. 7

FIG. 8

FIG. 9

Hystérie

C. Naud, éditeur, Paris.

HYSTÉRIE

Il serait très curieux de grouper toute une série de photographies, représentant les attitudes, les gestes, les contractures que peut engendrer l'hystérie. Ce serait là un album des plus variés, cette grande simulatrice, qu'est l'hystérie, pouvant revêtir la forme de la plupart des maladies.

Nous nous sommes contentés de réunir dans la planche 24, quelques-uns des types qui se sont présentés à notre observation :

OBSERVATION 98. — *Contracture hystérique de la jambe* (¹).

(Clinique de M. le professeur P. Spillmann.)

(Pl. 24, fig. 1.)

Fillette de douze ans. Rien de particulier dans ses antécédents.

A l'âge de dix ans, elle commence à se plaindre de douleurs dans le genou gauche et à boiter légèrement; quelque temps après se développent, du même côté, les symptômes d'une coxalgie, pour laquelle elle entre dans un service de chirurgie : le membre malade est placé dans un appareil plâtré; elle quitte l'hôpital au bout de trois mois, et rentre quelque temps après dans un autre service de chirurgie avec les mêmes symptômes de coxalgie; la jambe est replacée dans un appareil plâtré et soumise à la traction. Durant son second séjour à l'hôpital, afin d'examiner plus à l'aise l'articulation malade, on soumet à deux reprises l'enfant à la chloroformisation : à peine a-t-elle respiré quelques bouffées de chloroforme, que l'on voit la raideur du membre disparaître et l'articulation de la hanche devenir parfaitement libre. Le membre est replacé à nouveau dans un appareil plâtré.

Neuf mois après, la malade quitte l'hôpital avec son appareil. A peine rentrée dans sa famille, elle est prise d'une série de *crises convulsives*, qui se répètent plusieurs fois par jour : pendant ces crises, l'enfant, au dire de la mère, devient raide, et de temps en temps, de petites convulsions cloniques plus ou moins généralisées, interrompent cet état de contracture; chacune des crises dure environ un quart d'heure; dans l'intervalle des crises, l'intelligence est nette, mais l'enfant se plaint de céphalalgie frontale. Elle perd l'appétit, maigrit; bientôt surviennent des vomissements et de la constipation et on redoute une méningite. Elle entre alors dans un service de médecine.

C'est une fillette à la mine éveillée, à l'intelligence vive. Elle est très amaigrie. L'auscultation ne révèle rien d'anormal; le ventre est rétracté et l'enfant ne peut avaler une cuillerée de liquide sans être prise immédiatement de vomissements; le pouls est assez petit, rapide (110). Depuis son entrée, la malade a déjà eu 7 petites attaques de convulsions cloniques, de quelques minutes de durée chacune. A la visite du

(¹) HAUSHALTER. Contracture hystérique du membre inférieur gauche chez un enfant de douze ans, *Rev. méd. de l'Est.*

matin, on la trouve dans un état de raideur musculaire généralisée; on ne peut arriver à l'asseoir, et c'est à peine si nous parvenons à fléchir très légèrement les bras et la jambe droite.

Quant au membre inférieur gauche, *il présente dans son ensemble la situation que l'on rencontre souvent dans la coxalgie* (pl. 24, fig. 1) : l'épine iliaque antérieure et supérieure, plus abaissée que celle du côté droit, est portée en dedans; la cuisse a subi un mouvement de rotation en avant; de plus, la face antérieure du genou est déviée complètement en dedans, de telle sorte que le côté interne de l'articulation repose sur le plan du lit, et que les muscles du mollet sont dirigés en dehors; le pied dont la pointe est tournée en dedans, a pris une situation absolument transversale de gauche à droite; le membre n'est pas atrophié, il n'existe ni tuméfaction de la hanche ou du genou, ni trace de cicatrices autour des articulations. La jambe forme avec la cuisse, avec le bassin et avec le tronc une pièce absolument rigide, et il est impossible de modifier la situation de l'un des segments par rapport aux autres, impossible de ramener le pied dans sa direction normale, de fléchir la jambe sur la cuisse, ou la cuisse sur le bassin; lorsqu'on vient à soulever la jambe, on entraîne non seulement le bassin, mais le corps tout entier, comme si une tige d'acier traversait la petite malade du pied gauche à la tête; du reste tous ces essais de mouvement semblent provoquer de vives douleurs.

Il n'existe pas de troubles sensitifs ou sensoriels.

Le lendemain, l'état est le même, la malade a eu presque sans interruption une série de petites crises convulsives. Elle continue à vomir; la température est normale.

Le surlendemain les convulsions, qui ont considérablement diminué de fréquence depuis la veille, ne se reproduisent plus dans la journée; la raideur musculaire a disparu; la malade se met à manger et ne vomit plus; tout est rentré dans l'ordre, sauf le membre inférieur gauche qui conserve la raideur et la déformation qu'il présentait depuis plus d'un an, rotation de la cuisse en avant, déviation du genou et de la pointe du pied en dedans; ensellure lombaire, symptômes classiques de la coxalgie.

Deux jours après l'état restant le même, on essaie de le modifier par la suggestion : durant dix ou quinze jours, on s'évertue à affirmer à la malade que sa guérison est possible.

A la première séance de suggestion, on obtient, avec beaucoup de peine, quelques légers mouvements de flexion des orteils. Au bout de quatre ou cinq jours, le pied et le genou ont repris leur position normale; le pied peut se mouvoir; le genou conserve encore un peu de raideur, qui cède bientôt; seule l'articulation de la hanche conserve sa fixité, en même temps que persistent l'ensellure lombaire et la rotation de la cuisse en dedans. Nous forçons alors la malade à se tenir debout, à marcher; la religieuse lui promet une robe neuve, si dans huit jours elle marche. Dès lors elle fait elle-même des efforts : elle traîne encore la jambe quelque temps, puis, *quinze jours après notre première suggestion, elle marche*, vaquant aux besoins de la salle, présentant une légère claudication à gauche, qui ne tarda pas à disparaître complètement.

L'observation 99 (pl. 24, fig. 3) se rapporte encore à un cas de contracture. Mais ici le diagnostic s'impose et ne peut prêter à confusion avec une affection organique, comme dans le cas précédent.

Il s'agit d'une nourrice de trente ans, femme très nerveuse, mais n'ayant jamais eu de crises d'hystérie. Sans cause connue le membre supérieur gauche se place en contracture dans la position représentée par la photographie : *les doigts sont fléchis sur la main, le pouce seul est en extension, la main est fléchie sur l'avant-bras et l'avant-bras sur le bras;* les différents segments ne peuvent être étendus que très difficilement. *La sensibilité à la piqûre est abolie* dans tout le membre.

En quelques séances de suggestion, le malade fut débarrassée de cette contracture.

OBSERVATION 100. — *Renversement des globes oculaires avec nystagmus.*
(Clinique de M. le professeur Bernheim.)
(Pl. 24, fig. 2.)

La malade est une campagnarde de trente-trois ans, un peu faible d'esprit. L'affection a débuté il y a *trois mois*, à la suite de fatigues éprouvées en soignant un frère malade : elle aurait eu à cette époque de véritables crises de petite hystérie avec perte de la connaissance, contracture, anesthésie ; à cette époque les yeux auraient eu par moments la position qu'ils ont actuellement et étaient agités *d'un continuel mouvement de nystagmus*. Elle disait ne pas voir, ce qui ne l'empêchait pas de vaquer à ses occupations comme auparavant et de se guider fort bien dans la rue. Depuis quelque temps, son état se serait aggravé, elle ne cesse de se cacher les yeux avec la main, ne mange plus, etc., etc.

Au moment de l'observation, tout se borne aux symptômes suivants : le **facies est anxieux**, le front est plissé ; les yeux grands ouverts, sont agités d'un continuel mouvement de nystagmus, moins scandé que le nystagmus de la sclérose en plaques. Parfois la malade se met à rouler ses yeux, et les dirige en dedans, en dehors, en haut et en bas. Habituellement elle les maintient **convulsés en haut**, cachés en partie sous la paupière supérieure.

En trois ou quatre séances de suggestion, la malade, *est guérie* de ces troubles oculaires.

Tandis que les 3 cas précédents ont rapport à la petite hystérie, celui qui suit a trait à la grande hystérie.

OBSERVATION 101. — *Accès d'hystérie convulsive chez un épileptique alcoolique.*
(Clinique de M. le professeur Bernheim.)

(**Pl. 24**, fig. 4, 5, 6, 7, 8, 9.)

Homme, vingt-huit ans, brossier. Présente dans ses antécédents une hérédité névropathique des plus chargées : son père était *alcoolique* et *épileptique ;* sa mère *hystérique* et *épileptique ;* son grand-père maternel *alcoolique ;* sa grand'mère maternelle présentait comme lui de *l'hystérie convulsive ;* une tante maternelle, un oncle et un cousin paternels sont *épileptiques ;* il a lui-même une sœur, qui est en traitement à l'hôpital pour des accès d'*hystérie* et d'*épilepsie*, semblables aux siens; un frère épileptique, enfermé dans un asile d'aliénés ; un deuxième frère *épileptique ;* un frère et une sœur qui ont aussi des crises. *Dans la famille 12 membres ont donc des crises convulsives.*

Le malade est un alcoolique invétéré. Il a eu sa première crise à l'âge de douze ans ; depuis lors elles se répètent tous les mois ou toutes les semaines.

Au moment de l'observation nous voyons un homme de constitution robuste, bien musclé, un peu hébété, à la parole bredouillante.

Le jour de son entrée, pendant qu'on l'examine, le malade a une crise : les yeux deviennent tout à coup hagards, les mains se crispent ; le malade cesse de répondre aux questions, puis la face devient vultueuse, la respiration suspirieuse. Le malade fait de grands mouvements convulsifs, se frappant la poitrine, serrant les poings. Ensuite, du tonisme : le malade en contractant lentement et énergiquement différents groupes musculaires, arrive à réaliser un certain nombre **d'attitudes de saltimbanque,** constituant ce que l'on appelle du **clownisme.** Les figures 4, 5, 6, 7, 8, 9, reproduites d'après des photographies instantanées prises au cours d'une crise représentent plusieurs de ces attitudes successives ; elles sont supérieures à toute description. Au début le malade se place sur le côté, **rigide comme une barre de fer,** les jambes et les bras collés l'un contre l'autre (fig. 9) ; puis les muscles abdominaux entrant en contraction, le corps se met en **arc de cercle,** ne reposant plus que sur les fesses (fig. 6) ; alors surviennent successivement une série de poses dont les figures 4, 8, 5 montrent la succession ; la crise se termine ordinairement par une contraction des muscles supérieurs du corps, et le malade fait l'arc de cercle en reposant sur la tête et sur les pieds (fig. 8, 7).

A d'autres moments le malade fait des bonds prodigieux, se roule à terre, et termine par une véritable crise d'épilepsie convulsive, avec écume dans la bouche et incontinence d'urines.

Les crises de clownisme s'atténuent, puis disparaissent sous l'influence de la suggestion ; mais demeuré épileptique, hystérique et alcoolique, le malade échoue bientôt dans un asile d'aliénés.

PLANCHE 25

Acromégalie.

Fig. 1 et 2 (Obs. 102). — *Femme acromégalique.* Laideur acromégalique : épaississement du nez et des lèvres ; hypertrophie du maxillaire ; mains en battoir.

Fig. 3 et 4 (Obs. 103). — *Homme acromégalique.* Epaississement du nez et des lèvres ; hypertrophie du maxillaire ; hypertrophie des mains.

Ostéo-arthropathie hypertrophiante.

Fig. 5 (Obs. 104). — *Hypertrophie* de toutes les portions du squelette des membres ; augmentation énorme des dimensions de la main.

Fig. 6   —   *La main du malade comparée à celle d'un adulte de même taille.* Epaississement énorme des doigts, surtout au niveau des articulations ; phalangettes en battant de cloche ; ongles élargis et recourbés.

Fig. 7 (Obs. 105). — Par comparaison, *doigts hippocratiques* au cours d'un empyème chronique.

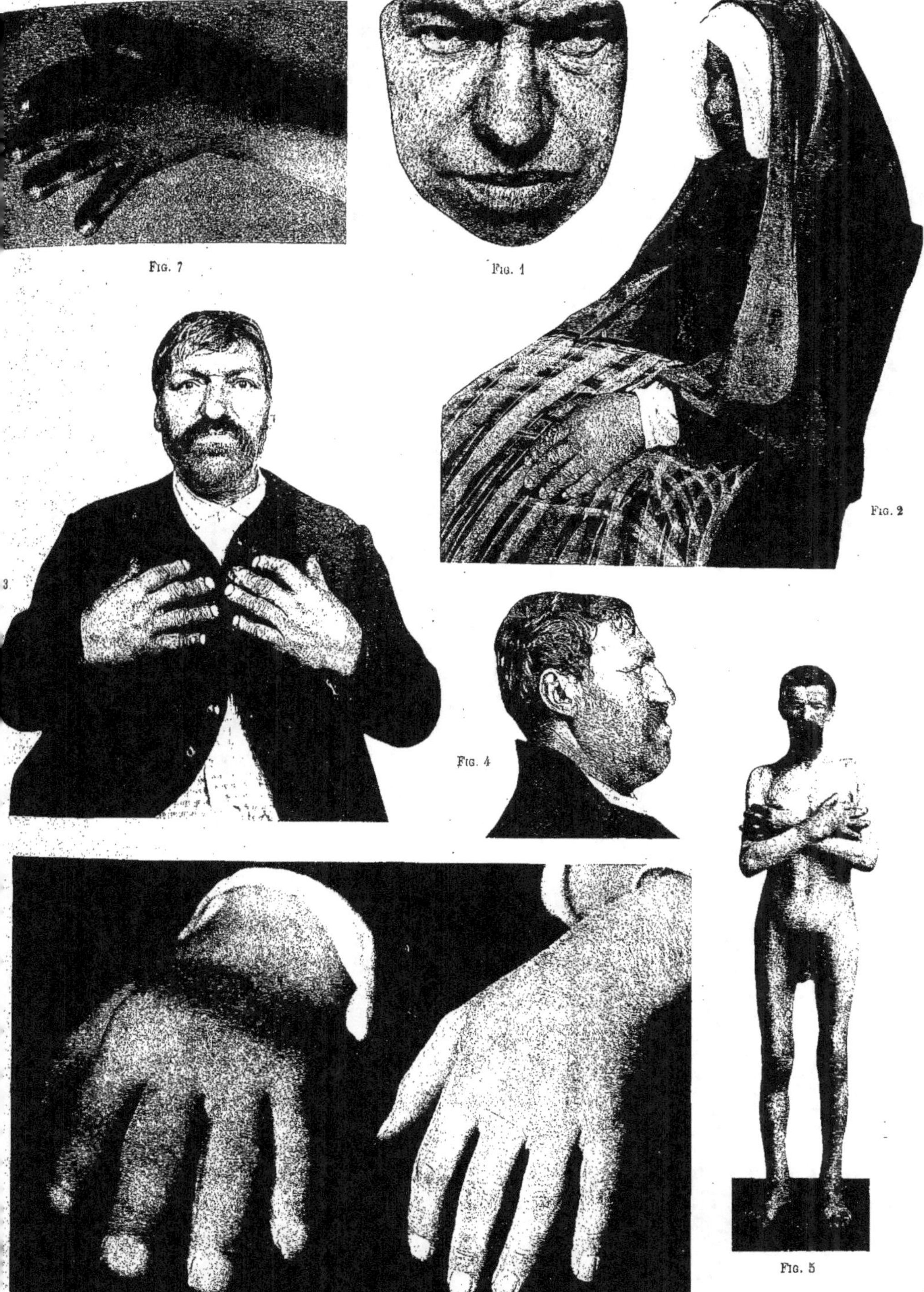

Acromégalie. — Ostéoarthropathie hypertrophiante.

G. Étienne, Ch. Thiry et L. Spillmann.

C. Naud, éditeur, Paris.

ACROMÉGALIE
ET OSTÉO-ARTHROPATHIE HYPERTROPHIANTE

P. Marie a, depuis une dizaine d'années, isolé du groupe, alors très complexe des affections rhumatismales chroniques, un certain nombre de types bien définis : il a sorti du rhumatisme l'acromégalie, l'ostéo-arthropathie hypertrophiante ; dans le rhumatisme, il a créé la spondylose rhizomélique.

Depuis lors, un certain nombre de cas semblables ont été publiés ; ils restent cependant exceptionnels. Ceux que nous rapportons ici, très typiques, remplacent utilement une description théorique.

Observation 102. — Acromégalie.

(Clinique de M. le professeur P. Spillmann ([1]).)

(Pl. 25, fig. 1 et 2.)

Cette malade offre le type bien connu de la laideur acromégalique. On voit les traits grossièrement accentués : le nez est long, gros, épais ; le maxillaire inférieur est fortement développé, surtout dans le sens de la hauteur ; les lèvres sont énormes et saillantes ; les pommettes sont un peu proéminentes ; les yeux paraissent enfoncés sous les arcades sourcilières ; la langue est élargie, mais non épaissie. La peau de la face est épaissie, d'un gris sale, criblée de glandes sébacées saillantes ou dilatées (fig. 1).

La malade est massive, ramassée sur elle-même ; à la région cervico-dorsale existe une cyphose arrondie, bien nette (fig. 2) ; la poitrine est aplatie. Le ventre est proéminent et aurait beaucoup augmenté depuis dix ans.

Les mains et les pieds sont énormes ; la circonférence du cou-de-pied dépasse de 5 centimètres celle du cou-de-pied d'un homme de 1^m,76 ; depuis plusieurs années, la malade est obligée de chausser des souliers d'homme. Elle ne trouve pas de gants à sa pointure ; elle porte actuellement au petit doigt l'anneau qu'elle avait autrefois à l'annulaire ; les doigts sont épaissis, boudinés, mais non allongés ; la circonférence de son annulaire dépasse de 2 centimètres la circonférence du même doigt mesurée chez un homme adulte de 1^m,76. La main est élargie en battoir, épaisse dans toutes ses parties (fig. 2), ayant la même largeur que celle de l'homme ci-dessus indiqué. Les oreilles ne présentent aucune déformation. La malade a une tendance marquée à avoir toujours trop chaud.

Il existe une amblyopie accentuée d'un côté et une amaurose presque complète de l'autre, vraisemblablement attribuables à une névro-rétinite soit par compression du chiasma par la glande pituitaire hypertrophiée, soit simplement à la présence de cette glande pituitaire jouant le rôle de tumeur encéphalique.

([1]) Spillmann et Haushalter. Un cas d'acromégalie. Revue de Médecine, 1890.

22

Chez cette malade, âgée de cinquante-deux ans, célibataire, les accidents paraissent remonter au moment de la *ménopause*, survenue brusquement à quarante ans : au moment où elle allait avoir ses règles on lui annonça la mort de son père ; l'époque ne parut pas, et la menstruation cessa définitivement. Les modifications du facies se sont faites progressivement et simultanément à la face, aux mains, aux pieds ; petit à petit le dos s'est voûté, la peau s'est épaissie ; mais depuis huit ans l'état n'a pas varié. Au début il existait des fourmillements et de l'engourdissement dans les doigts, la malade ne sentait pas les objets qu'elle touchait ; ces accidents ont aujourd'hui disparu.

OBSERVATION 103. — *Acromégalie.*

(Clinique de M. le professeur P. Spillmann ([1]).)

(Pl. **25** fig. 3 et 4.)

Ce cas d'acromégalie n'est pas moins typique que le précédent. Les photographies 3 et 4 reproduisent les traits d'un malade, âgé de cinquante-sept ans, chez qui la maladie a débuté il y a vingt-cinq ans environ. Le *maxillaire inférieur est très gros* et fait saillie en avant (fig. 4) ; le nez est camard, en pied de marmite (fig. 3) ; la langue est très augmentée de volume. Les *mains sont énormes* (fig. 3), en battoir, les doigts en saucisson ; les pieds ont des proportions analogues. Il existe de la cyphose cervico-dorsale, le cou est gros. Aucune altération des organes génitaux. Hypertrophie cardiaque ; artério-sclérose généralisée.

Irritabilité, affaiblissement des fonctions intellectuelles. L'examen des mains par les rayons de Rœntgen a montré l'existence d'une *hypertrophie notable des os de la main.*

Ce fait fut déjà établi par M. Vedel pour l'ostéo-arthropathie hypertrophiante ([2]).

C'est à ce deuxième type qu'appartient l'observation suivante, tout aussi caractéristique dans son genre que les précédentes.

OBSERVATION 104. — *Ostéo-arthropathie hypertrophiante.*

(Clinique de M. le professeur P. Spillmann ([3]).)

(Pl. **25**, fig. 5 et 6.)

La figure 5 montre bien le facies si spécial de l'ostéo-arthropathie hypertrophiante, *avec énormes dimensions des articulations, des mains et des pieds.*

L'humérus est largement épaissi depuis son tiers inférieur ; le radius et le cubitus le sont dans toute leur étendue, mais surtout vers les articulations du poignet ; le coude est fusiforme ; les extrémités osseuses des poignets, et en particulier les apophyses styloïdes sont hypertrophiées. Les mains ont un *aspect caractéristique* (fig. 6) : les doigts ne sont pas allongés, mais ils sont élargis, épaissis, énormes, surtout au niveau des articulations ; et, cependant, les parties molles sont diminuées, atrophiées. Les dernières phalanges, plus volumineuses, donnent aux doigts l'aspect de battants de cloches. La partie métacarpienne est peu modifiée ; seules les têtes métacarpiennes sont épaissies.

Les ongles, très élargis, recouvrent presque toute la face dorsale de la dernière phalange (fig. 6) ; ils débordent latéralement sur la pulpe du doigt ; à leur extrémité libre, ils se recourbent sur la face palmaire

---

([1]) P. SPILLMANN. Acromégalie. *Revue médicale de l'Est*, 1897, p. 184.

([2]) VEDEL. 3ᵉ *Congrès français de Médecine.* Nancy, 1896.

([3]) P. SPILLMANN et HAUSHALTER. Contribution à l'étude de l'ostéo-arthropathie hypertrophiante. *Revue de Médecine*, 1890.

du doigt en forme de bec de perroquet; ils sont grossièrement striés dans le sens de la longeur et sont énormément épaissis, mesurant à leur bord libre de 3 à 4 millimètres d'épaisseur. La figure 6 montre cet aspect si spécial des mains, comparé à la main normale de l'un de nous.

Aux membres inférieurs, le fémur est épaissi au niveau de son tiers inférieur, les condyles étant énormes. Le tibia est *gigantesque*, d'où l'aspect éléphantiasique de la partie terminale des membres (fig. 5), recouverte par une peau épaissie et du tissu cellulaire œdématié.

Le pied est gros et massif; les orteils sont très épaissis, surtout dans leurs dernières phalanges, renflées en massues. La crête iliaque est légèrement augmentée de volume.

D'une façon générale, toutes les articulations sont douloureuses et les mouvements limités.

L'*extrémité céphalique ne présente aucune modification* de forme; et de ce côté, nous ne voyons à signaler que l'exagération dans la poussée des poils de la barbe et de la moustache. Le larynx, le corps thyroïde, les organes génitaux sont morphologiquement normaux; cependant tout désir vénérien a cessé depuis une année.

Les principaux viscères sont normaux, sauf peut-être un *début de tuberculose pulmonaire*. Signalons encore l'existence d'une zone exagérée de matité rétro-sternale de signification obscure; l'exagération de la soif; le refroidissement des extrémités, avec sensation de brûlure aux pieds; la suppression de la sécrétion sudorale, antérieurement abondante; la sécheresse et l'atrophie de la peau; la diminution de toute la musculature.

A l'âge de quinze ans, le malade habitant un rez-de-chaussée très humide, fut atteint de rhumatismes articulaires aigus; pendant quelques années il ressentit quelques douleurs, puis tout rentra dans l'ordre. Jamais il n'avait éprouvé d'affection de l'appareil respiratoire. Au milieu de 1887 (il avait alors quarante-deux ans), il commença à se plaindre pendant un mois environ de douleurs dans les membres et de courbature; lorsque le soir il rentrait de la mine, il était plus fatigué que d'habitude; bientôt ses poignets et ses pieds commencèrent à grossir à peu près simultanément, et sa femme remarqua que ses ongles se recourbaient; peu à peu les genoux, les coudes augmentèrent de volume, mais surtout les mains. Pendant deux mois, il continua à travailler; au commencement de 1888, il dut cesser d'aller à la mine; il resta chez lui, gêné dans ses mouvements, impotent, souffrant dans la continuité des os et dans les articulations. Depuis le commencement de 1888, l'état, qui est l'état actuel, n'a guère changé, la maladie s'étant développée en quelques mois, puis n'ayant que peu progressé. Depuis huit mois environ, les membres s'atrophient. Le malade a commencé à tousser un peu depuis le commencement de 1889.

M. P. Marie tend à attribuer ces déformations si spéciales de l'ostéo-arthropathie hypertrophiante à l'action sur l'organisme de toxines élaborées dans des lésions chroniques de l'appareil respiratoire, d'où le nom de *ostéo-arthropathies hypertrophiantes d'origine pneumique*, sous lequel il les a désignées. On est allé plus loin dans cette voie, et de ce type pathologique on a rapproché l'anomalie bien connue sous le nom de doigts hippocratiques.

En voici un cas, très typique comme aspect, et paraissant très démonstratif comme étiologie :

OBSERVATION 105. — *Doigts hippocratiques.*
(Clinique de M. le professeur agrégé HAUSHALTER.)
(Pl. 25, fig. 7.)

La figure 7 nous montre cette déformation des doigts, bien connue sous le nom de doigts hippocratiques, portant surtout, d'une façon élective, sur les *dernières phalanges, arrondies et renflées* en baguettes de tambour, et sur les ongles recourbés, arrondis, mais d'une façon beaucoup plus régulière que dans l'ostéo-arthropathie.

A l'âge de sept ans, probablement à la suite d'une broncho-pneumonie, l'enfant fut atteint d'une pleurésie purulente enkystée droite, se vidant par vomiques fréquentes. L'état fut amélioré par des injections intra-musculaires d'eucalyptol iodoformé, mais se prolongea cependant pendant deux ans. Et, fait bien caractéristique, à mesure que s'amendait l'état de l'appareil respiratoire, rétrocédait l'hypertrophie de l'extrémité des doigts.

L'acromégalie, l'ostéo-arthropathie sont-elles des types nosologiques tout à fait isolés dans la pathologie, sans contact avec d'autres affections ? Certes ils peuvent être considérés comme bien autonomes ; mais plus loin nous rapporterons (Pl. 60, fig. 1 et 2) l'observation d'un malade (Observation 267) réunissant, à côté de déformations des mains caractéristiques du rhumatisme déformant chronique, les lésions des extrémités osseuses caractéristiques de l'ostéo-arthropathie hypertrophiante et aussi les déviations du rachis habituelles dans l'acromégalie ; c'est donc une forme de passage entre les arthropathies rhumatismales anciennes et les nouvelles ostéo-arthropathies systématisées décrites par le professeur Marie.

Signalons encore dès maintenant que chez ce malade, la série des examens urologiques, pratiqués par M. le professeur Guérin, a montré que la décalcification du système osseux au début de l'affection, ne s'effectue qu'aux dépens du carbonate calcaire ; et que les hypertrophies ostéo-articulaires consécutives sont dues à une ossification secondaire bientôt suivie d'un processus de calcification nécessitant l'utilisation de la chaux organique (¹). Nous avons donc pu saisir sur le fait l'un des processus pathogéniques de ces lésions ostéo-articulaires.

(¹) Guérin et G. Étienne. Recherches de quelques éléments urologiques dans un cas particulier d'ostéo-arthropathie hypertrophiante. *Archives de médecine expérimentale et d'anatomie pathologique*, 1896.

PLANCHE 25

Acromégalie.

Fig. 1 et 2 (Obs. 102). — *Femme acromégalique*. Laideur acromégalique : épaississement du nez et des lèvres ; hypertrophie du maxillaire ; mains en battoir.

Fig. 3 et 4 (Obs. 103). — *Homme acromégalique*. Epaississement du nez et des lèvres ; hypertrophie du maxillaire ; hypertrophie des mains.

Ostéo-arthropathie hypertrophiante.

Fig. 5 (Obs. 104). — *Hypertrophie* de toutes les portions du squelette des membres ; augmentation énorme des dimensions de la main.

Fig. 6 — *La main du malade comparée à celle d'un adulte de même taille*. Epaississement énorme des doigts, surtout au niveau des articulations ; phalangettes en battant de cloche ; ongles élargis et recourbés.

Fig. 7 (Obs. 105). — Par comparaison, *doigts hippocrdtiques* au cours d'un empyème chronique.

MALADIE DE BASEDOW

La maladie de Basedow (goitre exophtalmique) est caractérisée essentiellement par la triade symptomatique : hypertrophie du corps thyroïde, saillie des globes oculaires, troubles cardio-vasculaires. Le goitre est généralement de grosseur moyenne (fig. 6), de consistance molle, et animé de mouvements systoliques; la saillie des yeux, largement découverts, donne à la physionomie un air hagard et une expression de dureté ; les phénomènes cardio-vasculaires se résument en palpitations, tachycardies, palpitations artérielles. Toujours il existe un tremblement d'intensité variable, quelquefois intermittent, fait d'oscillations brèves, régulières. On note fréquemment en outre, des symptômes variés relevant presque tous des *troubles du système nerveux* tels que : asynergie des mouvements de la paupière et du globe oculaire, *la paupière ne suivant plus les mouvements d'abaissement ou d'élévation du globe de l'œil* (Pl. 26, fig. 5) ; ophtalmoplégie externe, *parésies faciales portant habituellement sur le frontal et le sourcilier,* que le malade ne peut plus mettre en mouvement (fig. 6), quelquefois sur le *facial inférieur* (fig. 7) ; affaiblissement des membres supérieurs, dérobement des jambes, crampes, vésanie, anorexie invincible ou boulimie, crises de vomissements et de diarrhée, troubles sécrétoires, polyurie, glycosurie ou albuminurie, bouffées et sensations de chaleur, sueurs profuses, insomnie; excitation cérébrale, troubles psychiques confinant ou aboutissant à l'aliénation; altérations de la peau telles que pigmentation bronzée ou vitiligo.

Actuellement le syndrome de Basedow, si semblable aux effets obtenus par l'administration des produits du corps thyroïde, soit dans un but de recherches physiologiques, soit à la suite d'une intervention thérapeutique excessive, est attribué à une intoxication provenant du fonctionnement anormal ou excessif de la glande thyroïde. Cette perversion quantitative et peut-être qualitative dans le fonctionnement de la glande thyroïde paraît pouvoir être réalisée par des conditions étiologiques variées, parmi lesquelles les *ébranlements du système nerveux* tiennent un rôle important; les causes qui provoquent et entretiennent la lésion ou le trouble fonctionnel du corps thyroïde, de même que le mécanisme intime par lequel agissent les poisons thyroïdiens pour produire les phénomènes d'ordre si divers qu'on relève dans le syndrome de Basedow, sont d'ailleurs bien peu élucidés.

L'observation suivante est un exemple à peu près classique de la maladie de Basedow, au moins dans ses grands traits, car l'évolution de la maladie et le groupement des symptômes sont excessivement variables, et présentent presque autant de types que d'individus atteints.

Observation 106. — Maladie de Basedow. Goitre exophtalmique.
(Observation de M. le professeur agrégé Haushalter.)
(Pl. 26, fig. 3, 4, 5, 6, 7.)

Femme trente-un ans; rien à signaler dans ses antécédents héréditaires ; étant jeune fille elle n'était pas nerveuse. La maladie actuelle a débuté il y a environ dix ans, deux ans après son mariage, deux mois environ après la naissance de son deuxième enfant.

Quelques mois avant le début de sa maladie, elle alla habiter aux abords d'une petite ville une maison isolée, dans laquelle elle avait très peur dès que la nuit arrivait : quand son mari tardait le soir, elle demeurait sur le pas de la porte jusqu'à son retour, quelquefois jusqu'à minuit, tant elle craignait de se trouver seule dans la maison; la nuit, elle s'efforçait souvent de se maintenir éveillée, de façon à ne pas être surprise par une attaque à l'improviste.

L'affection s'est développée assez rapidement par du gonflement du cou, de la projection des globes oculaires, des palpitations, du tremblement, des modifications du caractère ; elle avoue elle-même être devenue depuis sa maladie acariâtre, colère, impressionnable. La maladie a été à son maximum il y a cinq ans; depuis deux ans l'état s'est un peu amélioré.

Malgré le tremblement, elle a toujours pu coudre : quelquefois cependant elle est prise de crampes dans les mains; jamais elle n'a eu de polyurie, ni de sensation de chaleur; au contraire elle a toujours froid; les règles ont été régulières ; elle a eu depuis le début de la maladie un enfant bien portant et actuellement elle est enceinte de six mois ; il lui semble que depuis le début de la grossesse son état s'est un peu amélioré.

Etat actuel. — Femme de taille moyenne ; santé générale assez bonne. Exophtalmie très marquée; les deux globes de l'œil sont saillants ; les paupières largement écartées laissent voir le blanc de l'œil sur une vaste surface, ce qui donne à la physionomie un aspect hagard (fig. 4 et 6), contrastant avec le regard de la même personne avant sa maladie (fig. 3). Les mouvements de latéralité et de verticalité de l'œil se font bien : la paupière ne suit pas les mouvements d'élévation ou d'abaissement du globe de l'œil (fig. 5). D'une façon générale, la physionomie est assez immobile; lorsque la malade rit, les muscles innervés par le facial inférieur seuls entrent en mouvement avec une légère prédominance du côté droit ; la malade est incapable de mouvoir les muscles du front (fig. 7); lorsque la malade est en colère, l'exophtalmie s'accentue.

Il existe au-devant du cou un goitre assez volumineux (fig. 4 et 6), également développé des deux côtés, mollasse, animé de battements, présentant au palper des frémissements cutanés, et à l'auscultation avec le stéthoscope un souffle systolique. Pas d'hypertrophie du cœur ; choc assez vif; bruits du cœur nets ; pouls régulier, assez ample, à 118 ; dans les doigts, petit tremblement intermittent.

Ni sucre, ni albumine dans les urines.

La triade symptomatique fondamentale et le tremblement qui constituent les symptômes essentiels de la maladie sont ici au grand complet. Comme dans beaucoup d'autres cas, la cause de la maladie déterminante fut la frayeur; lorsque la malade fut soumise à l'observation, l'affection qui remontait à douze ans et avait passé par plusieurs phases d'exacerbation, semblait être depuis quelques années dans une période relative d'accalmie : il s'agit donc bien ici d'une forme chronique à laquelle il ne paraît pas possible d'assigner une durée moyenne.

Quelle que soit l'importance de la triade symptomatique, l'absence ou l'atténuation d'un ou même de deux des symptômes qui la constituent ne suffit pas à infirmer l'hypothèse de maladie de Basedow, lorsque les autres phénomènes accessoires se groupent de façon à réaliser la *forme fruste* de la maladie. La forme fruste mériterait plutôt dans quelques cas le nom de *forme incomplète*, car si l'un des symptômes est effacé, les autres par contre, se présentent avec une netteté ou une exagération telle que la physionomie générale de la maladie impose le diagnostic ; tel est les cas dans les observations suivantes où le goitre faisait défaut.

OBSERVATION 107. — *Maladie de Basedow à forme incomplète. Troubles mentaux.*
(Clinique de M. le professeur P. Spillmann.)

(Pl. 26, fig. 2.)

Homme âgé de trente-cinq ans, mineur, sans antécédents héréditaires à signaler ; a eu une fièvre typhoïde grave et une pneumonie. Le début de la maladie actuelle, développée sans cause connue, remonte à une époque indéterminée ; les symptômes se sont accrus depuis quelque temps.

État actuel. — Homme assez vigoureux. Les deux yeux sont très proéminents, largement ouverts ; les paupières supérieurs laissent à découvert autour de la cornée un cercle blanc complet, ce qui donne à la physionomie un **aspect effaré** (fig. 2). Le lobe droit du corps thyroïde est un peu augmenté de volume mais pas suffisamment pour former une saillie appréciable à la vue. Palpitations. Choc cardiaque intense. *Pouls accéléré. Tremblement* à oscillations courtes et rapides dans les mains ; exagération des réflexes, *caractère sombre, irascible, exigeant ;* à la suite d'une légère bronchite, le malade est pris de délire mélancolique avec hallucinations, qui nécessite son évacuation dans un asile.

OBSERVATION 108. — *Maladie de Basedow à forme incomplète et à durée très longue. Troubles mentaux.*
(Clinique de M. le professeur P. Spillmann.)

(Pl. 26, fig. 1.)

Homme âgé de quarante-huit ans, manœuvre ; alcoolique invétéré ; à l'âge de treize ans, il fut renversé par une voiture et jeté entre les jambes du cheval ; il se releva en se demandant comment il n'avait pas été tué ; il rentra chez lui pâle et tremblant ; depuis cette époque, il n'aurait jamais cessé de trembler ; son caractère se modifia, il devint emporté, fantasque, pleurant pour un rien ; il a des bouffées de chaleur, des crises de sueur, a toujours trop chaud, au point que pendant l'été il lui arrive de coucher devant sa porte ; il a des cauchemars, des insomnies ; pour la moindre émotion, il est pris de palpitations, de vomissements où de diarrhée ; toujours depuis la même époque il a une faim insatiable. Depuis quatre ans les yeux se sont agrandis, les jambes faiblissent ; souvent le malade s'effondre sous lui.

État actuel (mai 1890). — Homme amaigri, sec ; **yeux très ouverts**, blanc de l'œil très découvert en haut (fig. 1) ; pas d'exophtalmie ; réflexe pupillaire normal ; pas d'ophtalmoplégie, pas de goitre ; **facies hagard.** *Tremblement* rythmique à petites oscillations courtes dans les mains ; *affaiblissement des jambes ;* fatigue rapide ; conservation du réflexe rotulien. *Agitation ; idées bizarres,* impulsions ; se lève la nuit pour chanter ou se lamenter. *Sensations de chaleur,* surtout pendant la nuit ; rougeur de la face par accès ; sueurs subites à la moindre émotion ; *polyurie* sans glycosurie ni albuminurie ; *polyphagie ;* choc du cœur vif ; pouls régulier, égal, vibrant, à 100 ; battement, *danse des artères du cou.*

En hiver 1891, les symptômes s'accentuent : tremblement des mains et des membres inférieurs dans la marche ; effondrement, chute. Abolition du réflexe rotulien ; émotivité et agitation croissantes ; *insomnie*, sensation de chaleur telle que, par les plus grands froids, le malade ne se couvre que d'un drap ; crises de vomissements et de diarrhée ; pouls petit, régulier, 118 à 120 ; amaigrissement progressif, fonte des muscles, *teinte bronzée de la peau*. Affaiblissement croissant, le tremblement s'exagère ; en mars 1891 le malade ne peut plus se lever sans aide ; agitation continuelle ; vomissements ; la teinte bronzée s'accentue. En avril, la cachexie s'accuse ; urines rares, œdème ; bruits du cœur réguliers, pouls petit, danse des artères du cou. Mort dans le coma..

L'autopsie ne révèle aucune lésion macroscopique du système nerveux, du cœur, du poumon, des reins, des capsules surrénales ; le foie est légèrement cirrhotique.

Dans cette observation nous insistons sur la *longue durée de l'affection, dont le début, lorsque la mort survint, remontait à trente-cinq ans ;* une violente frayeur en avait été l'origine ; le malade avait alors treize ans : ce cas est un des rares exemples de maladie de Basedow *débutant dans l'enfance ;* nous insistons sur l'*absence du goitre* et sur l'intensité des phénomènes, dont plusieurs sont souvent accessoires et qui se déroulèrent dans la dernière période de la vie : tremblement excessif, parésie, *effondrement, troubles mentaux,* crises de sueur et de vomissements, *polyurie,* boulimie, danse des artères, *pigmentation de la peau,* cachexie progressive. La mort survint du fait de cette cachexie et du colapsus cardiaque.

PLANCHE 26

Maladie de Basedow.

Fig. 1 (Obs. 108). — *Facies hagard*, dans un cas de maladie de Basedow sans goitre; globe de l'œil saillant et découvert; la paupière supérieure ne s'étale pas sur ce globe.

Fig. 2 (Obs. 107). — *Aspect effaré*. Pas de goitre.

Fig. 3 (Obs. 106). — La malade quelques années avant le début de l'affection.

Fig. 4 — *Exophtalmie* : projection du globe oculaire en avant; blanc de l'œil découvert dans sa partie supérieure (*facies étonné*); goitre.

Fig. 5 — *La paupière supérieure ne suit pas le mouvement d'abaissement du globe de l'œil.*

Fig. 6 — Physionomie habituelle de la malade (*facies hagard*).

Fig. 7 — *Physionomie dans le rire* ; immobilité relative des muscles innervés par le facial supérieur.

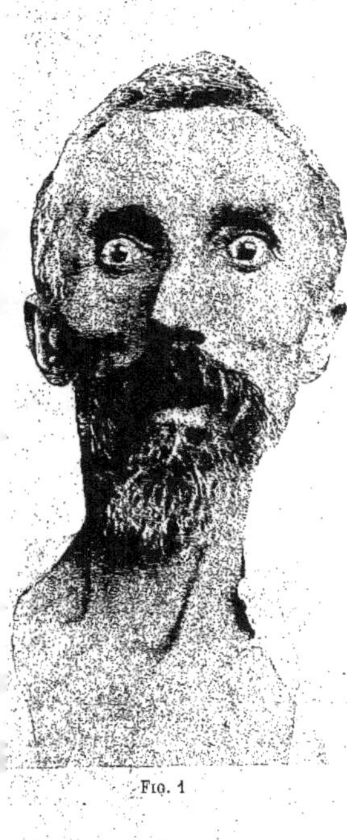

FIG. 1

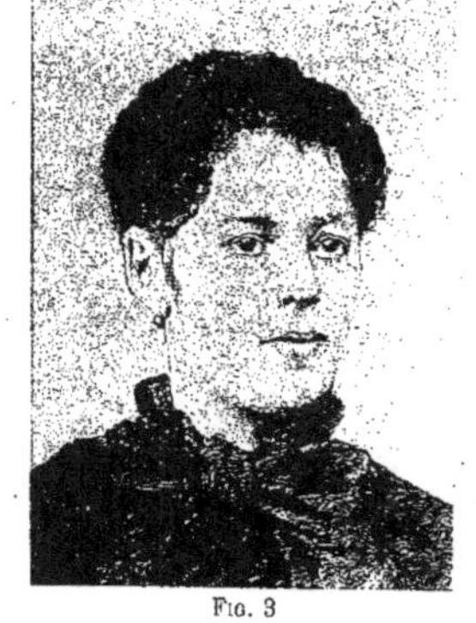

FIG. 3

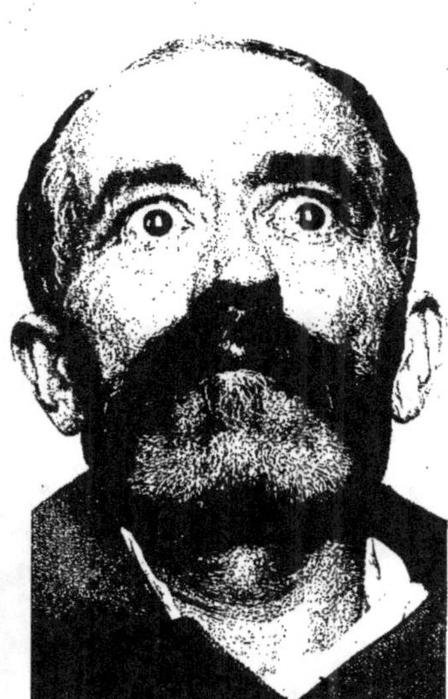

FIG. 2

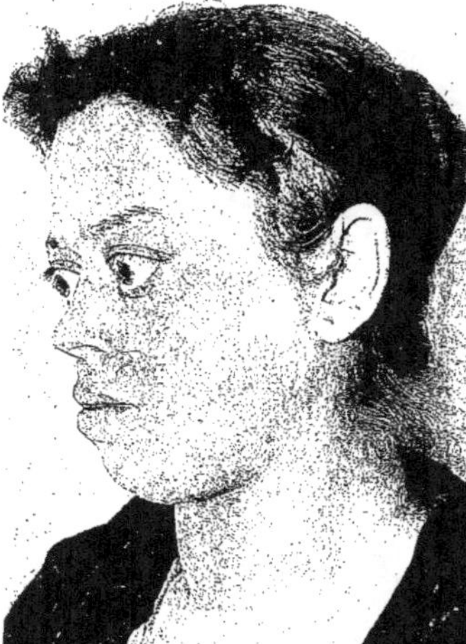

FIG. 4

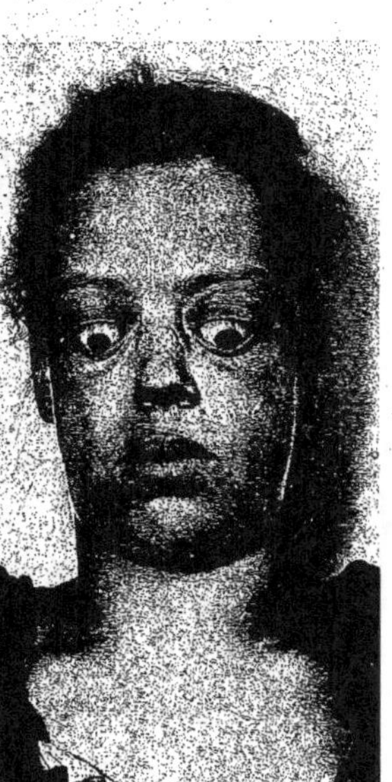

FIG. 5

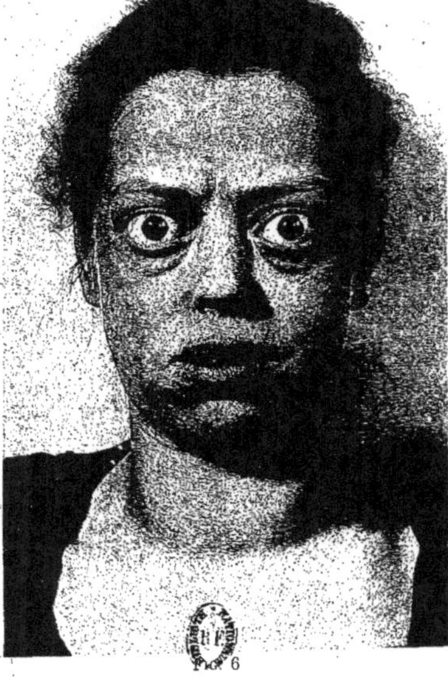

FIG. 6

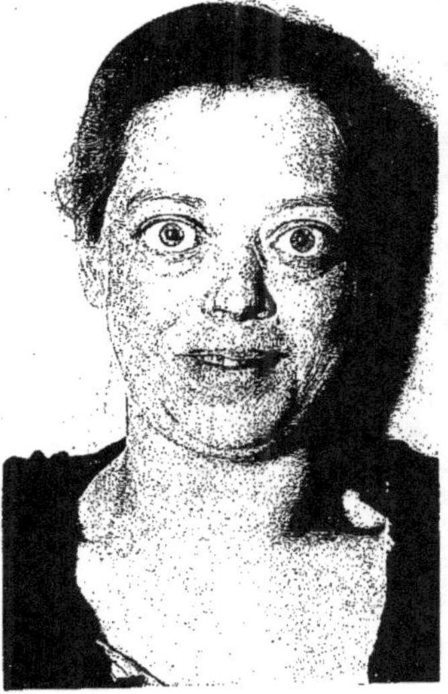

FIG. 7

Maladie de Basedow.

G. Etienne, Ch. Thiry et L. Spillmann

C. Naud, éditeur, Paris.

MYXŒDÈME

Le myxœdème, comme le démontrent la physiologie expérimentale, les données de la chirurgie humaine, la clinique et l'anatomie pathologique, est le résultat de la suppression totale ou partielle des fonctions de la glande thyroïde, dont la sécrétion interne, d'après les uns fournit au système nerveux central une substance dont il a besoin pour fonctionner normalement, et, d'après les autres détruit à la façon des glandes antitoxiques certaines substances toxiques en circulation dans le sang.

Quel que soit le rôle de la thyroïde, il est certain que la suppression de ses fonctions, provoque une *altération pseudo-œdémateuse de la peau et des muqueuses*, imprimant à la physionomie un caractère tout spécial, et amène la *déchéance intellectuelle, une apathie motrice toute particulière, des troubles de la calorification, des retards de développement, et finalement la cachexie.*

Réalisée chez l'enfant, à l'époque de la croissance et de l'éveil de l'intelligence, la suppression ou la diminution de la fonction thyroïdienne imprime au myxœdème un cachet tout caractéristique, qui se résume surtout dans un arrêt de développement physique et intellectuel.

Suivant l'âge auquel il apparaît, suivant le degré de développement auquel se trouve l'enfant quand il survient, le myxœdème affecte des types un peu différents.

Si le myxœdème apparaît chez le nouveau-né, le résultat sera un nanisme de caractère spécial avec idiotie complète : c'est le *myxœdème congénital;* s'il se montre dans la première année, l'enfant ne sera qu'un nain imbécile ou demi-idiot : c'est le *myxœdème infantile précoce ;* s'il survient vers la deuxième ou la troisième année, le nanisme et l'arrêt intellectuel seront moins accentués encore ; c'est le *myxœdème infantile tardif;* si la fonction thyroïdienne n'est que partiellement supprimée, les symptômes pourront être très incomplets : c'est la *forme fruste du myxœdème infantile.*

La lésion pathognomonique du myxœdème réside dans l'altération de la glande thyroïde. L'absence congénitale du corps thyroïde, quelquefois observée, semble résulter, soit d'un arrêt de développement de la glande, soit d'une thyroïdite fœtale ; quant à l'atrophie scléreuse de la glande thyroïdienne, survenue dans le jeune âge, tout permet de supposer qu'elle résulte d'une localisation infectieuse sur la glande, localisation que préparent des conditions prédisposantes familiales ou régionales.

La lésion du corps thyroïde capable de produire le myxœdème n'aboutit pas forcément à l'atrophie ; la glande hyperplasiée ou dégénérée peut être augmentée de volume, comme on l'observe fréquemment dans le *crétinisme sporadique* ou *endémique*, dont les rapports avec le myxœdème au point de vue étiologique et clinique sont si étroits, que beaucoup d'auteurs voient dans le myxœdème atrophique infantile et le crétinisme des variétés d'un même processus, qui peut présenter toutes les transitions.

Les observations si caractéristiques qui concernent les figures des planches 27 et 28 nous dispensent de toute description schématique du myxœdème infantile.

OBSERVATION 109. — *Myxœdème infantile précoce.*

(Observation de M. le professeur agrégé Haushalter.)

(Pl. 27, fig. 1, 2, 3.)

Fille, dix-neuf ans, née dans un hameau du Valais situé un peu au-dessus de la route de Vernayaz à Chamonix.

Père, cinquante-sept ans. Pas de goitreux ou de crétins dans sa famille.

Mère, quarante-sept ans, robuste, bien portante, intelligente ; a depuis sa jeunesse un gros goitre. Pas de crétins dans sa famille. D'un premier mari, elle a deux enfants ; un garçon âgé de vingt-sept ans, intelligent et normal, et une fille de vingt-quatre ans, goitreuse, mariée et mère de deux enfants bien portants. De son second mari, elle a trois enfants : notre malade âgé de dix-neuf ans ; une fille de quinze ans et un garçon de douze ans.

La maison natale, construite en pierre, est assise sur le roc et bien exposée au midi :

Antécédents personnels. — Née à terme après une grossesse normale. Nourrie au sein jusqu'à l'âge de treize mois ; à seize mois, marchait soutenue par une main et avait une dentition normale pour cet âge ; elle disait « papa » et « maman ».

C'est après le sevrage, vers l'âge de seize mois que l'état normal se modifia rapidement : l'enfant cessa de se développer, les tissus s'épaissirent, et elle devint ce qu'elle est actuellement.

État actuel. — Taille 0^m,83. *Corps informe. Grosse tête hideuse ; face ronde, monstrueuse, bouffie ; joues tombantes, œdème énorme des paupières, yeux à peine entr'ouverts ;* blépharite ciliaire, *nez large, épaté, écrasé ;* grosses lèvres ; oreilles épaisses, blanches ; teint gris jaunâtre de la face.

Langue énorme, épaisse, faisant saillie d'une façon continue hors la bouche et repoussant la lèvre inférieure ; écoulement incessant de salive par les commissures labiales ; respiration bruyante, ronflante. L'état de la langue permet difficilement l'examen des dents ; les dents de la première dentition n'ont pas été remplacées. Cheveux courts, rares, rudes, mal plantés.

Cou gros, court ; au palper, on ne constate pas de corps thyroïde. *Énormes boules molles, œdémateuses aux creux sous-claviculaires.*

Ventre proéminent, tombant, ombilic saillant.

Membres courts, ramassés ; mains larges, œdémateuses ; doigts courts, épais ; ongles plats, carrés ; œdème du poignet. *Incurvation des tibias, en dedans.*

Pas de développement des seins ; parties génitales glabres ; pas de menstruations.

Extrémités froides ; pouls imperceptible.

Intelligence à peu près nulle ; reconnaît cependant son père et sa mère, ses frères et sœurs, auxquels elle fait quelquefois des caresses ; garde généralement une poupée entre ses bras. Parole des plus rudimentaires : dit « pa » pour papa, et en patois « laisse tranquille », ou « viens voir » lorsqu'elle a fait ses ordures à terre.

Crie quelquefois et pleure. Habituellement elle demeure inerte, immobile ; elle a horreur du mouvement, aime la chaleur ; en hiver ne quitte pas le coin du poêle. Soutenue par la main, ou en s'appuyant sur les meubles elle fait quelques pas avec une démarche pesante, lourde.

Elle mange très peu, avale difficilement et manque parfois d'étouffer en mangeant ; elle n'est pas gourmande ; quand nous la voyons à midi, elle a en main un petit pain qu'elle tient depuis la veille et auquel elle n'a pas touché. Alternatives de constipation et de diarrhée ; quelquefois chute du rectum.

Il s'agit dans ce cas d'un myxœdème sinon congénital, du moins très précoce, qui, dans son ensemble et ses détails, reproduit le tableau classique complet du myxœdème infantile atrophique. Originaire d'une région où le goitre est endémique, et où le crétinisme, rare maintenant, a été autrefois assez fréquent, ce cas indique bien les relations sinon l'unité des processus morbides, qui atteignent sous des aspects divers, la glande thyroïde.

La figure 4 reproduit un cas de myxœdème du même genre chez une femme sur l'âge et les antécédents de laquelle nous n'avons pu obtenir aucun renseignement.

OBSERVATION 110. — *Myxœdème infantile développé vers l'âge de trois ans.*
(Observation de M. le professeur agrégé P. Haushalter.)
(Pl. 27, fig. 5 et 6.)

Fille, trente-six ans, née dans une large vallée des Vosges.

Père, cinquante-sept ans ; cultivateur, s'est marié à vingt ans ; avait vingt et un ans à la naissance de la malade en question. Pas d'alcoolisme, ni de syphilis avérée ; il porte au tiers inférieur de la jambe droite une vaste ulcération à bords taillés à pic, à fond bourgeonnant, faisant le tour de la jambe ; cette ulcération daterait d'une fièvre typhoïde qu'il eut à vingt-deux ans ; le traitement spécifique institué en été 1898 pendant quinze jours et que cet homme se refusa d'ailleurs à poursuivre, ne produisit aucune amélioration. Il a perdu de la fièvre typhoïde une sœur de vingt-deux ans et un frère de dix-huit ans ; ce dernier avait une taille de 2 mètres.

Mère, soixante ans, a toujours été bien portante ; a perdu de la fièvre typhoïde une sœur de vingt-sept ans.

Ont eu quatre enfants : notre malade qui est l'aînée, une fille morte de la fièvre typhoïde à vingt-cinq ans, et deux garçons, vigoureux et bien portants, d'intelligence éveillée.

Antécédents personnels. — Née à terme après onze mois de mariage, et après grossesse normale. Rien d'anormal à la naissance ; élevée au sein jusqu'à l'âge d'un an ; première dent à six mois ; vers l'âge de un an, disait « papa » et « maman » ; a marché à deux ans. Jusqu'à l'âge de trois ans, elle ne se distinguait en rien des autres enfants de son âge, au dire de ses parents.

À l'âge de trois ans, elle eut une maladie qui dura une dizaine de jours, et au cours de laquelle elle eut des convulsions. C'est depuis cette époque que l'enfant cessa de grandir, et que son ventre devint énorme ; au point de vue physique et intellectuel elle est à peu près actuellement ce qu'elle était alors.

État actuel (juin 1898).

Taille 0^m,84 ; poids 20^kg,150.

Face ronde, nez écrasé, joues tombantes, molles ; peau flasque, grise ; bouffissure des paupières. Il existe encore des *dents* de la première dentition, réduites à l'état d'informes chicots ; les dents de la seconde dentition sont cariées et mal plantées, leur place étant occupée par celles de la première dentition. La *langue* n'est pas notablement épaissie ; elle porte des empreintes de chicots dentaires, et présente des placards de pityriasis desquamatif.

Les cheveux sont bien fournis, bruns, assez souples ; leur croissance se fait à peu près normalement, quand on les coupe.

Bouffissure légère des creux sous et sus-claviculaires. *Abdomen énorme, pendant;* saillie de l'ombilic.

Membres trapus; mains potelées, courtes, molles, carrées ; doigts obtus, ongles ramassés. Incurvation des tibias en dedans.

Peau épaisse, infiltrée, molle, d'un gris sale.

Seins infantiles ; pubis glabre ; pas de menstruation.

Intelligence des plus rudimentaires : comprend cependant à peu près ce que disent ses parents ; reconnaît les personnes qu'elle a vues ; se souvient de la casquette à poils de son grand-père, mort il y a vingt-six ans ; ne veut plus aller à la fête du village voisin, parce que, il y a quelques années, des saltimbanques ont offert de l'acheter aux parents. Manifeste quelque attachement pour sa mère.

Ne parle pas spontanément ; répond aux questions par petites phrases ; la voix est rauque, discordante, basse ; parfois elle pousse des grognements. Est propre.

A quelques instincts de coquetterie : quand elle a une robe neuve, elle ne veut plus mettre les anciennes ; elle a attaché des chiffons de couleur à un chapeau de paille qu'elle porte (fig. 6) ; elle a au doigt une bague de verroterie ; elle attife sa poupée. Met de côté les sous qu'on lui donne.

Aucun sentiment de pudeur. N'est pas gourmande ; ne touche pas aux friandises qu'on lui donne ; mange très peu, « comme un oiseau, » dit la mère ; ne demande jamais à manger, et reste au lit jusqu'à midi sans paraître éprouver la faim.

Selles rares, dures et sèches, tous les huit jours seulement environ. Au début de la maladie existait une chute du rectum qui ne se produit plus actuellement.

Le pouls bat à 80° ; il est régulier, égal ; la température est normale ; le nombre des respirations est de 12 à la minute.

Elle a toujours froid, et recherche la chaleur ; en hiver, ne quitte pas le coin du feu ; en été, ne sort que quand il fait chaud pour s'asseoir devant la chaumière que ses parents habitent actuellement dans la montagne ; elle n'aime pas le mouvement, et ne bouge que pour suivre sa mère ; quand elle le veut, peut marcher assez longtemps, fait à pied le trajet aller et retour du village voisin, soit 7 kilomètres ; la marche est lente, lourde, pesante, dandinante.

Le *traitement thyroïdien* est commencé le 27 juillet 1898, interrompu plusieurs fois et repris à de courts intervalles ; les parents croyant qu'on fait une expérience ne le suivent qu'avec grande méfiance. La malade prend par jour trois pastilles de thyroïdine, du 27 juillet au 20 août, et du 5 septembre au 24 octobre.

Huit jours après le début du traitement, les selles sont devenues régulières, quotidiennes. Vers le milieu de septembre un changement notable est constaté par notre ami le Dr Hadot, qui exerce la médecine dans cette région et qui nous donne la plupart des renseignements compris dans cette observation : la malade mange plus ; elle se coupe elle-même du pain dans l'intervalle des repas ; elle se lève de bon matin pour déjeuner, elle qui ne sortait de son lit qu'à midi ; elle est devenue bavarde et montre plus d'activité ; elle se mêle aux enfants du voisinage et va avec eux cueillir des noisettes dans la forêt ; le son de sa voix est moins rauque et a un timbre plus humain ; le ventre est moins proéminent.

Ici le myxœdème infantile, plus tardif, survenu à l'âge de trois ans, surprenant l'enfant à une phase plus avancée de développement physique et intellectuel, tout en offrant tous les symptômes caractéristiques de la maladie, n'a pas amené une idiotie et une apathie aussi complète que dans le cas précédent : ce fut une maladie aiguë indéterminée, qui, frappant la fillette en pleine santé, fut l'origine de la détermination thyroïdienne ; nous insisterons encore sur ce fait que, dans la région, les goitreux sont assez nombreux ; c'est dans la même vallée, à quelques kilomètres plus loin, qu'est né le petit malade que représentent les figures 3 et 4 de la planche 28 ; d'après notre confrère le Dr Hadot il existe dans le même pays un troisième cas de myxœdème. Les effets du traitement thyroïdien suivi d'une façon très irrégulière ont été assez rapidement ceux que l'on est habitué à observer : diminution de l'apathie motrice, éveil de l'intelligence, disparition de la constipation, fonte partielle des œdèmes, rétraction de l'abdomen.

OBSERVATION III. — *Myxœdème infantile. Traitement thyroïdien.*

(Observation de M. Ch. Thiry.)

(Pl. **28**, fig. 1 et 2.)

Fille, dix ans et demi, originaire d'une ville de Lorraine où le goitre n'existe pas ; la famille ne compte pas de goitreux.

Père, alcoolique ; pas syphilitique ; aurait eu un « accès cérébral » ; mort à trente-neuf ans.

Mère, trente-trois ans, hystérique avérée ; a eu des crises de mélancolie.

Grand'mère maternelle, pendant une période d'allaitement, fut prise d'aliénation mentale et internée pendant dix-huit mois dans un asile.

Un *oncle maternel*, âgé de quarante ans, est simple d'esprit.

Les parents de la petite malade ont eu quatre enfants : l'aîné âgé de treize ans, chétif, a les dents mal plantées, les oreilles écartées ; il urine au lit et ronge ses ongles ; la seconde est la myxœdémateuse en question ; un troisième enfant est mort de convulsions à quelques mois ; le quatrième est une fillette de quatre ans bien constituée, mais nerveuse.

Antécédents personnels. — Pendant la grossesse, trois semaines avant le terme, la mère eut une sérieuse atteinte de rougeole.

Accouchement normal ; enfant bien constitué à la naissance.

Eczéma du cuir chevelu vers l'âge de dix mois ; première dent à dix-sept mois ; les autres dents se développèrent toutes tardivement et furent rapidement atteintes de carie ; la seconde dentition n'est pas faite.

Dès l'âge de quatre mois, on s'aperçut que l'enfant ne « gazouillait » pas comme les bébés de son âge et avait « le regard mort » ; l'intelligence se développa très lentement ; c'est vers l'âge de deux à trois ans que l'on fut frappé de l'épaississement et de la bouffissure des traits et des membres.

Pendant les trois années qui suivirent, le facies myxœdémateux s'établit progressivement ; depuis quatre ans, l'enfant n'a plus guère changé, ainsi qu'en témoigne une photographie d'amateur faite à cette époque.

État actuel. — Taille, 0^m,77 centimètres. Poids, 13^{ks},325.

Face énorme, bouffie ; joues tombantes ; *œdème des paupières ; nez large épaté ;* teinte gris sale, légèrement bleuâtre ; lèvres épaisses, bleuâtres, renversées. Langue épaisse, projetée habituellement entre l'orifice des lèvres, qui est entr'ouverte ; la bouche peut cependant se fermer. *Cheveux rares ; eczéma séborrhéique du cuir chevelu.*

Coryza habituel ; salivation ; les sécrétions nasales et la bave répandent une odeur fétide ; respiration bruyante, ronflante.

Cou ramassé ; pas de traces du corps thyroïde à la palpation.

Légère cypho-scoliose droite ; sur le thorax la peau épaisse infiltrée, présente par places, en particulier au niveau de l'épaule droite, des *masses œdémateuses (pseudo-lipomes)*.

Ventre énorme, retombant sur les cuisses ; *hernie ombilicale.*

La peau du tronc est sèche, furfuracée, présentant par places des plaques d'eczéma.

Membres boudinés, durs, infiltrés ; *mains courtes, trapues, gonflées*, froides, violacées.

Ne mange pas seule ; ne porte pas les aliments à la bouche ; la quantité d'aliments qu'elle absorbe est très petite ; constipation habituelle ; une à deux selles par semaine.

Pouls imperceptible; température axillaire, 35°,7; les urines claires, non albumineuses présentent une légère diminution de l'urée et une certaine augmentation des phosphates.

Inertie complète; l'enfant ne marche pas; mais peut se tenir debout seule pendant quelques instants; passe ses journées assise sur une chaise sans chercher à en descendre; demeure immobile, indifférente au monde extérieur.

Ne manifeste aucun signe d'intelligence; cependant en lui parlant on peut arriver à attirer son attention, à la faire sourire et à lui faire saisir quelque objet dans la main. Aux paroles de sa mère, elle répond par un grognement, auquel sa mère donne des interprétations diverses.

La sensibilité paraît rudimentaire.

Le 16 *mars* 1899, *début de la médication thyroïdienne* (une tablette par jour d'iodothyroïdine).

22 *mars.* — Le ventre a un peu diminué, comme en témoigne la ceinture de la robe; l'enfant mange mieux; et pleure pour avoir à manger; va à la selle quatre fois par semaine au lieu de deux fois, ronfle moins.

Le 25, l'enfant ayant été agitée, on suspend la médication thyroïdienne, qui est reprise le 3 avril (une pastille tous les deux jours).

7 *avril.* — Ventre presque normal; pseudo-lipomes très diminués; peau chaude et moins pâle; moins d'œdème des pieds et des mains.

13 *avril.* — Le poids a diminué de 700 grammes depuis le début du traitement. L'enfant mange seule, appétit bon; ronflement presque disparu; l'enfant essaie de causer, se mêle de tout, remue, essaie de faire du crochet.

Le 14 et le 15, l'enfant a été très agitée, remuant les bras et les jambes, essayant sans cesse de parler; le 16, poussée d'eczéma sur l'abdomen et le cuir chevelu; la médication est suspendue le 14 et reprise le 17.

L'amélioration continue; selles tous les jours; peau douce et moite; l'enfant essaie de marcher.

L'histoire de la petite malade semble montrer qu'il s'agit d'un myxœdème congénital, les premiers symptômes de l'affection ayant été observés dès l'âge de quatre mois. Faut-il accuser la rougeole grave de la mère, survenue trois semaines avant l'accouchement, d'avoir amené une inflammation thyroïdienne fœtale dont l'atrophie de la glande fut la conséquence? A côté des heureux résultats amenés chez cette fillette par la médication thyroïdienne, nous mentionnerons quelques effets dus à l'exagération du traitement, tels que nervosité excessive, insomnie, amaigrissement, élévation de la température; ces phénomènes d'intoxication thyroïdienne, très variables d'ailleurs suivant les individus, mais capables d'aboutir à des accidents cardiaques et à la mort, montrent que le traitement thyroïdien doit être conduit avec prudence. D'ailleurs la médication doit être continuée pendant des mois et même des années; le pouls et la température doivent être surveillés avec soin; pour éviter toute action accumulatrice, des interruptions peuvent être faites tous les huit jours.

OBSERVATION 112. — *Myxœdème infantile. Traitement thyroïdien.*
(Observation de M. le Professeur P. Simon) [1].

(Pl. 28, fig. 3 et 4.)

Garçon de cinq ans. Parents bien portants; quatre frères et sœurs dont deux morts en bas âge, l'un de convulsions, l'autre de broncho-pneumonie.

---

[1] Publié in *Comptes rendus du Congrès français de médecine*, Nancy, 1896. P. SIMON. Un cas de myxœdème congénital traité par la médication thyroïdienne.

Né à terme ; à six mois avait déjà le ventre volumineux, le teint pâle, les yeux bouffis, la langue proéminente. Première dent à deux ans ; actuellement il a 4 incisives ; il n'a jamais marché ; semble reconnaître sa mère ; ne parle pas et ne manifeste ses sentiments et ses sensations que par des grognements inarticulés. La constipation est habituelle.

Etat actuel (juin 1896). — Taille 65 centimètres. Poids 10 kilos. Face pâle, cireuse, *paupières bouffies, nez large, épaté, yeux ternes*, lèvres un peu cyanosées ; *bouche béante ; langue volumineuse, saillant hors des arcades dentaires ; expression stupide.*

Peau sèche, squameuse ; *ventre large, étalé ; membres grêles.* L'enfant est sans mouvement, il cherche à peine à saisir les objets qu'on lui présente. Température 36°,4.

A partir du 5 juin, l'enfant prend chaque jour avec quelques interruptions, un lobe entier de corps thyroïde de mouton haché dans du bouillon froid. A la fin de la première semaine de traitement, l'enfant est plus éveillé, se tient mieux sur les bras, est agité la nuit ; le 19 juin, le teint est rosé, l'œil plus vif, l'appétit meilleur, la langue a repris ses dimensions normales ; la peau est chaude (37°,8). — Le 28 juillet, la face est colorée, la grande fontanelle s'est en partie fermée ; les canines et les molaires sont en éruption ; l'enfant cherche à saisir les objets ; la taille est de 0^m,75 ; mais l'amaigrissement a augmenté ; la figure 4, reproduisant une photographie prise trois mois après le début du traitement, montre un contraste frappant avec la photographie de la figure 3 prise avant le traitement.

PLANCHE 27

Myxœdème.

<table>
<tr><td>Myxœdème
infantile.
Fille de
dix-neuf ans.</td><td>Fɪɢ. 1 (Oʙs. 109). — Nanisme myxœdémateux. La malade avec sa mère.

Fɪɢ. 2 et 3 — Facies myxœdémateux : carrure massive ; bouffissure générale ; paupières œdémateuses ; face fripée ; nez épaté ; hypertrophie et procidence de la langue. Boule œdémateuse sus-claviculaire ; mains courtes, trapues, épaisses. Incurvation des tibias.</td></tr>
<tr><td></td><td>Fɪɢ. 4 — Facies myxœdémateux. Nanisme et idiotie.</td></tr>
<tr><td>Myxœdème
infantile.
Femme de
trente-six ans.</td><td>Fɪɢ. 5 (Oʙs. 110). — Facies myxœdémateux : formes trapues ; figure en pleine lune ; joues tombantes ; nez épaté ; lèvres épaisses ; ventre proéminent, tombant.

Fɪɢ. 6 — Nanisme myxœdémateux. La même avec son frère âgé de vingt-deux ans.</td></tr>
</table>

PLANCHE 28

Myxœdème.

<table>
<tr><td>Myxœdème
infantile.
Fillette
de dix ans
et demi.</td><td>Fɪɢ. 1 (Oʙs. 111). — Facies myxœdémateux. Nez écrasé, paupières bouffies ; joues tombantes, cheveux clairsemés ; séborrhée du cuir chevelu ; œdème sus-claviculaire ; ventre de crapaud.

Fɪɢ. 2 — La même.</td></tr>
<tr><td>Myxœdème
infantile.
Garçon
de cinq ans.</td><td>Fɪɢ. 3 (Oʙs. 112). — Facies avant le traitement thyroïdien. Face ronde, bouffie ; paupières œdémateuses ; lèvres entr'ouvertes ; langue proéminente ; cheveux clairsemés. Eczéma du cuir chevelu. Physionomie stupide. Ventre étalé.

Fɪɢ. 4 — Le même, trois mois après le traitement thyroïdien.</td></tr>
</table>

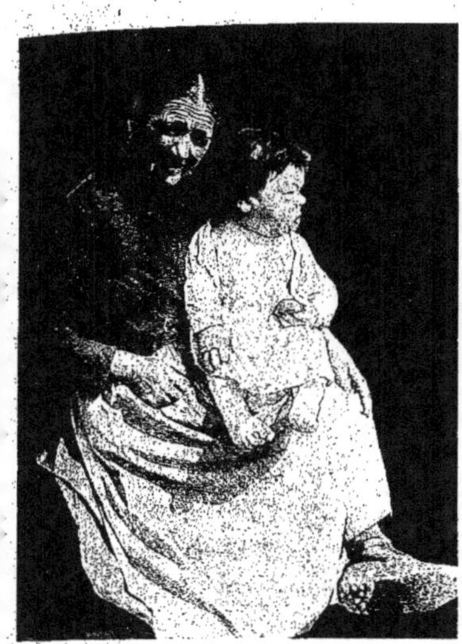

FIG. 1

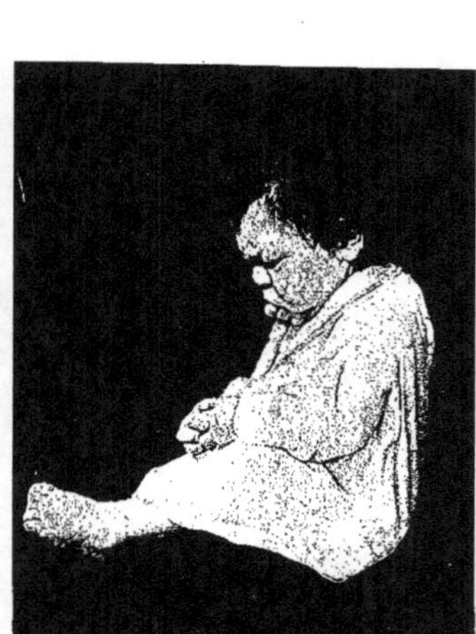

FIG. 2

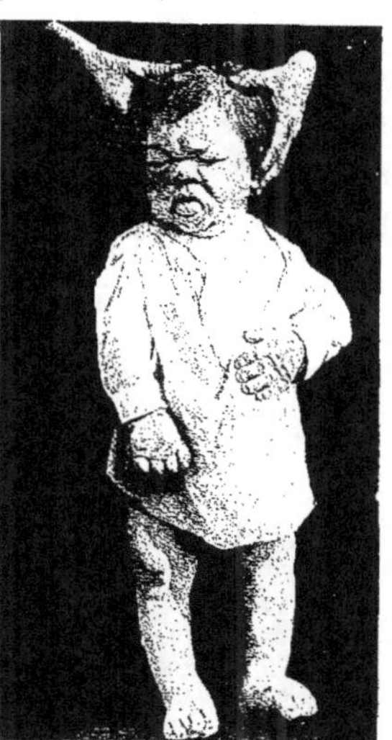

FIG. 3

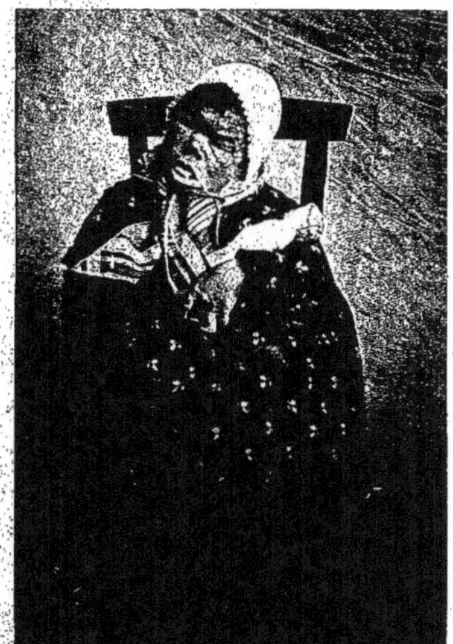

FIG. 4

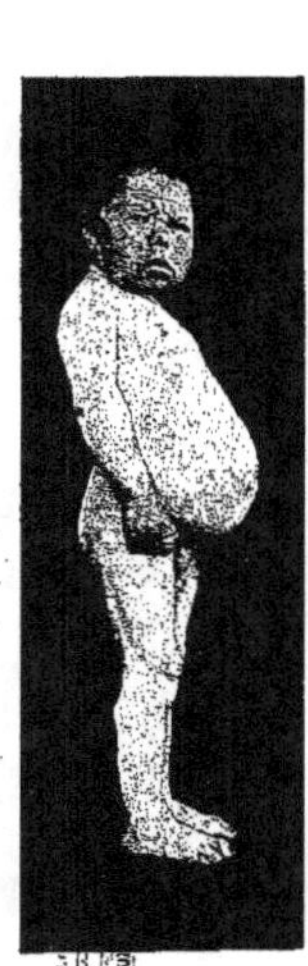

FIG. 5

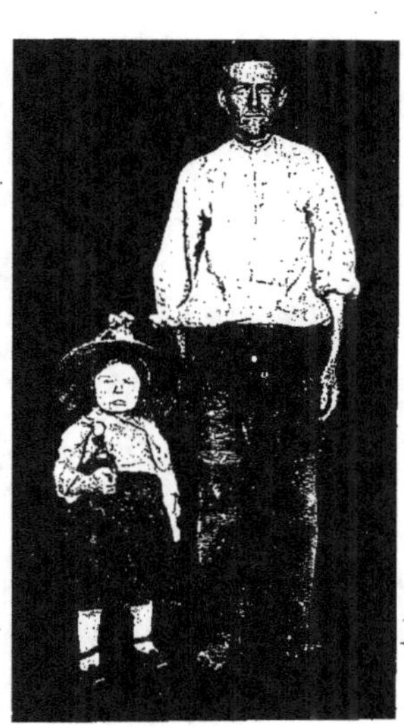

FIG. 6

Myxœdème.

G. Étienne, Ch. Thiry et L. Spillmann.

C. Naud, éditeur, Paris.

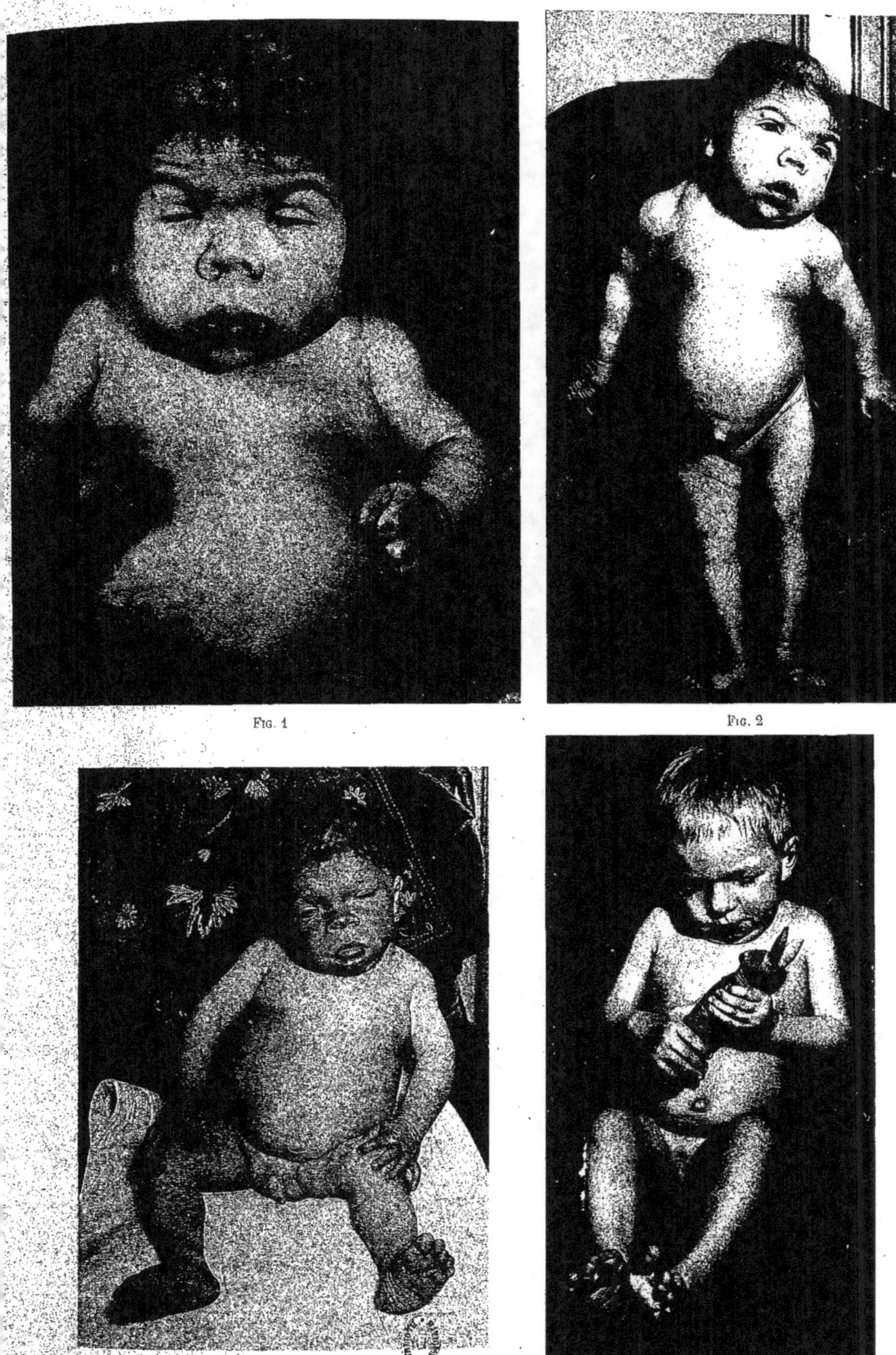

FIG. 1

FIG. 2

FIG. 3

FIG. 4

Myxœdème.

C. Naud, éditeur, Paris.

MYXOEDÈME FRUSTE — OBÉSITÉ — INFANTILISME

Là clinique montre toutes les transitions entre les cas de myxœdème les plus accentués, comme ceux que représentent les deux planches précédentes, et les cas les plus atténués : là figure 1 de la planche 19 se rapporte à un fait de ce genre, dans lequel tous les signes somatiques, intellectuels et moteurs du myxœdème existent à l'état d'ébauche et réalisent la forme décrite sous le nom de *myxœdème fruste.*

OBSERVATION 113. — *Myxœdème fruste.*

(Clinique de M. le professeur P. Spillmann.)

(Pl. 29, fig. 1.)

Homme de soixante-quatre ans, né dans les Vosges d'un père alcoolique et d'une mère épileptique ; d'une taille de 1^m,40, d'un poids de 61 kilos, il est *court, ramassé, lourd ;* la face est *ronde, ridée, fripée, molle, un peu bouffie,* d'un gris sale, le nez un peu épaté ; la barbe est presque absente ; les *extrémités* sont *massives, épaisses,* froides et bleuâtres, fréquemment couvertes d'engelures en hiver ; la peau est partout grise, molle, comme infiltrée et pendante, sèche et écailleuse. Le système pileux est très rare. Les urines ne renferment ni sucre, ni albumine. L'examen des divers appareils ne révèle rien d'anormal, sauf une hernie inguinale. L'intelligence est bornée ; mais le malade remplit cependant le métier de garçon de courses ; il parle nettement. La marche est lourde et disgracieuse, la force musculaire suffisante. Marié deux fois, il a eu trois enfants, qui sont morts de méningite ou de tuberculose.

En opposition avec le facies myxœdémateux parfait, rapporté à la planche précédente (28), nous plaçons un cas d'obésité vraiment monstrueux, chez une jeune fille de douze ans :

OBSERVATION 114. — *Obésité.*

(Observation de M. le professeur agrégé G. Étienne.)

(Pl. 29, fig. 2.)

Cette fille était de dimensions normales à sa naissance ; mais très rapidement elle devint obèse, et lorsque nous l'observons, à l'âge de douze ans, elle pèse 120 kilos ; elle mesure 1^m,54 de hauteur, et la circonférence à la taille est de 1^m,50 ; son mollet a 0^m,60 de circonférence.

Elle n'a jamais été malade ; la parole est très difficile, l'intelligence très faible, l'instruction à peu près nulle ; elle peut cependant écrire son nom. Marche très pénible. Jusqu'à présent, pas trace d'instauration menstruelle.

Cette obésité se distingue à première vue du myxœdème, par son énormité même ; d'autre part, la figure n'a pas l'aspect flasque, les rides, la pâleur grisâtre, la bouche large, les paupières flétries du myxœdémateux ; au contraire le teint est coloré, les tissus remplis d'adipose ; la chevelure est abondante.

Le *myxœdémateux*, avec son type fruste l'*infantile*, est le résultat d'un arrêt de développement ; il a plus ou moins conservé les formes du poupon.

Dans un autre groupe se trouvent le *nain* et son type fruste, le *juvénile*. Ici le sujet s'est relativement développé ; il a perdu les formes massives du premier âge ; mais il y a ossification très précoce des cartilages ; l'individu est moulé dans son moule d'enfant en ce qui concerne le système osseux, et souvent rien ne s'oppose à l'évolution du reste de l'organisme ; il y a arrêt de croissance, sans arrêt de développement, au moins d'une façon générale. Il faut cependant bien reconnaître que cet arrêt de croissance ne va pas sans un certain retentissement sur le développement ; l'ossification précoce du crâne notamment, gêne le développement de l'encéphale, d'où résulte souvent l'imbécillité ou la faiblesse d'esprit ; souvent aussi il y a atrophie des organes génitaux, et parfois il existe de l'angiosténose.

Malgré ces réserves, il reste cependant que le nain ou le juvénile a plus évolué que le myxœdémateux ou l'infantile ; il n'est pas demeuré *un vieux poupon ;* mais sa croissance arrêtée, il a pris les formes de l'enfant ou du jeune homme et s'y est figé ; son type est plus ou moins harmonieux ; c'est un homme en miniature, vu par le gros bout de la lunette (Meige), ce que Saucerotte, faisant l'autopsie de Bébé, le célèbre nain du roi Stanislas, appelait un « homoncule ».

De ces deux types, nos photographies rapportent des exemples ; l'un (**Pl. 30**, fig. 3 et 4) est un nain parfait ; le n° 4 de la **planche 29** est un juvénile.

OBSERVATION 115. — Infantilisme. Atrophie considérable des organes génitaux.

(Clinique de M. le professeur Bernheim.)

(**Pl. 29**, fig. 4.)

Ce malade, âgé de quarante-trois ans, se présente à la clinique dans la convalescence d'une fièvre typhoïde.

Atrophie considérable ; les organes génitaux externes ne sont pas plus développés que ceux d'un tout jeune enfant ; le pénis mesure 2 centimètres et demie avec phimosis très marqué. Le scrotum n'est pas pendant ; il ne contient pas de testicule, mais deux petits cordons fibreux peu sensibles à la pression. Pas d'ectopie inguinale. Quelques poils blonds et rares au pubis. Le malade n'a jamais eu ni érection, ni éjaculation.

La ***figure est ridée, imberbe.*** Longs cheveux recouvrant le front. La voix est aiguë, enfantine. Les seins sont assez développés. Le bassin est un peu large, les hanches un peu saillantes. Le malade est docile, assez intelligent pour les conditions normales de la vie, quoique arriéré. Quand il cause, la figure s'anime d'un rire enfantin.

Parfois, sans que nous sachions exactèment la cause de cette modification de l'évolution, le type juvénile se déforme, prenant le type féminin : c'est le *féminisme;* on dirait plus exactement le type *eunuchoïde*, avec ses formes rondes, potelées (très distinctes de celles du myxœdémateux), grasses, avec ses hanches larges, son bassin évasé, ses seins développés. La photographie 5 en est un exemple.

OBSERVATION 116. — *Infantilisme. Féminisme. Idiotie. Atrophie considérable des organes génitaux.*
(Clinique de M. le professeur agrégé Haushalter.)
(Pl. 29, fig. 5.)

Garçon de quatorze ans, demi-idiot, entêté, colère, à parole bégayante, enfantine ; taille un peu au-dessous de la moyenne ; *formes grasses, rondes ;* poitrine potelée ; *abdomen gras, proéminent ; pubis gras;* seins développés ; *hanches larges,* fesses grasses ; *organes génitaux rudimentaires :* verge minuscule, scrotum tout petit, contenant des testicules gros comme des pois. On ignore tout de ses antécédents.

Ici, ce type coïncide avec l'atrophie des organes génitaux ; mais cette atrophie ne comporte pas nécessairement ces déviations. On sait d'ailleurs que nombre d'eunuques n'ont pas gagné les formes féminines ; ce fait est fréquent, notamment chez les nègres; il n'est pas rare de rencontrer en Tunisie d'anciens esclaves castrés, amenés des régions du Tchad, évadés de la Tripolitaine, et ayant des formes franchement masculines ; peut-être ce fait s'observe-t-il lorsque la castration est intervenue alors que l'enfant avait déjà un certain âge et un certain degré de développement.

Enfin, un dernier type d'arrêt d'évolution que nous signalerons, est celui qui est constitué par l'arrêt de développement des organes, sans arrêt notable de la taille, peut-être lié à des troubles de vascularisation. L'observation suivante en est un cas :

OBSERVATION 117. — *Idiotie. Maladie bleue. Atrophie considérable des organes génitaux.*
(Clinique de M. le professeur agrégé Haushalter.)
(Pl. 29, fig. 3.)

Garçon de quatorze ans, de taille normale ; imbécile avec incontinence des selles et des urines. Rétrécissement de l'artère pulmonaire ; *cyanose habituelle et hypothermie des extrémités.* Les *organes génitaux* sont *réduits au minimum,* au point qu'à une certaine distance, comme le montre d'ailleurs la figure 3, le sexe est à peine apparent ; la verge est minuscule, le scrotum gros comme une petite noisette ne présente pas trace de testicules ; phimosis très étroit. On ne possède aucun renseignement sur ses antécédents.

PLANCHE 29

Myxœdème fruste. — Obésité. — Infantilisme.

FIG. 1 (OBS. 113). — *Myxœdème fruste.* Taille courte, ramassée. Face ronde et fripée ; système pileux peu développé ; extrémités massives.

FIG. 2 (OBS. 114). — *Obésité précoce* chez une fillette de douze ans.

FIG. 3 (OBS. 117). — Garçon de quatorze ans, *imbécile ;* atrophie extrême des organes génitaux.

FIG. 4 (OBS. 115). — *Infantilisme juvénile.* Homme de quarante-trois ans. Atrophie considérable des organes génitaux. Absence totale de système pileux à la face et au pubis.

FIG. 5 (OBS. 116). — *Facies eunuchoïde,* infantilisme et féminisme chez un idiot de quatorze ans. Atrophie des organes génitaux. Bassin large. Formes rondes.

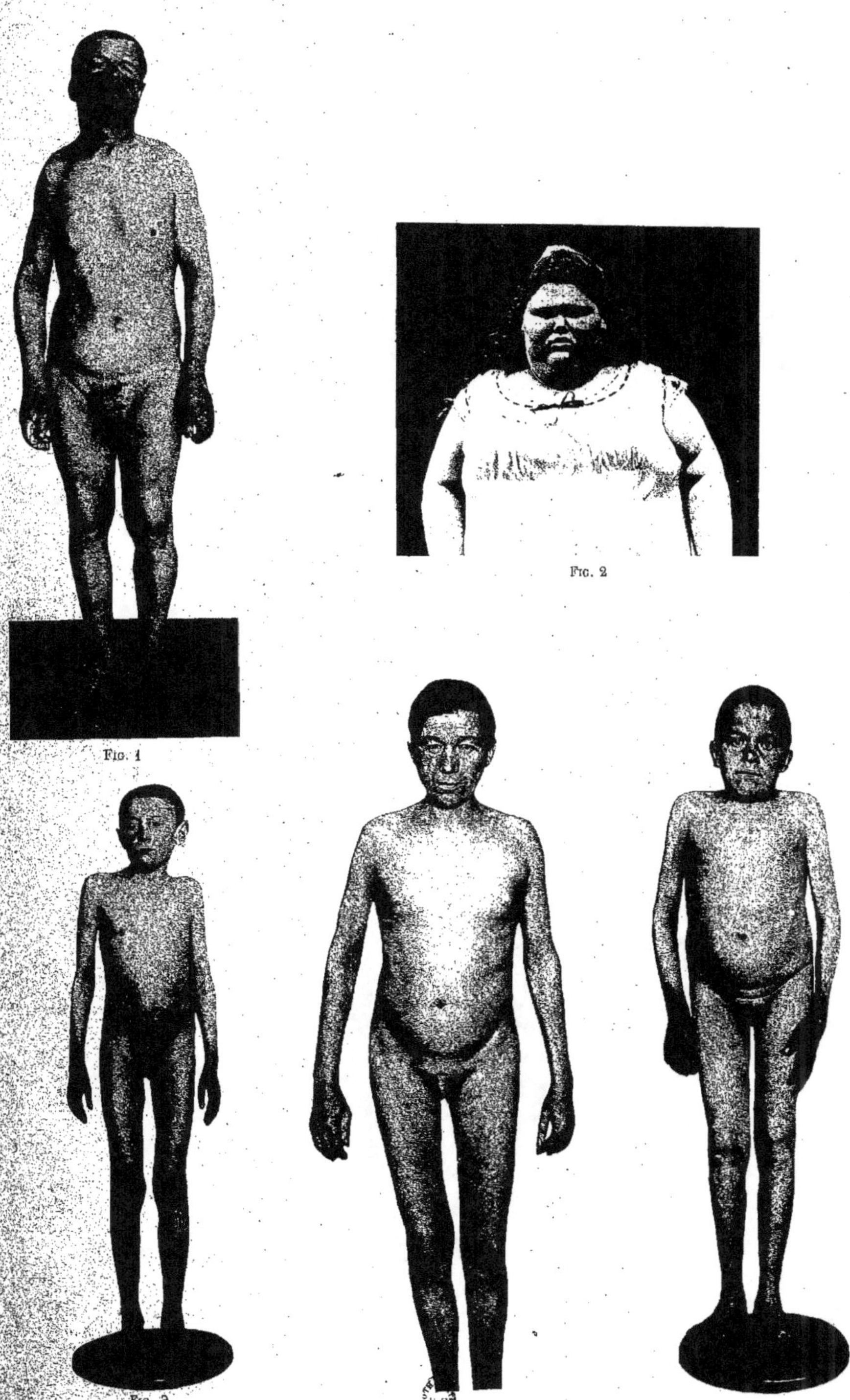

Fig. 1

Fig. 2

Fig. 3

Fig. 4

Fig. 5

Myxœdème fruste. — Obésité. — Infantilisme.

C. Naud, éditeur, Paris.

NAINS ET AVORTONS

La planche 30 réunit plusieurs figures concernant des arrêts ou des retards de développement, de causes diverses, chez l'enfant.

Les deux observations suivantes (fig. 5 et 6) paraissent avoir trait au myxœdème, bien que le facies des petits malades n'offre pas l'aspect si caractéristique des deux planches précédentes ; mais il faut ajouter que le myxœdème complet est très rare relativement aux formes si variées du myxœdème fruste ; d'autre part, les signes du myxœdème n'apparaissent généralement d'une façon bien tranchée et pathognomonique qu'après la première enfance ; auparavant le diagnostic reste plus ou moins une présomption, bien que dans les deux cas suivants, il ne nous paraisse guère douteux.

OBSERVATION 118. — *Arrêt de développement infantile par myxœdème congénital probable.*
(Clinique de M. le professeur agrégé Haushalter.)

(Pl. **30**, fig. 6.)

Garçon, vingt et un mois.

Père, cinquante et un ans ; mère, quarante-quatre ans ; bien portants tous deux ; ne sont ni alcoolisés, ni syphilitiques. Dix enfants dont un est mort à dix-sept mois de convulsions; tous les autres sont vigoureux.

Grossesse et accouchement normaux; l'enfant en naissant était très petit, pesant à peine 1 kilogramme et demi. Il a *été élevé au sein par sa mère, qui a du lait en abondance*, et qui n'a pas encore cessé de le nourrir, l'enfant ne voulant rien prendre d'autre que le lait maternel.

Tout en se portant bien, l'enfant ne se développe pas ; il ne s'est jamais assis, ne se tient pas sur les jambes, ne rit pas, ne dit aucun mot, pleure rarement ; il est habituellement constipé.

État actuel (janvier 1898). — A première vue on est frappé par l'*exiguïté de la taille* de l'enfant qui ne mesure que 58 centimètres ; la figure 6 le représente comparativement avec une fillette du même âge. Son poids est de 3 780 grammes.

Les membres sont grêles, recouverts d'une peau flasque, grise ; les mains ont la dimension de celles d'un enfant de deux mois ; le *ventre est volumineux*, un peu étalé ; la verge a le volume de celle d'un nouveau-né : les bourses, minuscules, renferment des testicules gros à peine comme un petit pois. La *face* est pâle, blafarde, *fripée* ; les paupières sont bridées, un peu *œdémateuses*, le *nez épaté* ; l'enfant respire avec bruit la bouche ouverte ; la langue ne présente rien d'anormal. Une première molaire gauche en voie d'éruption ; pas d'autres dents, chevelure maigre.

L'examen de l'appareil respiratoire et circulatoire ne révèle rien d'anormal ; au-devant du larynx on ne perçoit pas de corps thyroïde.

L'enfant n'est vu qu'une seule fois ; nous apprenons qu'il est mort depuis notre examen.

En l'absence de toute autre cause capable d'expliquer cet état, nous ne pouvons attribuer qu'à une insuffisance thyroïdienne congénitale, d'origine d'ailleurs inconnue, cet arrêt de développement physique et intellectuel, ce facies, ce retard de la dentition, cette respiration bruyante, cette cachexie. Il est vrai qu'au moment où fut observé l'enfant, la forme clinique qu'eût été capable de réaliser plus tard l'insuffisance thyroïdienne n'était et ne pouvait être encore dessinée : myxœdème vrai ou fruste, crétinisme, ou infantilisme dont une des variétés au moins se rapporte à la dysthyroïdie. Les mêmes réflexions s'appliquent à l'observation ci-dessous.

OBSERVATION 119. — *Arrêt de développement chez un poupon par myxœdème probable.*
(Clinique de M. le professeur agrégé P. Haushalter.)

(Pl. 30, fig. 5.)

Fillette de neuf mois ; père et mère bien portants ; pas de syphilis reconnue ; l'enfant est un premier né venu à terme après une grossesse normale ; sa mère âgée de vingt ans le nourrit au sein.

L'enfant a les **dimensions d'un nouveau-né ;** la peau est grisâtre, lâche, le *ventre étalé,* bien que l'enfant n'ait jamais eu de troubles digestifs ; la **physionomie est laide, épatée ; la peau de la face** est **fripée ;** pas de dents ; rien d'anormal à l'examen de l'appareil respiratoire et circulatoire, l'enfant ne manifeste pas de signes d'intelligence.

C'est à l'action dystrophique de la syphilis héréditaire que nous attribuons dans le cas suivant l'arrêt de développement.

OBSERVATION 120. — *Arrêt de développement infantile par syphilis héréditaire. Hydrocéphalie légère et ascite.*
(Clinique de M. le professeur agrégé Haushalter.)

(Pl. 30, fig. 8.)

Fillette de neuf mois.

Père, vingt-huit ans, bien portant. Mère vingt-trois ans, a eu, avant la naissance de l'enfant, une lésion assez tenace de l'orifice des narines, qui, d'après les renseignements, paraît avoir été un chancre syphilitique.

Accouchement à terme ; enfant normal à la naissance ; élevé en partie au sein. Peu de temps après sa naissance, présenta un ictère qui dura près de quatre mois ; en même temps le ventre grossissait ; depuis trois, quatre mois l'enfant cesse de croître, le ventre augmente et les membres maigrissent.

État actuel. — La caractéristique de l'enfant est un gros ventre ovoïde, une grosse tête et de petits membres.

L'**enfant est petit, rabougri :** la figure 8 le montre comparativement avec un enfant âgé de trois mois ; la peau est flasque, d'un brun clair sale ; la face vieillotte, grise est surmontée par un **gros crâne pyramidal, à bosses frontales** et **pariétales très saillantes ;** la circonférence du crâne passant par les bosses frontales et occipitales est de 41 centimètres ; la grande fontanelle très augmentée, présente 7 centimètres de long sur 6 de large. Pas de dents ; chevelure assez fournie.

Rien d'anormal à l'examen du thorax.

Abdomen énorme, tendu, présentant l'aspect d'un gros œuf ; circulation collatérale assez marquée ; submatité dans les flancs ; hypertrophie très notable de la rate. Pas de troubles digestifs actuellement. Développement intellectuel très retardé.

Hydrocéphalie, cirrhose probable du foie caractérisée au début par un ictère prolongé, actuellement par de l'ascite et de la circulation collatérale, hypertrophie de la rate, cachexie et retard de développement physique, tel est l'appareil que réalise actuellement la syphilis héréditaire chez le poupon de la figure 8 ; à moins que le traitement spécifique ne produise ce miracle presque impossible d'effacer des lésions qui semblent bien profondes et d'atteindre une déchéance bien invétérée, l'avenir fera de ce poupon quelque nain difforme ou quelque arriéré rabougri à grosse tête.

Avec la *syphilis*, l'*alcoolisme* des générateurs est un des plus puissants facteurs de dégénérescence et d'arrêt de développement de la progéniture, comme en témoigne le cas suivant.

Observation 121. — *Retard de développement de la taille, hypertrophie des organes génitaux chez un enfant d'alcoolisé* (¹).

(Clinique de M. le professeur agrégé Haushalter.)

(Pl. **30**, fig. 7.)

Garçon de sept ans et demi, entré à la clinique infantile en décembre 1894. Père, quarante ans, ivrogne endurci ; mère, quarante ans, usée, fatiguée, a l'air d'une vieille femme ; ne semblent pas avoir eu la syphilis. Un enfant mort de maladie aiguë ; deux autres enfants plus âgés, vigoureux.

Enfant né à terme ; nourri au sein jusqu'à huit mois ; dentition normale ; a marché vers deux ans. Croissance très lente ; appétit faible ; est sujet aux bronchites. L'enfant a toujours été triste et morose ; depuis longtemps la mère s'est aperçue de ses habitudes de masturbation ; plusieurs fois il a eu la verge enflammée.

État actuel. — **Enfant** très **amaigri**, pâle, à peau sèche, squameuse ; l'*exiguïté de sa taille* est frappante pour son âge ; la figure 7 le représente comparativement avec un enfant normal de quatre ans et demi ; sa taille est de 87 centimètres alors que celle de son petit voisin bien plus jeune est de 90 centimètres ; il a 35 à 40 centimètres de moins que la moyenne des enfants de son âge. **Rachitisme** léger caractérisé par de petites nouures costales et des articulations un peu saillantes.

Contrastant avec la petite taille, la **verge est énorme ;** la peau qui la recouvre est rouge, enflammée ; l'extrémité du prépuce est œdématiée ; l'urine s'écoule constamment goutte à goutte ; cette urine ne renferme ni sucre, ni albumine ; en rapport avec l'inflammation du fourreau de la verge, adénopathie inguinale. Le ventre est volumineux ; depuis quelque temps, l'enfant est atteint d'une diarrhée d'origine alimentaire. Sous la clavicule gauche, on constate les signes d'une induration légère du sommet.

Pendant les jours qui suivent son entrée à l'hôpital, l'enfant demeure morne, taciturne, les yeux sournoisement baissés, ne jouant jamais ; à tous moments, il prétexte un besoin d'uriner, pour se mettre sur son vase de nuit et se livrer alors à son penchant de masturbation.

A cette époque, il passe huit jours à l'hôpital ; il y revient en janvier 1895, dans le même état ; pendant un mois, aucun changement ne se manifeste ; puis petit à petit, grâce à la surveillance et aux soins spéciaux dont on l'entoure, son caractère se modifie un peu ; il commence à jouer, à manger ; l'enfant prend un embonpoint relatif ; il se livre un peu moins à ses habitudes vicieuses. En mai 1895, l'état de la verge ne s'est pas modifié ; il s'agit donc bien d'une hypertrophie définitive. Bien que sa sauvagerie se soit un peu amendée, l'enfant est demeuré sombre, taciturne, rapace, gourmand.

Retard dans le développement, marqué par l'exiguïté de la taille et la gracilité des formes, habitudes effrénées de masturbation, hypertrophie de la verge, tels sont les points curieux

---

(¹) Haushalter. Un cas de retard de développement. *Revue de médecine*, 1894.

PLANCHE 50

Nains et avortons.

<table>
<tr><td>Nanisme
avec malfor-
mations
diverses.
Enfant d'un an.</td><td>Fig. 1 (Obs. 122). — Crâne en pain de sucre ; nez droit ; bouche en museau ; menton fuyant.

Fig. 2   —   Nanisme. L'enfant est présenté comparativement avec un enfant normal du même âge. Gracilité des membres ; écartement excessif du pouce ; pied droit en varus ; pied gauche en valgus. Les deux pieds sont courts, ramassés, trapus.</td></tr>
<tr><td>Nanisme.
(Type Lorain.)</td><td>Fig. 3 (Obs. 123). — Nanisme typique. Gracilité et harmonie des formes. — L'individu est représenté comparativement à une échelle de la taille normale.

Fig. 4   —   Profil de la tête ; microcéphalie, front fuyant, nez aquilin.</td></tr>
</table>

Fig. 5 (Obs. 119). — *Arrêt de développement* chez un poupon de neuf mois probablement *myxœdémateux* ; facies fripé ; ventre étalé ; peau flasque.

Fig. 6 (Obs. 118). — *Arrêt de développement* chez un enfant de vingt et un mois, par *myxœdème congénital* probable. Face vieillotte, paupières bridées, ventre étalé, peau flasque. — L'enfant est représenté comparativement avec un enfant normal du même âge.

Fig. 7 (Obs. 121). — *Retard de développement* de la taille chez un enfant de sept ans, *fils d'alcoolisé.* Hypertrophie de la verge. — L'enfant est représenté à côté d'un enfant normal de quatre ans et demi.

Fig. 8 (Obs. 120). — *Retard de développement* chez une fillette *hérédo-syphilitique* de neuf mois. Rachitisme léger ; nouures des extrémités ; abdomen ovoïde (ascite) ; crâne volumineux (hydro-céphalie légère). — L'enfant est représenté comparativement avec un enfant normal de trois mois.

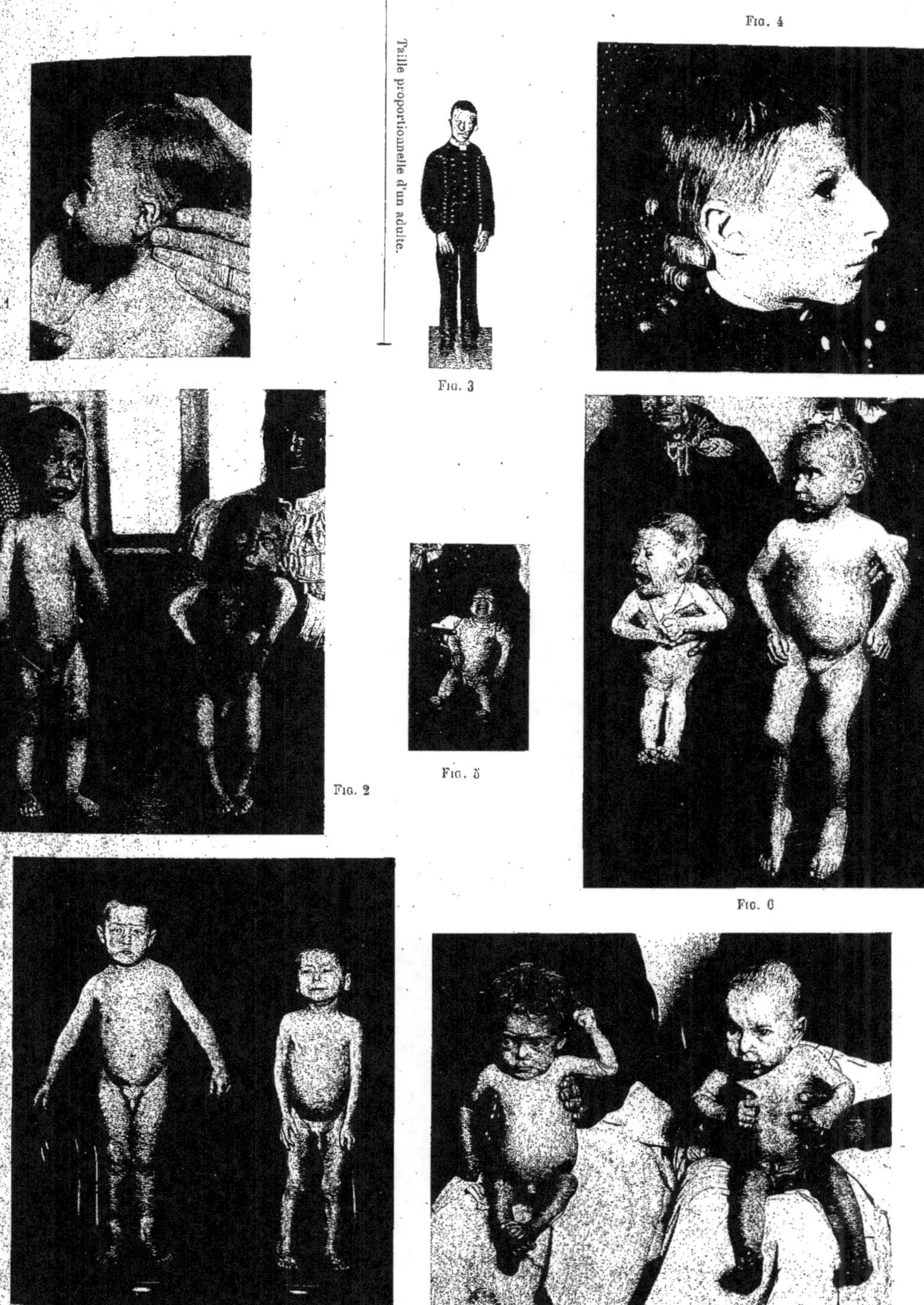

Nains et Avortons.

PLANCHE 31

Éléphantiasis.

Fig. .1. (Obs. 124). — *Œdème éléphantiasique* du membre inférieur gauche, consécutif à des lymphangites à répétition.

Fig. 2. (Obs. 125). — *Pachydermie éléphantiasique* de l'avant-bras consécutive à un phlegmon chronique ; ulcérations, déviation et ratatinement des doigts.

Lèpre.

Fig. 3 et 4 (Obs. 126). — *Lèpre tuberculeuse*. La peau est ridée, tendue, glabre, parsemée de gros tubercules saillants et de volumineux bourrelets. Cheveux clairsemés.

Fig. 5   —   Les mains de la malade : boudinées, pachydermiques.

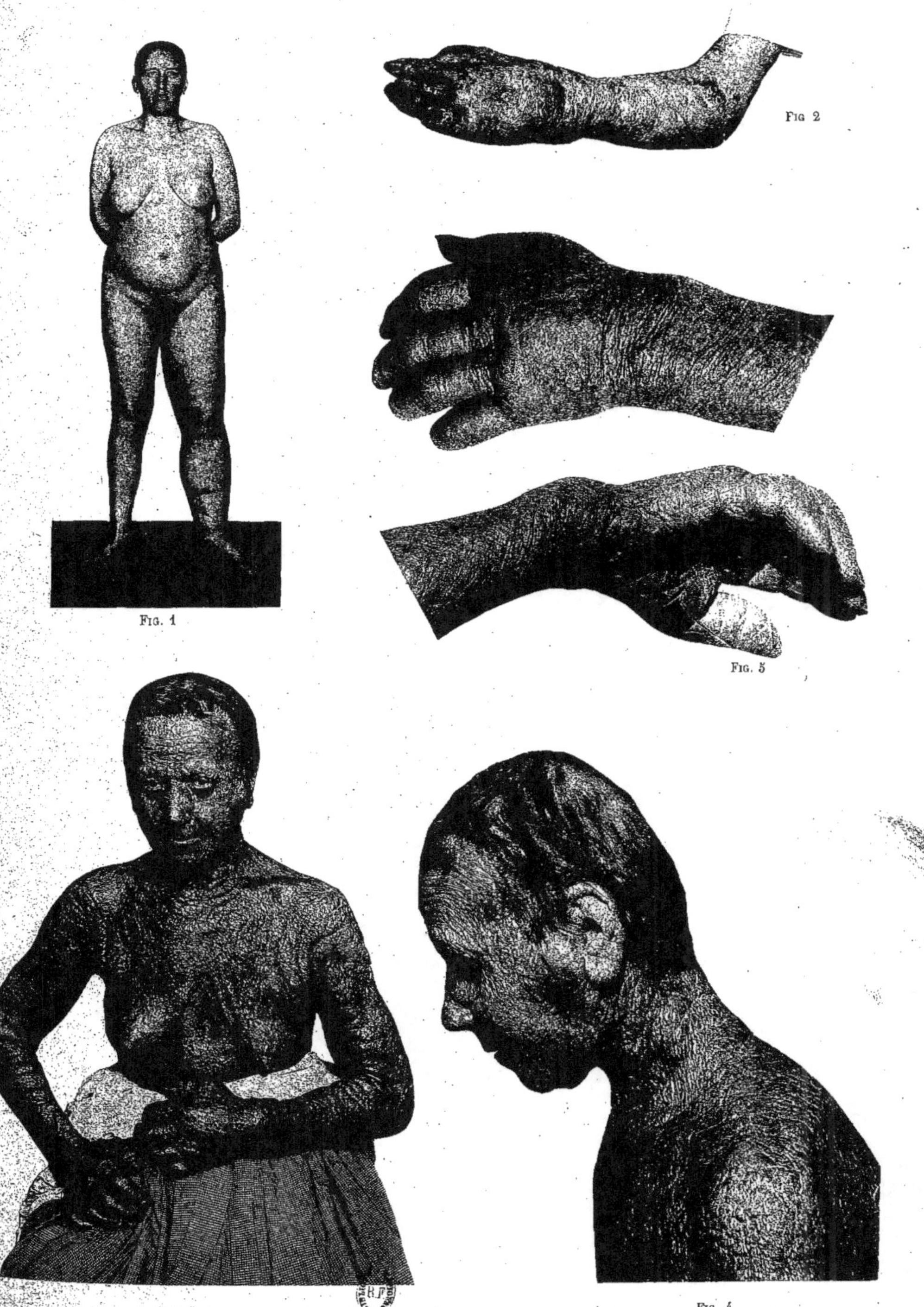

Eléphantiasis. — Lèpre.

C. Naud, éditeur, Paris.

U. Étienne, Ch. Thiry et L. Spillmann.

LÈPRE ET ÉLÉPHANTIASIS

OBSERVATION 124. — *Éléphantiasis nostras par lymphangite chronique d'origine streptococcique.*
(Clinique de M. le professeur P. Spillmann.) [1]

(Pl. **31**, fig. 1.)

Chez cette malade, le membre inférieur gauche est *énorme, cylindrique, œdémateux.* Voici d'ailleurs les dimensions :

Circonférence à la partie médiane de la	jambe gauche,	47 centimètres;	à droite,	29 centimètres.
—	—	cuisse	—	65	—	—	56	—
—	—	pied	—	37	—	—	17.5	—

L'œdème est *élastique,* ne gardant pas la trace du doigt ; la peau est simplement dure, sans troubles trophiques.

A l'âge de vingt ans, la malade fut atteinte d'une fracture compliquée du tiers inférieur de la jambe, fracture à grands délabrements (dont on voit la trace sur la photographie), qui suppura et s'accompagna de lymphangite et de plusieurs poussées d'érysipèle. Puis tout parut rentrer dans l'ordre au bout de cinq mois. Dix ans plus tard, sans aucune cause appréciable, la malade ressentit tout à coup une douleur très vive dans la jambe ; le gonflement s'établit très rapidement en partant des environs du traumatisme ancien ; en même temps, fièvre intense, troubles gastriques ; peau rouge. Cet état persista pendant près de quatre mois en s'atténuant progressivement. Depuis lors, on vit survenir plusieurs poussées de lymphangite, s'accompagnant d'une élévation du thermomètre à 39° ; et plusieurs *petits abcès circonscrits* se formèrent autour des cicatrices de l'accident primordial ; leur pus renfermait du *streptocoque.*

La déformation s'est encore accrue depuis que la photographie a été prise.

Dans nos pays, cette lésion peut s'observer à la suite d'infections lymphatiques diverses ; nous l'avons également vu succéder à une piqûre charbonneuse du pied ; à un degré beaucoup moins accentué, à des ulcères variqueux ; et dans un cas, à des chocs répétés sur l'un des genoux.

L'aspect éléphantiasique du membre, les poussées inflammatoires partielles, la connaissance d'une lésion infectante, imposent d'ailleurs le diagnostic.

OBSERVATION 125. — *Pachydermie éléphantiasique de l'avant-bras.*
(Clinique de M. le professeur agrégé Vautrin). [2]

(Pl. **31**, fig. 2.)

Cet avant-bras est considérablement *œdémateux, ulcéré* par places, dur, de coloration bleuâtre ; les

[1] G. ETIENNE. *Revue médicale de l'Est,* 1895, p. 25.
[2] VAUTRIN. *Société de médecine de Nancy.* In *Revue médicale de l'Est,* 1895, p. 253.

doigts sont ratatinés, les *phalanges déviées*. Le porteur de cette lésion est un homme dans la force de l'âge, atteint deux ans auparavant d'un *phlegmon* de l'avant-bras, à la suite duquel s'est développée l'affection actuelle. Aujourd'hui encore, surviennent tous les deux ou trois mois, des *poussées érysipélateuses*, pendant lesquelles le membre prend une teinte rouge uniforme, remontant jusqu'à l'épaule.

Observation 126. — *Lèpre tuberculeuse autochtone.*

(Clinique de M. le professeur Bernheim.) (¹)

(Pl. **31**, fig. 3, 4, 5.)

Cette femme, âgée de quarante-huit ans, habite une région des Vosges qu'elle n'a jamais quittée et où il existait autrefois de nombreuses léproseries. Elle avait toujours été en très bonne santé. En 1880, l'affection dont elle est atteinte, débuta sans cause connue, par un bouton sur la face dorsale du pied droit, au niveau de la tête des 3° et 4° métatarsiens; en même temps, la malade éprouvait des démangeaisons très vives au poignet; deux ans plus tard, gonflement des mains et des pieds, avec écoulement d'un liquide roussâtre et nauséabond; tuméfaction et poussées successives avec prurit intense. En juin 1893, toute la surface cutanée est profondément modifiée dans son aspect; à la *face* (fig. 4), la *peau est ridée, tendue entre les rides, glabre, parsemée de tubercules saillants;* toute *la peau du thorax* (fig. 3), de l'abdomen, du cou, des membres, est dans le même état présentant d'*énormes bourrelets*. Il existe de très volumineux tubercules notamment sur le ventre et sur les jambes. Les *mains*, énormes, sont *boudinées* (fig. 5) avec *épaississement de la peau et du tissu sous-cutané*. Le cuir chevelu est épaissi, *couvert d'écailles sèches*, argentées; la *plupart des cheveux sont tombés*, ainsi que les *cils*, les *sourcils*, les poils des aisselles et du Mont de Vénus.

Au microscope on constate que les *tubercules cutanés* sont constitués par des *cellules jeunes* tassées les unes contre les autres et qu'ils sont parcourus par des vaisseaux atteints d'*endartérite*. En dehors de ces petits *lépromes*, il existe une infiltration diffuse de la peau par des cellules jeunes.

Dans cette observation, bien que le bacille de Hansen n'ait pu être recherché, l'étude anatomo-pathologique des lépromes a confirmé le diagnostic.

Au point de vue clinique, ces énormes bourrelets durs, pachydermiques, renfermant de volumineux tubercules lépreux, ne pouvaient se confondre avec les rides flasques de la « Maladie des rides », géromorphisme de Souques ou ritydosis de Rosenbach. Il ne peut être question d'aucune des formes de la sclérodermie, aboutissant à l'atrophie de la peau, même de la sclérodermie œdémateuse de Hardy, dans lesquelles les bourrelets œdémateux restent mollasses sous la peau rigide mais non carapacée; bien moins encore de l'ichthyose, même dans ses formes sauriasique ou serpentine, dont les écailles aplaties se détachent. La comparaison avec la figure 1 de la même planche suffit à la distinguer des éléphantiasis consécutifs à une infection lymphatique chronique banale.

(¹) Bernheim et Etienne. Deux cas de lèpre autochtone. *Revue médicale de l'Est*, 1894, p. 253.

PLANCHE 52

Œdème lymphatique de la lèvre. — Ichthyose. — Acné hypertrophique. — Hypertrichose.

FIG. 1 (OBS. 127). — *Facies scrofuleux* : hypertrophie et renversement de la lèvre.

FIG. 2 (OBS. 128). — *Facies scrofuleux* : hypertrophie de la lèvre supérieure par lymphangite consécutive à un coryza chronique.

FIG. 3 (OBS. 131). — *Ichthyose congénitale :* exfoliation lamelleuse de l'épiderme.

FIG. 4 (OBS. 132). — *Ichthyose congénitale* généralisée : exfoliation lamelleuse prédominant aux membres inférieurs.

FIG. 5 (OBS. 129). — *Acné hypertrophique* de la face (3ᵉ période) ; nez épais, trognonnant, parsemé d'orifices béants. Peau de la face rugueuse, mamelonnée, criblée d'orifices.

FIG. 6 (OBS. 130). — Développement exagéré du système pileux dans le dos chez une fillette tuberculeuse (*hypertrichose*) ; à la face postérieure des bras, saillies papuleuses sèches, cornées (*kératose pilaire*).

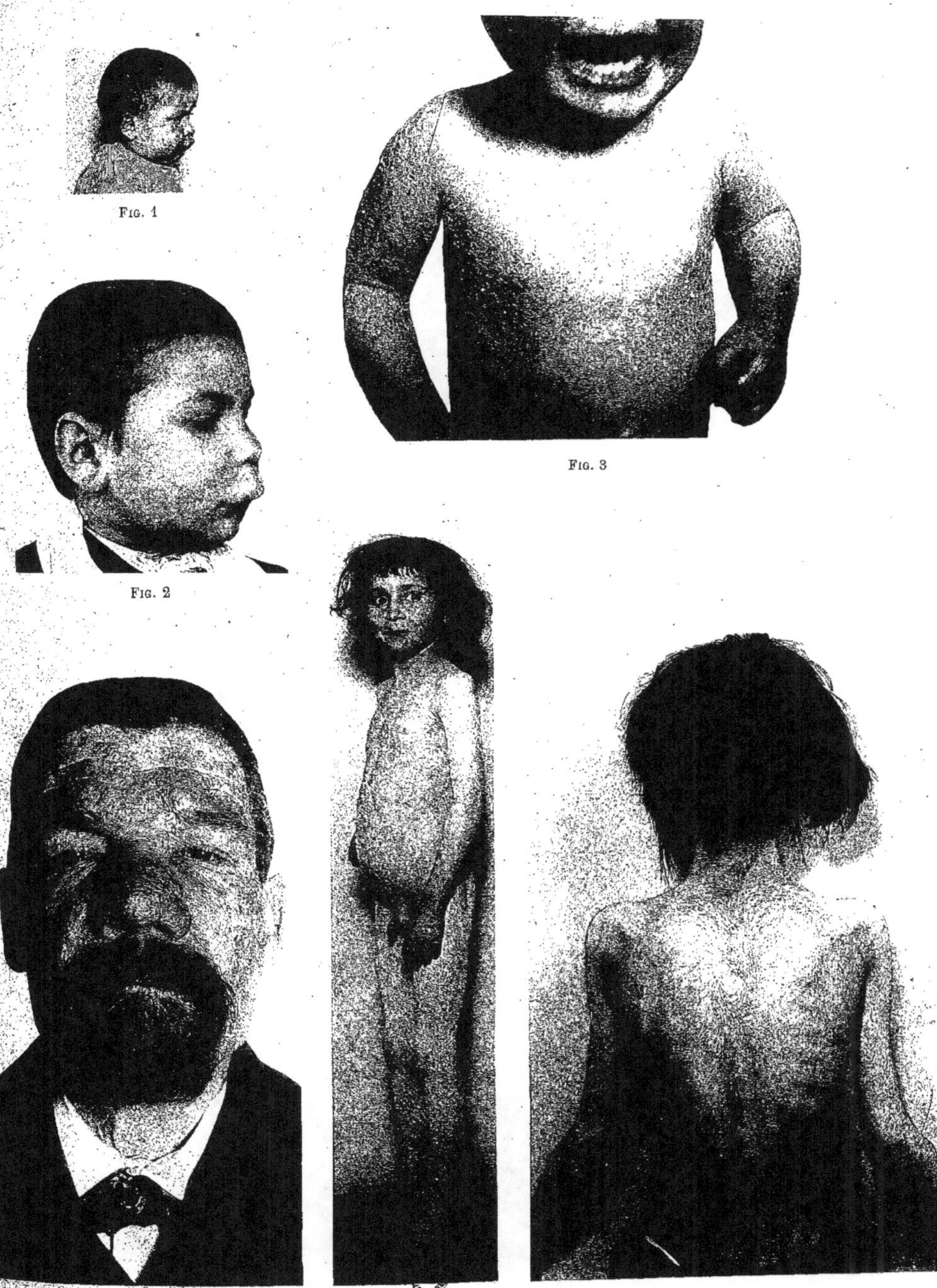

FIG. 1

FIG. 2

FIG. 3

FIG. 4

FIG. 5

FIG. 6

Œdème lymphatique de la Lèvre. — Ichthyose.
Acné hypertrophique. — Hypertrichose.

Clin. O. Eugène, Ch. Thiry et L. Spillmann.

C. Naud, éditeur, Paris.

ICHTHYOSE — ACNÉ HYPERTROPHIQUE
HYPERTRICHOSE

Les figures 1 (observation 127, clinique de M. le professeur agrégé Haushalter) et 2 (observation 128, de M. le professeur agrégé Étienne) de la planche 32, représentent deux cas d'*hypertrophie de la lèvre supérieure*, désignée sous le nom de *lèvre scrofuleuse*, et développée chez des enfants de six et de huit ans. Consécutive dans ces deux cas, comme c'est presque toujours la règle, à des coryzas rebelles et à l'action irritante des sécrétions nasales sur une peau délicate, cette hypertrophie de la lèvre, réparable d'ailleurs avec le temps, est ordinairement le résultat de poussées lymphangitiques. Quand la portion muqueuse de la *lèvre* est atteinte par l'hypertrophie, elle se *retourne en haut* (pl. 32 fig. 1) ; exposée à l'air, elle se crevasse, s'enflamme et entretient ainsi le processus de lymphangite. Souvent cette grosse lèvre est accompagnée d'autres manifestations qui sont l'apanage du lymphatisme infantile, telles que mollesse, *bouffissure des chairs* de la face (fig. 1), conjonctive, blépharite chronique, eczéma impétigineux du pli de l'oreille, adénopathies simples du cou, toutes lésions qui rentraient autrefois dans le cadre des scrofulides bénignes superficielles et qui peuvent être considérées comme des attributs du lymphatisme, si par définition on écarte systématiquement et peut-être à tort de la scrofule, toutes les affections qui ne ressortissent pas à la tuberculose locale.

La figure 5, planche 32 (observation 129, de M. Thiry) se rapporte à un cas d'*acné hypertrophique* développé depuis quinze ans chez un homme de quarante-cinq ans, sous l'influence combinée de l'arthritisme et de l'alcoolisme. La face est rouge, violacée, sillonnée de capillaires dilatées : la figure 5 montre dans les parties atteintes, sur le front et les joues, la *peau épaissie, mamelonnée, bourgeonnante, parsemée d'orifices*, qui sont les embouchures béantes des glandes sébacées, entourées de plaques indurées d'hyperplasie conjonctive, et laissant sourdre une matière huileuse, concrète qui s'étale sous forme de lamelles grises, luisantes. Le *nez hypertrophié, épais, étalé, trognonnant*, violet, est criblé de ces orifices béants. L'acné hypertrophique est le degré le plus accentué, et constitue *la troisième période* de l'acné rosé ou couperose, dont les deux autres aspects sont, d'une part la forme congestive avec hypertrophie de la peau et séborrhée du nez, et d'autre part la forme congestive avec développement de boutons d'acné, papuleux ou pustuleux.

La figure 6, planche 32 (observation 130, clinique de M. Haushalter) a trait à une fillette de onze ans, atteinte de tuberculose pulmonaire ulcéreuse, chez laquelle au cours de la maladie, le *dos* s'est recouvert de poils bruns, longs et soyeux, régulièrement disposés, prédominant entre les deux épaules et le long de l'épine dorsale. Cette *hypertrichose* localisée dans le dos, se développe assez fréquemment, sinon toujours à ce degré, chez les petits scrofuleux ou tuberculeux cachectiques, même dans les premières années de la vie. Chez la fillette, la peau à la partie postérieure des bras, — siège de prédilection de cette affection — présente les altérations de la *kératose pilaire*, caractérisée par de *petites saillies papuleuses, grisâtres*, sèches, dures, cornées, du volume d'un grain de millet, serrées les unes contre les autres et donnant au toucher la sensation d'une râpe ; la plupart de ces papules, qui sont développées à l'orifice des follicules pileux, sont traversées par un poil tordu ou cassé. Désignée encore sous le nom de *lichen pilaire*, de *xérodermie pilaire*, de *peau ansérine des scrofuleux*, la kératose pilaire qui est une véritable difformité cutanée, analogue à l'ichthyose par le trouble de kératinisation qui la produit, est propre aux sujets entachés de lymphantisme ou de scrofule ; elle s'observe avec prédilection dans le sexe féminin, apparaît ordinairement dans la seconde enfance ou l'adolescence ; elle est habituellement très rebelle au traitement.

La figure 3, planche 32 (observation 131) concerne un enfant de quinze mois, et la figure 4, planche 32 (observation 132) un garçon de sept ans (clinique de M. Haushalter), tous deux atteints de la forme *d'ichthyose congénitale* connue sous le nom d'*ichthyose lamellaire* ou d'*ichthyose nacrée*. Quoique généralisée, la lésion prédomine au tronc dans la figure 3, et aux membres inférieurs dans la figure 4. La peau dans ces régions est couverte d'écailles ou de squames épidermiques, minces, blanches, adhérentes sur toute leur surface, ou décollées par leurs bords, et dont les plus grandes ont les dimensions d'une pièce de 50 centimes ; l'épiderme dans son ensemble a un aspect sec, fendillé, craquelé.

Difformité cutanée congénitale et quelquefois héréditaire, l'ichthyose est caractérisée par un vice de kératinisation de l'épiderme, d'où dérive une desquamation incessante, et sur lequel aucune thérapeutique ne paraît posséder d'action curative. Cependant le traitement externe, s'il ne peut guérir l'ichthyose, peut du moins dissimuler la lésion cutanée, au moins dans sa forme lamelleuse vulgaire : chez les deux enfants en question, des onctions à la glycérine, des savonnages et des bains journellement répétés ont pu rendre à la peau sa souplesse et son aspect presque normal ; les lésions épidermiques d'ailleurs reparaissaient suivant la règle, dès que le nettoyage de la peau était suspendu.

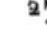

PLANCHE 55

Sclérodermie.

<table>
<tr>
<td rowspan="6">Troubles tro-
phiques
des mains chez
une fillotte.
(Sclérodac-
tylie).</td>
<td>

Fɪɢ. 1 (Oʙs. 136). — Effilement des doigts au niveau des dernières phalanges ; l'ongle n'est plus débordé par la pulpe.

Fɪɢ. 2   —   Epaississement de l'épiderme à la paume des mains ; exfoliation en larges lamelles.

</td>
</tr>
</table>

Fɪɢ. 3 (Oʙs. 137). — Epaississement corné de l'épiderme en placards craquelés, siégeant à la face palmaire de la main (*kératodermie*).

Fɪɢ. 4 (Oʙs. 133). — *Sclérodermie lardacée* en coup de sabre de la région frontale. Plaque chéloïdienne au sommet du crâne.

Fɪɢ. 5 (Oʙs. 135). — *Sclérodermie* localisée en *bande*, au dos du pied.

Fɪɢ. 6 (Oʙs. 134). — *Sclérodermie lardacée* en coup de sabre de la région frontale.

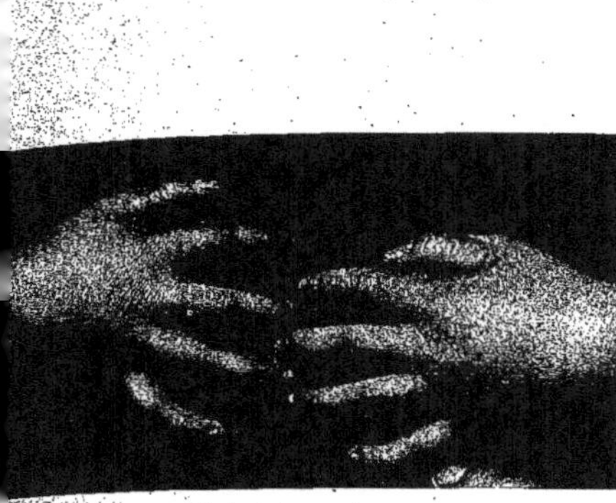

Fig 1

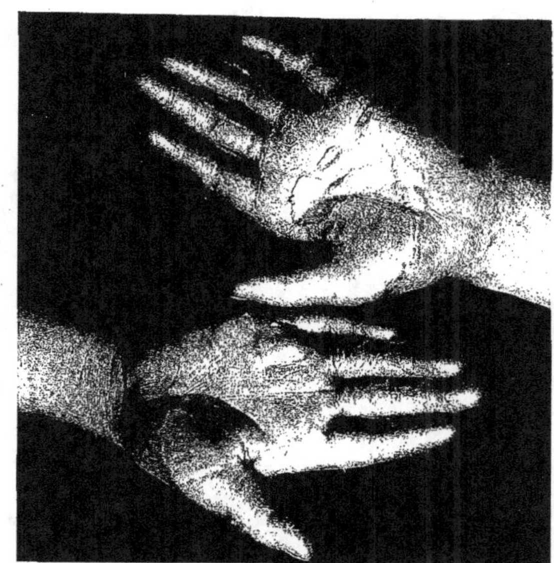

Fig. 2

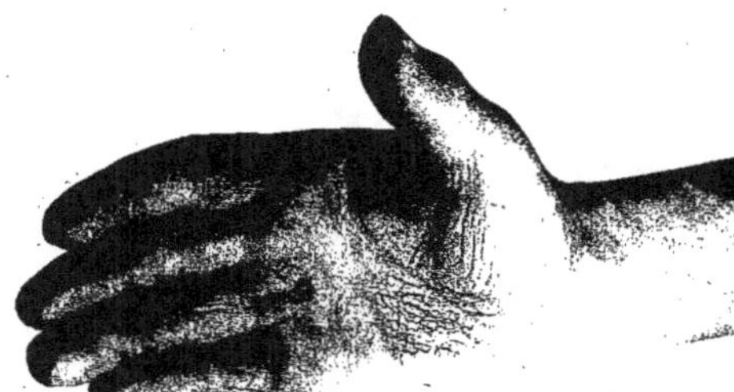

Fig. 3

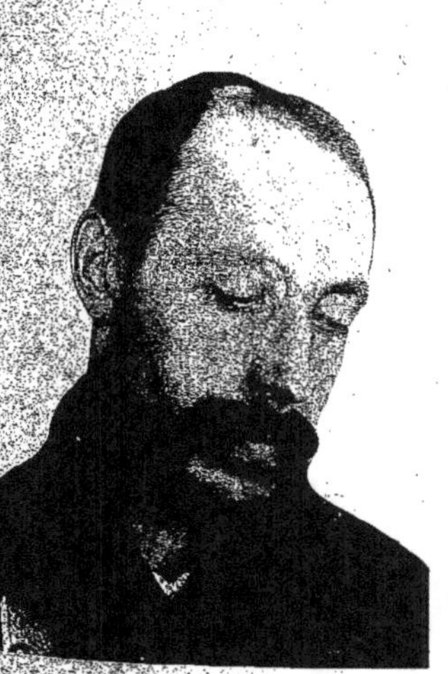

Fig. 4

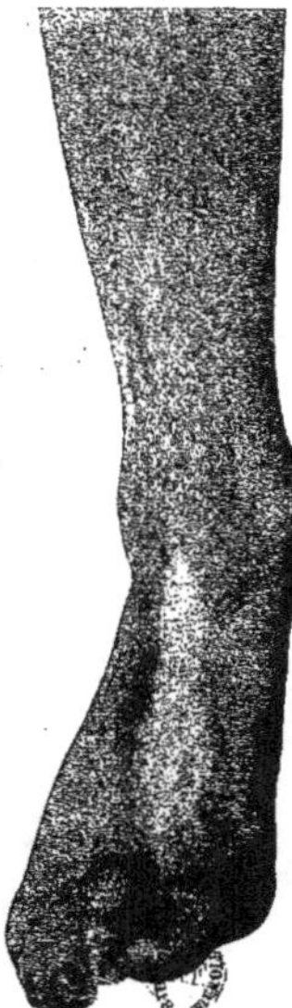

Fig. 5

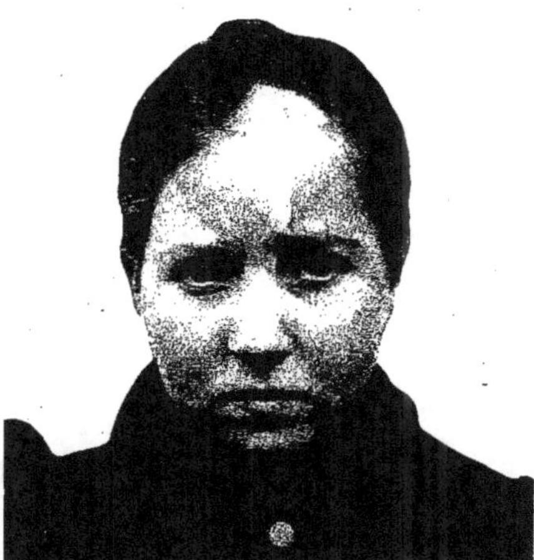

Fig. 6

Sclérodermie.

Ch. Thiry et L. Spillmann.

C. Naud, éditeur, Paris.

SCLÉRODERMIE

La sclérodermie est une affection chronique caractérisée par une induration de la peau. On en décrit habituellement deux types : *la sclérodermie diffuse* (sclérémie de Besnier) dans laquelle les plaques de sclérose d'abord limitées aux membres, au tronc ou à la face, envahissent peu à peu toute la surface du corps, et *la sclérodermie localisée* dans laquelle on range : *la sclérodermie en plaques* ou *morphée*, *la sclérodermie en bandes*, et *la sclérodactylie*. Les figures 1, 2, 4, 5 et 6 de la planche 33 présentent ces trois variétés de la sclérodermie localisée.

OBSERVATION 133. — *Sclérodermie lardacée, en coup de sabre, de la région frontale* ([1]).

(Clinique de M. le professeur P. Spillmann.)

(Pl. 33, fig. 4.)

Il s'agit d'un cordonnier âgé de trente-deux ans, dans les antécédents duquel il n'y a rien à relever. Il n'est ni syphilitique, ni alcoolique; il est père de deux enfants bien portants. En mai 1897, il s'aperçut qu'il portait une raie blanche au milieu du front. A cette époque, il se plaignait de vives douleurs névralgiques. Deux mois après, une seconde raie apparaissait, parallèle à la première. Ces deux bandes se développèrent spontanément, sans cause occasionnelle. Le 15 octobre 1897, le malade est pris brusquement dans la nuit, d'une crise épileptiforme qui dura environ trois heures, avec convulsions et perte de connaissance. Lorsqu'il revint à lui, il avait la parole légèrement embarrassée. Il put reprendre son travail. Au bout de huit jours, nouvel accès nocturne; les phénomènes convulsifs durèrent une demi-heure, mais le malade ne recouvra sa connaissance qu'au bout de quatre heures. Ces crises furent suivies d'une céphalée intense.

État actuel. — C'est un homme de petite taille, au facies un peu stupide : son intelligence est bien au-dessous de la moyenne. La mémoire semble conservée; la parole est hésitante. Tremblement fibrillaire de la langue; les réflexes sont normaux, ainsi que la sensibilité.

La région frontale droite présente *deux bandes claires s'étendant de la région sourcilière au sommet du crâne.* Une première bande part de la racine du nez et remonte verticalement vers la suture fronto-pariétale; la deuxième, parallèle à la première, commence au niveau de l'échancrure sus-orbitaire, et va se terminer à quelques millimètres de la précédente. A l'angle de réunion de ces deux bandes, on trouve une *saillie irrégulièrement ovalaire*, à grand axe dirigé obliquement d'arrière en avant et de dedans en dehors, mesurant 3 centimètres dans son plus grand diamètre et 1^{cm},25 dans son plus petit; cette plaque chéloïdienne, donnant au doigt une sensation de carton, présente à la partie supérieure deux petites excoriations; elle est dépourvue de cheveux ainsi que les deux plaques blanches.

Au niveau de ces bandes, la peau est décolorée, lisse; il existe par places de la raréfaction osseuse qui

---

[1] L. SPILLMANN. Sclérodermie lardacée en coup de sabre de la région frontale. *Nouvelle Iconographie de la Salpêtrière*, juin 1898.

entraîne des dépressions appréciables à la palpation. Les bandes ont des bords irréguliers. La limite entre la peau saine et la surface malade est formée par une zone violacée (*lilac ring*) ; en dedans de ce liséré, on trouve une surface blanche, brillante, rappelant l'éclat et le reflet de la nacre. La palpation permet de percevoir les mêmes sensations que celles fournies par la plaque chéloïdienne du sommet du crâne ; il semble que l'on touche une portion de peau gelée par un jet de chlorure de méthyle. Ces bandes ont une largeur de 1^{cm},25 à 2 centimètres ; elles répondent assez exactement aux trajets du nerf frontal externe et du nerf frontal interne. La peau est intacte. La sensibilité est normale sur toute l'étendue des téguments ; le malade ne ressent aucune douleur.

Pendant le premier mois de séjour de ce malade à l'hôpital, son état général fut aussi satisfaisant que possible. Les plaques lardacées devinrent plus brillantes et la bande interne s'accentua légèrement. Un léger sillon violacé apparut sur le bord libre des paupières supérieures. Le 22 novembre, le malade qui avait eu des ennuis dans la journée, fut pris brusquement, vers sept heures du soir, de mouvements convulsifs dans les membres supérieurs et inférieurs durant environ cinq minutes. Le malade quitta l'hôpital quelques jours après. Les crises se renouvelèrent dans la suite à plusieurs reprises. Le malade fut perdu de vue.

Observation 134. — Sclérodermie lardacée en coup de sabre de la région frontale ([1]).

(Clinique de M. le professeur agrégé P. Haushalter.)

(Pl. 33, fig. 6.)

Fillette de douze ans. Vers l'âge de dix ans et demi l'enfant qui n'avait jamais été malade remarque sur son front la présence d'une tâche blanchâtre, située au-dessus du sourcil gauche ; cette tache grandit petit à petit. Au mois de septembre 1898, elle avait gagné le cuir chevelu et à son niveau, les cheveux étant tombés, la peau était lisse et brillante.

État actuel. — Enfant robuste. On constate sur le front la présence d'une **plaque blanchâtre, brillante, allongée**, longue de 8 centimètres, large de 2 centimètres à la partie supérieure et 1 centimètre à la partie inférieure, s'étendant de la racine du nez, près de l'origine du sourcil gauche, jusqu'au sommet de la tête. Cette plaque se continue jusqu'au lobule du nez par une ligne blanchâtre, peu apparente, large d'un demi-centimètre. La plaque frontale est vernissée, plissée transversalement et donne au doigt la sensation du parchemin ; elle présente dans sa moitié inférieure une coloration blanc nacré et dans sa moitié supérieure une teinte jaune brunâtre. A la périphérie de cette plaque se trouve un liséré rose légèrement saillant, se continuant insensiblement avec la peau saine par une zone violacée. Au niveau de la moitié inférieure, il existe un léger degré d'œdème. Dans la moitié supérieure, la peau adhère intimement à l'os. La palpation fait constater un léger enfoncement du frontal, avec diminution de résistance à la pression. Pas de troubles de sensibilité au niveau de la tache. La malade est revue au bout de deux mois ; la plaque de sclérose n'a pas changé d'aspect.

Chez ces deux malades, le diagnostic était des plus faciles à établir, étant donné les caractères de la lésion cutanée : on retrouve dans les deux cas, *la plaque lardacée brillante, entourée de l'anneau lilas caractéristique de la morphée*. L'examen de ces deux observations semble montrer que dans la pathogénie de la sclérodermie, l'importance des tares névropathiques n'est pas aussi prépondérante qu'on se le figure souvent. Tandis que chez le premier malade, il existait des antécédents nerveux très nets, il fut impossible de découvrir chez

---

([1]) P. Haushalter et L. Spillmann. Quelques cas de sclérodermie et de vitiligo chez les enfants. *Nouvelle Iconographie de la Salpêtrière*. Juin 1899.

l'enfant qui fait le sujet de la deuxième observation aucune tare nerveuse, héréditaire ou personnelle.

Dans les deux cas, les plaques de sclérose suivent exactement le trajet des filets de la branche ophtalmique du trijumeau ; on pourrait donc chercher à trouver au point de vue de la topographie de la lésion cutanée, des rapports entre l'altération de la peau et celle des fibres nerveuses ; mais l'existence même de ces rapports ne saurait entraîner une relation de cause à effet ; « car si la localisation d'une altération de la peau sur un territoire nerveux déterminé, indique bien que l'élément nerveux joue un rôle important, elle ne prouve pas que la lésion soit une trophonévrose. Elle établit seulement que l'élément pathogénique essentiel de la maladie, lequel peut être très variable, a élu domicile sur un territoire nerveux » (Note de E. Besnier et A. Doyon, in traduction du *Traité des maladies de la peau* de Kaposi, t. II, p. 1o8).

Un fait intéressant à noter dans l'observation 133 est l'existence des crises épileptoïdes ; le malade n'était d'ailleurs ni syphilitique, ni absinthique et avait dépassé l'âge de l'épilepsie vulgaire. On a signalé dans la sclérodermie des lésions nerveuses diverses, sclérose des circonvolutions, de la moelle, des nerfs périphériques ; on peut admettre simplement ici sur la face opposée du diploé une lésion périostée, analogue à celle de la plaque chéloïdienne et produisant, soit une compression passagère, soit une irritation momentanée vers la zone rolandique.

Observation 135. — Sclérodermie localisée en bandes.
(Clinique de M. le professeur agrégé P. Haushalter) (¹).
(Pl. 33, fig. 5.)

Fillette de onze ans. Le père âgé de trente-sept ans, est tuberculeux ; la mère est morte tuberculeuse à l'âge de vingt-sept ans, huit mois après la naissance de l'enfant. La petite malade est née à sept mois, et a été élevée au sein jusqu'au moment de la mort de la mère. La lésion sclérodermique est passée inaperçue.

État actuel. — On constate au-dessous du sein gauche, la présence d'une bande blanche de 7 centimètres de largeur sur 4 centimètres de hauteur, ovalaire, encadrée d'une auréole pigmentée. Au niveau de cette tache, la peau est légèrement affaissée ; elle donne à la palpation une impression de sécheresse et de dureté, et ne se laisse pas plisser. Cette bande se continue vers l'aisselle avec une zone blanchâtre de 3 à 4 centimètres de long, irrégulière, de consistance dure, ressemblant à une cicatrice de la peau. Dans la partie latérale droite de l'abdomen et du flanc, la peau est plus pigmentée qu'à gauche. Sur ce fond pigmenté, on voit une tache blanche, du diamètre d'une pièce de 5 francs, à bords irréguliers, se continuant jusqu'à la partie inférieure du creux de l'aisselle par une traînée blanchâtre, entourée d'une auréole couleur café au lait. Au niveau de la plaque de la fosse iliaque, les plis cutanés sont plus accentués ; à la palpation, la peau dure, pachydermique, donne l'impression du cuir et ne se laisse pas plisser.

Sur la face dorsale du pied droit existe une **bande blanc nacré**, partant du 1ᵉʳ et du 2ᵉ orteil, large de 2 centimètres et s'arrêtant au cou-de-pied (fig. 5) ; cette plaque est limitée à sa périphérie par une peau pigmentée d'un brun violacé. A son niveau, la peau est déprimée, lisse, adhérente aux parties sous-jacentes. Dans les deux tiers inférieurs de la jambe, le long du bord antérieur du tibia, la peau est livide, dure, lardacée, adhérente à l'os. La peau des régions malléolaires est épaissie et donne au palper l'impression du

---

(¹) P. Haushalter et L. Spillmann. *Loc. cit.*

cuir. Le pied est placé à angle droit sur la jambe. L'extension est impossible. Aucun trouble de sensibilité. Les différents appareils sont normaux.

Cette observation concerne un cas de *sclérodermie en plaques disséminées*. On compte chez cette enfant trois placards sclérodermiques, l'un paraissant suivre un nerf intercostal, le deuxième situé dans le flanc et le troisième longeant la crête antérieure du tibia et le dos du pied. Sauf au dos du pied où la peau a un aspect fin, cicatriciel, la plupart de ces placards sont infiltrés, lardacés, œdémateux. Le processus sclérodermique a évolué ici en l'absence de toute cause capable de l'expliquer.

OBSERVATION 136. — *Sclérodactylie.*
(Clinique de M. le professeur agrégé P. Haushalter) (¹).
(Pl. 33, fig. 1 et 2.)

Fillette de sept ans, vue à la consultation de la Clinique infantile. L'enfant a toujours eu une bonne santé. La lésion des mains pour laquelle elle est amenée à l'hôpital, a débuté à l'âge de cinq à six mois.

État actuel. — Enfant bien constituée. Rien de particulier dans les différents appareils. Système nerveux normal.

Mains assez petites. **Doigts effilés;** l'extrémité du doigt est entièrement recouverte par l'ongle qui n'est pas débordé latéralement par la pulpe. Les ongles sont blancs, étroits et un peu recourbés. La face dorsale des doigts surtout au niveau des dernières phalanges, est recouverte par une peau très fine, vernissée, bleuâtre, froide et au niveau de laquelle la sensibilité est très diminuée. Le reste du dos de la main paraît normal. La paume de la main et la face palmaire des doigts sont tapissées par un épiderme épais, sec, d'apparence cornée, lamelleuse. **Les lames épidermiques** se présentent sous forme de petites lamelles ou de grands placards légèrement décollés sur leurs bords (fig. 2). Cet aspect lamelleux est surtout marqué à la paume des mains. La pulpe des doigts est sèche, amincie, surtout au niveau de l'index.

Les pieds sont habituellement bleuâtres et froids. Au niveau du talon et du tiers antérieur de la plante du pied, l'épiderme est corné, dur, légèrement exfolié. Etat rugueux de la partie postérieure du bras.

L'enfant est revue au bout de quelques mois. Il semble que l'extrémité des doigts est plus pâle et la main cyanosée.

Les principales lésions sont ici : *effilement, cyanose, sécheresse des doigts et des orteils, altération des ongles, aspect vernissé et amincissement de la peau au niveau des phalanges, exfoliation de l'épiderme à la paume des mains et à la plante des pieds.* Ces mêmes lésions existent chez une sœur de la malade âgée de deux ans. Il s'agit bien chez ces deux enfants d'un trouble trophique des extrémités, symétrique et prédominant à la périphérie des doigts et des orteils, avec desquamation lamelleuse de l'épiderme palmo-plantaire. Cette affection difficile à classer est-elle une forme de début de sclérodactylie? L'avenir le montrera. D'ailleurs le terme de sclérodactylie ne préjuge rien sur la nature de la maladie.

A côté de cette observation de sclérodactylie, nous plaçons un cas de kératodermie, sans vouloir du reste créer un rapprochement entre ces deux types. La kératodermie est caractérisée par un épaississement de l'épiderme de la plante des pieds et de la paume des mains ; la patho-

----

¹ P. HAUSHALTER et L. SPILLMANN. *Loc. cit.*

génie en est des plus obscures. L'observation suivante relate un cas de kératodermie symétrique primitive.

OBSERVATION 137. — *Kératodermie symétrique des extrémités.*
(Clinique de M. le professeur P. Spillmann) (¹).
(Pl. 33, fig. 3.)

La lésion est caractérisée par un *épaississement corné très considérable de l'épiderme*, en plaques déchiquetées par des fissures profondes, d'un aspect beaucoup plus craquelé que dans les callosités professionnelles habituelles. La lésion a son maximum de développement actuel à la face palmaire de la main droite, entre les éminences thénar et hypothénar. Un autre placard plus petit siège entre les têtes des 3ᵉ et 4ᵉ métacarpiens. A la main gauche, les lésions, moins accentuées, sont symétriques. Enfin une croûte de même nature existe au côté interne du pied droit.

Cette affection a commencé un an avant notre examen, à la main droite ; la main gauche se prit deux ou trois mois plus tard, et le pied droit un an après le début.

Partout, la lésion a commencé par l'apparition de taches blanches ; puis à ce niveau, la peau se durcit, se crevassa ; s'épaissit et aboutit à l'état corné ; elle est énormément épaissie actuellement. La nuit, il éprouve parfois des élancements douloureux dans les mains, surtout aux changements de temps.

Ce malade cultivateur, âgé de cinquante-cinq ans, très arthritique, n'a pas eu la syphilis.

La disposition des lésions met ici en évidence l'action des mêmes traumatismes répétés : aux mains elles siègent en effet aux points où appuient les instruments de culture, bêches, pioches ; et aux pieds, aux points où presse le soulier.

Mais la simultanéité relative du début aux diverses localisations alors qu'il n'y a eu plus de fatigue, de frottements, qu'autrefois, montre bien que si le traumatisme est intervenu pour fixer les localisations, la cause est d'ordre plus général et doit être attribuée à une modification trophonévrotique, comme l'ont déjà indiqué MM. Besnier, Brocq, Halipré

---

[1] G. ETIENNE. Kératodermie symétrique des extrémités, essentielle. *Société de dermatologie et de syphiligraphie*, 13 juillet 1899.

PLANCHE 54

Vitiligo.

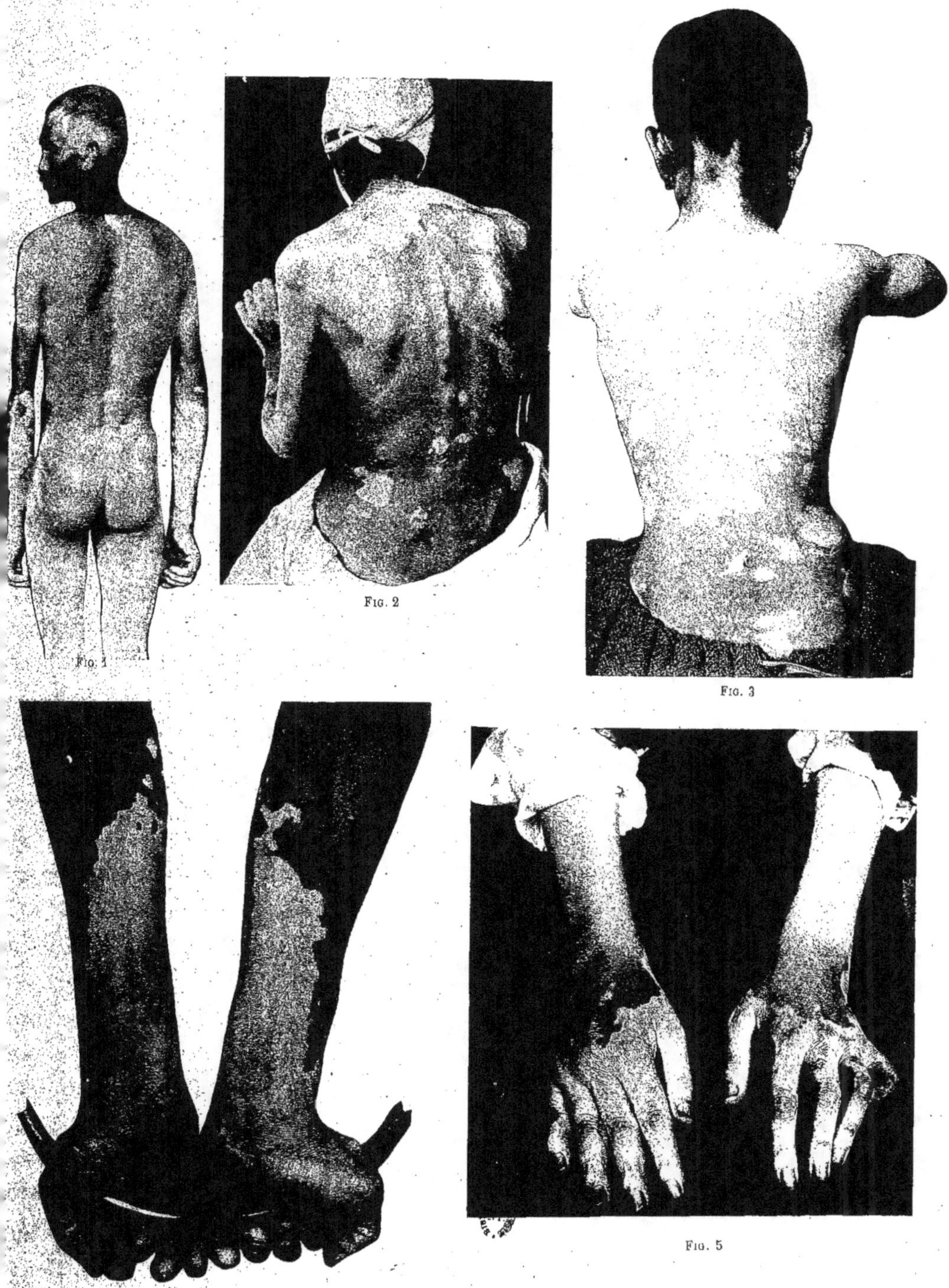

Vitiligo.

VITILIGO

Le vitiligo est une *dyschromie mixte*, achromo-hyperchromique, caractérisée par une inégale répartition du pigment; c'est une ataxie pigmentaire, disent Besnier et Doyon. Des surfaces de peau décolorée, d'un blanc rosé, sont entourées de zones hyperpigmentées, souvent avec prédominance générale de l'une des deux anomalies ; la surface cutanée peut être par exemple presque totalement brune, quelques îlots blancs persistant seuls (pl. 34, fig. 2).

La lésion débute habituellement par l'apparition de disques pâles, grands comme des pièces de cinquante centimes, entourés d'une zone se colorant en brun; la dépigmentation s'accroît, le pigment semblant se transporter du centre vers la périphérie. Puis les disques leucodermiques en s'agrandissant se rapprochent, se confondent, formant de pseudo-placards entourés par les bords concaves de la peau brune (fig. 3).

Au point de vue anatomique, on constate l'absence de granulations pigmentaires dans les cellules profondes du corps muqueux, alors qu'au contraire il y a hyperpigmentation dans ces cellules au niveau des régions brunes.

Le transport de ces granulations pigmentaires a été attribué aux cellules migratrices (Riehl): Il semble que ces anomalies pigmentaires puissent se rattacher à une lésion nerveuse. Leloir et Chabrier ont en effet constaté l'atrophie des fibres nerveuses sous-dermiques correspondant aux points dépigmentés. Lebrun, Déjerine, Pitres et Vaillard ont également établi l'existence de névrites parenchymateuses dans la peau vitiligineuse.

De même, dans les photographies que nous rapportons, la symétrie remarquable (fig. 4, 5) des lésions attire immédiatement l'attention sur une intervention nerveuse. D'autre part, dans la figure 2, le vitiligo apparut au cours d'une maladie de Basedow.

Si la pathogénie de ces troubles paraît bien en rapport avec une lésion nerveuse, l'étiologie de cette lésion est encore très obscure. M. Gaucher l'attribue à une intoxication, et rapproche cette hypothèse de la fréquence de l'albuminurie chez les vitiligineux. L'un d'entre nous avait déjà indiqué les intoxications maternelles comme cause possible des lésions nerveuses déterminant les nævi et les pigmentations congénitales.

En tout cas, les observations suivantes tendent bien à confirmer l'origine nerveuse des accidents.

Observation 138. — *Vitiligo dans un cas de maladie de Basedow.*
(Clinique de M. le professeur P. Spillmann.)
(Pl. 34, fig. 2).

Ici l'opposition est frappante entre la *pigmentation exceptionnellement accusée* de la peau de la partie moyenne du tronc, de la face dorsale des membres supérieurs, et le *blanc laiteux* de la peau dépigmentée des épaules, de la naissance du cou, des mains et des placards noyés dans la teinte brune générale.

Ce qu'il y a de particulièrement remarquable, dans ce cas, *c'est la coïncidence entre l'apparition de ce vitiligo et l'évolution de la maladie de Basedow.* Cette femme, couturière, âgée de cinquante ans, réduite à la misère par l'ivrognerie d'un second mari qui la maltraitait continuellement, vit apparaître, au moment de la ménopause, de la *tachycardie* entretenue par la terreur, véritable phobie, que lui inspirait son mari. En même temps survint un *goitre* assez volumineux.

Au moment de l'examen, la pointe du cœur battait à sa place normale ; à ce niveau, le choc est intense ; le bruit systolique est violent, énergique ; soulèvement synchrone de toute la surface précordiale. Surface de matité précordiale augmentée. Pouls petit, mou, dépressible. Tuberculose pulmonaire au début.

Observation 139 — *Vitiligo symétrique.*
(Pl. 34, fig. 1 et 4.)

C'est un vitiligo remarquablement *symétrique*, que montrent les figures 1 et 4. Sur les côtés internes des cuisses (fig. 1), sur leur côté externe à la région trochantérienne, existent de vastes étendues de peau complètement dépigmentées. Aux régions lombaires et cervico-dorsales existent de larges placards achromatiques dont les portions droites et gauches sont presque rigoureusement superposables. A la face, le nez est tout aussi blanc. *Canitie.*

Mais la *symétrie des taches dyschromiques est surtout frappante au niveau des avant-bras* (fig. 4). La peau des bras et la face dorsale des avant-bras sont très fortement pigmentées. Au contraire, faisant fortement contraste, la *face antérieure des avant-bras est dépigmentée,* d'un blanc rosé, de même que la face palmaire des deux mains. La dépigmentation occupe bien une surface un peu moindre du côté gauche, mais la limite est représentée à droite par une ligne d'îlots détachés, et à gauche le travail de décoloration commence également vers la face externe, en arrière du promontoire hyperchromatique. La hauteur des lésions est sensiblement la même, et au-dessus des placards de vitiligo on voit de chaque côté des îlots également symétriques.

Observation 140. — *Vitiligo symétrique évoluant avec un rhumatisme articulaire déformant.*
(Clinique de M. le professeur P. Spillmann.)
(Pl. 34, fig. 5.)

Ici encore, *symétrie* dans les lignes générales. La peau de la face dorsale de la main, totalement dépigmentée, blanche, contraste étrangement avec celle des avant-bras, qui est anormalement brune, d'autant plus fortement teintée qu'on s'approche plus de la ligne de contact entre les deux colorations.

Il existe également, symétriquement des deux côtés, une tache brune à la région sus-malléolaire interne, quelques taches sur la partie antérieure de la jambe et à la face interne des genoux.

Ces troubles de pigmentation ont débuté il y a quatre ans par l'apparition d'une tache pigmentaire brunâtre à la face dorsale des mains, *coïncidant avec l'apparition de rhumatismes articulaires déformants,* intéressant surtout les petites articulations, et qui depuis trois ans ont complètement immobilisé le malade, âgé alors de vingt-cinq ans.

Observation 141. — *Vitiligo chez une petite fille.*
(Clinique de M. le professeur agrégé Haushalter) [1].

(Pl. 34, fig. 3.)

Chez cette enfant âgée de onze ans, on voit sur le cou, qui ailleurs est très fortement pigmenté, une **tache blanche**, de forme *carrée*, occupant la nuque sur une surface de trois travers de doigt jusqu'à la 7ᵉ vertèbre cervicale. De chaque côté de cette plaque, en existe une plus petite, avec un point brun au milieu.

Sur le tronc, on trouve de larges plaques blanchâtres, dont quelques-unes ont les dimensions de la paume de la main, entourées d'une zone plus pigmentée que normalement. D'une façon générale, les taches paraissent ordonnées circulairement. Le maximum des taches apigmentées se trouve vers la région de la ceinture. Pas de taches à la région mammaire, ni sur les membres, sauf deux taches grandes comme des pièces de 5o centimes à la racine de la cuisse gauche. Le cuir chevelu est d'une pâleur très manifeste; les cheveux sont châtain foncé, mais un certain nombre sont blancs.

Dermographisme très accusé, au niveau des plaques pigmentées comme au niveau des plaques achromatiques. Aucun trouble sensitif ou moteur.

Trois grammes d'*albumine* dans l'émission journalière des urines.

Quatre mois plus tard, on revoit cette enfant. Il ne s'est pas formé de nouvelles taches; mais celles qui existaient *se sont agrandies*, notamment sur le cuir chevelu; et autour d'elles l'intensité de la pigmentation a encore augmenté. L'albuminurie persiste.

Cette petite fille est bien constituée, robuste; elle présente un léger *goitre*. Elle avait toujours été antérieurement bien portante. C'est au niveau des hanches qu'on aperçut les premières taches qui étaient déjà assez marquées. Il y a un an, la tache de la nuque était grosse comme un pois. Depuis deux ans, on remarque quelques cheveux blancs; depuis cette époque également, céphalée, douleurs d'estomac et essoufflement à la course.

Le père, qui a une excellente santé, est cependant un *ivrogne invétéré* (absinthe et eau-de-vie). Il a été vu pendant trois mois en état d'ivresse permanente. La mère, *très nerveuse*, *migraineuse*, porte un *goitre*. Elle a fait deux fausses couches et a eu six enfants bien portants.

[1] Haushalter et L. Spillmann. Loc. cit. *Nouvelle iconographie de la Salpêtrière*, Juin 1899.

PLANCHE 55

Troubles de pigmentation.

<table>
<tr><td rowspan="4">Maladie
d'Addison.</td><td>Fig. 1 (Obs. 144). —</td><td>a) Addisonien. Pigmentation prédominant à la face et aux mains.
b) Comparativement on a placé une jeune cinghalaise dont la pigmentation présente le même degré d'intensité que celle de l'addisonien.
c) Comparativement, un blanc.</td></tr>
<tr><td>Fig. 2 —</td><td>Le même addisonien comparé au même blanc ; prédominance de la pigmentation sur la face, les pieds, les mains, les genoux, les organes génitaux et les plis de la ceinture.</td></tr>
</table>

Fig. 3 (Obs. 142). — *Lentigo de la face* (taches de rousseur), chez une jeune fille rousse.

Fig. 4 (Obs. 143). — *Chloasma* chez une femme brune, enceinte (*Masque de la grossesse*). Pigmentation diffuse, prédominant en certaines régions sous forme de placards symétriques.

Fig. 5 (Obs. 145). — *Pigmentation aréolée* non syphilitique du bras chez une chlorotique.

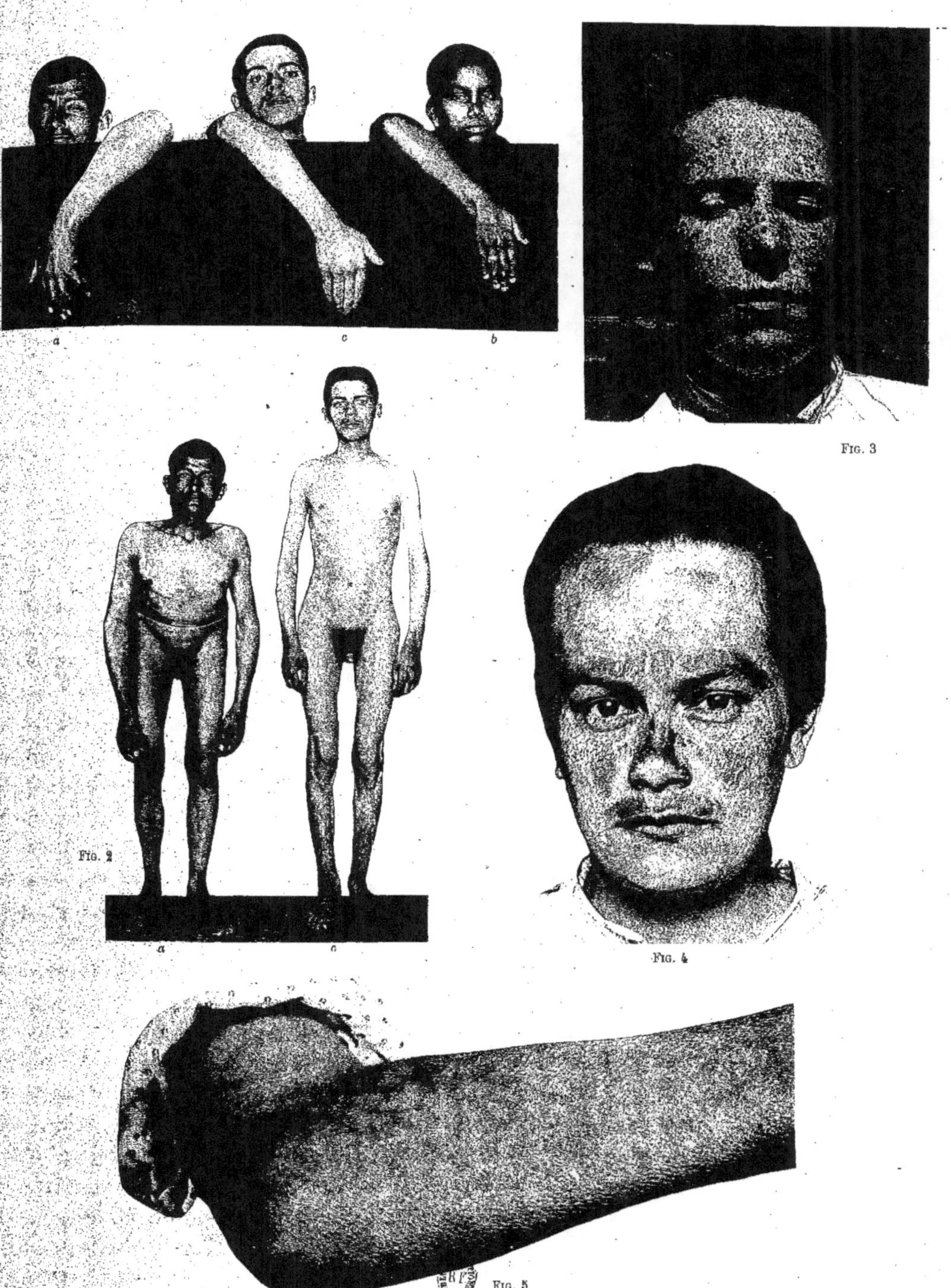

Fig. 3

Fig. 2

Fig. 4

Fig. 5

Troubles de la Pigmentation

C. Naud, éditeur, Paris.

TROUBLES DE PIGMENTATION

Les anomalies cutanées par exagération du pigment sont une *hypertrophie pigmentaire*. Normalement il existe des grains pigmentaires d'un jaune brunâtre dans l'intérieur ou au pourtour des cellules des couches inférieures du réseau muqueux, granulations plus ou moins abondantes suivant les races humaines. La pigmentation pathologique tient essentiellement à une multiplication, à un dépôt plus épais de granulations pigmentaires dans les cellules de la couche muqueuse, et accessoirement à leur apparition dans le chorion. D'après Kaposi, le pigment cutané provient du sang des vaisseaux papillaires et de la couche supérieure du chorion, et est transporté par les cellules lymphatiques ou migratrices (Riehl). D'autre part, Demiéville a établi la présence de cordons de cellules et de noyaux courant le long des vaisseaux de la couche sous-papillaire et des papilles, les pénétrant souvent, les comprimant; d'où résultent une stase et des hémorragies locales, qui sont causes de pigmentation. En tout cas, tout afflux de sang considérable et persistant dans les vaisseaux papillaires (hyperhémie, inflammation aiguë ou chronique) provoque une apparition plus abondante de pigments dans la couche muqueuse, d'où pigmentation plus foncée de la peau.

Parmi les dyschromatoses hypertrophiques, il en est d'idiopathiques : le type est le *lentigo* ou taches de rousseur.

Observation 142. — *Lentigo.*

(Clinique de M. le Professeur P. Spillmann.)

(Pl. 35, fig. 3.)

Chez une jeune fille blonde, âgée de treize ans, toute la figure est parsemée d'une *infinité de petites taches jaune clair*, ayant les dimensions d'une lentille, rondes, nettement délimitées. Ces taches ont débuté à l'âge de sept ans, et s'accentuent tous les ans au printemps. Trois frères et sœurs sont bruns et ont quelques taches de rousseur bien moins accusées.

Parmi les hyperchromatoses symptomatiques, l'une des plus connues est le *chloasma* ou masque de la grossesse, qui cependant n'est pas exclusif à la gestation, et peut en dehors d'elle s'observer chez toute femme atteinte d'une affection génitale chronique : dysménorrhée, déviation, néoplasme, même chez les femmes stériles. On se rappelle d'ailleurs la constance pendant la grossesse de la pigmentation de l'aréole du mamelon et de la ligne blanche; le chloasma est à rapprocher de ces modifications pigmentaires normales.

Observation 143. — *Chloasma de la grossesse.*
(Clinique de M. le professeur Herrgott.)

(Pl. 35, fig. 4.)

La photographie 4 se rapporte à une primipare âgée de vingt-trois ans, brune, bien constituée. Les premières règles sont apparues à quinze ans et demi ; la menstruation, abondante, est mensuelle mais à dates irrégulières. Leucorrhée. *Dès les premiers mois de la grossesse apparut le chloasma*, puis il se compléta à partir du sixième mois. La ligne blanche et l'auréole du mamelon sont moyennement pigmentées. Le *masque est complet*, occupant symétriquement le front vers la naissance des cheveux, les régions sourcilières, les paupières inférieures, les régions malaires, recouvrant le nez, prenant toute la lèvre supérieure. Le masque disparut en partie pendant les suites de couches ; plusieurs années plus tard, cependant, il en persistait encore des traces.

Dans la *maladie bronzée* d'Addison, la dyschromatose, qui n'est que l'un des symptômes de cette affection générale, est due, elle aussi, à l'hypertrophie pigmentaire dans les cellules du réseau muqueux, dans les couches papillaires, et dans la partie supérieure du chorion, en plus grande quantité autour des vaisseaux sanguins ; en outre, dans la maladie d'Addison, il existerait d'après Riehl une lésion des plus petits vaisseaux de la peau et des papilles, accroissant leur perméabilité pour les globules rouges, et provoquant des hémorragies microscopiques ; Nothnagel faisait procéder d'ailleurs aussi le pigment de l'hématine.

On sait que la maladie d'Addison est en rapport avec un trouble du plexus et des ganglions abdominaux, ou avec une lésion des capsules surrénales, en particulier avec leur dégénérescence caséeuse, sans que le mécanisme pathogénique soit encore élucidé.

C'est à cette maladie bronzée d'Addison que se rapporte l'observation suivante, très résumée.

Observation 144. — *Maladie bronzée d'Addison.*
(Clinique de M. le Professeur P. Spillmann.)

(Pl. 35, fig. 1 et 2.)

Ce jeune homme, âgé de vingt-cinq ans, cordonnier, fut atteint d'un mal de Pott ayant déterminé une déformation cyphotique très marquée (fig. 2) et la formation d'abcès par congestion guéris dont les restes se retrouvent par le palper abdominal. Depuis deux ou trois ans, on s'aperçut dans son entourage que son teint se fonçait ; depuis un an, les forces diminuèrent et il entra à la Clinique. A ce moment, *état asthénique* fortement accusé ; *coloration brunâtre* des téguments, très marquée à la face, surtout à la région latérale du front et des joues ; très marquée également au niveau des plis articulaires (notamment aux genoux, aux mains, et au niveau de la ceinture du pantalon). La peau du scrotum est noir d'ébène, celle de la verge très foncée (fig. 1 et 2, a).

Plaques pigmentées noir violacé sur la langue, les lèvres et la face interne des joues.

Un séjour au soleil d'environ une heure augmentait très nettement la coloration de la face, qui revenait à son état habituel après deux ou trois heures passées dans les salles ; cette hyperchromatose était très foncée : *la coloration de la peau était identiquement celle d'une jeune Cinghalaise* qui était alors en traitement à la clinique et que nous avons pu photographier à côté de notre malade comme point de comparaison (fig. 1, b) ; entre eux est un blanc normal (fig. 1, c). Pendant les trois mois qui suivirent son entrée au service, l'état asthénique augmenta rapidement ; le malade contracta accidentellement une pneumonie à laquelle il succomba. On trouva, à l'autopsie, les capsules surrénales et les organes voisins englobés et comprimés par d'anciens abcès par congestion.

OBSERVATION 145. — *Pigmentation aréolée non syphilitique.*
(Clinique de M. le professeur P. Spillmann) (¹).
(Pl. 35, fig. 5).

Cette photographie reproduit une ***pigmentation aréolée***, constituée par un ***lacis de mailles hyperpigmentées circonscrivant des espaces dans lesquels la peau a une coloration plus claire***. Cette dyschromatose siège exclusivement sur la face antéro-externe de l'avant-bras, chez une jeune chlorotique âgée de dix-sept ans, non syphilitique ; elle est survenue sans cause déterminante apparente.

Dans ces dystrophies cutanées hyperchromatiques se rapprochant beaucoup de cette dernière observation, rentrent les éphélides syphilitiques (Fournier, Tautain), au contraire de l'opinion de Kaposi qui en fait une leucodermie ; nous en donnons un type à la planche 51, figure I.

(¹) G. ÉTIENNE. Pigmentation aréolée non syphilitique. *Société de dermatologie et de syphiligraphie*, 1897.

PLANCHE 56

Nævi.

Fig. 1 (Obs. 146). — *Nævus pigmentaire* et *pileux* développé sur la branche récurrente latérale du 7e nerf intercostal droit.

Fig. 2 (Obs. 148). — *Nævus pigmentaire plan zoniforme* sur le territoire du 10e nerf intercostal gauche.

Fig. 3 (Obs. 147). — *Nævus pigmentaire* légèrement verruqueux, développé sur le trajet du 8e nerf intercostal gauche.

Fig. 4 et 5 (Obs. 150). — *Nævus verruqueux pigmentaire* développé suivant les branches du plexus cervical superficiel droit.

Fig. 6 (Obs. 149). — *Nævus vasculaire veineux*, développé sur le territoire du nerf maxillaire supérieur et la branche d
Willis.

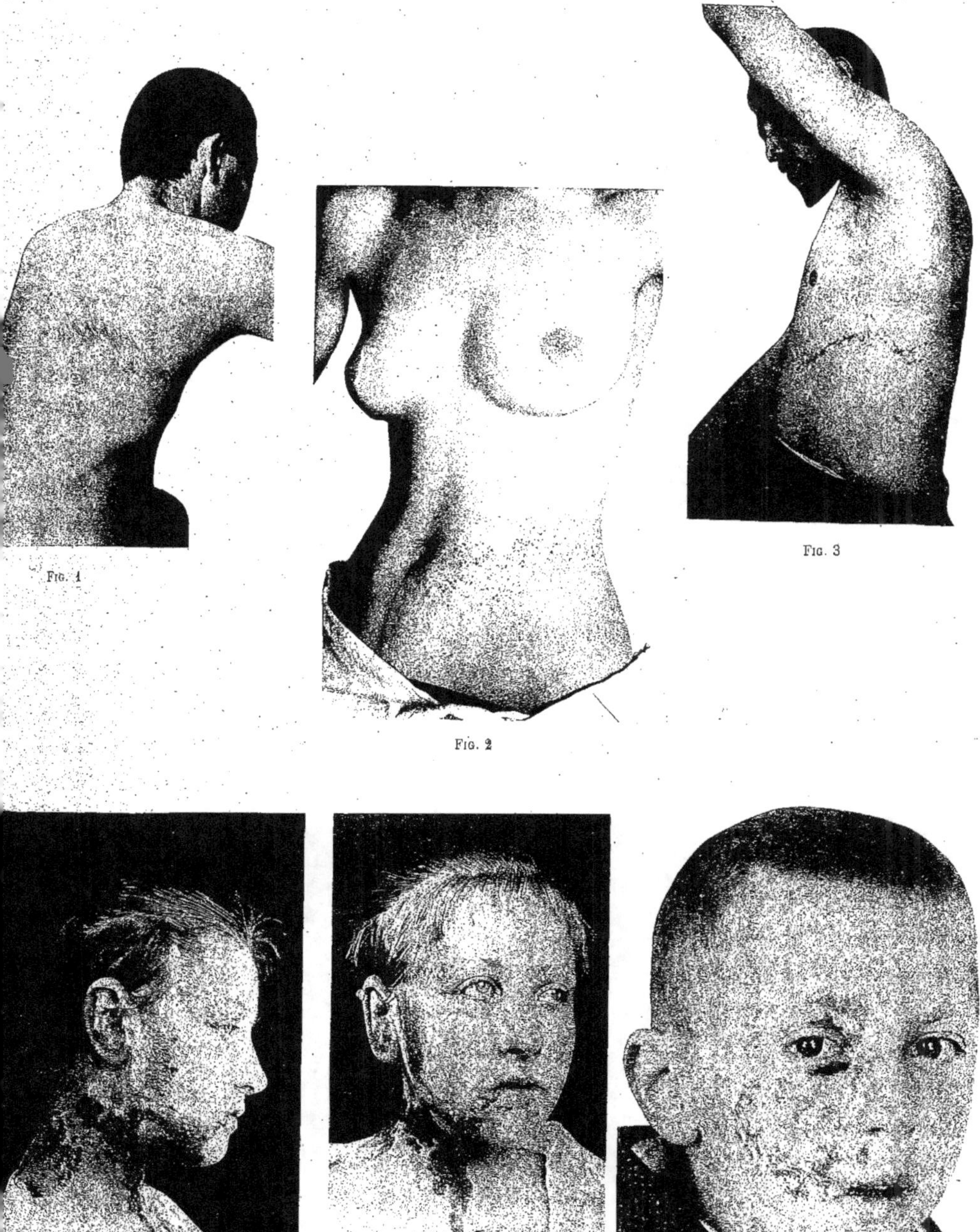

Fig. 1

Fig. 2

Fig. 3

Fig. 4

Fig. 5

Fig. 6

Nævi.

C. Naud, éditeur, Paris.

NÆVI

Depuis quelque temps l'attention a été attirée vers la distribution de certains nævi suivant les territoires de branches nerveuses. Parmi les cas observés, il en est à systématisation évidente, d'autres à systématisation moins nette, mais cependant facilement réductible à une topographie régulière ; ces derniers ne sont pas les moins intéressants, car ils établissent le passage entre les faits indiscutables mais rares, et ceux qui sont frustes ; ils permettent peut-être de conclure des premiers aux autres, et de tirer quelques déductions d'ordre plus général.

Voici quelques faits dans lesquels les rapports avec les territoires nerveux sont évidents.

OBSERVATION 146. — *Nævus pigmentaire et pileux développé sur la branche récurrente latérale du 7° nerf intercostal droit.*

(Clinique de M. le professeur P. Spillmann.)

(Pl. 36, fig. 1.)

Dans le 7ᵉ espace intercostal, au niveau de la ligne verticale axillaire postérieure, existe une tache brune, plus foncée que le reste du nævus, large comme une pièce de 50 centimes, véritable point nodal d'où part, divergeant de dehors en dedans, en éventail, un nævus limité en bas par une ligne basale à peu près horizontale, et en haut par une ligne supérieure allant obliquement en haut. Ce nævus est formé par une série rayonnante de bandes légèrement obliques de dehors en dedans et de bas en haut. Il est constitué par des *macules pigmentées* d'un brun fauve, sans relief, légèrement brillantes, de forme allongée dans l'axe général du nævus, en bandes réunies par des commissures plus étroites. La plupart de ces taches sont recouvertes de *poils* noirs, assez fins, soyeux, tranchant nettement sur la peau glabre voisine, ayant une longueur moyenne d'environ 2 centimètres. Le nævus se développe ainsi sur une longueur totale de 18 centimètres, arrivant en arrière jusqu'à 6 centimètres et demi de la ligne vertébrale, et ayant une largeur de 1 centimètre en dehors et 8 centimètres et demi en dedans.

Ce nævus correspond exactement à la *zone d'épanouissement de la branche postérieure récurrente du 7ᵉ nerf intercostal droit*. Le porteur est un homme âgé de vingt-huit ans, de bonne constitution, n'ayant aucune autre anomalie apparente. Dermographisme. Cheveux et poils noirs

OBSERVATION 147. — *Nævus pigmentaire légèrement verruqueux développé sur le trajet du 8ᵉ nerf intercostal gauche.*

(Clinique de M. le professeur P. Spillmann.)

(Pl. 36, fig. 2.)

Sur le côté gauche du thorax existe un *nævus linéaire* constitué par l'agglomération de *taches pigmentaires* d'un brun foncé, formant un léger relief verruqueux. Ces taches sont isolées les unes des autres dans la partie latéro-postérieure du nævus ; au contraire réunies, dans sa portion latéro-antérieure, en une ligne à peu près continue, ayant environ 2 centimètres de largeur. On peut distinguer à ce nævus trois portions, l'une centrale dans laquelle les taches sont plus discrètes, moins foncées, plus isolées et siégeant au niveau de la face latérale externe du thorax, sous le 7ᵉ espace intercostal, sur la ligne axillaire antérieure.

De là part :

1. La portion antérieure, linéaire, dont la direction va obliquement d'arrière en avant et de haut en bas, et s'arrête entre la ligne mamillaire et la ligne médiane.

2. La portion postérieure, qui, très rapidement, se divise en deux branches linéaires à direction légèrement divergente.

3. Enfin, un petit groupe isolé légèrement supérieur.

Chez cet homme âgé de trente ans, bien constitué, ne présentant aucune autre anomalie apparente, le nævus suit nettement le trajet des deux filets antérieur et postérieur du nerf cutané perforant latéral.

Observation 148. — *Nævus pigmentaire plan zoniforme sur le territoire du 10ᵉ nerf intercostal gauche.*

(Clinique de M. le professeur P. Spillmann.)

(Pl. 36, fig. 2.)

Le nævus, chez une jeune chlorotique âgée de dix-huit ans, est constitué par l'agglomération de petites **macules de couleur fauve**, ayant des dimensions variant de celles d'une lentille à celles de pièces de 50 centimes, de forme arrondie, s'étendant d'arrière en avant et de haut en bas sous forme d'une zone ayant la largeur assez constante d'une main, occupant tout le territoire d'innervation du **10ᵉ nerf intercostal gauche**, depuis la ligne vertébrale, jusqu'au niveau de l'ombilic, s'arrêtant, en arrière comme en avant, très nettement à la ligne médiane. La lésion porte exclusivement sur la pigmentation ; aucune autre modification cutanée. La malformation est manifestement congénitale, et la jeune fille ne connaît aucune autre anomalie dans sa famille.

Observation 149. — *Nævus vasculaire veineux développé sur le territoire du nerf maxillaire supérieur et de la branche de Willis.*

(Clinique de M. le professeur Gross.)

(Pl. 36, fig. 6.)

L'enfant, âgé de dix ans, entre à la clinique pour une tumeur érectile siégeant vers l'union du quart externe et des trois quarts internes de la lèvre supérieure à droite. Cette tumeur, qui est très facilement enlevée, est le plus volumineux d'un groupe de petits angiomes veineux disséminés sur la moitié de la lèvre supérieure. Ce groupe fait lui-même partie d'un nævus veineux dont les autres portions sont planes et occupent le côté droit de la face, constituées par des taches d'une teinte violacée très discrète, à contours géographiques, décomposées par des intervalles de peau saine. Ces taches occupent la zone d'innervation cutanée du maxillaire supérieur, notamment le territoire du bouquet sous-orbitaire, avec ses filets nasaux, labiaux et palpébraux. En outre, il existe une petite tache sur la paupière supérieure, appartenant au rameau supérieur du nasal externe (branche de Willis).

Observation 150. — *Nævus pigmentaire verruqueux développé suivant les branches du plexus cervical superficiel droit*[1].

(Clinique de M. le professeur P. Spillmann.)

(Pl. 36, fig. 4 et 5.)

Le nævus est constitué par une plaque à peu près horizontale (fig. 4), située au point d'émergence du

---

[1] G. Étienne. Des nævi dans leurs rapports avec les territoires nerveux. *Nouvelle Iconographie de la Salpêtrière*, 1897.

plexus cervical superficiel, se prolongeant en arrière vers les dernières cervicales et s'incurvant en avant pour arriver au niveau de l'articulation sterno-claviculaire droite et venir mourir le long du bord droit du sternum (fig. 5). De ce point nodal, se détachent : 1) vers l'angle de la mâchoire un prolongement très important qui suit la direction du maxillaire inférieur et vient se terminer vers la commissure labiale ; 2) une branche venant occuper toute la région parotidienne ; 3) une ramification se dirigeant le long du bord postérieur de la branche montante du maxillaire inférieur, envahissant toute la partie périphérique du pavillon de l'oreille et remontant sur l'hélix ; 4) un placard existe sur la région de la tempe, arrivant en avant presque à l'angle externe des paupières, et en arrière allant se perdre dans le cuir chevelu vers la région pariétale ; 5) enfin un dernier placard siège sur l'épaule droite, au niveau du trapèze, et arrive presque vers l'acromion.

La lésion, au point nodal, à contours géographiques, craquelée, parquetée, est formée par des groupes confluents de *verrucosités calleuses*, assez dures, rugueuses, agglomérées par leurs bases, mais séparées par des sillons profonds et très étroits ; la couleur est noir d'ébène. Puis à mesure qu'on s'éloigne de ce centre, les caractères s'atténuent, comme relief et comme couleur. Par places (branches faciales) se détachent quelques petites *houppes* filamenteuses, mousseuses, blanchâtres (fig. 5). En somme, les branches des nævi représentent, avec une remarquable fidélité, la *disposition topographique du plexus cervical superficiel*. Le point central, où les lésions sont au maximum, correspond bien au point d'issue des branches du plexus ; la branche qui va vers l'oreille et vers la région parotidienne suit rigoureusement la zone d'innervation de la branche nerveuse auriculaire ; le placard qui occupe la région de la tempe et le cuir chevelu correspond à la sphère des filets auriculaires internes et de la branche mastoïdienne ; la bifurcation suivant le maxillaire inférieur, vers le menton, relève de la branche transverse du plexus ; c'est encore à cette dernière, et aussi aux branches sus-sternales, que ressortit le placard de la région antérieure du cou et de la portion antéro-supérieure de la poitrine. Enfin, la dernière localisation, située à la région supérieure de l'épaule, vers le trapèze, appartient à la zone d'émergence des branches sus-acromiales.

Dans une précédente étude, nous montrions que quel que soit leur type : pigmentaire, verruqueux, pileux, vasculaire, etc., parmi ces nævi les uns occupent la projection cutanée des filets nerveux (fig. 3, 4, 5) ; d'autres occupent le territoire d'une branche nerveuse (fig. 1) ou certaines fractions de ce territoire, comme dans la photographie 2, où le nævus se présente sous forme de taches disséminées sur tout le territoire du dixième nerf costal gauche ; sur la figure 6 le nævus recouvre la région de deux filets appartenant à des branches voisines. Il est intéressant à cet égard de rapprocher l'observation 150 (fig. 4 et 5) dans laquelle la surface de projection des branches du plexus cervical superficiel est un nævus pigmentaire verruqueux, d'un autre cas rapporté (¹) dont la distribution est étrangement semblable, avec cette différence que la zone d'innervation du plexus cervical superficiel est recouverte sur presque toute son étendue par le nævus veineux plan. La disposition générale est identique et, fait frappant, nous retrouvons chez les deux malades les mêmes placards aberrants se superposant avec précision aux points d'épanouissement des diverses branches sus-sternales, sus-claviculaires, sus-acromiales et descendantes superficielles.

Plusieurs théories ont voulu interpréter ces faits. Bœrensprung constate le développement du nævus en rapport avec les territoires d'innervation cutanée et l'attribue à une *maladie des ganglions spinaux*. Kaposi, en présence des mêmes dispositions topographiques, pense que

---

(¹) G. Étienne. *loc. cit.*

lors du développement de l'embryon les tissus se différencient eux-mêmes dans chaque partie, par conséquent dans tout rudiment terminal des membres, en vaisseaux, en nerfs, etc. Lorsque, plus tard, le rudiment terminal du membre s'accroît et prend en avant et en dedans la direction en spirale qui lui correspond (Voigt), toutes les portions constituantes, papilles, nerfs, vaisseaux, poils et traînées de tissu conjonctif, reçoivent la même direction ; donc toute altération de l'un de ces tissus, appréciable par sa forme ou sa couleur, marquera aussi cette direction ; il y a donc *parallélisme avec la direction du nerf, mais pas rapport de cause à effet.* Cette hypothèse peut à la rigueur expliquer les cas dans lesquels un nævus suit les branches d'un nerf ; encore est-on en droit de lui reprocher de ne pas expliquer l'altération des tissus. Mais elle est en opposition absolue avec les nævi bien étudiés par Philippson, Petersen, Galewsky. Ces auteurs ont attiré l'attention sur le rapport existant *entre la disposition anatomique des nævi et les lignes de Voigt,* c'est-à-dire les districts de séparation entre la sphère d'action de deux nerfs cutanés voisins. Un certain nombre de cas semblent se rapprocher d'assez près de ces lignes ; mais cela n'est pas général, et, en particulier, dans la plupart des nævi que nous avons observés, les nævi siègent non pas au niveau de ces lignes de démarcation, mais au contraire dans la zone d'innervation d'un groupe nerveux anatomiquement déterminé.

Blaschko explique qu'aux endroits où, chez l'embryon, s'accolent deux territoires cutanés en voie de formation, il se fait, au niveau du chorion correspondant à la surface épidermique, une prolifération plus active déterminant le bourgeonnement des crêtes épithéliales, et ces modifications de la surface limitante du chorion et de l'épiderme s'étendent à toutes les couches sus-jacentes. Si, pour une cause ou une autre, il existe un trouble dans le développement normal de ces formations, trouble aboutissant à l'hyperformation, ces régions intermédiaires, qui sont déjà le point de départ de la différenciation, seront tout naturellement de préférence le siège électif de ces manifestations anormales.

Mais ces régions au niveau desquelles se rencontrent, pendant le développement embryologique de la peau, les territoires cutanés, sont aussi celles où se heurtent les diverses expansions des rameaux nerveux des territoires voisins, et sont précisément les lignes de Voigt.

Du reste, cette interprétation n'est pas exclusive à la formation des crêtes épithéliales (nævi verruqueux) ; des considérations analogues peuvent s'appliquer à tous les éléments histologiques constitutifs de la peau, développement des vaisseaux, des glandes, des voies lymphatiques (Heller). D'une façon analogue, Recklinghausen admet qu'une modification, une suppression de l'influx nerveux sur la nutrition cutanée peut déterminer des troubles trophiques, neuro-paralytiques, aboutissant à l'hypertrophie de certains éléments, des papilles par exemple.

PLANCHE 37

Nævi. — Zona.

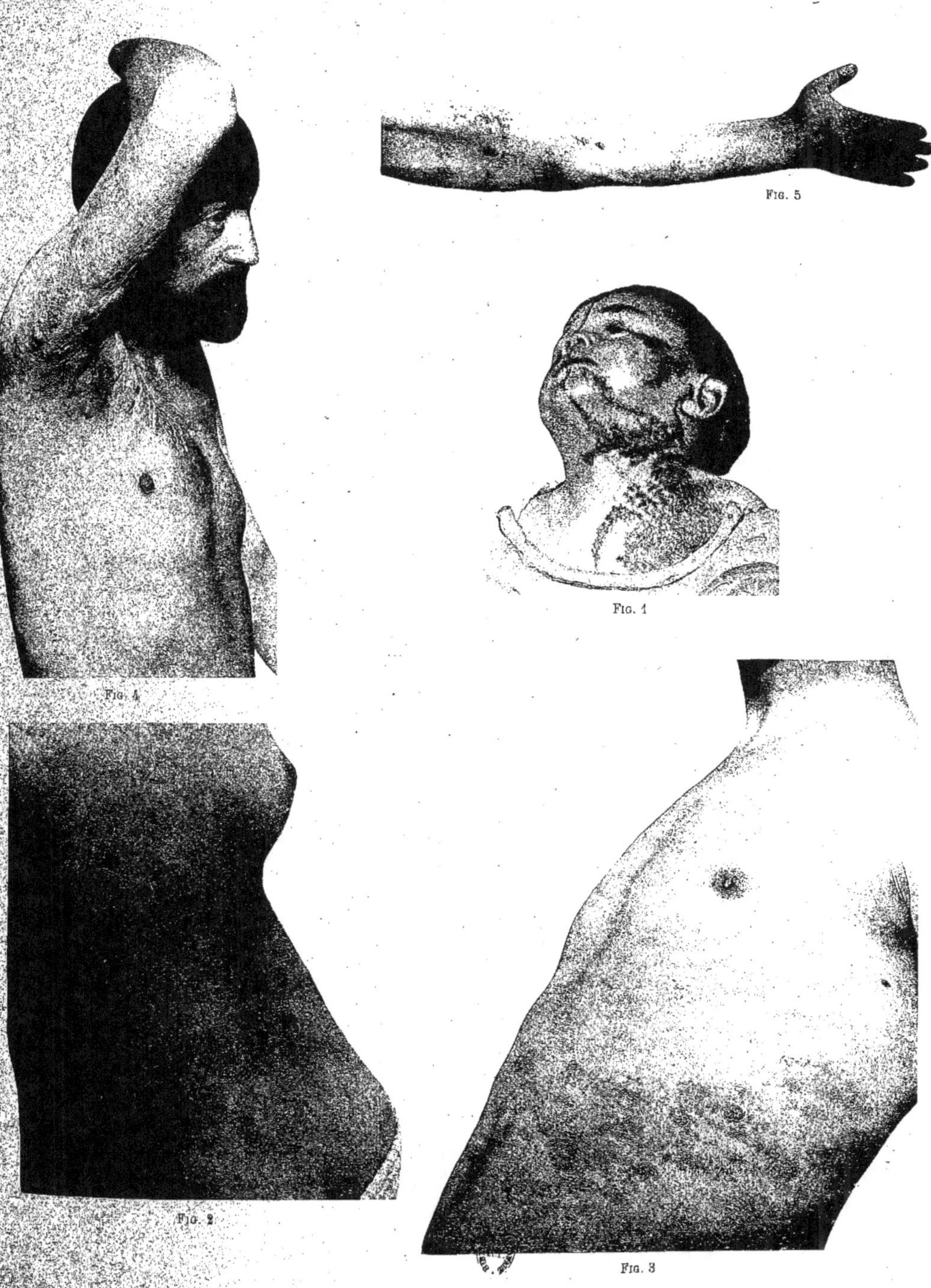

Nævi. — Zona.

NÆVI — ZONA

Peut-être est-ce des lignes de Voigt que se rapproche la topographie du cas suivant, très intéressant, étudié avec notre collègue M. Vautrin.

OBSERVATION 151. — *Nævus fissuraire pigmentaire et verruqueux, suivant notamment la ligne médiane de la face et du cou et se réfléchissant sur le raphé de la voûte palatine, du voile du palais et de la langue.*
(Pl. 37, fig. 1.)

Une ligne étroite de nævus pigmentaire verruqueux suit toute la **ligne médiane de la face**, depuis la naissance des cheveux jusqu'à la région hyoïdienne, suivant toutes les lignes frontale, nasale, le lobule du nez, qui **est divis**, les sillons labiaux, se réfléchissant sur la ligne médiane de la voûte et du voile du palais, du dos de la langue, le raphé de la langue, la ligne médiane du plancher buccal, reparaissant sur le sillon médian de la lèvre inférieure, divisant le menton et la face antérieure du cou.

Sur cette grande ligne médiane, viennent se greffer des nævi linéaires également verruqueux et pigmentaires, dessinant la ligne de réunion des différents bourgeons maxillaires; sur le côté gauche de la face et du cou, sont de larges placards peut-être (?) en rapport avec les fentes brachiales. Un de ces vastes placards s'étend entre le sternum et le scapulum.

Il est évident que la ligne médiane est une zone intermédiaire entre les deux nerfs symétriques innervant les tissus voisins ; elle est donc forcément une *ligne de Voigt*. D'autre part les filets nerveux se développent nécessairement dans les bourgeons, et les lignes de réunion de ces bourgeons coïncideront fatalement avec les futures lignes de Voigt. Par conséquent les différentes portions de ce nævus seraient développées suivant les lignes de Voigt.

En réalité, la pathogénie et la disposition des nævi est encore fort complexe, et dès maintenant on peut affirmer qu'elle n'est pas une.

Il existe : 1) des nævi développés sur les territoires nerveux ; 2) des nævi développés suivant le trajet des branches nerveuses ; 3) des nævi développés suivant les lignes de Voigt, c'est-à-dire les zones de séparation entre deux territoires nerveux ; les *nævi fissuraires* rentrant dans cette troisième catégorie.

Enfin de l'examen de ces faits, on peut conclure que vraisemblablement les nævi sont dus à des troubles trophiques intra-utérins, dus les uns à une névrite, d'autres à une myélite très localisée.

L'observation suivante vient encore à l'appui de cette théorie nerveuse des nævi, en montrant une éruption syphilitique électivement fixée sur un nævus zoniforme, dont le territoire paraît constituer *un locus minoris resistentiæ*. C'est un fait à rapprocher de ceux qu'a déjà signalés l'un de nous (¹).

OBSERVATION 152. — *Syphilide zoniforme développée sur un nævus pigmentaire plan zoniforme* (²).
(Clinique de M. le professeur P. Spillmann.)

(Pl. 37, fig. 2.)

Fille vingt ans, entre à l'hôpital le 10 mai 1897. C'est une jeune fille bien constituée, blonde, lymphatique, ne présentant rien à noter dans ses antécédents personnels ou héréditaires.

Sur le flanc droit existent **deux placards pigmentés**, situés sur le prolongement l'un de l'autre, et **suivant nettement le trajet du huitième nerf intercostal** (fig. 2).

Le plus externe, qui est le plus étendu, commence en arrière vers la ligne axillaire postérieure, constitué par une très large tache se prolongeant en avant par une pléiade de macules ayant des dimensions variant entre celles d'une pièce de 20 centimes et celles d'une pièce de 2 francs, disposées en séries linéaires ; ce placard s'étend sur une longueur d'environ 15 centimètres et sur une hauteur maxima de 6 centimètres. Ces taches sont de couleur brune, beaucoup plus foncée au niveau de la macule principale, et sont de forme très irrégulière, à contours insulaires. Le second placard moins étendu, plus antérieur, n'atteignant pas tout à fait la ligne médiane, est formé par un groupe de trois macules isolées, larges comme des pièces de cinq francs, de forme irrégulière, pigmentées, de même teinte que les premières ; parmi ces trois taches fondamentales, quelques petites macules.

La malade affirme avoir toujours eu ces taches depuis sa première enfance ; elle est très affirmative sur ce point.

Au moment où nous l'examinons, nous constatons la présence sur ce nævus plan d'*un semis de petites lésions papulo-squameuses*, à squames fines, **exclusivement situées sur les surfaces pigmentées**, notamment une papule existe sur chacune des petites taches annexées au placard antéro-interne. *Aucune lésion cutanée sur l'abdomen en dehors des macules du nævus ;* sur le cou, marquées surtout en arrière, *éphélides syphilitiques* parfaitement caractérisées ; à la région cervicale supérieure est une grosse papule légèrement desquamative ; *syphilide érosive* linéaire dans le sillon post-auriculaire droit, s'étendant sur 2 centimètres de longueur ; *syphilides érosives* sur la grande lèvre droite ; deux syphilides érosives sur le bord gauche de la langue ; les ganglions témoins du chancre existent encore dans les aines.

Première injection d'huile grise le 11 mai ; deuxième injection d'huile grise le 19 mai.

La malade quitta le service le 24 mai, et vint très régulièrement toutes les semaines se faire faire une injection.

Très rapidement, sous l'influence du traitement, toutes ces lésions se sont atténuées et, à la fin du mois de juin, toutes les syphilides papulo-squameuses développées sur le nævus avaient complètement disparu.

La nature syphilitique de ces lésions ne peut faire de doute. Il est impossible de les confondre avec un zona, puisqu'en aucun point et en aucun moment il n'y eut de vésicule ; tout au plus pourrait-on se demander si les lésions d'un zona évoluant sur un terrain syphilitique ne pourraient pas emprunter les caractères d'une lésion syphilitique, de même qu'on voit la base du chancre mou s'indurer chez les fracastoriens ; mais l'indolence absolue, l'absence des douleurs névralgiques si intenses et si constantes dans le zona répond à la question.

La nature zoniforme de l'éruption spécifique étant admise, on pourrait se demander encore si le nævus

(¹) G. ÉTIENNE. Localisation élective des éruptions cutanées sur le côté intéressé par une affection nerveuse. *Presse médicale*, 1898.
(²) SPILLMANN et G. ÉTIENNE. Syphilide zoniforme développée sur un nævus pigmentaire plan zoniforme. *Presse médicale*, 1899.

n'était pas simplement constitué par des macules cuivrées, traces de papules antérieures, développées à répétition sur cette région ; mais l'affirmation plusieurs fois reproduite de la malade, qui a toujours vu ces taches, permet d'éloigner cette hypothèse. Le même argument nous permet d'éliminer l'hypothèse à ce niveau d'éphélides syphilitiques analogues à celles de la région du cou.

Autre question encore que nous nous sommes posée : le frottement des vêtements, notamment des cordons des jupons, n'a-t-il pas joué dans la genèse de ces accidents le rôle de traumatisme répété ? On connaît, en effet, l'action du traumatisme dans l'apparition des lésions syphilitiques ; Verneuil a insisté sur ce point. Mais, nous avons pu nous convaincre que la malade serrait ses jupons notablement au-dessous des lésions ; d'autre part, l'unilatéralité serait difficile à expliquer.

Il faut donc admettre une éruption de syphilides papulo-squameuses électivement développées sur les macules d'un nævus plan pigmentaire ; et vraisemblablement elle s'est développée à ce niveau, parce que là elle a trouvé un *locus minoris resistentiæ* dû à une altération congénitale intra-utérine, névritique ou médullaire.

Le *zona* ou *herpès zoster* est une affection à évolution aiguë, constituée par des groupes de vésicules d'herpès très habituellement unilatérales, arrangées suivant le trajet anatomique des nerfs, ou se disposant en conformité avec la disposition métamérienne. Les recherches de Baerensprung semblent établir que le zona dérive d'une lésion du ganglion intervertébral correspondant, c'est-à-dire du ganglion qui traverse la racine postérieure sensitive de la moelle, et en reçoit quelques filets qui jouent le rôle de nerfs trophiques ou vaso-moteurs, avant d'aller s'unir à la racine motrice antérieure pour former le tronc commun d'un nerf spinal.

Le zona suit parfois avec une fidélité remarquable le trajet des diverses branches d'un nerf. Les observations suivantes en sont des exemples :

OBSERVATION 153. — *Zona du deuxième nerf intercostal droit.*
(Clinique de M. le professeur P. Spillmann.)
(Pl. 37, fig. 4.)

Le malade, atteint d'une *tuberculose pulmonaire au début*, voit survenir, deux jours après l'apparition de *douleurs locales intenses*, une *large bande de vésicules*, petites d'abord, puis rapidement confluentes, s'étendant sur une largeur uniforme, depuis la ligne parasternale, jusqu'à la colonne vertébrale, en traversant l'aisselle, où la lésion est à son maximum, et en entourant tout le côté droit du thorax ; *cette bande suit exactement le trajet du deuxième nerf intercostal*. Du creux de l'aisselle, une bande se sépare de la lésion principale, pour se répandre dans la *région postéro-interne du bras*, dessinant nettement le parcours et le territoire de la branche postérieure, surtout de la *branche antérieure* (cubitale) du *nerf brachial cutané interne* (qui reçoit comme anastomose le fort rameau perforant de la branche antérieure du deuxième intercostal). Dans cette portion brachiale, la lésion s'atténue progressivement en s'éloignant du creux axillaire, et vient mourir vers la région du coude.

C'est une lésion analogue, au bras, que représente la figure 5.

OBSERVATION 154. — *Zona du dixième nerf intercostal.*
(Observation de M. le professeur agrégé Étienne.)
(Pl. 37, fig. 3.)

Le malade, âgé de vingt-trois ans, n'a ressenti ni malaise ni douleur précédant l'éruption. L'éruption siège vers le *dixième intercostal gauche*, s'étendant depuis l'apophyse épineuse de la vertèbre, hori-

zontalement en demi-circonférence suivant toute la courbure du thorax, jusqu'à deux travers de doigt d
la ligne médiane antérieure, sur une largeur assez uniforme de 2 et demi à 3 travers de doigt. L'éruptio
est formée par toute une série de vésicules qui ont succédé à des papules, et qui ont la taille d'un grain d
millet, les unes isolées, les autres agminées, mais cependant distinctes, le tout sur un fond rouge vif. C
groupes couvrant une surface plus ou moins étendue, sont séparés les uns des autres par de petits inte
valles de peau saine.

Les douleurs deviennent vives surtout après l'éruption et atteignent leur summum avec la dessiccation d
vésicules qui se produit le quatrième ou le cinquième jour.

La photographie 5, planche 37 (observation 155), montre l'éruption zostérienne à ses débuts
constituée par les groupes de vésicules d'herpès, petites, indépendantes.

Chez ce malade, le zona paraît avoir une distribution surtout segmentaire.

PLANCHE 38

Herpès.

FIG. 1 (OBS. 156). — *Herpès de la face*, en deux placards symétriques, au niveau des commissures labiales. Réunion de vésicules cohérentes par groupes à contours polycycliques. Quelques vésicules aberrantes sur la joue gauche. Un placard herpétique au niveau de la poignée du sternum.

FIG. 2 (OBS. 157). — *Herpès* limité à la moitié gauche des lèvres ; vésicules en placard et vésicules aberrantes. *Lentigo de la face.*

Purpura.

FIG. 3 (OBS. 160). — *Ecchymoses* en grands placards symétriques dans un *purpura rhumatoïde.*

FIG. 4 (OBS. 161). — *Ecchymoses* et *pétéchies* des membres inférieurs dans un *purpura cachectique.*

FIG. 5 (OBS. 158). — *Pétéchies* discrètes sur les jambes et larges ecchymoses du cou-de-pied dans un cas de *purpura simplex* (maladie de Werlhof).

FIG. 6 (OBS. 159). — Poussée de *pétéchies cohérentes* sur les membres inférieurs dans un *purpura rhumatoïde* à répétition.

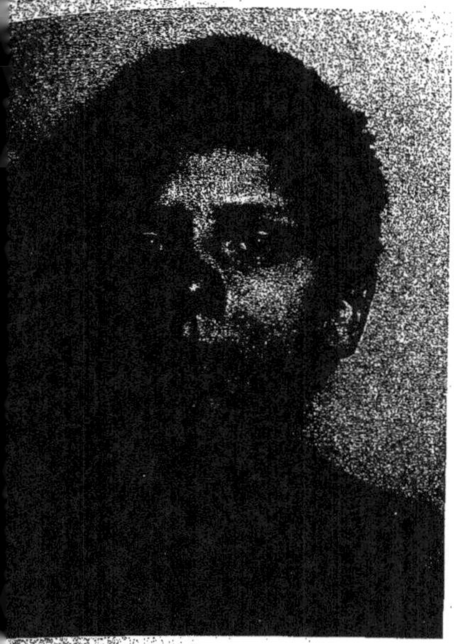

Planche 38.

Fig. 1

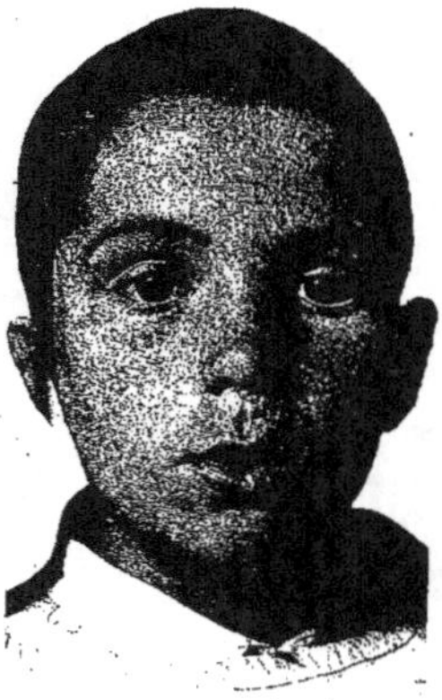

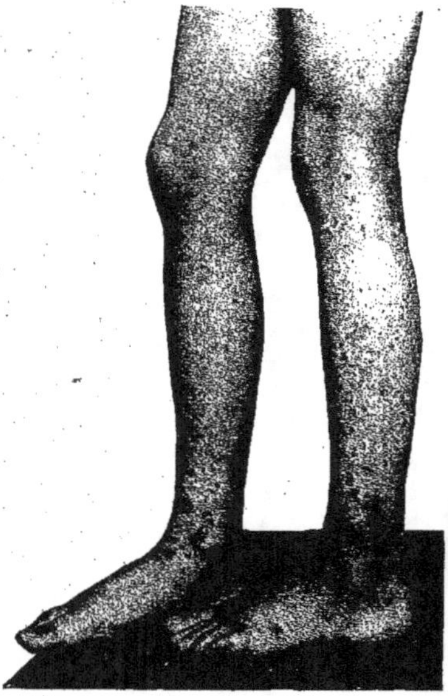

Fig. 2

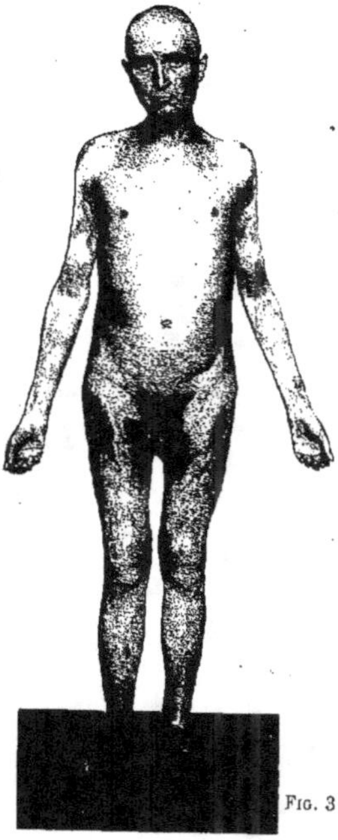

Fig. 3

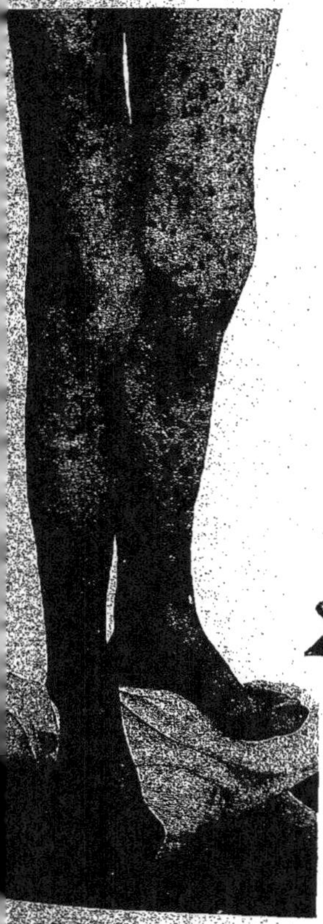

Fig 5

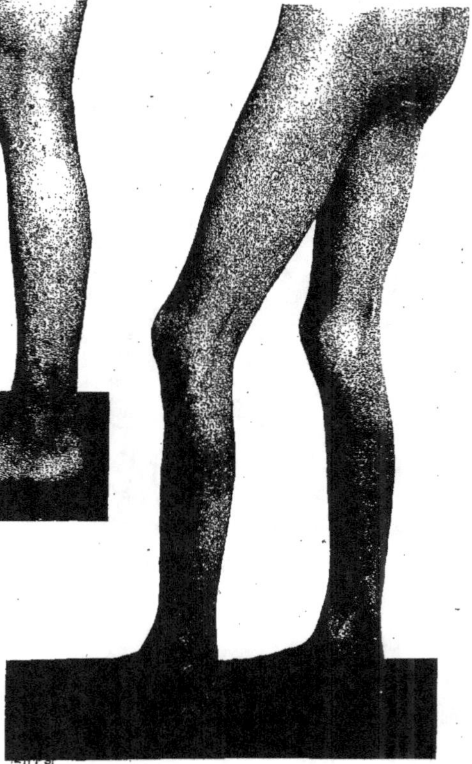

Fig. 6

Fig. 4

Herpes. — Purpura.

C. Naud, éditeur, Paris.

PURPURA — HERPÈS

Les figures 1 (obs. 156) et 2 (obs. 157) (pl. 38) (clinique de M. Haushalter) ont trait toutes deux à des cas d'*herpès* développés chez de jeunes garçons, l'un au cours de cet état fébrile mal déterminé qui est décoré du nom de fièvre herpétique, l'autre dans la convalescence d'une pneumonie.

L'*herpès* se montra dans les deux cas, avec son siège de prédilection, autour de l'orifice buccal ; il est limité à la moitié gauche de la lèvre supérieure et inférieure dans la figure 2 ; il existe sous forme de placards aux deux commissures dans la figure 1, et de plus forme un îlot au creux sous-sternal dans la figure 1.

Il se présente ici avec ses caractères habituels : *vésicules miliaires* transparentes au début, *réunies par groupes, agglomérées sans être confluentes*, toujours distinctes dans chaque groupe, *le placard herpétique ayant habituellement de ce fait une forme irrégulièrement arrondie à bords polycycliques ;* le groupe herpétique repose sur une surface rouge, un peu tuméfiée ; à côté des placards herpétiques se voient quelques vésicules isolées, aberrantes. A cette phase l'herpès, à un examen superficiel, ne pourrait être confondu qu'avec l'impétigo, qui s'en distingue par ses pustules habituellement plus grosses, moins groupées ou plus confluentes, donnant rapidement naissance à des croûtes jaunes.

Le *purpura* désigne d'une façon générale les hémorragies spontanées de la peau. Le purpura n'est pas une maladie, mais un symptôme commun à des affections diverses. La lésion élémentaire du purpura résulte habituellement d'une angio-névrose, survenue sous l'influence de causes diverses (nerveuses, toxiques, infectieuses ou dyscrasiques), et produisant soit l'ectasie vasculaire, soit l'extravasation sanguine, soit la rupture ; des altérations préalables des vaisseaux, ou des causes mécaniques peuvent intervenir pour localiser ou favoriser le purpura.

La tache purpurique se présente sous deux formes principales, les *pétéchies* et les *ecchymoses.* Les pétéchies sont des petites taches sanguines qui, siégeant souvent autour des follicules pileux, se rencontrent de préférence aux membres inférieurs où elles existent quelquefois en grande abondance (fig. 6), ou bien à la face postérieure des avant-bras. Les ecchymoses sont plus étendues que les pétéchies ; elles ont des dimensions variant depuis celle d'une pièce de 5o centimes jusqu'à celle de la paume de la main, et même davantage. Les ecchymoses et les pétéchies ne s'effacent point par la pression.

Les ecchymoses existent seules (fig. 4) ou bien elles sont mélangées aux pétéchies (fig. 5) ; elles peuvent être *discrètes, arrondies* (fig. 4), ou bien *confluentes* (cou-de-pied gauche de la figure 4) ; quelquefois elles forment de *grands placards diffus* à bords mal limités (cou-de-pied gauche de la figure 5) ou de *grandes taches symétriques* (fig. 3).

Cliniquement on divise habituellement les *purpuras* en *primitifs* et *secondaires*. Les *purpuras secondaires comprennent* les *purpuras infectieux secondaires* (pyohémie, diphtérie, blennorrhagie, etc...), les *purpuras toxiques* (iodisme, alcoolisme, etc...), les *purpuras cachectiques* (cancer, cardiopathies, etc...). Parmi les *purpuras primitifs* on a coutume de distinguer le *purpura infectieux primitif, aigu* ou *subaigu, grave* ou *bénin*, qui peut être dû à des microbes divers et à leurs toxines, le *purpura rhumatoïde* et la *maladie de Werlhof*. Pour certains auteurs l'existence de la maladie de Werlhof en tant que type clinique a été contestée ; pour d'autres elle résume une variété du *purpura simple* — dans lequel l'hémorragie constitue le seul symptôme, — variété à laquelle de vastes ecchymoses mêlées aux pétéchies, des hémorragies par les muqueuses, un début brusque, une évolution apyrétique, une durée ordinairement courte, l'absence de symptômes généraux et de causes appréciables confèrent une certaine individualité. Le *purpura simple* et la *maladie de Werlhof*, qui en est une modalité, peuvent être légitimement considérés dans certains cas comme une forme bénigne de purpura infectieux.

L'observation suivante est un exemple d'un de ces cas de purpura simplex qui se voient surtout dans la seconde enfance et l'adolescence.

Observation 158. — *Purpura simplex.*
(Clinique de M. le professeur agrégé Haushalter.)
(Pl. 38, fig. 5.)

Fillette huit ans ; rien à signaler dans les antécédents personnels, sinon une rougeole à dix-huit mois, une varicelle à deux ans et une scarlatine à cinq ans ; au moment de l'observation l'affection datait de cinq jours ; elle était survenue sans cause connue et fut remarquée par hasard.

État actuel. — Enfant très pâle, aux muqueuses décolorées ; appareils respiratoire, circulatoire et digestif normaux ; apyrexie ; pas d'albumine dans les urines. *Aux membres inférieurs* à partir du genou on constate une série de *taches purpuriques discrètes, arrondies*, variant du diamètre d'une lentille à celui d'une pièce de cinquante centimes ; sur le *cou-de-pied* gauche existe un *large placard ecchymotique* verdâtre (fig. 5).

Au bout de quelques jours, une nouvelle poussée de taches purpuriques se fait au tiers inférieur des jambes sous forme de pétéchies ponctiformes, et de deux placards ecchymotiques au niveau des malléoles externes ; œdème mou léger des membres inférieurs ; pas d'albumine ; apyrexie. Les jours suivants les taches disparaissent, l'état général s'améliore ; l'enfant guéri quitte la clinique.

Dans le cadre des purpuras primitifs, le *purpura rhumatoïde* a une physionomie assez tranchée. Désigné encore sous le nom de *purpura myélopathique* en raison d'une origine présumée que lui ont attribuée certains auteurs, le purpura rhumatoïde se caractérise par plusieurs ordres de symptômes, *ecchymoses et surtout pétéchies habituellement symétriques*, siégeant de préférence aux membres inférieurs, *arthropathies*, douleurs musculaires, douleurs abdominales et fréquemment *diarrhée sanglante*. Le purpura rhumatoïde évolue ordinairement avec une fièvre légère. C'est essentiellement une maladie à rechutes, les poussées successives étant ordinairement déterminées par la fatigue : elle peut se prolonger durant des semaines et des mois ; elle s'observe surtout chez les sujets jeunes. Le purpura rhumatoïde est-il le fait d'une auto-intoxication d'origine indéterminée ou bien est-il une variété clinique de purpura infectieux primitif? La question jusqu'à présent ne peut être résolue.

Les deux observations suivantes se rapportent à deux cas de *purpura rhumatoïde*.

OBSERVATION 159. — *Purpura rhumatoïde.*

(Clinique de M. le professeur agrégé Haushalter.)

(Pl. 38, fig. 6.)

Garçon de onze ans, fils d'un père alcoolique. Comme antécédent personnel, varicelle et rougeole dans l'enfance. Au début de février 1896, apparurent sans motif connu des taches pétéchiales sur les membres inférieurs et du gonflement douloureux des genoux et des cous-de-pied.

État actuel (8 février 96). — Garçon grand, bien constitué. Apyrexie. Appareils respiratoire, circulatoire, digestif normaux ; les douleurs articulaires ont disparu.

Sur les deux jambes existent une quantité de taches pétéchiales cohérentes, entourant les bulbes pileux un peu saillants ; à la face interne des deux genoux, deux taches ecchymotiques grandes comme une pièce de cinq francs ; sur les cuisses et sur les avant-bras quelques pétéchies discrètes ; autour du coude gauche, teinte ecchymotique diffuse de la peau ; à la face postérieure du coude droit une tache ecchymotique grande comme une pièce de cinq francs.

Les jours suivants l'éruption purpurique pâlit ; mais le 14 l'enfant s'étant levé, une nouvelle poussée très abondante de pétéchies se fait aux membres inférieurs autour des follicules pileux.

Le 18 février, l'enfant qui depuis son entrée se plaignait fréquemment de coliques, a plusieurs selles sanglantes qui se renouvellent le 19, le 20 et le 21. Le 22, au niveau des genoux et sur les épaules, taches ecchymotiques. Le 24, nouvelles *selles sanglantes*, et éruption pétéchiale au tiers inférieur des bras, à la face postérieure des avant-bras et au niveau des fosses sous-épineuses.

L'enfant est triste, abattu, très amaigri ; la peau d'une façon générale a une teinte bleu verdâtre, rappelant la couleur de la peau des chlorotiques ; pas de fièvre ; pas d'hypertrophie du foie et de la rate.

Le 8 mars, l'état général étant satisfaisant, et le purpura ayant disparu depuis plusieurs jours, l'enfant se lève de onze heures du matin à trois heures de l'après-midi ; à une heure de l'après-midi le purpura réapparaît aux membres inférieurs ; à trois heures les deux *jambes sont couvertes de pétéchies serrées, qui deviennent de plus en plus discrètes sur les cuisses* (fig. 6) ; au niveau des deux coudes, quelques ecchymoses pâles ; pas de fièvre, ni de douleurs.

Du 9 au 24 mars, l'enfant garde le lit et pendant ce temps il se produit de petites poussées pétéchiales sur la verge, ou symétriquement sur les pieds, les fesses, les jambes.

Le 24 mars, l'enfant se lève de onze heures à cinq heures ; à trois heures, aux membres inférieurs éruption cohérente, avec œdème léger des membres inférieurs.

Jusqu'au milieu d'avril, des poussées discrètes successives se produisent ; puis tout rentre progressivement dans l'ordre. L'enfant avait été soumis au traitement classique du purpura ; il avait pris en particulier de l'ergotine à plusieurs reprises et avait été astreint au régime lacté mitigé. Les ensemencements pratiqués avec le sang demeurèrent toujours négatifs. Le dermographisme très accentué constaté au cours de la maladie persista après la guérison.

OBSERVATION 160. — *Purpura rhumatoïde.*

(Clinique de M. le professeur P. Spillmann.)

(Pl. **38**, fig. 3.)

Homme cinquante-deux ans, journalier ; pas d'antécédents héréditaires ou personnels à signaler ; ne trouve aucune cause à sa maladie actuelle.

Le 25 mars 1895, en se levant, il éprouva de vives douleurs dans les articulations et s'aperçut de taches rouges disséminées sur le corps ; cet état persista jusqu'au 27 mars.

État actuel (27 mars). — État général bon. Fièvre légère ; vives douleurs dans les articulations des genoux, qui sont légèrement tuméfiés ; douleurs intenses à la pression dans les masses musculaires des membres inférieurs. Appareils digestif, circulatoire et respiratoire normaux.

Sur les membres inférieurs on voit disséminées une série de taches pétéchiales ; de plus il existe, *réparties symétriquement* sur les *deux parties du corps*, une série de **grands placards ecchymotiques**, au niveau desquels le malade accuse des sensations de chaleur et de fourmillement ; il existe deux placards symétriques à la face interne des genoux, à la face interne et à la face externe de la racine des cuisses, sur les flancs, au-dessus du pli du coude, au creux de l'aisselle, sur les joues (fig. 3.)

Sous l'influence du repos au lit, les douleurs et les taches s'atténuent : le 30 mars les douleurs ont disparu ; mais ce même jour le malade a une légère *hématurie*. Le 31 mars, réapparition de deux taches symétriques en dedans de l'articulation du coude. Le 3 avril, poussée fébrile légère, et apparition de taches pétéchiales sur la jambe gauche et le bras gauche. Puis, les jours suivants tout rentre dans l'ordre et le malade quitte la clinique, guéri.

La figure 4 de la planche 38 (obs. 161) reproduit un cas de *purpura diffus* et *disséminé* avec des ecchymoses de dimensions très variables, les unes très considérables, survenues chez un vieillard affaibli, rhumatisant, à la suite de fatigues physiques exagérées.

PLANCHE 59

Impétigo.

Fɪɢ. 1 (Oʙs. 167). — *Impétigo* de la tête, du cou et de la région du pubis. Colonies de vésico-pustules discrètes ou cohérentes sur fond rouge érythémateux (eczéma impétigineux).

Fɪɢ. 2 (Oʙs. 165). — *Croûtes impétigineuses* des lèvres.

Fɪɢ. 3 (Oʙs. 164). — *Impétigo* à vésico-pustules isolées et limitées (*impétigo sparsa*).

Fɪɢ. 4 (Oʙs. 166). — *Croûtes impétigineuses* de la face recouvrant de larges surfaces à bords polycycliques.

Érythèmes.

Fɪɢ. 5 (Oʙs. 162). — *Erythème infectieux* au cours de la fièvre typhoïde. Large placard au niveau du coude ; macules disséminées nummulaires à point central plus foncé.

Fɪɢ. 6 (Oʙs. 163). — *Erythème scarlatiniforme* au cours d'une blennorrhagie, prédominant au bras et à la région épigastrique (sur l'épaule gauche une trace de brûlure ancienne).

Pemphigus.

Fɪɢ. 7 (Oʙs. 169). — *Bulles* jeunes ; bulles affaissées ; croûtes et macules, résidus des bulles disparues.

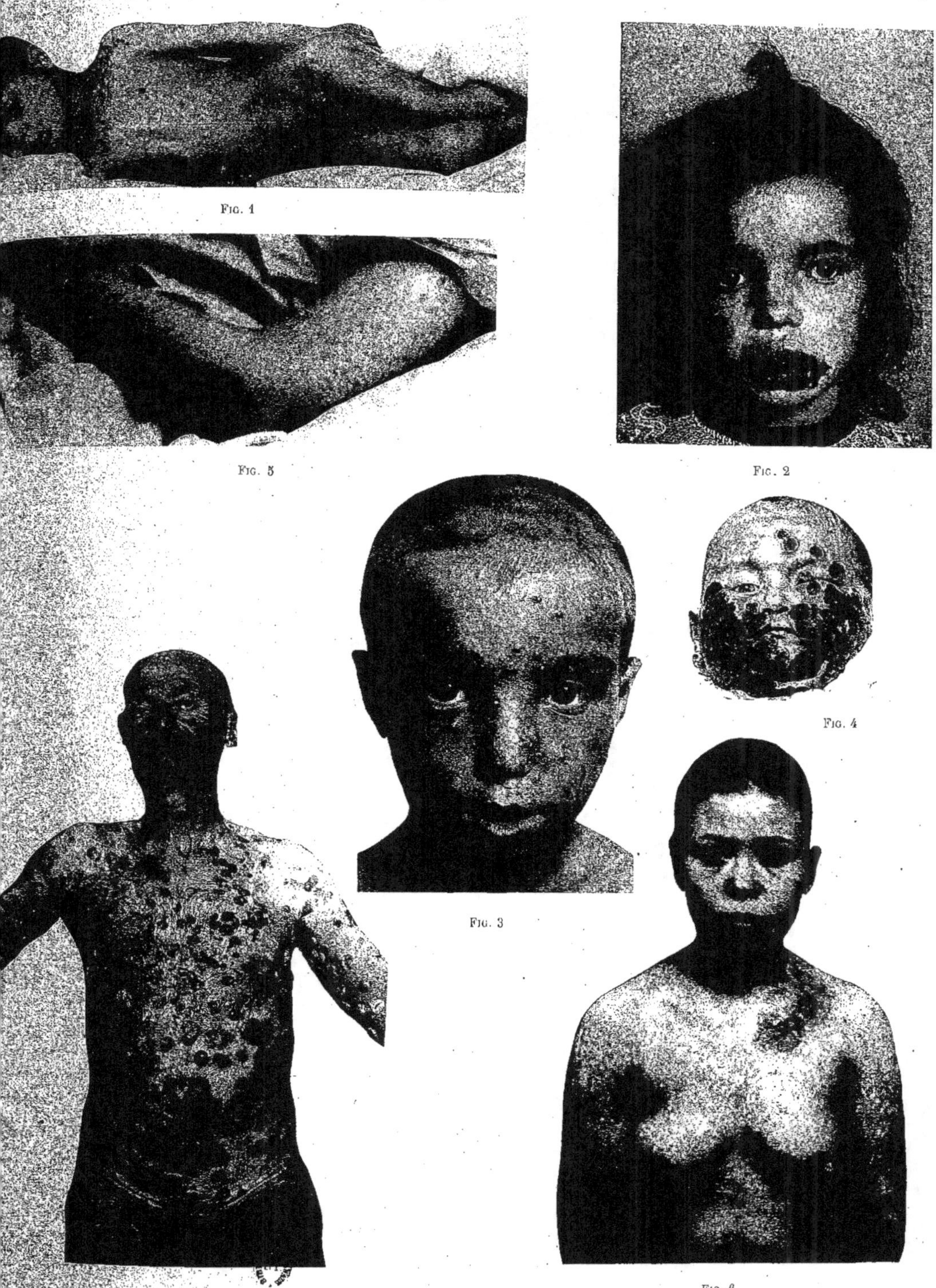

Impetigo. — Erythèmes. — Pemphigus.

IMPÉTIGO — PEMPHIGUS — ÉRYTHÈMES

La plupart des grandes infections peuvent manifester leur action sur la peau par une vaso-dilatation, variable d'intensité, et pouvant aller de l'*érythème* au *purpura*. Ces érythèmes ne sont pas absolument rares dans la fièvre typhoïde, et l'un de nous[1] a pu en recueillir quinze observations sur environ 500 dothiénentéries. Sur huit cas particulièrement étudiés, l'érythème a revêtu trois fois le type scarlatinoïde, trois fois le type polymorphe, deux fois le type rubéolique. Parfois on voit apparaître des taches isolées, régulièrement rondes, présentant un point central d'un rouge plus foncé, et ressemblant étrangement à une piqûre de puce ; puis ces taches deviennent confluentes. En voici un exemple au cours d'une infection staphylococcique, secondaire à la fièvre typhoïde.

OBSERVATION 162. — *Érythème infectieux dans le cours de la fièvre typhoïde.*
(Clinique de M. le Professeur P. Spillman.)

(Pl. 39, fig. 5.)

Jeune fille, âgée de dix-neuf ans, chapelière, entre à l'hôpital le 10 juin 1895 ; la maladie avait commencé le 6 juin par des maux de tête, de la diarrhée, de la courbature générale et la perte de l'appétit ; puis fièvre, cauchemars et insomnie.

A son entrée la face est congestionnée ; prostration ; somnolence assez accentuée ; température 38°, pouls 72. Langue saburrale ; nausées ; douleur dans la fosse iliaque droite, diarrhée verte et hypertrophie de la rate. Urines foncées, un peu albumineuses.

12 juin. — Atténuation des symptômes ; diarrhée jaune ; température 39°. Les jours suivants la température oscille autour de 37°,5, avec ascension brusque à 40°,4 le 18 au soir.

24 juin. — Râles sibilants et ronchus disséminés dans la poitrine ; température 39°,5.

26 juin. — Apparition de deux ou trois taches rosées. Vomissements fréquents ; température 36°,5 le matin, 39°,4 le soir.

Jusqu'au 13 juillet, les symptômes persistent, accompagnés de ballonnement du ventre, de prostration profonde et d'agitation nocturne. Température autour de 40°.

2 juillet. — *Selles noires ;* descente brusque de la température à 36°. Pouls faible, dépressible ; on remarque une éruption acnéiforme sur la face d'extension des avant-bras et une desquamation furfuracée au front et à la joue droite, avec rougeur un peu bleuâtre de la peau.

5 juillet. — Éruption acnéiforme très nette, occupant la face d'extension des avant-bras et les bras ;

---

[1] G. ÉTIENNE. Les érythèmes infectieux au cours de la fièvre typhoïde. *Revue médicale de l'Est,* 1896.

petites papules et macules disséminées, bien isolées, occupant les deux bras et les deux fesses, surtout à droite, et un peu le thorax. Le soir, apparaît un *véritable érythème*, se répandant entre les éléments de l'éruption acnéiforme ; il envahit le membre supérieur, surtout l'avant-bras; les membres inférieurs, les fesses, le dos où il est plus pâle. Hypothermie : température au-dessous de 36°.

6 juillet. — L'érythème occupe l'avant-bras, côté de la flexion, et le bras. Taches analogues à des taches purpuriques. Quelques *taches nummulaires avec point rouge central* sur l'avant-bras. L'érythème pâlit sur les fesses et sur les membres inférieurs ; envahit la face, le front et la partie supérieure du thorax. Hypothermie. Délire. Pouls très faible. Mouvements convulsifs des lèvres. Mort le 7 juillet au matin.

Autopsie. — Congestion pulmonaire intense ; foie gras très volumineux, décoloré, jaunâtre. Reins volumineux et pâles. Dans l'intestin grêle, au-dessus du cæcum, on trouve cinq ou six ulcérations dont les eschares sont tombées et qui sont en voie de cicatrisation ; ulcérations disséminées sur une longueur d'environ 20 centimètres.

Recherches bactériologiques. — Le 5 juillet ensemencement sur gélose de sang recueilli aseptiquement avec les précautions d'usage : il se développe des colonies de *staphylocoques dorés*.

Fréquemment ces érythèmes sont dus à des infections secondaires, et lorsque nos recherches bactériologiques ont été positives, nous avons trouvé le staphylocoque dans le sang, comme dans le cas précédent.

Parfois l'observation clinique elle-même est démonstrative à cet égard, et nous avons vu la courbe thermique traduire nettement cette nouvelle infection.

C'est le fait de cette infection secondaire survenant sur l'organisme déprimé par la fièvre typhoïde qui nous paraît être la cause du pronostic terrible de cette complication au cours de ladothiénentérie. Il en est de même dans les grandes infections.

Heureusement, le pronostic est beaucoup moins grave dans d'autres affections, notamment au cours de la blennorrhagie, dont voici un exemple :

OBSERVATION 163. — *Erythème scarlatiniforme au cours d'une vaginite blennorrhagique aiguë.*

(Clinique de M. le Professeur P. Spillmann.)

(Pl. 39, fig. 6.)

Cette jeune fille, domestique, âgée de seize ans, strumeuse, entre au service avec de la courbature, de l'anorexie, et une *vaginite blennorrhagique*. Quelques jours plus tard, on constate sur l'avant-bras et la face interne des cuisses l'existence d'un pointillé rouge ; le lendemain, le malade se trouve mieux, mais sur la face intérieure des avant-bras, les cuisses et la figure existe une rougeur scarlatiniforme, lie de vin, légèrement papuleuse. Sur toute l'étendue du reste du corps, taches rouges constituées par un petit pointillé et formant par leur agglomération des figures plus ou moins arrondies, en cartes de géographie et simulant sur l'abdomen une éruption de roséole syphilitique intense. Sur la clavicule gauche, une petite plaie, créée par une brûlure survenue six semaines auparavant, est entourée d'une zone rouge vif. Le lendemain, l'état général est bon, l'éruption pâlit et elle disparut rapidement.

Le pronostic des érythèmes infectieux paraît donc dépendre surtout de la maladie sur laquelle ils venaient se greffer.

L'*impétigo* est caractérisé par des pustules superficielles, du volume d'une tête d'épingle, d'une lentille, plus rarement de la dimension d'une pièce de 20 centimes, discrètes ou confluentes, pouvant occuper toute la région du corps mais siégeant surtout à la face, et auxquelles succèdent assez rapidement des croûtes ordinairement jaunâtres, molles, humides, melliformes.

Pyodermite inoculable et contagieuse par contact direct, l'impétigo reconnaît comme agent pathogène, suivant les uns le staphylocoque, suivant les autres le streptocoque. Rencontré surtout dans l'enfance, l'impétigo coexiste souvent chez un même sujet avec d'autres suppurations cutanées, qui en sont la complication, telles qu'ecthyma, abcès, tourniole, ou avec des inflammations vésiculo-ulcéreuses des muqueuses buccale (stomatite diphtéroïde, impétigineuse), nasale, conjonctivale ou vulvaire; beaucoup plus rarement il est l'origine d'infections secondaires plus profondes, telles qu'adéno-phlegmon ou ostéomyélite.

La forme de l'éruption peut être variable : quelquefois très discrète, elle se réduit, comme chez l'enfant représenté figure 3 (obs. 164, clinique de M. Haushalter), à *quelques vésico-pustules bien limitées et isolées* (*impétigo sparsa*).

Quelquefois les éléments éruptifs sont confluents sous forme de placards (*impétigo figurata*), au niveau desquels les croûtes caractéristiques remplacent au bout de quelques jours les pustules; la figure 2 (obs. 165, clinique de M. Haushalter) montre une fillette chez laquelle les *lèvres sont recouvertes de grosses croûtes impétigineuses*, auxquelles de petits épanchements sanguins, amenés par l'excoriation cutanée, ont donné une teinte noirâtre.

Lorsque l'impétigo s'étend à toute la face, il constitue une sorte de *masque*, auquel a été donné le nom d'*impétigo larvalis*; la figure 4 (obs. 166, clinique de M. Haushalter) est un exemple de cette forme d'impétigo. Dans ce cas l'évolution de la maladie offrit quelques points à signaler. Développée chez un enfant de dix mois, l'affection débuta à la face par une vésico-pustule, grande comme une pustule de vaccin : d'autres semblables apparurent bientôt et devinrent confluentes; puis se montrèrent des croûtes et, au bout de huit jours, la face de l'enfant était dans l'état reproduit par la figure 4. *Les joues sont recouvertes de grands placards à bords polycycliques, tapissés de croûtes jaunes, grasses ;* sur le front, au-dessus de l'œil gauche, on voit deux croûtes isolées qui ont pris la place de deux pustules discrètes; à la région médiane du front, on voit la trace de deux éléments éruptifs, confluents par leurs bords; sur la poitrine existe une plaque croûteuse, à bords sinueux, grande comme une pièce de 5 francs. L'affection pustuleuse s'était développée, comme il arrive quelquefois, sur un eczéma de la face que l'enfant, gros poupon élevé au biberon, portait depuis l'âge de trois mois et dont les traces existaient au front et dans les sourcils sous l'aspect d'une peau rouge écailleuse, fendillée. Lorsque l'enfant fut soumis à notre observation, son état général était des plus graves : il présentait les symptômes d'une broncho-pneumonie, au cours de laquelle il succomba rapidement. Les complications viscérales, telles que la broncho-pneumonie ou la néphrite, ont d'ailleurs été signalées par plusieurs auteurs comme complications de l'impétigo ; elles sont quelquefois l'indice d'infections généralisées. Dans le cas de la figure 4, les vésico-pustules étaient particulièrement grandes, puisque leur dimension atteignait presque le diamètre d'une pièce de 20 centimes ; elles étaient entourées d'une auréole légèrement inflammatoire, comme on peut le voir sur la figure : ces caractères auraient pu faire songer à l'ecthyma, si par définition l'ecthyma n'était constitué par des pustules isolées et distinctes, siégeant rarement à la face, occupant ordinairement les membres inférieurs ou le tronc, et donnant lieu à des croûtes brunes épaisses, adhérentes, qui n'ont pas l'aspect jaunâtre et melliforme, spécial aux croûtes impétigineuses.

A côté de l'impétigo qui complique l'eczéma, comme dans le fait de la figure 4, il existe des cas bien distincts dans lesquels l'impétigo prend un aspect eczémateux ; il est désigné suivant les auteurs sous le nom d'*impétigo eczémateux* ou d'*eczéma impétigineux*. L'affection débute par des vésico-pustules confluentes, reposant sur une base érythémateuse et qui, en se rompant, donnent lieu à de vastes placards de croûtes craquelées ; la zone érythémateuse s'étend, de nouvelles pustules se développent souvent par poussées successives : l'affection évolue d'une façon aiguë ou chronique : est-ce un impétigo à caractères particuliers ou plutôt un impétigo qui se complique d'eczéma ?

Un exemple de ce type eczématiforme d'impétigo est fourni par l'enfant de la figure 1 de la **planche 39** (obs. 167, clinique de M. Haushalter) : il s'agit d'un enfant de quatre ans chez lequel se montra en automne 1897 un *impétigo typique* du cuir chevelu et de la région mastoïdienne : bientôt les pustules gagnèrent le *cou*, les *épaules*; en février 1898 elles occupaient la région inter-scapulaire, la *portion inférieure de l'abdomen* et la *racine des cuisses*; les pustules à cette époque reposaient sur un placard de peau rouge, craquelée, qui se recouvrait de croûtes jaunes lorsque les pustules crevaient. Lorsque la poussée impétigineuse était éteinte, la peau conservait l'aspect eczémateux; autour des placards, on voyait fréquemment apparaître sur la peau saine des pustules typiques et discrètes d'impétigo ; aucun des traitements classiques de l'impétigo et de l'eczéma, successivement employés pendant un an, n'eut raison de cette affection : il semblait que l'impétigo entretînt la dermite eczémateuse et que l'eczéma préparât l'impétigo. L'enfant succomba à une méningite tuberculeuse.

PLANCHE 40

Érythème polymorphe du type vésiculo-bulleux.

Fɪɢ 1. (Oʙs. 168). — Sur le dos des mains *petites vésicules* cohérentes, *grosses bulles* discrètes, quelques bulles affaissées, dans un cas d'*érythème polymorphe vésiculo-bulleux.*

Érythème polymorphe bulleux à type de pemphigus aigu.

Fɪɢ 2. (Oʙs. 170). — *Bulles* de dimensions variées éparses sur les membres ou réunies par groupes (coude) ; quelques bulles affaissées (creux du jarret); *placard érythémateux* (partie postérieure du bras, fesses).

Fɪɢ 3.　　— 　　*Bulles* récentes de la face.

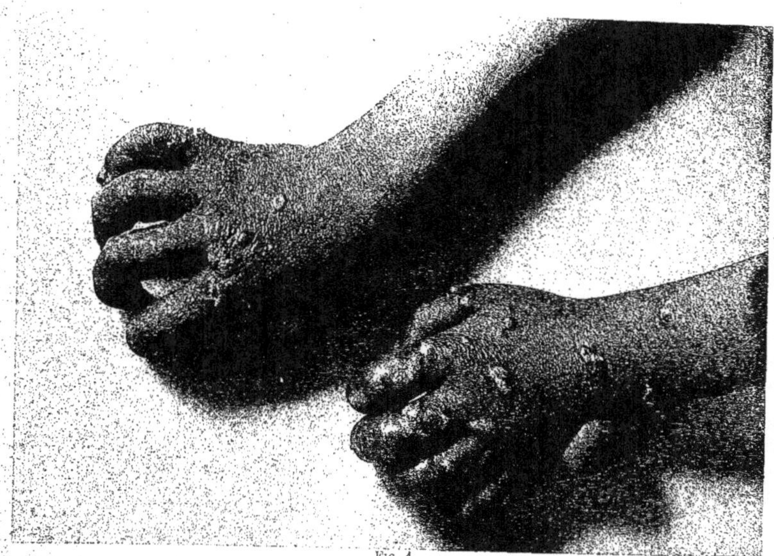

Fig. 1

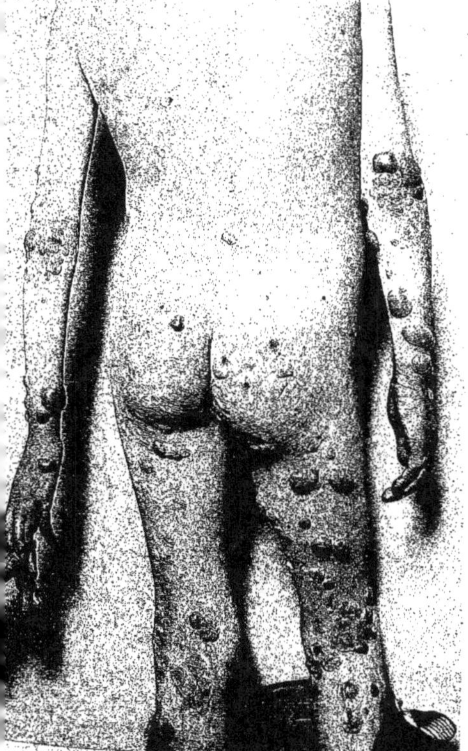

Fig. 2

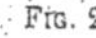

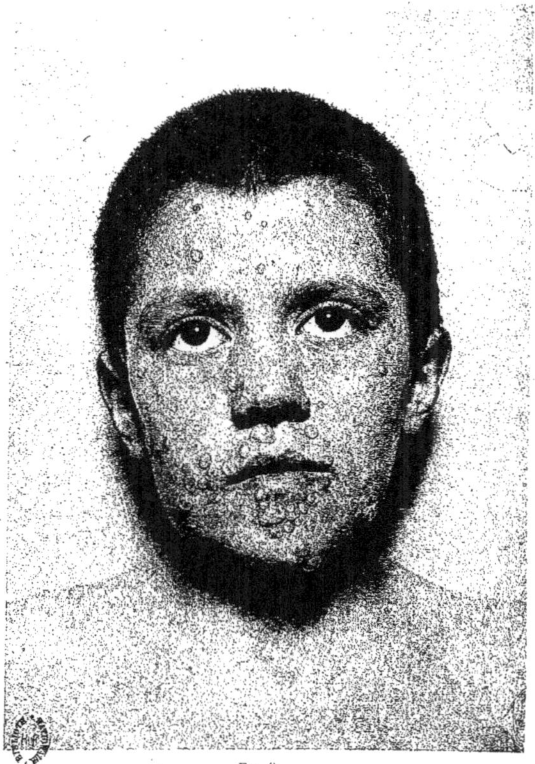

Fig. 3

Erythème polymorphe.
(Type vésiculo - bulleux)

C. Naud, éditeur, Paris.

ÉRYTHÈME POLYMORPHE A TYPE VÉSICULO-BULLEUX

La figure 7 de la planche 39 et les figures de la planche 40 se rapportent à des cas d'*affections érythémato-bulleuses*, qui, si elles ne se confondent pas complètement au point de vue noso-logique, présentent néanmoins de nombreux points de contact et peuvent être rattachées sous les noms d'*érythème bulleux* et de *pemphigus aigu* au groupe morbide de l'*érythème polymorphe*. Si, au sujet de la nature et de l'origine de l'érythème polymorphe et de ses variétés, il règne encore pas mal d'obscurités, il n'en est pas moins vrai que les divers types cliniques qui le constituent doivent être maintenus au point de vue descriptif. Les figures que nous reproduisons ont trait aux formes humides de l'érythème polymorphe, que l'on oppose aux formes sèches, maculeuses, papuleuses, etc., et dont les figures 5 et 6 de la **planche 39**, quoique concernant des érythèmes infectieux secondaires, réalisent des spécimens.

La figure 1 de la **planche 40** montre l'éruption vésiculeuse et bulleuse des mains dans un cas typique d'érythème polymorphe vésiculo-bulleux, où, en même temps que des papules et de grands placards érythémateux d'aspect ortié, l'on voyait sur les plaques érythémato-papu-leuses une éruption de vésicules et de bulles de toutes dimensions ; la maladie s'était développée sans cause connue, en pleine bonne santé ; elle eut une évolution aiguë fébrile ; en présence de cas semblables il peut être légitime de supposer à l'érythème polymorphe une origine spéciale, probablement infectieuse, bien que l'agent virulent demeure inconnu.

OBSERVATION 168. — *Erythème polymorphe à forme bulleuse.*
(Clinique de M. le professeur agrégé Haushalter.)

(Pl. 40, fig. 1.)

Fillette de dix ans, dans les antécédents de laquelle il n'y a rien à signaler. Le 28 juillet 1897, apparurent sur les deux mains de petites papules rouges ; le lendemain, même éruption à la face. Le 2 juin, l'enfant se présente à la consultation ; à ce moment, la face et les mains sont rouges et parsemées de petites papules miliaires ; le 5, se montrent sur les mains des vésicules à liquide clair, qui le 6 deviennent purulentes ; le 7, l'enfant entre à l'hôpital.

Etat actuel. — L'état général est assez bon ; la température est à 39° ; l'examen des divers organes ne révèle rien d'anormal.

La peau présente l'aspect suivant : à la face, desquamation furfuracée ; sur la région antérieure de la poitrine un *grand placard érythémateux* occupant le tiers de la moitié gauche du thorax ; sur ce placard une série de *vésicules* de la grosseur d'une tête d'épingle ; sur le tiers inférieur de l'abdomen, *éruption cohérente de papules* variant de la dimension d'une tête d'épingle à celle d'une pièce d'un franc ; à la face antéro-interne des cuisses, un *grand placard papuleux rouge*, occupant toute la hauteur de la cuisse ; au-dessus de la face interne des deux genoux, une série de *vésicules purulentes* cohérentes variant du volume d'une lentille à celui d'un grain de chènevis ; à la face postérieure de la cuisse gauche une série de *papules discrètes*.

Gonflement et rougeur de la main droite ; sur le *dos de la main* et sur *les doigts*, une série de *vésicules miliaires cohérentes ;* çà et là des *pustules aplaties* du volume moyen d'une lentille (pl. 40, fig. 1) ; à la face interne du bras et de l'avant-bras, un placard érythémateux occupant toute cette région et recouvert des mêmes vésicules miliaires cohérentes donnant à cette plaque un aspect chagriné ; *la main gauche*, rouge, gonflée, est recouverte des mêmes vésicules ; de plus, elle porte une vingtaine de *pustules* du volume d'une lentille et sur le bord cubital une *grosse bulle* remplie de liquide louche, *du volume d'un œuf de pigeon*.

La température oscille entre 38 et 39° pendant deux jours ; puis l'érythème pâlit, les vésicules s'affaissent. Le 10 juillet, quelques nouvelles bulles apparaissent à la face et aux mains ; les anciennes lésions cutanées s'effacent, les bulles se dessèchent. Le 16, l'enfant est en pleine desquamation ; elle sort guérie. Le traitement avait consisté simplement en régime lacté et pansement protectif des mains. L'évolution totale de la maladie avait duré une vingtaine de jours.

S'il demeure hors de conteste que l'érythème polymorphe doit englober un certain nombre de cas où une efflorescence vésiculo-bulleuse se combine à l'éruption maculeuse ou papuleuse, il n'en est pas de même pour le pemphigus aigu, dans lequel par définition la bulle constitue à peu près la seule lésion cutanée élémentaire, et que certains auteurs veulent distraire du groupe de l'érythème polymorphe pour en former une affection distincte, alors que d'autres le rattachent à l'érythème polymorphe vésiculo-bulleux. Sans vouloir prendre parti dans la question, nous ferons remarquer qu'entre l'érythème polymorphe vésiculo-bulleux et le pemphigus aigu, on peut trouver une série de transitions dans lesquelles la lésion dominante, frappante, est la bulle et où l'éruption maculo-papuleuse très rudimentaire, moins visible, plus éphémère, peut à la rigueur demeurer inaperçue. C'est à des cas de transition de ce genre que se rapportent la figure 7 de la planche 39, et les figures 2 et 3 de la planche 40, que l'on peut rattacher soit au pemphigus aigu bénin en raison du nombre et du développement des bulles et de la discrétion de l'éruption érythémato-papuleuse concomitante, soit à l'érythème polymorphe en raison de cette éruption érythémato-papuleuse. Dans les deux cas, l'affection se développa sans cause connue, évolua d'une façon fort bénigne et sans fièvre, ce qui montre bien que le développement des bulles ne correspond pas à une gravité particulière de la maladie, mais probablement à des propriétés particulières du germe infectieux ; car à ces formes bénignes on peut opposer des pemphigus ou des érythèmes vésiculo-bulleux malins.

La figure 7 de la planche 39 (observation 169, Clinique de M. le professeur agrégé Vautrin), qui a trait au premier de ces cas, montre un homme d'une cinquantaine d'années sur le tronc duquel, à côté de *bulles jeunes,* de *bulles affaissées* et louches, de *croûtelles développées* à la place des bulles, on note au niveau de l'abdomen une série de *plaques maculo-papuleuses*. Cette figure 7 a été placée à dessein, dans un but de comparaison, sur une même planche que les érythèmes infectieux et les différentes formes d'impétigo.

L'observation suivante résume l'histoire d'un cas d'érythème bulleux, à forme pemphi-goïde.

OBSERVATION 170. — *Erythème polymorphe bulleux à type de pemphigus aigu.*

(Clinique de M. le Professeur agrégé Haushalter.)

(Pl. 40, fig. 2 et 3.)

Garçon de neuf ans, bien constitué et vigoureux, dont les antécédents n'offrent rien à relever. Le 28 mai 1895, en pleine bonne santé, apparurent autour des lèvres quelques bulles qui gagnèrent les jours suivants le reste du corps, allant progressivement de haut en bas.

Lorsque nous vîmes l'enfant le premier jour, son état général était excellent, l'apyrexie complète ; la langue était couverte d'un enduit blanc, épais, sans qu'il y ait de troubles digestifs. La **face** était semée de **bulles** à liquide clair, discrètes ou cohérentes, variant du volume d'une lentille à celui d'un grain de raisin (fig. 3) ; quelques bulles dans le cuir chevelu, à la nuque et dans l'aisselle gauche ; au niveau des deux **coudes**, colonie de **bulles** et de **vésicules** cohérentes de volumes divers (fig. 2). Au **tiers inférieur des deux avant-bras, grosses bulles** du volume d'un grain de raisin et d'un petit marron. A la face antérieure des cuisses, quelques bulles discrètes ; à la **partie postérieure des cuisses**, surtout à droite, **bulles de volumes divers** (fig. 2) ; au **creux du jarret, quelques bulles cohérentes** dont plusieurs sont affaissées ; rien sur les jambes et les pieds. Outre les bulles on note quelques **papules rosées** à la partie postérieure du bras gauche et **sur les fesses**, surtout sur la **fesse gauche** où ils sont assez nombreux et confluents (fig. 2).

Le 3 juin, le nombre des éléments éruptifs n'a pas augmenté ; mais le volume de plusieurs s'est accru ; quelques-uns contiennent un liquide un peu hémorragique ; d'autres se sont affaissés, et à leur place on voit au niveau du derme à nu, des surfaces humides rouges, un peu suintantes et croûteuses. Les jours suivants la même évolution se poursuit : accroissement de certaines bulles, affaissement d'autres.

Le 25 juin l'enfant est revu ; l'état général est demeuré excellent ; à leur place la peau est violacée et un peu squameuse. Durant sa maladie, l'enfant fut maintenu au régime lacté et soumis plusieurs fois au bromhydrate de quinine. L'évolution de la maladie avait été de trois semaines environ.

PLANCHE 44

Érythème polymorphe.

F_{IG}. 1 (O_{BS}. 172). — *Macules papuleuses* à la face postérieure des bras et sur le dos. Quelques-unes présentent la périphérie et le centre plus colorés (*érythème en cocarde*).

F_{IG}. 2 — *Vésicules* desséchées sur le menton. *Maculo-papules* éparses sur le tronc et les membres. *Plaques érythémateuses* en cocarde sur la face interne de la cuisse droite. Groupe de vésicules sur le placard érythémateux à la face interne de la cuisse gauche. Vésicules desséchées sur les grandes lèvres.

Herpès iris (Érythème polymorphe à forme d'herpès iris.)

F_{IG}. 3 (O_{BS}. 171). — Quelques *vésicules* éparses. Vésicules intactes ou affaissées au centre de placards érythémateux discrets ou confluents. Quelques-uns de ces placards sont bordés d'une couronne de petites vésicules (milieu du dos et partie postérieure du bras gauche).

F_{IG}. 4 — Grandes *macules* confluentes. Trace d'éruptions disparues sur le menton, sur l'abdomen et à la racine des cuisses, sur le tiers inférieur de l'avant-bras, sur le tiers inférieur des jambes. Sur le bord de ces placards, quelques colonies de vésicules récentes.

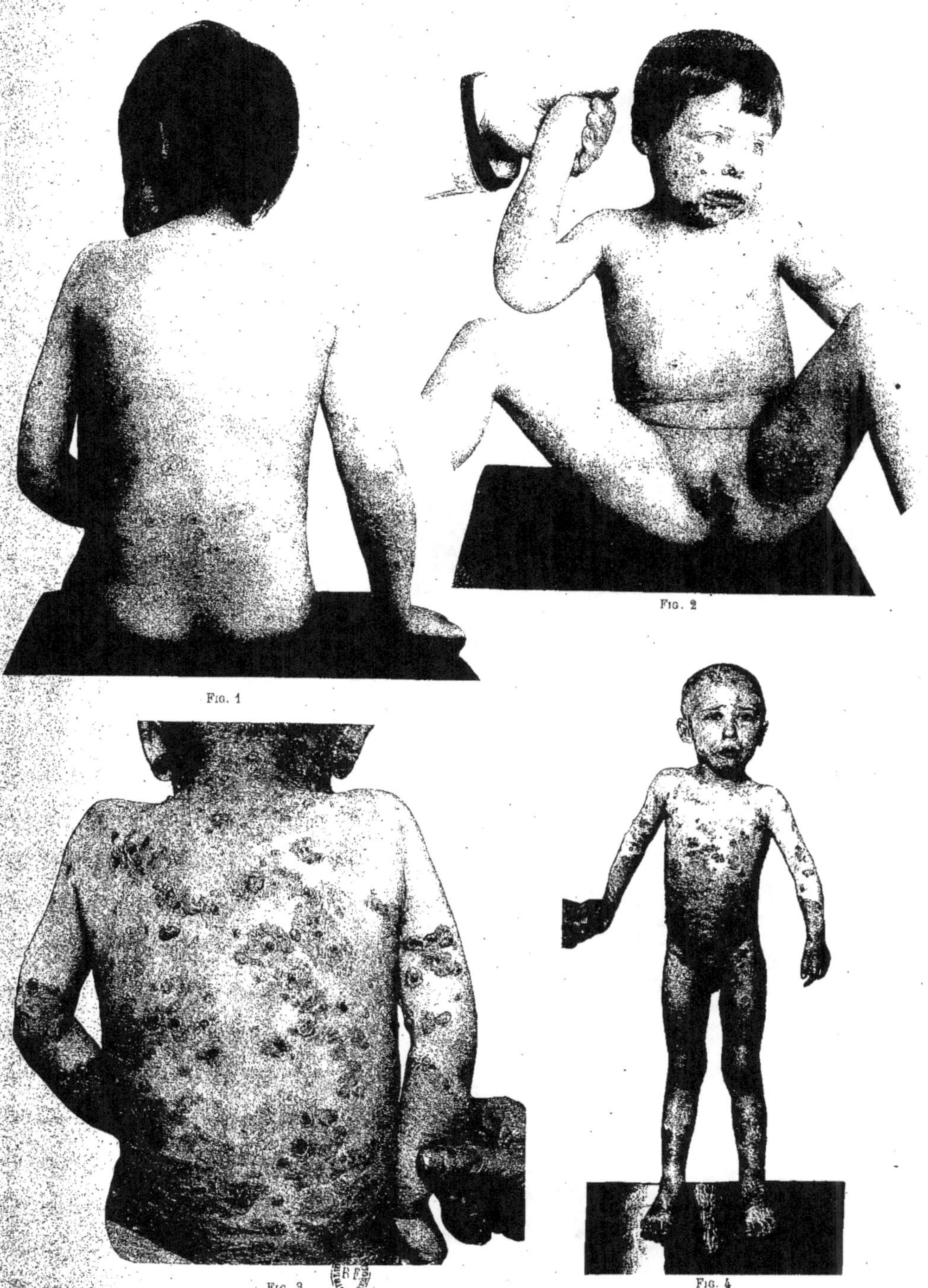

Erythème polymorphe. — Herpes iris

ÉRYTHÈME POLYMORPHE ET HERPÈS IRIS

A côté du pemphigus aigu et de l'érythème vésiculo-bulleux se placent des cas où l'éruption vésiculeuse prend une physionomie spéciale : les vésicules ou les bulles reposent sur une tache érythémateuse qui les déborde largement, et forment autour d'elle un cercle rouge, bleuâtre ou irisé. Ou bien autour de la vésicule centrale se développent des anneaux excentriques de vésicules reposant sur une base érythémateuse, d'où résulte une extension périphérique de la tache primitive, qui s'accroît par apparition successive de cercles vésiculeux ; des bulles aberrantes se voient quelquefois çà et là : ces divers aspects sont représentés à la figure 3 et à la figure 4 de la planche 41 ; ils sont particulièrement nets à la figure 3. Les cas de ce genre se rapportent à l'affection décrite sous le nom d'*herpès iris*. Très souvent dans l'herpès iris la maladie procède par poussées successives, comme il arriva pour la petite malade dont nous résumons l'observation.

OBSERVATION 171. — *Erythème polymorphe vésiculo-bulleux à forme d'herpès iris.*
(Clinique de M. le professeur agrégé Haushalter.)
(Pl. 41, fig. 3 et 4.)

Fillette de quatre ans, dont le père est délicat et nerveux et dont la mère est sujette à des crises de nerfs ; l'enfant elle-même a eu des convulsions à chaque éruption dentaire ; elle est très nerveuse, mais habituellement bien portante.

L'affection débuta sans cause connue en février 1895 par l'apparition d'une bulle sous le menton ; puis se montrèrent successivement des bulles analogues sur la tête, la poitrine, le cou, les membres ; ces bulles se développaient rapidement souvent pendant la nuit, duraient huit ou dix jours, devenaient louches, puis étaient remplacées par des croûtelles lamelleuses. Quelques jours avant d'amener son enfant à l'hôpital, la mère compta vingt bulles sur une seule jambe. Depuis le début de l'affection, l'état général est resté bon, l'appétit est conservé ; mais l'enfant éprouve quelques démangeaisons et fait saigner l'éruption en se grattant.

État actuel (fin de mai 1895). — État général assez bon ; rien d'anormal à l'examen des principaux appareils ; la température pendant tout le temps que l'enfant demeure à la clinique, c'est-à-dire pendant cinq jours, oscille entre 37° et 38°,4.

Sur le menton, la joue gauche, et derrière le pavillon des oreilles, érythème violacé diffus, trace de l'éruption antérieure, avec quelques croûtelles. Sur la partie postérieure du pavillon de l'oreille gauche, une bulle récente du volume d'un pois ; autour du cou et à la nuque quelques bulles en voie d'affaissement et quelques bulles récentes sur fond érythémateux.

Sur le *dos*, la lésion offre un aspect plus caractéristique (pl. 41, fig. 3) ; çà et là quelques *bulles éparses* sur peau saine; ***bulles aplaties, croûtelles, surfaces arrondies humides***, traces de bulles, ***entourées de zones érythémateuses concentriques*** plus ou moins saillantes et plus ou moins larges, sur lesquelles se voient par ***places de petites vésicules;*** plusieurs de ces figures se confondant constituent, surtout à la région lombaire et fessière, de ***grandes plaques polycycliques***, comprenant dans leurs centres plusieurs bulles aplaties ou traces de bulles. Enfin par places se voient sur la peau saine de petites papules isolées ou bien des bandes papuleuses cerclées. Les deux épaules et la partie antérieure du thorax sont semées de macules brunâtres, traces d'éruption disparue.

Sur l'***abdomen*** et les deux tiers des cuisses, la peau est tigrée de macules violacées, presque confluentes, traces de bulles disparues, et formant une sorte de caleçon de bain; sur les bords inférieurs de ce caleçon quelques surfaces rondes, vestiges de bulles, quelques croûtelles et quelques bulles récentes.

La région des genoux et le tiers supérieur des jambes sont à peu près indemnes; sur les deux tiers inférieurs des ***jambes***, une bande en forme de large bracelet, au niveau de laquelle la peau a le même aspect tigré que sur les cuisses; sur le dos des deux pieds un placard grand comme une pièce de cinq francs, constitué par des bulles aplaties.

Sur les ***bras*** les lésions offrent à peu près le même aspect que sur le dos (fig. 3); à côté de lésions bulleuses récentes on voit des traces de lésions plus anciennes, caractérisées par des taches violacées; les mains sont indemnes.

Les lésions ne semblent être que peu prurigineuses.

Durant le court séjour de l'enfant à la clinique, quelques bulles nouvelles se font soit sur la peau saine, soit sur les bords des placards anciens l'enfant sort le 1er juin; elle est revue le 10 juin, puis perdue de vue, avant qu'un traitement suivi ait pu être institué.

Tandis que quelques auteurs font de l'herpès iris une maladie à part, la plupart des dermatologistes le considèrent comme une forme un peu spéciale de l'érythème polymorphe vésicobulleux. Dans notre cas cependant, le diagnostic, en raison du polymorphisme et de l'extension des lésions, de l'évolution traînante de la maladie, pouvait prêter à la plus ample discussion; et la question se posait de savoir si l'affection en cause ne devait pas être rattachée à la dermatose décrite sous les noms de *pemphigus chronique bénin*, de *pemphigus prurigineux à petites bulles*, et finalement connue aujourd'hui sous le terme de *dermatite herpétiforme* (Durhing) ou de *dermatite prurigineuse chronique à poussées successives* (Brocq), dont nous donnons un spécimen planche 42 et dont il existe précisément des formes érythémato-vésiculeuses circinées. Mais, d'une part, l'extrême rareté de la dermatite herpétiforme dans le jeune âge, d'autre part l'absence de douleurs et de prurit, phénomènes essentiels de la dermatite herpétiforme, ne nous autorisent pas à faire rentrer notre cas dans le cadre de cette affection; nous nous contentons plus simplement de le considérer comme une variété d'érythème polymorphe vésico-bulleux à poussées successives et à progression excentrique, à laquelle, en raison de la configuration des éléments éruptifs en certaines régions, on peut attribuer le terme d'herpès iris.

A ce cas, qui peut à la rigueur prêter à controverse, nous opposons l'observation suivante qui résume dans toute sa simplicité un cas d'érythème polymorphe à forme d'herpès iris aigu, secondaire à la vaccine.

Observation 172. — *Érythème polymorphe post-vaccinal.*
(Clinique de M. le professeur agrégé Haushalter.)
(Pl. 41, fig. 1 et 2.)

Fillette cinq ans et demi, vaccinée avec succès vers le milieu de mai 1896; au bout de quinze jours environ fut prise de fièvre pendant la nuit; le lendemain parut une éruption caractérisée par des taches et des bulles; elle est amenée au bout de trois jours à la clinique.

État actuel. — État général assez bon; diarrhée; fièvre.

Sur les bras vaccins croûteux.

Sur le **menton** quelques **vésicules** affaissées et quelques croûtelles; sur la région antérieure du **thorax** quelques **macules** rose brun à centre légèrement croûteux ou plus coloré; sur l'**abdomen** quelques **macules** *entourées d'un cercle saillant plus coloré; au centre de ces macules une vésicule affaissée, une croûtelle ou une tache pigmentée,* trace de la bulle disparue. Même éruption sur les **bras** et sur les **cuisses** où les surfaces éruptives confluentes par places forment des placards polycycliques, au milieu desquels se voient des bulles affaissées du volume d'un pois ou d'un grain de chènevis. Sur les grandes lèvres érosions superficielles, traces de bulles.

L'éruption persiste quatre jours, durant lesquels la température demeure entre 38° et 39°; les taches sont remplacées par des macules brun violacé dont le centre est légèrement squameux ou plus pigmenté. Ce sont les traces des bulles centrales qui persistent le plus longtemps, entourées d'une vague auréole. Bientôt tout rentre dans l'ordre. La phase évolutive de la maladie avait duré sept jours.

Nous voyons ici pour ainsi dire schématisées sur un seul individu toutes les lésions cutanées élémentaires que peut réaliser l'érythème polymorphe, vésicules à la face, macules et papules éparses sur les membres, érythème iris, érythème marginé, herpès iris. L'affection fébrile et aiguë, qu'on peut décorer ici du nom d'*érythème polymorphe infectieux secondaire*, puisqu'elle succède à l'éruption vaccinale, ne diffère en rien de certaines formes d'érythème polymorphe primitif. Faudrait-il en conclure que l'érythème polymorphe dans sa forme primitive ressortit à une toxi-infection par un microbe banal, généralisant ce fait que la plupart des érythèmes survenant dans les maladies générales, sont le résultat d'infections secondaires par un agent microbien vulgaire? Si cette hypothèse peut être légitimement posée, il s'en faut qu'elle soit démontrée : le problème des érythèmes infectieux primitifs ou secondaires, de leur origine et de leur mécanisme demeure en partie irrésolu.

PLANCHE 42

Dermatite herpétiforme.

Fig. 1. (Obs. 173). — *Erythème* généralisé en forme de rash.

Fig. 2.   —   *Grosses bulles* et *vésiculo-pustules* suppurées développées sur les pieds

Fig. 3.   —   *Taches érythémato-purpuriques.* Bulles au niveau des pieds.

Fig. 4.   —   *Desquamation* en larges lambeaux humides.

Fig. 5.   —   La même *desquamation* à une période plus avancée.

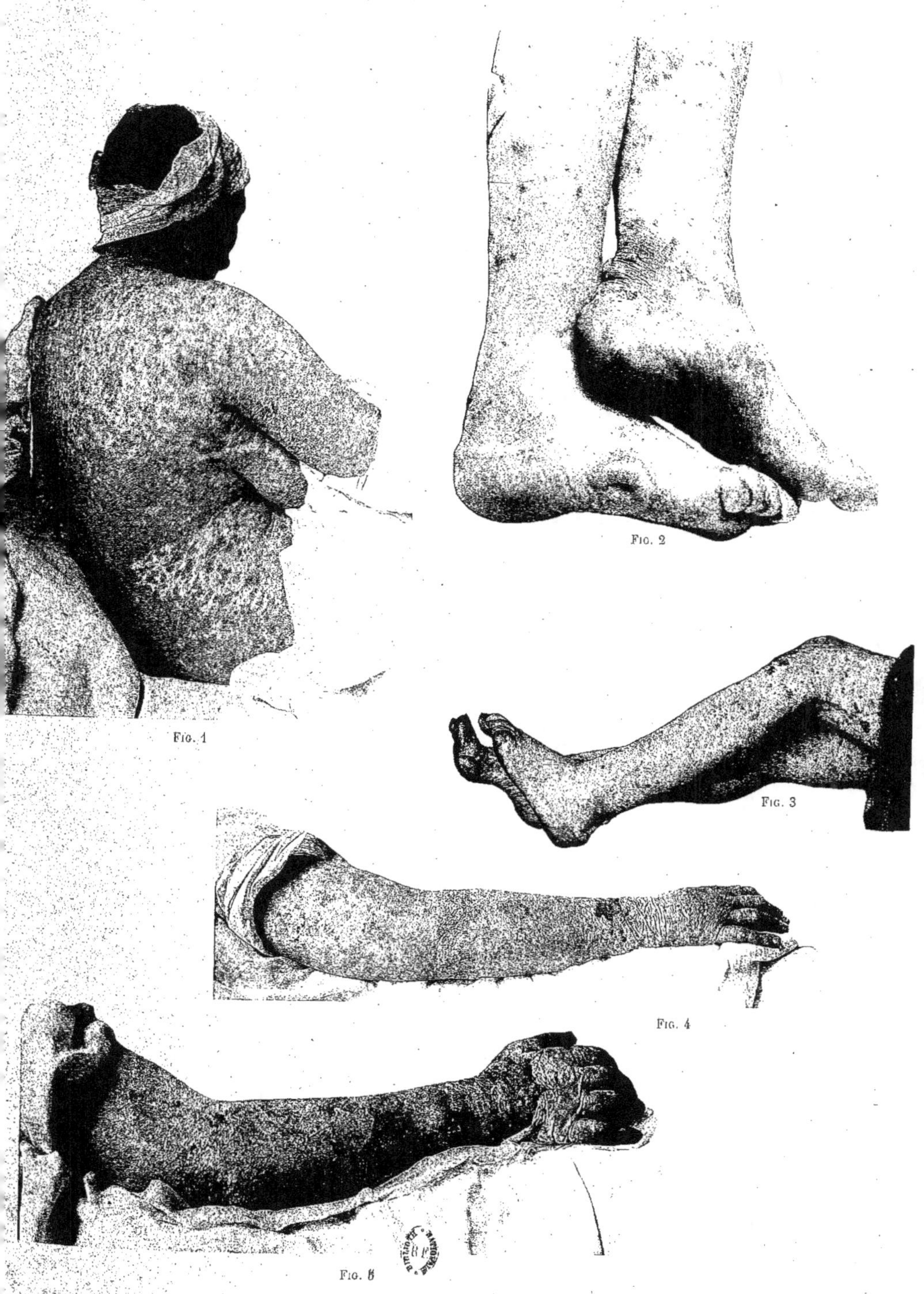

Dermatite herpétiforme.

C. Naud, éditeur, Paris

DERMATITE HERPÉTIFORME

La maladie décrite par Duhring est essentiellement caractérisée :

1) Par une éruption, comprenant dès l'abord de l'érythème, des vésicules herpétiformes, des bulles et des pustules ; puis secondairement des croûtes, des squames, des macules pigmentées ; — suivant la prédominance de l'une ou de l'autre de ces lésions dermatologiques, on a créé des types pustuleux, érythémateux, vésiculeux de la maladie, etc. ;

2) Par des phénomènes douloureux de prurit, de brûlure, piqûre, déchirure ;

3) Par une évolution procédant par poussées successives et donnant à cette maladie de marche chronique une durée très longue de six mois ou même de plusieurs années ;

4) Par la conservation d'un bon état général, de l'appétit, des forces.

5) Enfin récemment M. Leredde a donné comme caractère de la dermatite herpétiforme, l'éosinophilie combinée à l'élimination des cellules éosinophiles par la peau.

De ce cadre classique, l'observation que nous rapportons ci-dessous s'écarte en ce que la maladie, tout en subissant des alternatives, a évolué en une seule poussée et s'est définitivement éteinte ; l'état général fut pendant un certain temps très grave ; il y eut de la fièvre, de l'albuminurie ; la convalescence fut très longue.

De ce fait, le cas s'écarte un peu de la dermatite herpétiforme de Duhring pour se rapprocher du groupe très complexe des érythèmes polymorphes.

OBSERVATION 173. — *Dermatite herpétiforme de Dühring.*
(Clinique de M. le professeur P. Spillmann.)
(Pl. 42, fig. 1, 2, 3, 4, 5.)

Femme de quarante-six ans, sans profession, entrée le 28 mai 1895. Comme antécédents héréditaires notons que sa mère est morte vraisemblablement d'une maladie cancéreuse, que son père était atteint d'asthme, et une sœur de rhumatismes articulaires. Elle-même a eu deux enfants, un premier, mort en bas âge de cholérine ; une deuxième, âgée de onze ans, atteinte d'une affection prurigineuse.

La maladie a débuté quinze jours avant son entrée, par « de petits boutons rouges ». La poussée éruptive actuelle se produisit deux jours après l'application d'une pommade soufrée.

La malade est bien constituée, son état général est bon. On constate (28 mai) une éruption polymorphe disséminée sur tout le corps : des *papules* surélevées, à base confondue avec les tissus voisins ; des *vésicules* à base rouge, terminées par une petite collection jaunâtre, légèrement ombiliquées ; des vésicules plus volumineuses, blanchâtres ; des *bulles* remplies de sérosité transparente ; des bulles suppurées. Les papules siègent principalement sur le tronc et les membres ; les vésicules sont disséminées sur tout le corps ; les bulles siègent aux avant-bras.

Deux jours plus tard (3o mai), la malade présente de la fièvre, de l'adynamie, un état nauséeux. Il existe dans le dos une éruption généralisée, d'aspect acnéiforme, de teinte rouge vineux, formée de vésicules acuminées, presque confluentes. La muqueuse bucco-pharyngée est cramoisie ; les amygdales turgescentes sont recouvertes de plaques diphtéroïdes. Sur le voile du palais, au-dessus de la luette, se trouve une plaque blanchâtre, semblant formée de petites vésicules agminées. Éruption du cuir chevelu.

Cinq jours plus tard, les vésicules sont remplacées par de gros placards érythémateux, purpuriques, confluents en forme de *rash* (tronc, bras, fig. 1). Sur la face dorsale et palmaire des mains et des pieds existent de grosses bulles confluentes, suppurées (fig. 2). La fièvre est élevée, les urines sont noires, albumineuses, mais ne présentent pas de modification du taux de l'urée.

Dix jours plus tard, l'éruption est terminée, la peau se desquame en *larges lambeaux* humides (fig. 4), puis plus tard (fig. 5) en larges squames sèches.

PLANCHE 45

Eczéma. — Leucoplasie.

Fig. 1 (Obs. 176). — *Eczéma séborrhéique des lèvres*. Aspect lamelleux, fendillé, craquelé de la région des lèvres.

Fig. 2 (Obs. 174). — *Eczéma séborrhéique du cuir chevelu et de la face*, qui sont recouverts de squames grisâtres et de croûtelles.

Fig. 3 (Obs. 178). — *Leucoplasie*. Placard blanc dépapillé en relief sur la langue.

Fig. 4 (Obs. 175). — Placard d'*eczéma chronique* du dos. Au niveau des placards, peau épaissie, rugueuse, craquelée.

Fig. 5 (Obs. 177). — *Eczéma séborrhéique* généralisé. Tout le corps est couvert de placards tapissés d'écailles blanches grisâtres; discrets, cohérents ou disposés par bandes circinées, laissant des intervalles de peau saine.

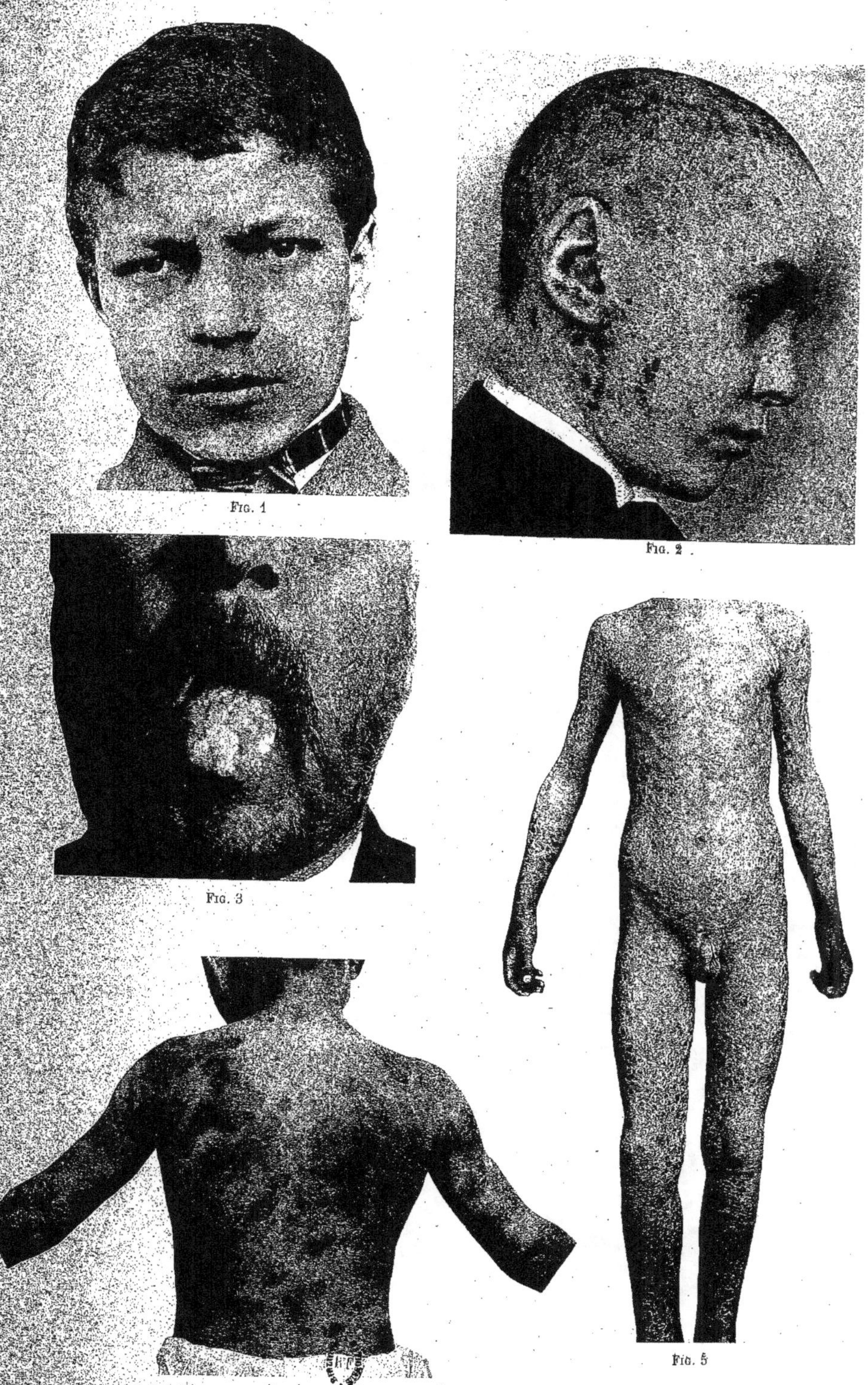

Eczéma. — Leucoplasie.

C. Naud, éditeur, Paris.

ECZEMA — LEUCOPLASIE

Les figures 1, 2, 3, 4, 5 se rapportent à différentes formes et à différentes localisations de l'eczéma.

Observation 174. — Eczéma chronique de la face et du cuir chevelu.
(Clinique de M. le professeur agrégé Haushalter.)
(Pl. 43, fig. 2.)

Cas d'*eczéma chronique du cuir chevelu et d'une partie de la face* chez un garçon de quinze ans : la peau de ces régions est rouge, épaissie, dure, *craquelée*, habituellement recouverte *de squames et de croûtelles* d'apparence séborrhéique. Plusieurs fois par an, sous l'influence de causes très banales, l'affection subit des poussées aiguës : la peau rougit davantage, se tuméfie, un suintement se forme à la surface ; puis des croûtes humides apparaissent ; ces poussées aiguës durent parfois plusieurs semaines, et coïncident avec des poussées de même nature au jarret.

La photographie, qui ne peut reproduire ni le suintement ni l'apparence d'humidité, montre simplement *la peau de la face et du cuir chevelu tapissée de squames grisâtres, qui sont les plaques de séborrhée sèche, et des masses plus foncées qui sont les croûtes récentes, humides.* Il s'agit ici d'une de ces formes mixtes d'eczéma, qui sont compliquées de séborrhée.

L'affection chez le jeune malade remonte à l'âge de trois ans : elle fut pendant plusieurs années généralisée, puis elle se localisa à la tête ; comme beaucoup de cas de ce genre, elle se montra rebelle à toute médication générale et locale : la plupart des traitements locaux, même les plus anodins, avaient la propriété de provoquer des poussées aiguës ; depuis que l'enfant approche de la puberté, la maladie paraît en voie d'extinction ; les poussées aiguës sont moins violentes et moins tenaces.

Observation 175. — Eczéma chronique du dos.
(Clinique de M. le professeur agrégé Haushalter.)
(Pl. 43, fig. 4.)

Cas d'eczéma chronique de la région du *dos* et des *bras*, chez une fillette de huit ans. Consécutive à un eczéma de la première enfance, la lésion est constituée, comme le montre la figure, par des placards de dimensions très variées, offrant les caractères de l'eczéma sec ; au niveau des plaques, la peau est épaissie, dure au toucher, sèche, *craquelée aux coudes*, rugueuse, *papuleuse sur le dos ;* l'eczéma, guéri en certains points, a laissé à sa place une pigmentation brunâtre de la peau, que la figure reproduit sous forme de *taches* au niveau des épaules et du dos.

Observation 176. — *Séborrhée concrète des lèvres.*
(Clinique de M. le professeur agrégé Haushalter.)
(Pl. 43. fig. 1.)

Les **lèvres** sont recouvertes de **petites squames lamelleuses** d'un jaune grisâtre, donnant à la peau **un aspect fendillé et sale**; sur le reste de la face et surtout sur les joues, la peau est farineuse, pityriasique; sur le menton, se voient quelques orifices sébacés saillants et quelques boutons d'acné.

Sans vouloir discuter ici la place de la séborrhée et ses rapports avec l'eczéma, nous rapprochons sur la même planche le cas de l'observation suivante qui se rattache à l'affection décrite sous le nom d'eczéma séborrhéique : nous y voyons combinées les altérations de la séborrhée et celles d'une dermite d'apparence un peu spéciale.

Observation 177. — *Eczéma séborrhéique généralisé.*
(Clinique de M. le professeur agrégé Haushalter.)
(Pl. 43, fig. 5.)

Garçon de dix ans, de constitution et de santé habituellement excellentes chez lequel l'affection se développa assez rapidement sans cause connue, au point d'affecter au bout de trois mois l'état actuel.

Sur le cuir chevelu, à la nuque, au niveau des sourcils, sur le front, la peau est tapissée de petites lames séborrhéiques grisâtres ; sur le reste de la face, aspect pityriasique, farineux de la peau ; le même aspect pityriasique s'observe à la plante des pieds ; sur tout le reste du corps, on voit des **plaques** rouges, **arrondies**, légèrement surélevées, variant de la dimension d'une pièce de 50 centimes à celle d'une pièce de 2 francs, dures, rugueuses, difficiles à plisser, recouvertes d'**écailles** blanc grisâtre ou jaunâtres, onctueuses, généralement larges et adhérentes à leur centre et un peu décollées à la périphérie. Les **plaques** sont par places **cohérentes** comme aux jambes ; ailleurs elles sont **confluentes** et forment **des bandes circinées**, laissant entre elles des espaces de peau saine.

L'enfant est soumis pendant une quinzaine de jours au régime lacté mitigé, à des savonnages quotidiens, suivis d'onctions à la glycérine résorcinée : au bout de ce temps une grande amélioration s'est manifestée; les plaques rouges sont en grande partie affaissées, surtout sur le tronc, et remplacées par des îlots de peau d'un rouge brun, recouverts de fines squames, ou criblés, surtout dans le dos, d'une série de pointes blanchâtres, légèrement saillants, correspondant aux orifices des glandes sébacées. Puis l'enfant est perdu de vue.

Ce cas correspond bien à une *forme généralisée d'eczéma séborrhéique*, auquel, en raison de ses lointaines analogies avec le psoriasis, résultant de l'intensité des plaques rouges recouvertes de squames, on pourrait appliquer l'épithète de *psoriasiforme :* inutile d'ajouter que cette affection, si elle diffère de l'eczéma vrai par une série de caractères, en particulier par l'absence de suintement, diffère bien plus du psoriasis, en particulier par l'aspect spécial de ses squames grises, larges, grasses et par l'existence de la séborrhée de la face.

Dans cette même planche nous plaçons un cas de leucoplasie linguale, ce qui d'ailleurs ne comporte de notre part nulle tendance à établir une identification entre cette affection et l'eczéma.

OBSERVATION 178. — *Leucoplasie buccale et épithélioma.*
(Clinique de M. le professeur P. Spillmann.)
(Pl. 43, fig. 3.)

Ancien cafetier, âgé de cinquante-trois ans, avouant des abus alcooliques et n'ayant pas eu la syphilis. A l'âge de quarante-huit ans, il a remarqué l'existence sur la langue d'une petite tache blanche, qui, malgré des traitements divers, a augmenté. Quatre ans plus tard apparurent de petites ulcérations sur le côté droit de la langue ; enfin six semaines avant d'entrer à la clinique, il constata pour la première fois l'adénopathie sous-maxillaire droite.

En avril 1896, *la langue* présente à gauche, sur sa face dorsale, **quatre plaques dépapillées blanches, sur fond grisâtre**, *nacrées, brillantes, avec tendance à l'exfoliation.* A droite, la surface est bourgeonnante, rouge, non ulcérée et présente l'induration marginale typique de l'*épithélioma ;* cette induration se propage jusque vers la partie moyenne de la langue et s'étend assez loin vers la base. On trouve un gros ganglion en avant de la glande sous-maxillaire droite, un autre en arrière ; un troisième ganglion à gauche, contre la face externe du digastrique.

Aucune anomalie au niveau des gencives, des joues et du voile du palais. Les lésions linguales sont peu douloureuses et ne déterminent pas de gêne fonctionnelle bien appréciable. Tous les organes sont normaux.

On administre au malade la dose journalière de 6 grammes de chlorate de potasse et des gargarismes au chlorate de potasse.

Le 8 mai, les quatre plaques blanches du côté gauche de la langue ont un peu diminué d'étendue ; la langue est peut-être un peu moins épaisse, mais l'induration est toujours aussi bien caractérisée.

Les leucoplasies linguale et buccale, de même que la leucoplasie vulvaire, occupent une place à part en dermatologie ; caractérisées cliniquement, à la phase d'état, par des plaques blanchâtres, lisses mais fissurées, sur muqueuse dépapillée ; elles sont désignées quelquefois sous le nom de psoriasis buccal (Bazin), expression très défectueuse puisqu'elles n'ont rien de commun avec le psoriasis, qui jamais n'envahit les muqueuses. Dans l'eczéma lingual, la muqueuse est rouge, douloureuse, irritée, et présente des poussées aiguës ou subaiguës ; il n'existe pas de taches blanchâtres fixes. Le lichen plan, à début lingual, se différencie par des nodules blanchâtres avec tractus rayonnants et surtout par l'action puissante du traitement arsenical. Avec les leucoplasies syphilitiques, bien distinctes d'ailleurs de la sclérose linguale syphilitique, le diagnostic est des plus difficiles, en l'absence de commémoratifs ; nous ignorons d'ailleurs les rapports existant entre la leucoplasie dite essentielle et la leucoplasie linguale syphilitique.

Le danger de la leucoplasie est l'apparition de l'*épithélioma*, qui nous paraît en être une complication, plutôt qu'une phase évolutive. Et si l'on admet l'origine parasitaire et coccidienne de la leucoplasie, on ne peut pas ne pas être frappé des analogies qu'elle présente avec la maladie du sein, de Paget.

PLANCHE 44

Psoriasis.

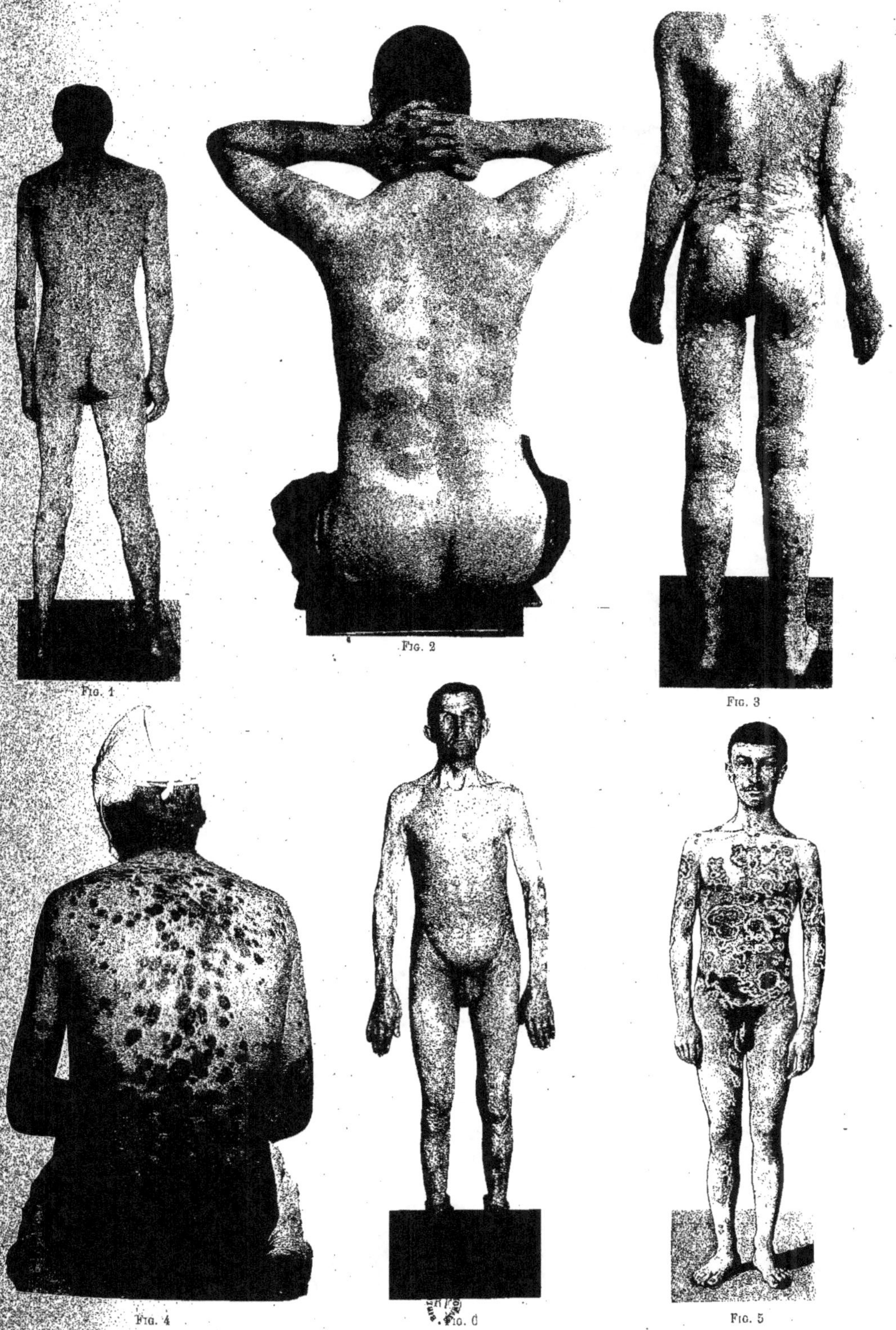

Psoriasis.

C. Naud, éditeur, Paris.

PSORIASIS ET ÉRUPTION HYBRIDE

Le psoriasis est une lésion d'origine dermique pour Kaposi, d'origine épidermique pour Auspitz et Munro ; dans la classification d'Auspitz, il rentre dans la section des Epidermoses, famille des Parakératoses. En réalité, l'examen histologique montre l'existence d'une congestion intense autour des vaisseaux du derme ; ceux-ci sont entourés d'un infiltrat de cellules, qui viennent créer de véritables petits nodules intraépidermiques s'entassant les uns sur les autres.

Les seuls facteurs étiologiques pouvant être actuellement attribués à ces troubles cutanés sont la constitution individuelle et l'hérédité, établissant un terrain sur lequel viendraient agir des causes externes très variées. A côté de ces conditions assez vagues, on a invoqué soit des influences nerveuses, très rarement démontrables d'ailleurs, soit une hypothèse embryologique, soit une origine parasitaire. On manque encore de matériaux permettant de donner une base solide à ces hypothèses.

En somme, le *psoriasis est une agglomération de squames plus épaisses au centre qu'aux bords, sèches, se détachant en lames et lamelles micacées sous l'influence du grattage, et laissant à découvert une surface rouge, lisse, luisante, parsemée d'un très fin piqueté hémorragique.*

Assez souvent une tache rouge apparaît d'abord, traduisant la congestion, puis en quelques jours la squame micacée se forme, donnant un aspect de tache de bougie dépolie, frottée ; assez rapidement la squame peut être détachée avec l'ongle, et si la lésion n'est pas trop avancée, elle découvre un piqueté hémorragique indiquant les terminaisons vasculaires des papilles.

Sur la peau du tronc ou des membres, les lésions psoriasiques peuvent être isolées sous forme de petites taches blanches (*psoriasis guttata*, fig. 1) ; quand elles s'agrandissent légèrement en restant encore isolées, elles donnent le *psoriasis nummulaire* (pièces de un à dix centimes, fig. 4) ; plus grandes, elles sont le *psoriasis orbiculaire* (fig. 2). Au lieu de rester isolées, elles se groupent souvent en amas plus ou moins irréguliers (*psoriasis figurata*, fig. 5), ou polycycliques, parfois très nettement circinés (*psoriasis gyrata*) ; enfin elles peuvent couvrir de larges placards à contours plus ou moins échancrés (*psoriasis diffusa*, fig. 3).

Au niveau du cuir chevelu, du gland, de la paume des mains et de la plante des pieds, des oreilles, le psoriasis prend habituellement des formes imprécises sur lesquelles nous n'avons pas à insister ici.

Les photographies suivantes représentent plusieurs de ces types :

OBSERVATION 179. — *Psoriasis guttata.*
(Clinique de M. le professeur Schmitt.)
(Pl. 44, fig. 1.)

Chez cet individu, le **psoriasis guttata** domine, bien qu'en certains points on trouve le type nummulaire (sur les cuisses) ou le type diffus (genou droit). Ces taches varient de la grosseur d'un grain de millet à celle d'une pièce de 5 centimes.

La peau est épaissie autour des taches, raide et sèche. Les lésions sont constituées par des plaques roses recouvertes de squames grisâtres, nacrées, superposées et entourées d'une légère auréole rouge.

L'affection a débuté il y a trois mois.

Un point très spécial de ce cas est l'*évolution du psoriasis chez un syphilitique;* or ce psoriasis a résisté à tout traitement par l'acide chrysophanique ou pyrogallique, pour céder à dix frictions mercurielles. Cependant le psoriasis syphilitique vrai n'existe pas en tant qu'entité morbide; certaines lésions spécifiques, comme les syphilides squameuses, ne simulent que de très loin le psoriasis. Mais « la syphilis éveille la dartre » (Bazin) ; et il est possible que le traitement mercuriel, modifiant profondément le terrain syphilitique, permette la guérison d'un psoriasis très rebelle évoluant sur ce terrain. Jamais chez ce malade il ne s'est produit de récidives de psoriasis ; mais il a été ramené au service pour des syphilides ulcéreuses.

OBSERVATION 180. — *Psoriasis orbiculaire.*
(Clinique de M. le professeur Schmitt.)
(Pl. 44, fig. 2.)

Le malade, âgé de trente-trois ans, n'avait jamais été atteint de lésion cutanée jusqu'à l'âge de vingt-cinq ans ; à ce moment apparurent les premières taches qui se sont progressivement accrues depuis huit ans. Elles sont actuellement constituées par des **plaques larges** comme des pièces de 5 francs, quelques-unes comme la main, d'une **forme généralement arrondie**, tapissées par de larges squames micacées, dépolies, irrégulières. Les fesses sont presque complètement couvertes par un **vaste placard diffus**.

OBSERVATION 181. — *Psoriasis diffusa.*
(Clinique de M. le professeur P. Spillmann.)
(Pl. 44, fig. 3.)

Toutes les régions inférieures du tronc et les membres sont semés de **taches psoriasiques agminées, partiellement confluentes, disposées sans aucun ordre apparent.**

Observation 182. — *Psoriasis nummulaire.*

(Clinique de M. le professeur P. Spillmann.)

(Pl. 44, fig. 4.)

Femme, âgée de trente-cinq ans, atteinte de psoriasis pour la première fois à vingt-neuf ans. La poussée actuelle a débuté brusquement, il y a trois mois, par la région lombaire, puis a envahi le dos, la jambe gauche, et s'est progressivement étendue.

Les lésions ont des contours nets; à la région dorsale, elles sont arrondies, leurs dimensions varient entre celles d'une pièce de 5o centimes à celles d'une de 5 francs environ.

Les lésions sont recouvertes d'une squame micacée.

Type diffusa à la région lombaire et surtout aux fesses ; les placards sont dénudés, rouges, luisants, très prurigineux.

Traitement pour des injections sous-cutanées de cacodylate de soude. Guérison en un mois.

Observation 183. — *Psoriasis figurata.*

(Clinique de M. le professeur P. Spillmann.)

(Pl. 44, fig. 5.)

Lésions psoriasiques confluentes en amas ; disposition « *en continents* ».

Observation 184. — *Eruption hybride d'origine autotoxique.*

(Clinique de M. le professeur P. Spillmann.)

(Pl. 44, fig. 6.)

Homme âgé de quarante-trois ans atteint d'une éruption cutanée hybride, constituée par des taches de *psoriasis* très nettes, sur les bras surtout, alors qu'en certains autres points, notamment à la face antéro-interne de la cuisse droite, de véritables placards d'*eczéma*; enfin sur le thorax, on voit des papules identiques à celles du *lichen aigu.*

Dans ce dernier cas, l'étiologie et la pathogénie de l'éruption sont intéressantes [1]. Le malade était atteint, depuis plusieurs mois, de *diarrhée chronique* très abondante, lorsque sans intervention thérapeutique, cette diarrhée cessa tout à coup; le lendemain, il fut en proie à un prurit extrêmement intense, torturant; puis l'éruption apparut presque d'emblée le troisième jour. Son origine auto-toxique est fort vraisemblable, et peut s'expliquer par l'action sur la peau d'éléments antérieurement éliminés par l'intestin.

A remarquer que le malade attribue l'accentuation de la lésion cutanée à la cuisse droite, au traumatisme répété, produit par le choc de ses instruments de labour à ce niveau.

L'éruption céda en quelques jours à la médication thyroïdienne, qui suivit la prise d'un purgatif salin énergique.

---

[1] G. Etienne. Dermatose à type hybride, consécutive à la cessation d'une diarrhée chronique. *Société de médecine de Nancy*, 1896.

PLANCHE 45

Favus. — Pelade. — Teigne.

FIG. 1 et 2 (OBS. 185). — *Calvitie* dans un cas de *pelade décalvante* aiguë.

FIG. 3 et 4 (OBS. 186). — *Favus généralisé.* Croûtes faviques sèches, crayeuses, gaufrées; confluentes sur le cuir chevelu, et disséminées sur le reste du corps.

FIG. 5 (OBS. 191). — *Herpès circiné (forme cutanée de trichophytie).* Extension excentrique de la lésion; guérison du centre.

FIG. 6 (OBS. 187). — *Favus du cuir chevelu;* croûtes faviques en godets.

FIG. 7 (OBS. 189). — Placard de *teigne tondante* à la nuque : aspect de tonsure mal rasée.

FIG. 8 (OBS. 190). — *Teigne tondante* en foyers multiples. Les foyers de teigne sont représentés par des plaques grisâtres. Au sommet de la tête, placard au centre duquel existe une tache d'alopécie consécutive.

FIG. 9 (OBS. 188). — *Favus des ongles* du pouce et de l'annulaire. Ongles épaissis, rugueux, poreux.

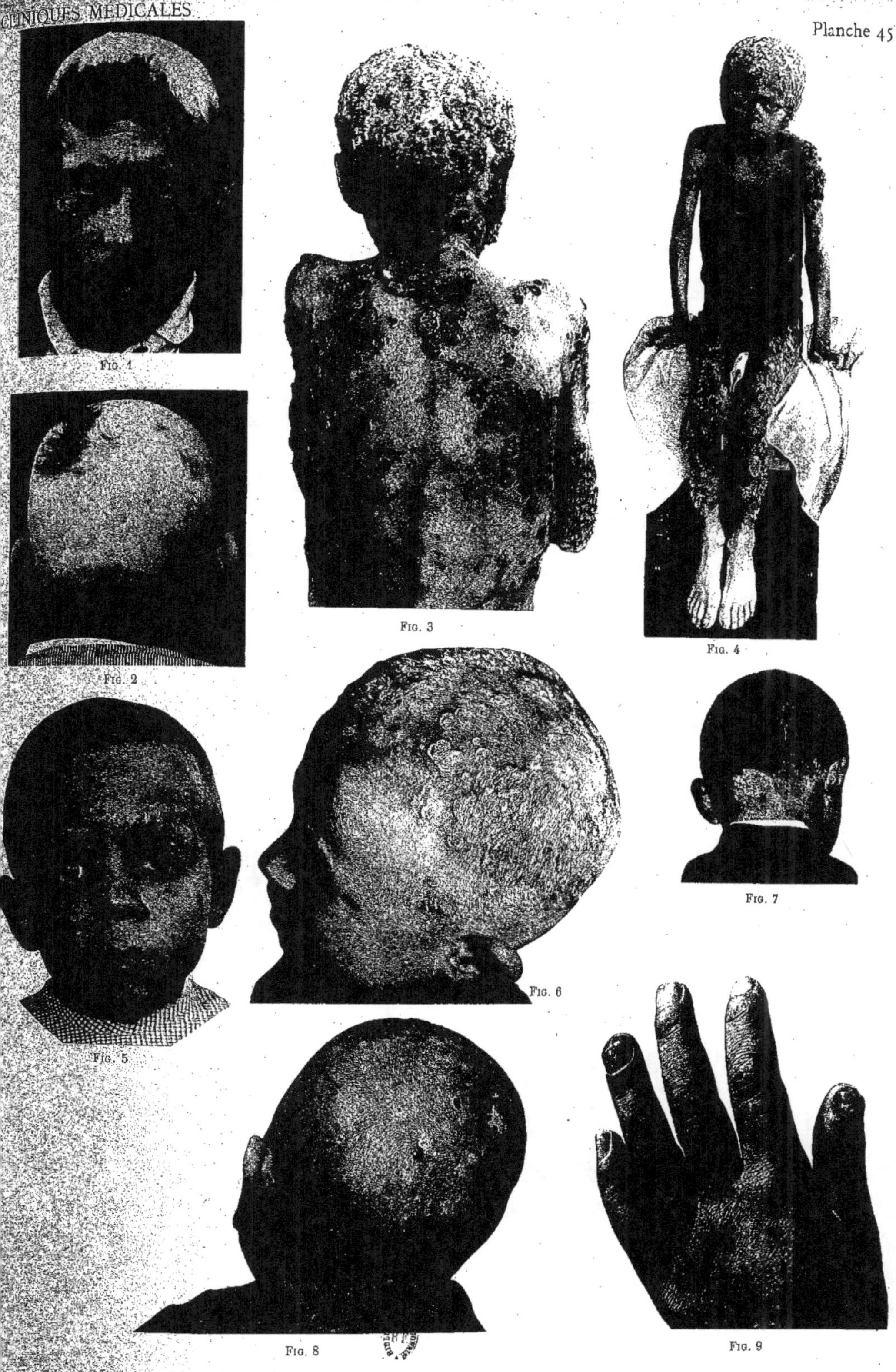

Fig. 1

Fig. 2

Fig. 3

Fig. 4

Fig. 5

Fig. 6

Fig. 7

Fig. 8

Fig. 9

Favus. — Pelade. — Teigne.

C. Naud, éditeur, Paris.

FAVUS — PELADE — TEIGNE

OBSERVATION 185. — *Pelade à forme décalvante aiguë.*
(Observation de M. le professeur agrégé Étienne.)
(Pl. 45, fig. 1 et 2.)

Ouvrier terrassier, âgé de trente-cinq ans, atteint de plusieurs poussées de rhumatismes articulaires, s'aperçut accidentellement, en octobre 1888, de l'existence d'une tache de pelade grande comme une pièce de 10 centimes ; cette tache augmenta en surface, d'autres taches se formèrent, et rapidement se réunirent pour produire l'aspect actuel.

Au moment de l'examen, en août 1889, le malade est presque complètement **chauve ; la peau de la tête est blanche, lisse, brillante ;** il n'existe plus que quelques rares touffes de cheveux sains et noirs, deux de ces touffes vers la région bregmatique, circonscrivent presque complètement une tache d'alopécie vaguement arrondie, dernier vestige de la forme **aréolée** (fig. 2). Sur quelques-uns des points dénudés on voit quelques petits cheveux blancs, soyeux, ressemblant plutôt à des **poils follets.** Le système pileux des autres régions du corps est absolument intact. Jamais il n'y a eu de douleurs, démangeaisons, ni aucun symptôme subjectif.

Ce cas constitue un vrai type de la *forme décalvante aiguë de la pelade*, caractérisé par la rapidité de son évolution et l'étendue des lésions qui, très rapidement, aboutirent à une calvitie presque totale.

Aucune autre affection du cuir chevelu ne détermine semblable état, même au cours des maladies anémiantes au plus haut point ; la syphilis cependant produit quelquefois une forme aréolée d'alopécie. L'existence de poils follets lanugineux ne permet d'ailleurs pas le doute dans notre cas.

OBSERVATION 186. — *Favus généralisé.*
(Clinique de M. le professeur Simon.)
(Pl. 45, fig. 3 et 4.)

L'enfant, âgée de dix ans, vit dans des conditions hygiéniques déplorables ; les parents, marchands ambulants, habitent un logement humide et misérable. La maladie actuelle semble avoir débuté à l'âge de deux ans, en restant limitée à la tête, jusqu'à l'hiver de 1889 ; à ce moment, le favus s'est généralisé, s'étendant sur le cou, puis sur les jambes et enfin sur le dos, sans que jamais un traitement quelconque soit intervenu.

L'enfant entre au service le 19 juin 1889, dans un état **cachectique ;** elle est pâle, très amaigrie, les muqueuses sont décolorées ; elle est inerte, presque dans l'impossibilité de faire le moindre mouvement. Elle répand fortement cette odeur spéciale qu'on a comparée à celle de ménagerie mal tenue.

La **tête** est absolument couverte de **croûtes faveuses ;** sur le visage on voit de nombreux **godets** (fig. 4), de couleur jaune ocreux ; sur les ailes du nez, les croûtes entièrement épaisses ont une forme cylindro-co-

nique assez analogue à celle du rupia; les paupières en sont couvertes; les joues et le menton sont relativ
ment respectés.

Sur le cou et sur la partie antérieure de la poitrine, la peau est fortement colorée en brun, surtout su
les côtés (*pigmentation des vagabonds*).

Les épaules et les bras, surtout sur leurs faces externe et postérieure, sont recouverts de plaqu
faviques confluentes; il en est de même des cuisses et des jambes; les avant-bras sont moins maltraités. L
quart inférieur des jambes, les pieds et la région périgénitale sont indemnes.

La *tête*, la *nuque*, les *aisselles* disparaissent sous une *couche de croûtes;* sur le dos et les épaul
sont de nombreuses croûtes, plus isolées qu'ailleurs, et bien caractérisées : *croûtes jaunâtres*, à aspe
contourné, gaufrées, feuilletées. En certains points, on voit encore quelques lésions ayant leur form
primitive, nette, en *godets* (fig. 3).

L'existence des godets faviques est absolument caractéristique et le diagnostic différer
tiel ne se présente ici avec aucune autre affection, malgré l'extraordinaire diffusion et inten
sité des lésions. Habituellement le favus reste limité à la tête, comme dans le cas suivant.

OBSERVATION 187. — *Favus du cuir chevelu.*

(Clinique de M. le professeur agrégé Haushalter.)

(Pl. 45, fig. 6.)

Enfant de douze ans : *godets et croûtes faveuses typiques*.

Les croûtes faveuses, avec leur aspect sec, fendillé, crevassé, rappelant le crépi des vieux murs, avec le
odeur spéciale comparée à l'urine de souris, avec leur substratum de peau rouge et sèche, ne peuvent, mêm
en l'absence des godets caractéristiques, être confondues avec les croûtes grises, stratifiées de la séborrhé
concrète, et encore moins avec les croûtes jaunes, molles, grasses, humides de l'impétigo, au-dessou
desquelles on trouve un derme rouge, humide et suintant.

OBSERVATION 188. — *Favus de l'ongle.*

(Clinique de M. le professeur agrégé Haushalter.)

(Pl. 49, fig. 9.)

Fillette de onze ans qui porte en même temps un *favus de la tête*. Au pouce et à l'annulaire, *l'ongle, tripl
d'épaisseur*, jaune sale, est *rugueux, poreux*, ressemblant un peu à la moelle de sureau. Le diagnosti
s'est fait grâce à la coïncidence avec le favus du cuir chevelu. Cette affection a été assez rebelle au traite
ment; l'ongle arraché repoussa malade plusieurs fois.

OBSERVATION 189. — *Teigne tondante.*

(Clinique de M. le professeur agrégé Haushalter.)

(Pl. 45, fig 7.)

Petit placard unique, à la nuque, de teigne tondante en évolution, chez un garçon de dix ans. A c
niveau les cheveux sont cassés, courts, secs, engainés, grisâtres ; la peau est rugueuse, squameuse, et
l'aspect *d'une tonsure de prêtre, mal rasée*.

OBSERVATION 190. — *Teigne tondante.*
(Clinique de M. le professeur agrégé Haushalter.)
(Pl. 45, fig. 8.)

Teigne tondante diffuse et en foyers multiples, disséminés, chez un garçon de huit ans. La figure montre uniquement la **disposition des lésions**; la tête est rasée; les parties malades sont représentées par la tache grise diffuse de la région sous-occipitale, et par les petites taches circonscrites que l'on voit sur le reste du crâne, au sommet en particulier; au centre de la petite plaque grise de la région sincipitale on remarque une tache d'alopécie consécutive.

OBSERVATION 191. — *Trichophytie de la face. Herpès circiné.*
(Clinique de M. le professeur agrégé Haushalter.)
(Pl. 45, fig. 5.)

Sur la face, on voit une série de lésions constituées par des **croûtelles de faible relief, reposant sur un fond rouge, pulvérulentes, circinées**, ayant une tendance nette à l'extension périphérique, à mesure que se découvre la peau dans la zone centrale, où elle reprend peu à peu l'aspect normal.

Cette trichophytie, caractérisée par son aspect circiné, ne pourrait être confondue qu'avec certaines syphilides; la longue durée de l'évolution, les démangeaisons permettent de faire le diagnostic, affirmé par la découverte du champignon parasite et par l'action héroïque de la teinture d'iode en application locale.

PLANCHE 46

Tuberculose cutanée. — Lichen des scrofuleux.

FIG. 1 (OBS. 194). — *Lichen des scrofuleux.* Papules discrètes, coniques sur la face.

FIG. 2 (OBS. 195). — *Lichen des scrofuleux.* Papules coniques recouvertes de capuchons épidermiques sur la face.

FIG. 3 (OBS. 196). — *Tuberculose verruqueuse cutanée :* type crustacé.

FIG. 4 (OBS. 193). — *Lichen des scrofuleux.* Éruption sur la paroi abdominale de petites papules recouvertes d'une croûtelle sèche; cohérentes ou disposées d'une façon arrondie.

FIG. 5 (OBS. 192). — *Lichen des scrofuleux.* A la face postérieure du bras, petites papules coniques, discrètes, couronnées d'une petite croûtelle. Adénopathie sous-maxillaire.

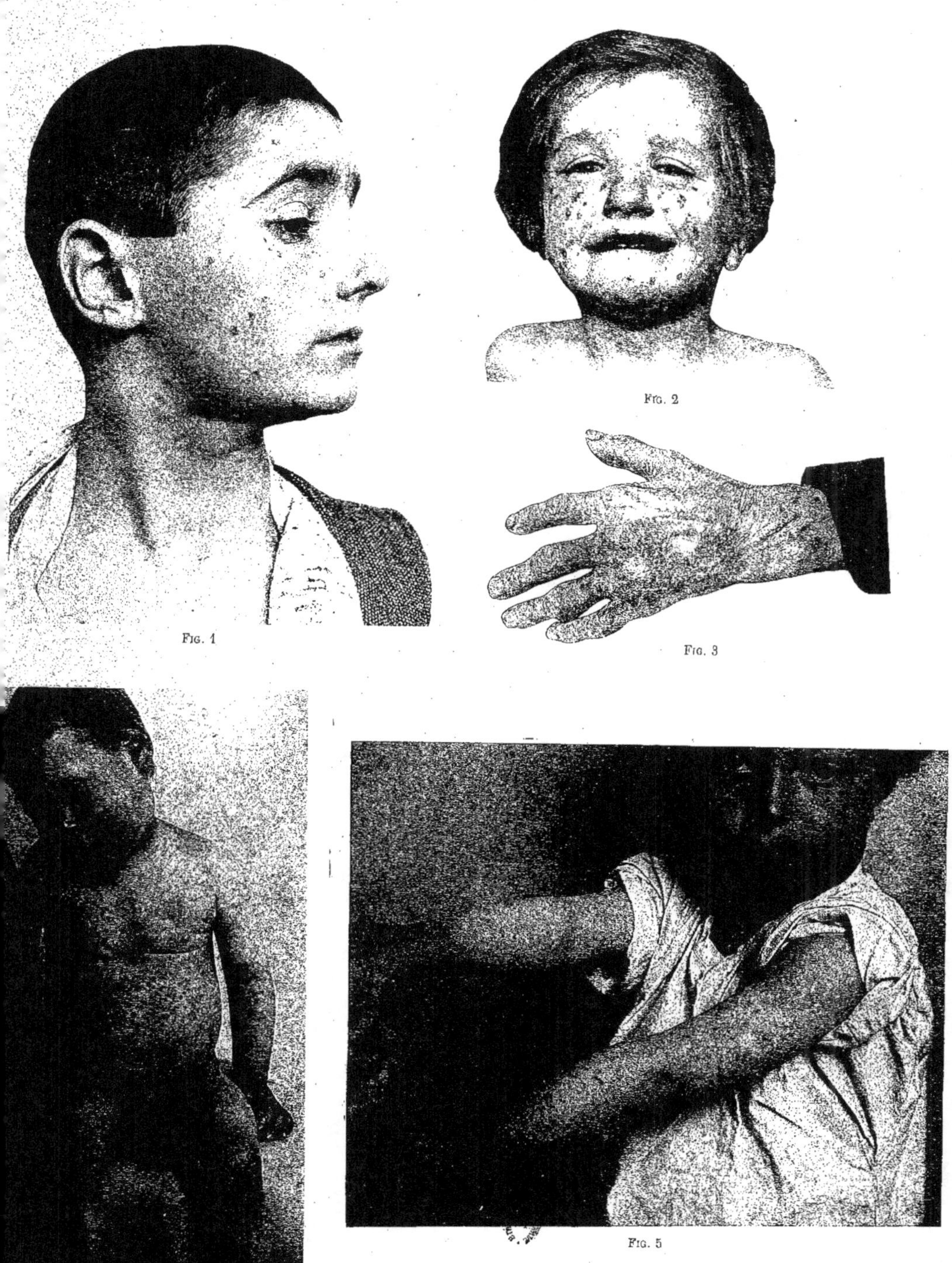

Tuberculose cutanée. — Lichen des scrofuleux.

TUBERCULOSE CUTANÉE — LICHEN SCROFULOSORUM

Les figures 1, 2, 3 et 5 de la **planche 46** se rapportent à plusieurs cas de l'affection cutanée décrite sous le nom de *lichen scrofulosorum* (Hebra), de *folliculite scrofulosorum* (Du Castel) et rangée par Darier parmi les *tuberculides cutanées*, ce terme englobant un groupe de dermatoses qui possèdent avec la tuberculose des rapports plus ou moins intimes.

OBSERVATION 192. — *Lichen scrofulosorum prédominant à la face postérieure des bras.*

(Clinique de M. le professeur agrégé Haushalter.)

(Pl. **46**, fig. 5.)

Garçon de quatre ans, entré à la clinique infantile en mai 1896 et dans les antécédents duquel il n'y a rien à relever de spécial. Depuis six mois est atteint d'adénopathie du cou; l'éruption actuelle date de deux mois et a débuté par les bras.

État actuel. — Enfant gras, d'aspect lymphatique, à peau plaquée; un *gros ganglion* à l'angle de la mâchoire à gauche; quelques petits ganglions roulant sous le doigt derrière les sterno-mastoïdiens.

Aux deux **membres supérieurs,** du *côté de l'extension* existe une série de **papules** du **volume d'un grain de millet et de chènevis,** rosées ou cuivrées, recouvertes d'une petite **squame** ou d'une **croûtelle** jaunâtre épidermique; elles existent surtout au tiers moyen du bras et au tiers inférieur de l'avant-bras où elles tendent à être confluentes. Aux membres inférieurs, on note ces mêmes papules sur les cuisses, sur les jambes, mais plus discrètes; à la face elles sont très rares et très petites.

Le petit malade est soumis à un traitement général; le 20 juin il est perdu de vue; à ce moment les éléments éruptifs se sont un peu affaissés.

OBSERVATION 193. — *Lichen scrofulosorum prédominant à la paroi abdominale.*

(Clinique de M. le professeur agrégé Haushalter.)

(Pl. **46**, fig. 4.)

Fillette de trois ans et demi, entrée à la clinique infantile en avril 1897; son père et sa mère sont bien portants; mais elle a perdu de tuberculose une sœur de cinq ans. Lorsque l'enfant est soumise à notre observation, l'affection datait de six mois; elle avait débuté par les bras.

État actuel. — Enfant grasse, à chairs molles; extrémités violacées et froides; lèvres et nez épais: *coryza et conjonctivite chroniques;* une *taie* sur la cornée gauche; en avant du sterno-mastoïdien gauche un *ganglion* gros comme un œuf de poule; quelques placards d'eczéma sec dans le dos.

Sur la **paroi abdominale** et sur les flancs existent une série **d'éléments papuleux cohérents par pla-**

ces, et ailleurs *disposés d'une façon arrondie*. Ces papules, de la grosseur d'une tête d'épingle, ont la forme d'un *petit cône*, ou bien *sont aplaties*; elles sont d'un bleu violacé et recouvertes la plupart par un *chapeau épidermique* épais; quelques-unes plus plates sont dépourvues de ce capuchon, qui est tombé. Sur la région postérieure des avant-bras existent quelques-uns de ces éléments papuleux, plus rares, plus discrets, tranchant par leur couleur lie de vin sur la teinte violacée de la peau. Sur les bras, les cuisses, les fesses, les jambes, quelques rares éléments papuleux.

Un mois plus tard, quelques papules se sont affaissées et sont remplacées par des macules brun violacé; d'autres nouvelles ont apparu couronnées par une petite croûtelle sèche, compacte; les ganglions du cou ont augmenté de volume. L'état demeure stationnaire pendant plusieurs mois, puis l'enfant est perdue de vue.

Un cobaye inoculé avec le produit de raclage de plusieurs papules prises sur l'abdomen reste sain.

OBSERVATION 194. — *Lichen scrofulosorum généralisé aux membres et à la face* .
(Clinique de M. le professeur agrégé Haushalter.)

(Pl. 46, fig. 1.)

Garçon de douze ans; le père est bien portant; la mère qui a toussé de vingt-cinq à trente ans, actuellement âgée de trente-quatre ans, est maintenant bien portante. L'enfant a eu la variole à quatre ans, la rougeole à onze ans; à la suite de cette rougeole, il a toussé pendant plusieurs mois, et a eu un écoulement de l'oreille gauche; un mois après cette rougeole, a débuté l'éruption actuelle qui ne s'est guère modifiée au moment où l'enfant se présente à nous.

État actuel (février 1897). — Garçon grand et fortement charpenté; état général bon; aspect lymphatique, peau des bras rugueuse du côté de l'extension; système pileux très développé dans le dos; cils longs; aux angles de la mâchoire inférieure *ganglions durs*, mobiles; *écoulement d'odeur fétide* assez abondant par *l'oreille gauche*; système respiratoire normal.

Sur le tronc, on compte 50 à 60 *éléments papuleux*, variant du volume d'un *grain de chènevis* à celui d'un *grain de millet*, un peu aplatis, rosés, généralement recouverts à leur centre d'une *croûtelle cornée*, ou d'une *squame épidermique*.

Les mêmes éléments existent sur les *membres supérieurs du côté de l'extension*, au nombre d'une vingtaine à gauche, d'une dizaine à droite. On en voit également quelques-uns très discrets aux membres inférieurs. Au niveau de l'apophyse styloïde du radius gauche, se trouve une *papule rose, sèche, cornée, grande comme une pièce de vingt centimes;* au niveau du coude gauche, une papule de même dimension recouverte d'une carapace épidermique.

A la face on voit une trentaine environ de papules analogues à celles du tronc et des membres.

L'enfant est revu à la fin de juin 1897, après avoir été soumis à un traitement général, et à un traitement local pour son otite; l'écoulement d'oreille a tari; quelques papules se sont affaissées. A partir de ce moment l'enfant est perdu de vue.

Le 23 février, un *cobaye avait été inoculé* sous la peau avec le produit de raclage de plusieurs nodules recueillis aseptiquement au bras avec la curette tranchante; il meurt au bout de trois mois et demi avec une *infiltration caséeuse* au niveau de la région inoculée et une infiltration de tubercules dans la rate, le foie, le poumon. Un second cobaye inoculé avec le produit de raclage d'autres papules meurt au bout de cinq mois avec de l'*infiltration tuberculeuse* de tous les organes.

____

(1) HAUSHALTER. Deux cas de lichen scrofulosorum chez l'enfant. Nature tuberculeuse de l'affection. *Société de dermatologie et de syphiligraphie*, mai 1898.

Observation 195. — *Lichen scrofulosorum généralisé aux membres et à la face et coïncidant avec des lésions de tuberculose cutanée* [1].

(Clinique de M. le professeur agrégé Haushalter.)

(Pl. 46, fig. 2.)

Fillette entrée à l'âge de cinq ans à la clinique infantile; l'affection avait débuté en automne 1895 à la suite de la rougeole.

État actuel (mars 1896). — Enfant de constitution assez délicate, apathique; extrémités habituellement froides et violettes; *ganglions sous-maxillaires* développés.

On note deux sortes d'éléments éruptifs, constitués les uns par de *petites papules*, les autres par *des nodosités* et des *petites tubérosités*.

Les *petites papules* ont des dimensions variant depuis celles d'un grain de millet à celle d'un grain de chènevis; elles sont roses, un peu aplaties, recouvertes à leur centre par une *petite croûtelle* ou par un *petit capuchon épidermique*. Ces papules existent au nombre d'une trentaine environ *à la face*, d'une quarantaine sur le tronc, d'une dizaine sur chacun des membres inférieurs et supérieurs, et sont situées surtout du côté de l'extension. A côté des papules, on distingue de *petites cicatrices* rosées ou blanches, à peine déprimées, à peine visibles, du diamètre d'une grosse tête d'épingle; ces petites cicatrices sont surtout nombreuses à la face, où nous en comptons une dizaine, et sur le tronc où nous en voyons une cinquantaine; on peut saisir toutes les transitions entre les papules saillantes, les papules affaissées, les cicatrices rosées maculeuses et les petites cicatrices blanches.

En même temps que les petites papules, on voit des éléments éruptifs plus volumineux, qui sont de deux espèces : 1° Des *nodosités intra-dermiques* ou *sous-cutanées* variant du volume d'une lentille à celui d'un pois, au niveau desquelles la peau est violacée, squameuse; ces nodosités paraissent être de *petites gommes;* on en compte une, à la partie postérieure du bras gauche, deux à l'avant-bras gauche, une autre au bras droit. 2° De *petites tubérosités* saillantes du volume d'un pois, violacées, recouvertes d'une carapace épidermique, d'aspect verruqueux; on en voit une à la face interne du poignet droit, une sur le dos de la main droite, une autre à la face interne de la deuxième phalange de l'index droit, deux autres sur le genou droit. En même temps que ces nodosités et ces tubérosités on observe des cicatrices blanches arrondies, grandes comme des pièces de vingt ou de cinquante centimes, au genou droit et à la jambe gauche.

L'enfant soumis à un traitement général est revu de temps en temps, pendant deux ans; les petits éléments éruptifs existant lors des premiers examens s'affaissent petit à petit, sont remplacés progressivement par de petites cicatrices blanches. Les nodosités ou petites gommes disparaissent après ouvertures à l'extérieur.

En décembre 1898, état général assez bon; même tendance au refroidissement des extrémités; blépharite ciliaire; quelques ganglions à l'angle de la mâchoire; il n'existe plus sur la face que deux petites papules et six à huit sur les deux bras; le tronc n'en présente plus; la face et le tronc sont parsemés de minuscules cicatrices rondes, rosées ou blanches, du diamètre d'une tête d'épingle; à la place des petites gommes, existent des cicatrices blanches; les tubérosités sont presque totalement affaissées.

Un *cobaye inoculé* en mars 1896 dans le péritoine avec le produit de raclage de *plusieurs papules* meurt au bout de trois mois avec de la *tuberculose caséeuse* du péritoine, des ganglions mésentériques et de l'infiltration tuberculeuse de la rate, du foie, des poumons. Un autre cobaye inoculé sous la peau avec le produit de raclage des tubérosités du poignet et du doigt de la main droite, meurt au bout de six semaines avec les lésions tuberculeuses au niveau du point d'inoculation et dans la rate.

Les observations qui ont trait à ces figures résument les principaux caractères de l'affection.

---

[1] *Loc. cit.*

Le lichen des scrofuleux est constitué par des *papules* grosses comme un grain de chènevis ou de millet ; ces papules rouges ou violacées, un peu *coniques* ou *aplaties*, sont ordinairement *couronnées par une squame ou un petit cône corné ;* elles sont *disséminées sans ordre d'une façon discrète* (fig. 1 et 2) ou *groupées* tout en restant toujours distinctes (fig. 4 et 5) ; quelquefois par leur réunion elles forment *des cercles* ou des *segments de cercle* (fig. 4) ; plus rares à la face, elles peuvent néanmoins s'y rencontrer avec leurs caractères (fig. 1 et 2). L'éruption, qui se fait habituellement par poussées successives, peut durer plusieurs mois et même plusieurs années ; elle peut disparaître sans traces, ou laisser à sa place de petites cicatrices un peu pigmentées comme dans l'observation 195.

Au point de vue anatomo-pathologique, la lésion du lichen scrofulosorum se résume en un nodule cellulaire occupant avec prédilection les environs du follicule pilo-sébacé ; dans ce nodule, on trouve quelquefois des cellules géantes et un arrangement cellulaire rappelant le follicule tuberculeux.

Le lichen scrofulosorum peut se rencontrer à tout âge ; mais on l'observe particulièrement dans la seconde enfance, chez les enfants scrofuleux ; il coïncide souvent avec d'autres manifestations de la scrofulo-tuberculose, telles qu'adénopathie comme dans les observations 192, 193, 194, 195, otite comme dans l'observation 194, gourmes ou tuberculoses cutanées comme dans l'observation 195, caries osseuses, etc.

Dans plusieurs des cas connus, chez les enfants des figures 1 et 2 en particulier, la rougeole fut la cause occasionnelle de la dermatose.

La *nature du lichen scrofulosorum* est actuellement encore en litige. Les uns avec Kaposi le considèrent comme une *éruption cachectique*, résultat de la scrofulo-tuberculose : cependant l'affection peut se rencontrer chez des scrofuleux non cachectiques, tels nos petits malades. Les autres admettent au lichen des scrofuleux une origine tuberculeuse ; mais ses rapports avec la tuberculose restent à élucider. Hallopeau en fait une éruption causée par des toxines produites à distance ; cette *théorie toxinique* n'est d'ailleurs qu'une hypothèse. Quelques-uns avec Jacobi se basant sur la présence de bacilles, rencontrés d'ailleurs très exceptionnellement et en très petit nombre dans les lésions, et sur la réaction amenée dans certains cas par l'inoculation de tuberculine, font du lichen scrofulosorum une *tuberculose cutanée* au même titre que le lupus ou les gommes.

Pour la démonstration de la nature tuberculeuse du lichen des scrofuleux, l'inoculation expérimentale des lésions, pratiquée comme elle le fut pour le lupus, les gommes, la tuberculose verruqueuse, doit être d'un grand secours. L'inoculation tentée par Jacobi, Lukasiewicz, Hallopeau, Leredde, Jadasohn, demeura négative ; elle fut positive dans un cas pour Celso-Pelizzari, elle fut positive également dans deux de nos cas [1] (Obs. 194 et 195), après avoir été pratiquée suivant toutes les conditions désirables, avec des nodules de lichen enlevés

---

[1] Haushalter. *Loc. cit.*

par biopsie. Il est vrai que si l'on décide à priori que le lichen scrofulosorum n'est pas une tuberculose cutanée, on peut conclure que les cas où l'inoculation a donné des résultats positifs, ne se rapportent pas au lichen des tuberculeux. D'ailleurs si la tuberculose expérimentale s'observe si exceptionnellement à la suite de l'inoculation des lésions du lichen des scrofuleux, l'explication se trouve très naturellement dans la faible virulence des tuberculoses cutanées atténuées, parmi lesquelles cliniquement et anatomiquement doivent se ranger les tuberculides; elle se trouve aussi dans le très petit nombre de bacilles qu'elle renferme, et surtout dans la quantité très minime de produits avec lesquels on est contraint d'expérimenter dans les cas de lichen scrofulosorum. Certes une confirmation s'impose; mais jusqu'à preuve du contraire nous considérons le lichen des scrofuleux comme une tuberculose très atténuée de la peau, à ranger au point de vue de la bénignité à côté de certaines tuberculoses verruqueuses et de certains lupus érythémateux.

Faut-il ajouter que la conception clinique et anatomo-pathologique de l'affection décrite sous le nom de lichen des scrofuleux paraît varier pas mal suivant les auteurs.

PLANCHE 47

Tuberculose cutanée verruqueuse — Éruption vaccinale — Vaccine chancriforme.

Fig. 1 et 2 (Obs. 197). — *Placards verruqueux* constitués par l'agglomération de papilles verruqueuses cornées.

Fig. 3 (Obs. 199). — *Vaccine généralisée.*

Fig. 4 (Obs. 198). — *Vaccine chancriforme.*

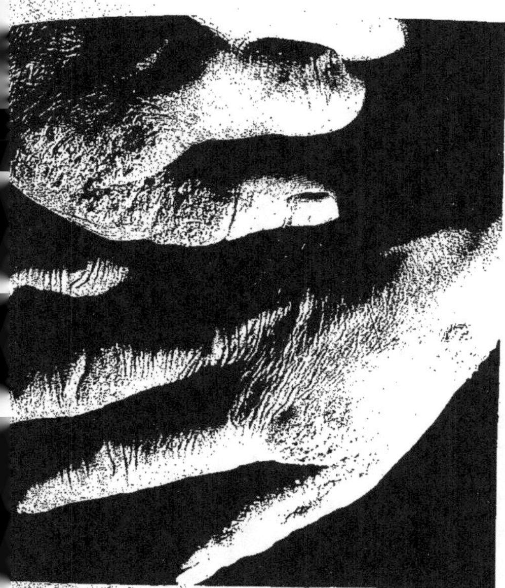

FIG. 1

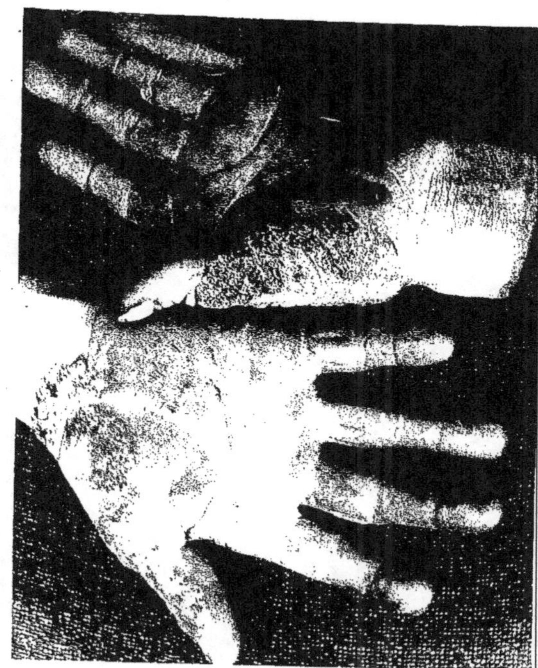

FIG. 2

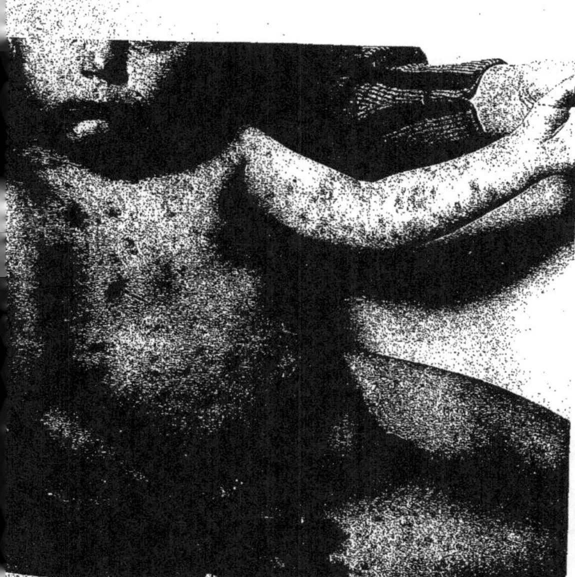

FIG. 3

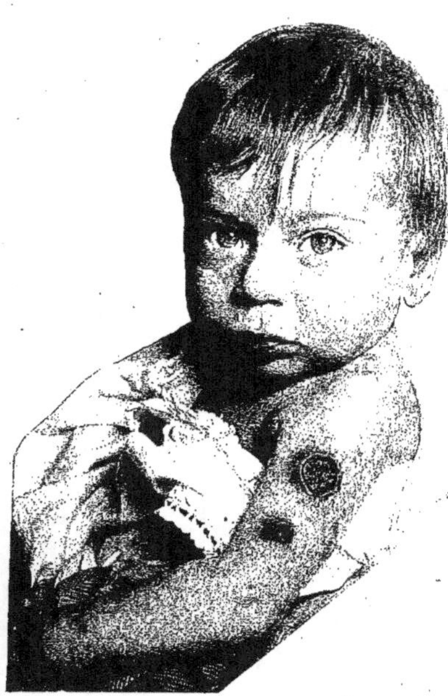

FIG. 4

Tuberculose cutanée verruqueuse. — Eruption vaccinale (Vaccine généralisée).
Vaccine chancriforme.

...O. Editeur, Ch. Thiry et L. Spillmann.

C. Nand, éditeur, Paris.

TUBERCULOSE VERRUQUEUSE — VACCINE CHANCRIFORME
VACCINE GÉNÉRALISÉE

A côté du lupus, dont l'aspect et la nature tuberculeuse sont bien connus, sont venues se ranger depuis quelques années les tuberculoses cutanées dites superficielles. Parmi celles-ci existe un groupe naturel, ayant des caractères cliniques non identiques assurément, mais très voisins, et caractérisé essentiellement par l'*aspect verruqueux*, décrit d'abord par Riehl et Paltauf.

Tantôt les verrucosités sont constituées par des papilles plus ou moins hypertrophiques se recouvrant rapidement d'une couche *cornée* ou *crustacée*, ces papilles pouvant ou bien rester isolées, indépendantes, séparées les unes des autres par des sillons profonds, ou bien demeurer agminées, formant une seule masse, un vrai papillome : tel est, par exemple, le tubercule anatomique. Tantôt ces verrucosités n'ont aucune tendance à se recouvrir de dépôts croûteux ou cornés, elles restent *charnues*. Telle est du moins la classification des types que l'un de nous a eu l'occasion de présenter dans l'étude de huit observations recueillies en deux ans ([1]).

C'est au type crustacé ou croûteux qu'appartient le cas représenté par la figure 3 de la planche 46 (obs. 196). Au contraire, c'est au premier de ces types, papilles hypertrophiques, cornées et indépendantes, que se rapporte le cas représenté par les photographies 1 et 2 de la planche 47, dont nous donnons l'observation en détail, car elle constitue un vrai type.

OBSERVATION 197. — *Tuberculose cutanée verruqueuse.*

(Clinique de M. le professeur P. Spillmann.)

(Pl. 47, fig. 1 et 2.)

Comme le montrent les figures recueillies en avril 1890, lors du premier séjour à la Clinique, la lésion se présente à la main droite, sous forme d'une bande commençant à la face externe du pouce, descendant sur la partie moyenne de l'éminence thénar, contournant la face externe du poignet, pour s'arrêter à la base du premier métacarpien ; son maximum de largeur est de 2 centimètres au poignet. Une autre bande commence au tiers supérieur de la face interne du pouce, descend jusqu'à l'espace interdigital pour s'arrê-

---

([1]) G. ETIENNE. Etude clinique, anatomo-pathologique et pathogénique de la tuberculose cutanée verruqueuse. *Revue médicale de l'Est*, 1894.

38

ter au sommet du deuxième métacarpien; la largeur maxima est de 3 centimètres dans l'espace interdigital.

A gauche, la lésion part du premier espace interdigital, descend vers le poignet, pour se perdre dans l'espace interdigital. Au niveau des lésions, la peau est recouverte de rugosités constituées par de *petites papilles cornées*, plus ou moins cohérentes, mais bien nettement délimitées, en forme de petites masses adossées, d'où l'aspect *verruqueux*. Par places, les papilles sont débarrassées de leur couche cornée épidermique; quelques-unes sont un peu saignantes.

Chaque placard repose sur une *base* constituée par l'épiderme altéré, lisse, rose violacé, faiblement surélevé au-dessus de la peau environnante.

La lésion est absolument indolore; pas de ganglions enflammés.

L'examen du thorax révèle des signes indubitables de *tuberculose pulmonaire* du sommet droit. Orchite tuberculeuse gauche.

Le 9 mai, ablation à la curette tranchante des parties malades; pansement iodoformé.

Le 26 mai, la cicatrisation est complète, l'aspect excellent; plus aucune apparence verruqueuse; sortie le 3 juin 1890.

En février 1893, le malade est de nouveau admis au service; la maladie a récidivé. Au niveau du poignet droit, un placard occupe les deux tiers de la face dorsale et du côté externe, puis contourne tout le poignet jusqu'au niveau de l'apophyse styloïde cubitale; les verrucosités sont peu marquées, assez larges, peu isolées. Le placard est entouré d'une zone rouge, livide, lisse avec un relief très marqué surtout vers le bord postéro-interne, descendant en dégradé sur une largeur de plusieurs centimètres.

Le côté externe du pouce droit, la face dorsale de la deuxième phalange sont recouverts de petites *verrucosités flétries, sèches*, sans zone inflammatoire ambiante; de même, au bord interne de l'éminence thénar, à la face interne du médius.

A gauche, une plaque à la face palmaire du poignet, large de 5 centimètres, constituée par de *larges papilles croûteuses bien isolées*, entourée d'une *zone rouge*. Des lésions analogues, mais anciennes, peu nettes, existent à la face palmaire du pouce et dans le premier espace interdigital.

On pratique un deuxième raclage, enlevant toutes les parties malades. Dans le courant de novembre et de décembre, le malade s'affaiblit progressivement, puis une broncho-pneumonie l'enlève le 26 décembre.

Lors de la première intervention opératoire, en 1890, des cobayes avaient été inoculés avec les produits du raclage. Ils *succombèrent six mois et huit mois plus tard à une granulie généralisée*.

Au point de vue anatomo-pathologique, l'épiderme paraît peu modifié dans sa disposition histologique; au contraire, le corps papillaire du derme est énormément hypertrophié; il forme des prolongements qui, refoulant devant eux l'épiderme, vont constituer les verrucosités; mais cet état n'est pas constant, et dans un cas du type charnu, l'hypertrophie portait avec une grande prédominance sur la couche de Malpighi.

Dans la forme verruqueuse cornée, il existe d'énormes tubercules anciens entre les couches cornées de l'épiderme et la couche de Malpighi; en certains points, toute la largeur d'un prolongement verruqueux est occupée par un tubercule. On trouve de nombreux produits tuberculeux dans le derme, surtout dans ses parties superficielles, dans le corps papillaire.

Chez le malade de l'observation 197, dont l'aspect est si typique, les circonstances étiologiques sont tout aussi caractérisées. Agé de trente-trois ans, il travailla depuis l'âge de quinze ans jusqu'à trente ans dans une cristallerie en qualité de tailleur sur verre. Comme tous ses camarades, il fut souvent atteint de ce que, dans les ateliers, on appelle la *gale du verre*, rougeur prurigineuse éphémère avec érosions superficielles, développée surtout dans les espaces interdigitaux, et provoquée par l'action irritante de la poussière très ténue du verre.

Six cents ouvriers travaillaient dans son atelier; plusieurs étaient tuberculeux. Depuis

1884, il fut atteint d'une toux opiniâtre, avec expectoration abondante, parfois hémorragique. Il dut plusieurs fois cesser son travail ; enfin, en 1887, il quitta définitivement la cristallerie. A cette époque, une amélioration notable se produisit dans son état général.

C'est en 1887 que la lésion cutanée débuta à la main droite, par une petite bulle suppurée, au niveau de l'articulation métacarpo-phalangienne du pouce. Un peu plus tard, ce fut le tour de la main gauche, où l'affection commença au même niveau. Les lésions arrivèrent à leur apogée en deux ou trois mois, puis restèrent stationnaires. De temps en temps un point devenait douloureux, suppurait un peu, puis devenait croûteux.

On comprend que sur ces points ulcérés par la gale du verre, la lésion tuberculeuse a pu se greffer, soit par auto-inoculation, soit par hétéro-inoculation. D'ailleurs cette localisation interdigitale est fréquente et Vidal pense que les malades se contaminent souvent en essuyant du rebord de la main les crachats restés adhérents à leur barbe ou à leurs moustaches.

Sur huit cas personnellement observés, nous avons vu *l'inoculation évidente six fois*, et *très probable deux fois*.

Le diagnostic de l'affection est généralement facile. On la distinguera du nævus verruqueux qui est congénital, tandis que la tuberculose papillomateuse est acquise. Les papillomes de la vulgaire verrue restent isolés, ne se groupent pas en placards ; cependant on pourrait les confondre avec le tubercule anatomique ; mais ils ne se présentent pas surélevés sur base rouge violacée, livide, atone, comme la lésion tuberculeuse. C'est l'examen microscopique et les cultures qui pourront seuls trancher le diagnostic avec certaines formes rares de trichophyties. Enfin la coexistence d'autres manifestations tuberculeuses sera d'un grand poids, de même que la notion d'une inoculation.

Bien que locale, cette tuberculose n'est pas toujours bénigne ; et dans un cas, de même que Verneuil, Verchère, nous avons vu une tuberculose épidermique croûteuse devenir l'origine d'une lymphangite tuberculeuse intéressant le tissu cellulaire sous-cutané.

C'est dire que la maladie ne devra pas être négligée ; le traitement devra être énergique. Il consiste dans l'ablation des placards verruqueux à la curette tranchante, ainsi qu'il a été fait dans notre première observation. Peut-être, surtout quand la lésion est peu étendue, aurait-on avantage à l'enlever au bistouri en empiétant largement sur la peau saine d'aspect, à cause de la lymphangite dermique, puis à greffer sur la surface opérée des lambeaux épidermiques pris en des régions saines.

OBSERVATION 198. — *Vaccine chancriforme chez un hérédo-syphilitique.*
(Clinique de M. le professeur P. Spillmann.)

(Pl. 47, fig. 4.)

L'enfant, âgé de neuf mois, atteint de *syphilides ulcéreuses* des fesses et des bourses, et de syphilides ulcéro-croûteuses du dos, toutes lésions bien caractérisées, fut vacciné avec de la pulpe de génisse. L'éruption vaccinale fut légitime, mais au bout de quelques jours, deux des boutons se sont ulcérés, déterminant une *lésion* assez profondément **creusée à pic**, à bords irréguliers, et dont la base ne tarda pas à s'indurer largement.

Il est à peine utile de faire remarquer que cette lésion ne peut être un chancre syphilitique, puisqu'elle se développa chez un enfant déjà porteur de lésions spécifiques indubitables. Nous montrons là un exemple de cette tendance à l'induration qu'ont souvent, chez les syphilitiques, les lésions banales ; cette tendance se montre aussi dans le chancre mou évoluant sur un terrain spécifique.

Si l'hérédo-syphilis était moins évidente, on baserait le diagnostic sur les caractères classiques du chancre infectant, tels que nous les indiquerons à propos des planches 48 et 49, en se rappelant que le chancre vaccinal est assez habituellement un chancre croûteux et n'apparaît souvent avec ses caractéristiques qu'à la chute de la croûte vaccinale.

Observation 199. — *Vaccine généralisée.*
(Clinique de M. le professeur agrégé Haushalter.)
(Pl. 47, fig. 3.)

Chez ce petit malade âgé de deux ans, on voit sur *les bras* des traînées de vésicules transparentes, variant du volume d'un grain de mil à celui d'une petite lentille, sur fond maculo-papuleux rose. Sur le *tronc*, mêmes vésicules, mais plus petites, plus discrètes, et la plupart en voie de dessiccation. Elles sont plus rares sur les cuisses.

Sur chaque *bras* existent *trois traces de vaccine*, dont les croûtes sont tombées le jour précédant notre examen. Un mois auparavant, l'enfant avait été vacciné avec du vaccin de génisse ; cinq à six jours après, on remarqua l'éruption de petites papules rouges, surmontées par des vésicules qui ne tardaient pas à devenir croûteuses, et qui évoluaient par poussées subintrantes.

L'aspect et le mode de début de cette éruption papulo-vésiculeuse, contemporaine de la vaccine primitive, permettent de la rapporter à la vaccine généralisée ; mais il est difficile de décider si cette éruption se rapporte à la généralisation par *infection sanguine* ou *fièvre éruptive vaccinale*, ou si elle est le fait d'auto-inoculations amenées par le grattage ; la diffusion de l'éruption est en faveur de la première hypothèse, son évolution par poussées successives plaide en faveur de la seconde. Jusqu'à présent il n'est pas démontré que la généralisation de la vaccine tienne à la qualité du vaccin ou à la quantité inoculée ; elle dépendrait d'après Chauveau d'une prédisposition spéciale du vacciné. La vaccine généralisée est fort rare, comparativement aux exanthèmes post-vaccinaux, tels que l'érythème à forme de roséole, l'urticaire, le pemphigus, le purpura, et qui sont dus fort probablement à des toxi-infections secondaires.

PLANCHE 48

Chancres syphilitiques de la face.

F_IG_. 1 (O_BS_. 200). — *Chancre de l'angle de l'œil.*

F_IG_. 2 (O_BS_. 201). — *Chancre induré de la paupière inférieure.* Exulcération légère couronnant la néoplasie spécifique.

F_IG_. 3 (O_BS_. 206). — *Chancre de la lèvre.*

F_IG_. 4 (O_BS_. 203). — *Chancre du menton,* en voie de régression.

F_IG_. 5 (O_BS_. 204). — *Chancre du menton* presque entièrement cicatrisé, sous forme d'un tubercule dur terminé par une exulcération en coup d'ongle.

F_IG_. 6 (O_BS_. 205). — *Chancre de l'aile du nez ;* ganglions sous-maxillaires.

F_IG_. 7 (O_BS_. 202). — *Chancre géant du menton.*

F_IG_. 8 (O_BS_. 207). — *Chancre de la langue.* Abrasion de la muqueuse linguale.

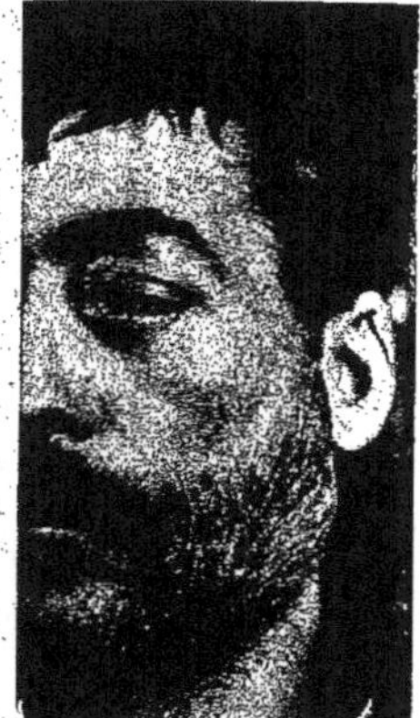

Fig. 1

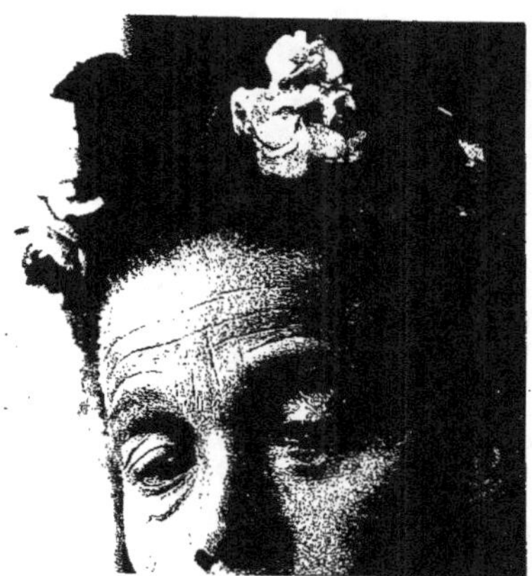

Fig. 2

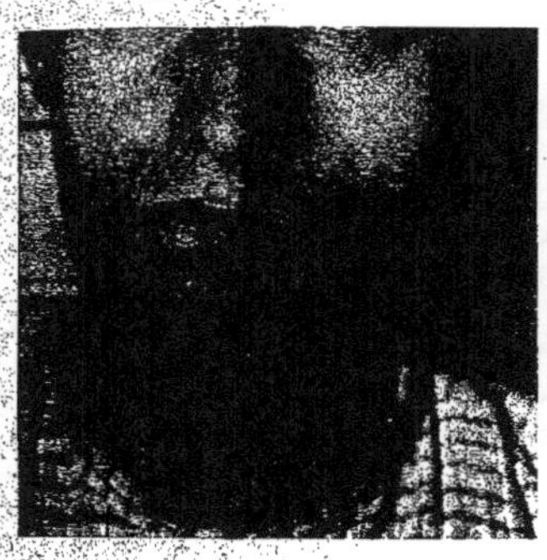

Fig. 3

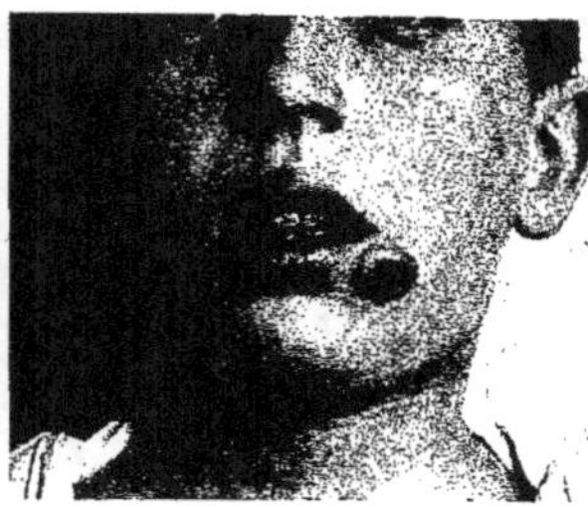

Fig. 4

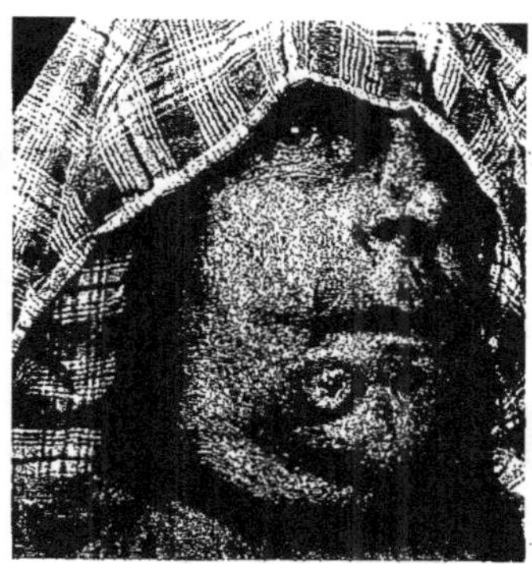

Fig. 5

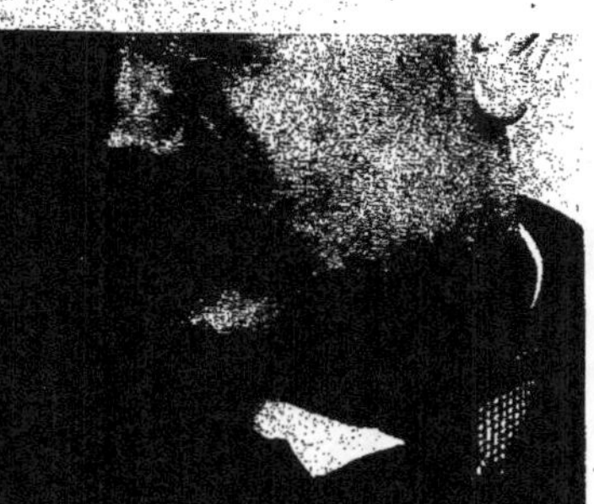

Fig. 6

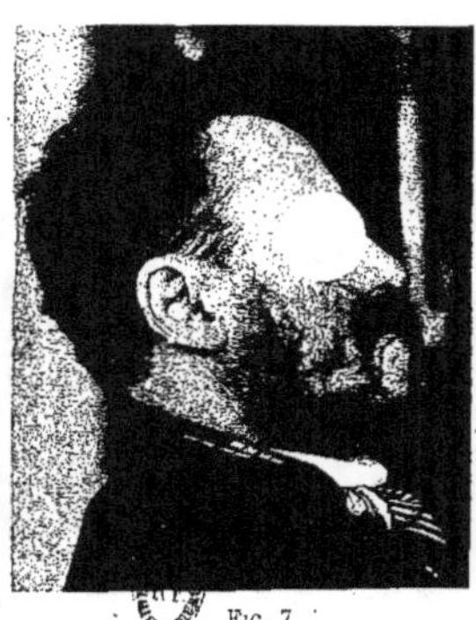

Fig. 7

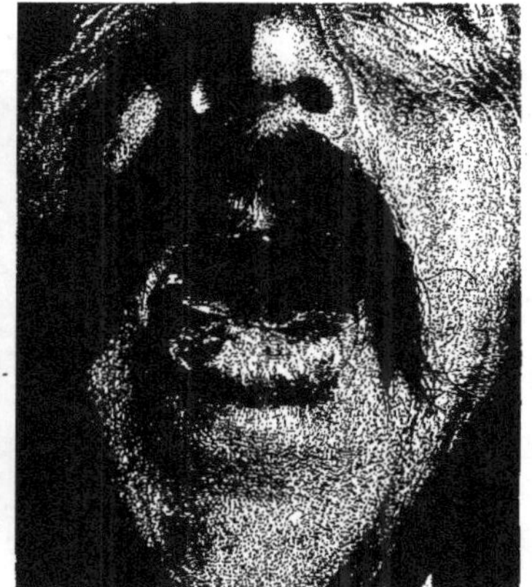

Fig. 8

Chancres syphilitiques de la Face

G. Etienne, Ch. Thiry et L. Spillmann.

C. Naud, éditeur, Paris.

CHANCRES SYPHILITIQUES DE LA FACE

C'est pour attirer l'attention du praticien sur des lésions trop rarement diagnostiquées et cependant relativement fréquentes, que nous avons réuni en deux planches un certain nombre de types de chancres syphilitiques de la face ou des régions périgénitales.

OBSERVATION 200. — *Chancre induré de l'angle de l'œil.*
(Clinique de M. le professeur P. Spillmann.)

(Pl. 48, fig. 1.)

A l'*angle interne de l'œil gauche,* on voit une *petite lésion exulcérée,* en feuillet de livre, composée de deux portions superposables, à surfaces planes, d'aspect chair musculaire, formant un léger relief; à base dure, grosse comme un grain de riz, enchâssée dans l'angle des paupières. Volumineux ganglion préauriculaire.

Le diagnostic fut porté à la clinique d'ophtalmologie, où le malade avait été adressé. Origine de l'infection inconnue ; le malade raconte seulement qu'environ six semaines auparavant, il fut atteint en ce point par un éclat de pierre ; la légère blessure se referma, puis se rouvrit il y a quinze jours.

OBSERVATION 201. — *Chancre induré de la paupière inférieure.*
(Clinique de M. le professeur P. Spillmann.)

(Pl. 48, fig. 2.)

La photographie 2 montre bien la *légère exulcération* couronnant la néoplasie spécifique incrustée dans le tissu de la paupière ; et ce haut relief donne véritablement la traduction visuelle de l'induration perceptible au palper.

Ganglion préauriculaire. Chancre d'origine inconnue.

OBSERVATION 202. — *Chancre géant du menton.*
(Clinique de M. le professeur P. Spillmann.)

(Pl. 48, fig. 7.)

Il s'agit ici d'un *chancre géant,* ayant presque les dimensions de la paume de la main, bilobé, formant au-dessus du plan des tissus voisins une *élévation* haute de près de 2 centimètres, très indurée, avec un rebord plus élevé, plus dur encore que le reste de la lésion. Sa surface *lisse, unie, vernissée,* couleur chair de jambon. Volumineux ganglion sous-maxillaire.

Le malade s'est présenté à la clinique avec le diagnostic d'épithélioma, et vraiment l'erreur était possible. La nature réelle fut révélée par l'aspect de la surface exulcérée et surtout par la difficulté d'admettre qu'une lésion épithéliomateuse ait atteint semblable dimension en un mois.

Quelques semaines plus tard, malgré un traitement intensif, apparaissait une éruption de roséole papuleuse généralisée. L'enquête étiologique permit d'incriminer presque à coup sûr une *coupure de rasoir* chez un barbier. Guérison du chancre initial avec une cicatrice assez apparente.

OBSERVATION 203. — *Chancre du menton chez un enfant.*

(Clinique de M. le professeur agrégé Haushalter.)

(Pl. 48, fig. 4.)

La figure 4 montre la même lésion, en voie de régression, chez un jeune garçon âgé de dix ans. Au-dessous de la commissure labiale gauche est une véritable **petite tumeur,** ayant le diamètre d'une pièce de un franc, **surélevée,** bombée, nettement limitée, présentant le relief d'une noisette, avec une partie centrale lisse, couleur chair de jambon et large comme une pièce de cinquante centimes ; tout autour de cette région centrale, la partie périphérique est d'un rouge plus clair, légèrement squameuse, en voie de cicatrisation. Ce syphilôme est de consistance dure, rémittente, reposant sur une base indurée.

A l'angle de la mâchoire, du même côté, est un ganglion gros comme un œuf de pigeon, dur, roulant sous le doigt. Les ganglions de la chaîne sterno-cléido-mastoïdienne sont également hypertrophiés.

Éruption maculo-papuleuse généralisée classique. Papules rayonnantes péri-anales ; syphilides opalines des amygdales. Fièvre syphilitique. Un mois plus tard, malgré le traitement, apparaissent des *éphélides syphilitiques,* une alopécie diffuse ; les éruptions cutanées et muqueuses se renouvellent.

Le début de la lésion primitive faciale remonte à deux mois ; elle apparut peu de temps après que l'enfant, élevé par son père divorcé, fut repris par sa mère dont les muqueuses buccales sont actuellement recouvertes de syphilides opalines. L'évolution du chancre s'accompagna de vives douleurs articulaires et osseuses avec dégradation notable de l'état général.

OBSERVATION 204. — *Chancre du menton.*

(Clinique de M. le professeur P. Spillmann.)

(Pl. 48, fig. 5.)

Sur la **figure 5,** le chancre est presque entièrement cicatrisé, et ne se présente plus que sous forme d'un **tubercule** dur, n'ayant à sa surface qu'une toute petite ulcération en coup d'ongle. Ganglion sous-maxillaire.

Le début de la lésion remonte à deux mois et survint nettement trois semaines après la coupure d'un petit furoncle par le *rasoir d'un barbier.* Au moment de l'examen, le malade présentait déjà quelques papules lenticulaires sur le front.

Chez ce malade, âgé de quarante ans, la syphilis prit une allure grave ; malgré le traitement mixte, nous avons assisté à une série d'éruptions successives de papules lenticulaires, puis bientôt de syphilides papulo-squameuses ; pseudo-psoriasis syphilitique palmaire. Depuis cette époque également, le malade est atteint de crises fréquentes de céphalée, et d'étourdissements.

Sept mois après notre examen, sa femme était atteinte d'un *chancre du mamelon* (voy. pl. 49, fig. 1).

OBSERVATION 205. — *Chancre syphilitique de l'aile du nez.*

(Clinique de M. le professeur Schmitt.)

(Pl. 48, fig. 6.)

Ce chancre a une forme **ovalaire;** il est limité en dedans par l'aile du nez et a de ce côté un bord concave, et un bord convexe en dehors et en bas. La lésion est un peu surélevée par rapport aux tissus voisins. Son centre, d'aspect *vernissé*, peu sécrétant, de coloration grise, est légèrement creusé. Le chancre repose sur une *induration* très forte, assez profonde, ne débordant que très peu le chancre, indolente, aphlegmasique. *L'adénopathie sous-maxillaire* est très apparente sur la photographie. Début depuis trois semaines.

OBSERVATION 206. — *Chancre de la lèvre.*
(Clinique de M. le professeur P. Spillmann.)
(Pl. 48, fig. 3.)

Assez large lésion occupant une partie de la lèvre inférieure, présentant deux aspects bien différents : sur le côté buccal de la lèvre, la muqueuse présente une *tuméfaction arrondie*, abrasée, à *surface lisse*, régulière. Au contraire la portion du syphilome occupant la muqueuse du rebord labial présente, comme d'habitude, l'aspect croûteux, sous forme d'une croûte brunâtre, épaisse de plusieurs millimètres. Base largement indurée ; ganglions sous-maxillaires.

OBSERVATION 207. — *Chancre syphilitique de la langue.*
(Clinique de M. le professeur P. Spillmann.)
(Pl. 48, fig. 8.)

Abrasion à surface rouge, bien régulière, unie, très légèrement creusée dans la masse néoplasique, indurée, résistante, qui infiltre la lèvre sur une surface large comme une pièce de un franc. Adénopathie sous-maxillaire droite et gauche.

PLANCHE 49

Chancres syphilitiques.

Fig. 1 (Obs. 208). — *Chancre du mamelon*, en feuillet de livre.

Fig. 2 (Obs. 209). — *Chancre double*, au pubis et sur le fourreau. Type croûteux.

Fig. 3 (Obs. 211). — *Chancre de la racine de la cuisse* chez une petite fille de deux ans et demi.

Fig. 4 (Obs. 210). — *Chancre croûteux* de la cuisse.

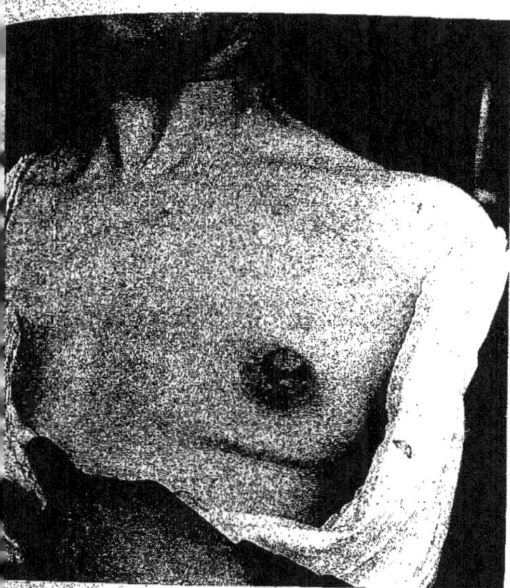

FIG. 1

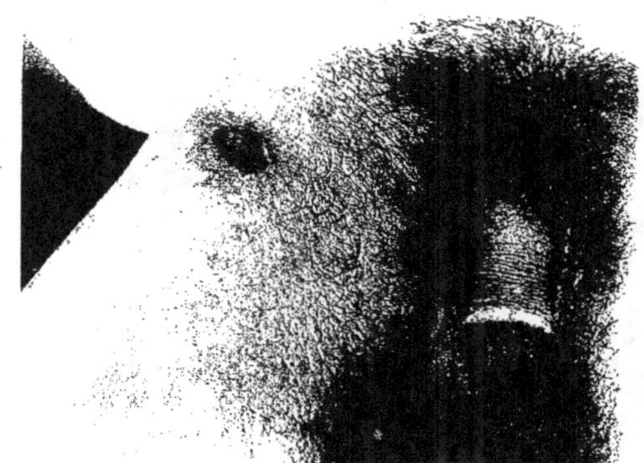

FIG. 3

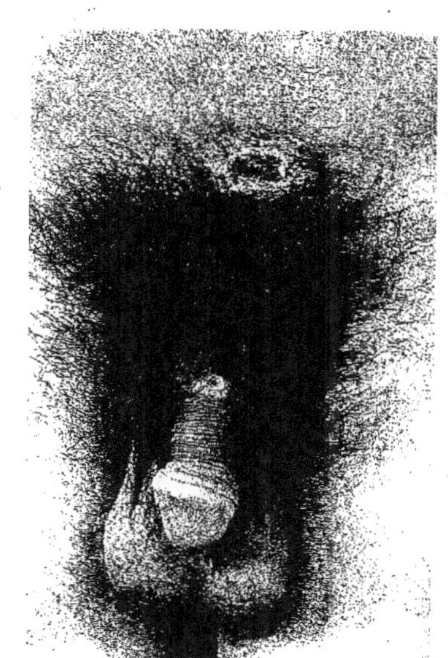

FIG. 4

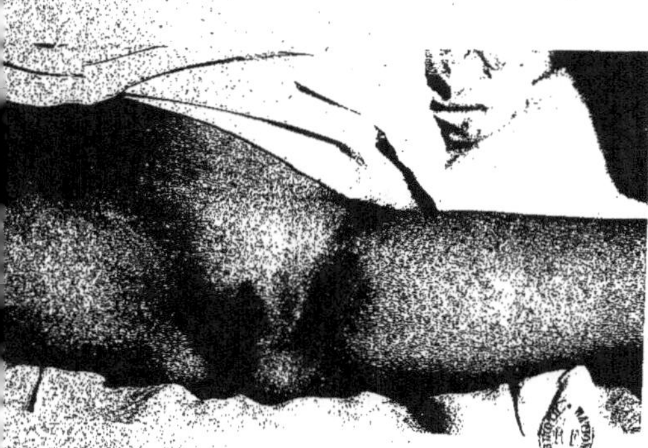

FIG. 2

Chancres syphilitiques

C. Naud, éditeur, Paris.

CHANCRES SYPHILITIQUES

OBSERVATION 208. — *Chancre induré du mamelon, en feuillet de livre* (¹).

(Clinique de M. le professeur P. Spillmann.)

(Pl. 49, fig. 1.)

Cette femme a été infectée par son mari, sujet de la photographie 5, **planche 48**, malgré toutes les recommandations faites. Elle est atteinte d'un chancre du mamelon, vrai type de chancre en **feuillet de livre**, sa portion inférieure s'étendant sur l'aréole en forme de croissant convexe vers le bas, sa portion supérieure entourant la demi-circonférence inférieure du mamelon, qui est fortement entamé.

L'ulcération est très superficielle, à fond assez lisse, suintant; induration légère, mais manifeste. Ganglions axillaires gauches indurés. Pas de lésions secondaires.

Cette femme a de son mari trois enfants très bien portants.

Traitement par les injections de thymol-acétate de mercure (1 centimètre cube de mixture par semaine).

Dix jours après le début du traitement, *roséole* légère, surtout accusée sur les cuisses; papules à la partie postérieure du cou; adénite généralisée (cervicale, épitrochléenne), hypertrophie très considérable de la rate. Quelques condylomes muqueux de la bouche.

Le traitement est irrégulièrement suivi; au bout de deux mois, la cicatrisation du chancre est complète; aucun accident secondaire apparent.

OBSERVATION 209. — *Chancre pubien et chancre du fourreau.*

(Clinique de M. le professeur P. Spillmann.)

(Pl. 49, fig. 2.)

Ces deux chancres appartiennent au **type croûteux**, et se présentent sous forme d'une croûte brunâtre, assez mince, recouvrant une base légèrement indurée. Le chancre pubien est perdu dans les poils de la région. Adénopathie caractéristique.

OBSERVATION 210. — *Chancre croûteux de la cuisse.*

(Clinique de M. le professeur P. Spillmann.)

(Pl. 49, fig. 4.)

Cette lésion, **vrai type du chancre croûteux**, présentait à s'y méprendre l'aspect d'une croûte d'ecthyma à la fin de son évolution.

Elle était constituée par une croûte brunâtre, assez mince, se laissant soulever, recouvrant une *légère exulcération vernissée*, ayant à sa base une très faible induration en carte de visite, entourée d'une zone rouge. *Adénopathie inguinale spécifique*. Quelques jours après l'entrée au service apparut la *roséole*.

(¹) P. SPILLMANN et G. ETIENNE. Syphilis familiale. *Annales de Dermatologie et de Syphiligraphie*, 1894, Obs. I.

Observation 211. — *Chancre de la racine de la cuisse chez une petite fille de deux ans et demi.*
(Clinique de M. le professeur agrégé Haushalter.)

(Pl. 49, fig. 3.)

Un peu en dedans du pli génito-crural gauche, à la face interne de la cuisse, existe une *ulcération ovalaire* de la dimension d'une pièce d'un franc, à fond bourgeonnant, grisâtre, sanieux, creusé sur une surélevure ovalaire constituant l'induration ligneuse.

Gros ganglion dans l'aine. Éruption de roséole légèrement papuleuse. La lésion date de 8 jours, et a débuté par de la rougeur, une tuméfaction, puis l'ulcération.

Ce chancre cicatrisa à la clinique; six semaines plus tard l'alopécie apparut; deux mois après le début, on trouva des syphilides muqueuses opalines sur les grandes lèvres. Adénopathie des ganglions le long des sterno-cléido-mastoïdiens. Ces lésions disparaissent très rapidement sous l'action des frictions mercurielles.

L'origine de cette infection resta totalement inconnue, malgré une enquête très serrée.

Quatre mois après la constatation du chancre chez cette enfant, les parents apportent au service *sa petite sœur*, âgée de un an et couverte d'une éruption généralisée de roséole syphilitique; chez elle la porte d'entrée ne put être trouvée.

Les deux planches 48 et 49 renferment des chancres de la plupart des types décrits, depuis le *chancre hypertrophique géant* (pl. 48, fig. 7), occupant presque tout un côté du menton, formant une véritable tumeur grosse comme la paume de la main, faisant un relief de 2 centimètres, jusqu'au *chancre nain* (pl. 48, fig. 1), gros comme un grain de riz, siégeant à l'angle de l'œil.

On y voit le *chancre ulcéreux* (pl. 48, fig, 8) *effleurant* la muqueuse linguale : le *chancre ulcéreux entamant* le noyau néoplasique qui sous-tend l'ulcération, *plan* à la paupière (pl. 48, fig. 2), à l'aile du nez (pl. 48, fig. 6), à la racine de la cuisse (pl. 49, fig. 3); en *feuillet de livre*, composé de 2 parties symétriques superposables, en dièdre sur l'aréole et le mamelon (pl. 49, fig. 1); — le *chancre papuleux*, exhaussé en forme de mamelon, de pastille, de tubercule sur le menton (pl. 48, fig. 4 et 5); — le *chancre croûteux*, soit *complètement croûteux*, recouvert sur toute son étendue d'une croûte très semblable à celle de l'ecthyma (pl. 49, fig. 2 et 4); ou *partiellement croûteux*, normalement ulcéreux par exemple sur la face muqueuse de la lèvre et croûteux sur sa face cutanée (pl. 48, fig. 3).

Dans tous ces cas le diagnostic est facile lorsque l'esprit est prévenu. Nous avons indiqué ses bases chemin faisant. Il ne peut y avoir réellement doute que pour le chancre géant ou pour le chancre croûteux; dans le premier cas, la rapidité d'évolution, l'aspect lisse, vernissé, rouge chair musculaire, distingueront la lésion des tumeurs épithéliomateuses. Quant au chancre croûteux, l'attention sera attirée par l'existence des ganglions, et par la persistance de la croûte; lorsqu'on l'enlève, on trouve sous elle un chancre type. Enfin, dans tous les cas douteux, l'apparition de la roséole spécifique viendra lever les derniers doutes. Pour le diagnostic des chancres extra-génitaux, il sera prudent de ne pas se fier à la notion étiologique, le mode de contagion restant le plus souvent inconnu.

PLANCHE 50

Syphilis secondaire.

FIG. 1 (OBS. 212). — *Syphilides palmaires, type circiné*. Papules de dimensions variables, crevassées, déchiquetées, groupées en placards circinés.

FIG. 2 (OBS. 213). — *Syphilides papulo-érosives en nappe* chez une fillette.

FIG. 3 (OBS. 214). — *Syphilides papulo-hypertrophiques vulvaires*, devenues *géantes* sous l'influence de la grossesse. Énormes papules végétantes, cohérentes, fendillées, d'aspect muriforme.

FIG. 4 (OBS. 215). — Comparativement, *papillomes* vulvaires non syphilitiques en choux-fleurs.

FIG. 5 (OBS. 216). — *Syphilides papulo-squameuses* en cocardes.

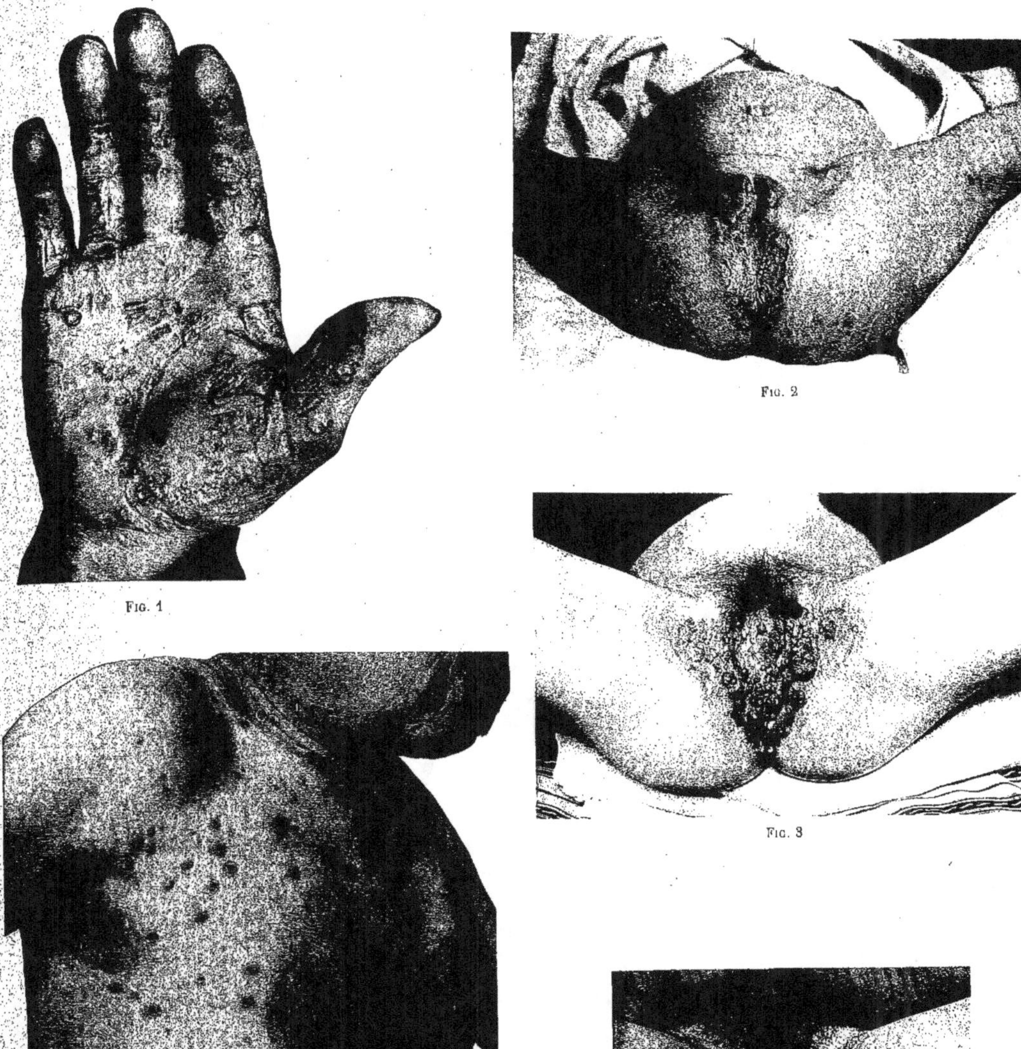

Fig. 1

Fig. 2

Fig. 3

Fig. 4

Fig. 5

Syphilis secondaire

Héliotyp. G. Étienne, Ch. Thiry et L. Spillmann.

C. Naud, éditeur, Paris.

SYPHILIS SECONDAIRE

Observation 212. — *Syphilides palmaires (vulgairement psoriasis palmaire), à type circiné.*

(Pl. 50, fig. 1.)

Sous une nappe de tissu légèrement corné, blanc, trace d'une évolution plus ancienne, on voit des **papules** de dimensions variées, les unes petites, les autres grosses, **crevassées** au niveau des plis cutanés.

Les lésions élémentaires constituées par ces papules sont très légèrement creusées dans la peau et ont une forme vaguement arrondie; plusieurs étant confluentes, donnent un **aspect déchiqueté**, géographique, et par places circiné. Elles sont à différentes périodes de régression, leurs érosions étant d'autant plus superficielles qu'elles sont plus anciennes. En quelques points (à l'index par exemple), il ne reste plus qu'une couronne de coloration brunâtre, rigoureusement arrondie et entourant un cercle de peau saine.

La lésion existe exclusivement à la main droite chez un ouvrier mineur âgé de vingt-cinq ans, *se servant de cette main pour le maniement de ses outils.* Le chancre initial remonte à trois ans et a été suivi de la roséole, d'une éruption papuleuse et de syphilides muqueuses de la bouche. Cette syphilide palmaire ne pouvait être confondue qu'avec la forme sèche, squameuse de l'eczéma palmaire; mais au lieu de retrouver les papules caractéristiques, on voit dans l'eczéma, par transparence à travers l'épiderme corné, des vésico-pustules finissant par se soulever en phlyctènes plus ou moins volumineuses et par se mettre en lambeaux.

Observation 213. — *Syphilides papulo-érosives en nappe.*

(Clinique de M. le professeur agrégé Haushalter.)

(Pl. 50, fig. 2.)

Chez une petite hérédo-sylphilitique de 4 ans, on voit dans les régions périnéales et fessières une **vaste nappe**, constituée par la **confluence** de syphilides papuleuses, **nappe fissurée**, divisée par d'étroits sillons convergents vers les orifices naturels.

Sur les bords notamment, existent de nombreuses ulcérations à contours déchiquetés.

Observation 214. — *Syphilides papulo-hypertrophiques vulvaires, devenues géantes sous l'influence de la grossesse.*

(Clinique de M. le professeur agrégé Vautrin.)

(Pl. 50, fig. 3.)

D'un pli génito-crural à l'autre et sur tout le périnée, toute la surface est occupée par une **masse d'énormes papules végétantes**, serrées les unes contre les autres, **fendillées**, d'aspect **muriforme**. Entre ces paquets on trouve des papules indépendantes, plus petites, bien caractérisées. Ces lésions énormes déterminent un suintement très abondant, sanieux; par places, desquamation épithéliale avec petites ulcérations. Il existe en même temps des papules muqueuses de la bouche et des lèvres, de l'angine spécifique, de l'alopécie.

Ces lésions ont évolué chez une primipare âgée de vingt ans, qui constata pour la première fois des lésions vulvaires au deuxième mois de la grossesse.

La photographie a été prise dans le cours du septième mois, alors qu'un traitement mercuriel intense avait déjà atténué les lésions.

Observation 215. — Papillomes vulvaires.
(Clinique de M. le professeur Schmitt.)
(Pl. 50, fig. 4.)

En opposition avec les lésions syphilitiques précédentes, nous plaçons ici le cas de papillomes vulvaires, développés chez une jeune fille de vingt et un ans, atteinte de leucorrhée très abondante, et qui ne peut assigner de date au début de l'affection actuelle.

Ces végétations se présentent sous forme d'**excroissances saillantes**, quelques-unes sous la forme **pédiculée**, **ramifiées** en forme de crête de coq, ou bien appliquées, accolées, serrées les unes contre les autres en forme de **choux-fleurs**; de couleur rosée, suintantes.

Observation 216. — Syphilides papulo-squameuses en cocarde.
(Clinique de M. le professeur agrégé Vautrin.)
(Pl. 50, fig. 5.)

L'éruption remontant à une trentaine de jours, occupe surtout le cou et les parois du thorax.

Les lésions sont constituées par un **centre coloré en rouge brun**, traces de la lésion à sa première période ; autour de ce centre s'étend une auréole plus claire ; puis à sa périphérie un cercle de 25 millimètres de largeur environ, squameux, ayant un léger relief; d'où dans son ensemble, une **lésion bien arrondie, nummulaire, en cocarde**, dont les dimensions varient de celles d'une pièce de 20 centimes à celles d'une pièce de 2 francs, ou même pour quelques-unes, d'une pièce de 5 francs.

Syphilis jusqu'alors non traitée. Le traitement hydrargyrique et ioduré fait très rapidement disparaître ces accidents.

Ces cocardes se distinguent nettement de celles de l'herpès circiné trichophytique, qui sont en nombre très limité et ont une évolution très chronique.

PLANCHE 54

Syphilis secondaire.

F𝚒𝚐. 1. (O𝚋𝚜. 217). — *Syphilides pigmentaires* (éphélides syphilitiques, collerette de Vénus). Réticulum bistré englobant des îlots de peau blanche.

F𝚒𝚐. 2 (O𝚋𝚜. 218). — *Roséole syphilitique en cocarde.* Anneaux érythémateux, assez régulièrement arrondis.

F𝚒𝚐. 3 (O𝚋𝚜. 219). — *Syphilides papulo-squameuses, circinées*, tardives. Papules recouvertes d'une squame épaisse, presque croûteuse, agglomérées en cercles, circonscrivant un îlot de peau saine.

F𝚒𝚐. 4   —   Détail de la lésion précédente.

F𝚒𝚐. 5 (O𝚋𝚜. 220). — *Syphilides papulo-granuleuses des commissures labiales et du menton.* Groupe de petites papules granulées confluentes.

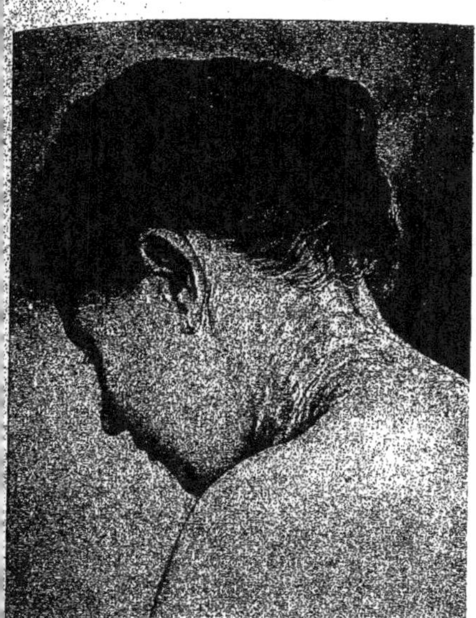

Fig. 1

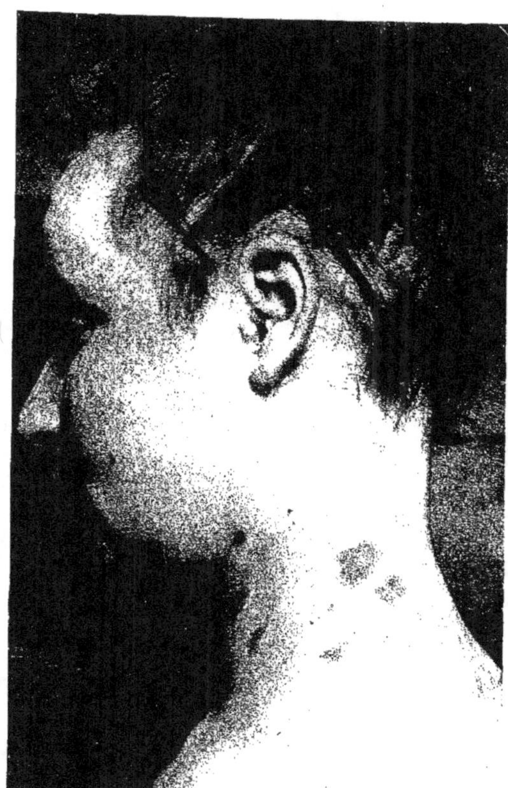

Fig. 2

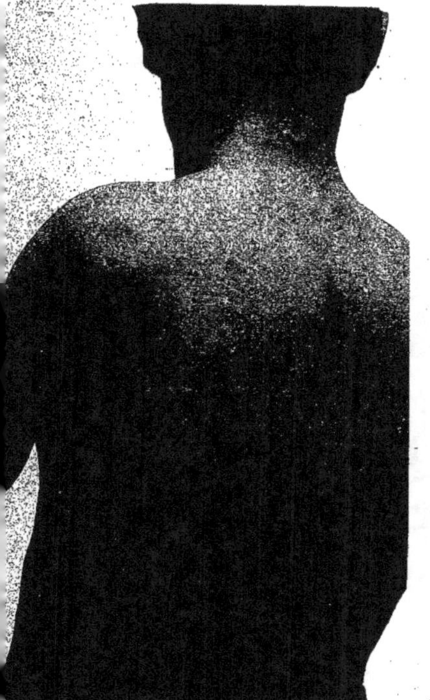

Fig. 3

Fig. 4

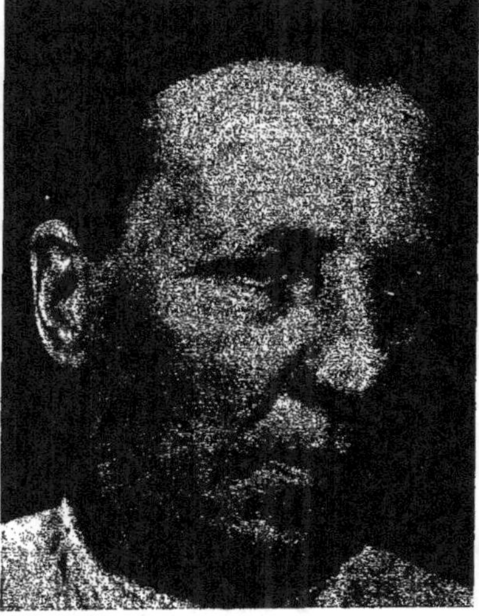

Fig. 5

Syphilis secondaire

C. Naud, éditeur, Paris.

SYPHILIS SECONDAIRE

Observation 217. — *Syphilides pigmentaires, ephéliques.*
(Clinique de M. le Professeur Schmitt.)

(Pl. 51, fig. 1.)

Chez cette jeune fille, âgée de dix-neuf ans, existe sur le cou une **collerette dentelée** (collerette de Vénus), très marquée surtout sur les faces latérales, formée par un **réticulum bistre foncé englobant des îlots de peau plus blanche**, sans aucun épaississement ni saillie de la peau, sans desquamation, ni prurit.

En même temps, on constate encore l'adénopathie bi-inguinale, témoin du chancre génital, des syphilides papulo-hypertrophiques de la vulve et des racines des cuisses, des érosions aux faces internes des petites lèvres.

Le début de la syphilis remonte à six mois.

Jamais il n'a existé de lésion antérieure dans la région de ces éphélides spécifiques.

Il est en effet inexact, comme le pensent Riehl et Kaposi, que cette anomalie pigmentaire syphilitique parte directement d'une tache de roséole ou d'une papule antérieure. Plusieurs fois, nous avons vu les éruptions secondaires laisser comme traces, des macules très fortement pigmentées ; actuellement encore, nous observons une jeune malade de seize ans, présentant sur la face antérieure du thorax parmi ces macules brunes, des taches plus blanches, « entaillées dans des dentelures et des traînées de pigment », mais cela ne ressemble en aucune façon ni à l'aspect, ni à l'évolution de la syphilide éphélique vraie.

Cette dyschromie syphilitique essentielle, à laquelle nous avons déjà fait allusion à propos de la planche 35, paraît être une *dyschromie mixte surtout hyperchromique* (Fournier).

Observation 218. — *Roséole syphilitique en cocarde.*
(Clinique de M. le professeur Schmitt.)

(Pl. 51, fig. 2)

Fille de 21 ans dont l'éruption de roséole a disparu depuis quelques jours. A son entrée, on constate la présence de syphilides papulo-érosives de la grande lèvre gauche et des plis fessiers; des syphilides muqueuses érosives du voile du palais et des piliers du pharynx; des syphilides papuleuses de la cuisse et du cuir chevelu, des syphilides acnéiques des ailes du nez. Sur le col utérin, on trouve une érosion papuleuse, présentant bien les caractères d'un *chancre du col* déjà ancien, sous forme d'une ulcération circulaire, légèrement saillante, à surface lisse, grisâtre, ayant à peu près les dimensions d'une pièce de 20 centimes. Alopécie diffuse très accusée (3e degré de M. Fournier).

La lésion la plus intéressante est constituée par des *taches érythémateuses*, dont les dimension varient de celles d'une pièce de 2o centimes à celles de pièces de 2 francs, *plus ou moins régulièremen arrondies;* les unes *nummulaires*, les autres, surtout les plus grandes nettement *circinées*, à bords con tinus sans tendance à l'extension excentrique. Elles sont *complètement planes*, recouvertes, surtout le plus récentes, d'une *fine desquamation* grenue, *furfuracée*, très superficielle ; la teinte est rose, tirar légèrement sur la couleur orangée. Cette éruption, absolument *aprurigineuse*, a débuté il y a environ u mois, et n'a été localement précédée d'aucune autre lésion ; elle est localisée aux parties latérales du col aux parties supérieures de la face interne des cuisses, aux aisselles ; en ces régions, on trouve enviro une dizaine de plaques groupées sans ordre apparent.

En outre, vaginite blennorrhagique ; métrite du col.

Le traitement mercuriel eut rapidement raison des accidents actuels.

Plus tard, la malade fut atteinte d'iritis de l'œil gauche, puis d'une gomme de la voûte palatine terminé par perforation et enfin de lésions ulcéreuses des jambes ayant laissé des cicatrices indélébiles. Revue a bout de deux ans, cette fille qui a l'habitude de fumer, était atteinte de plaques muqueuses de la bouch Depuis sa sortie du service, elle n'a jamais observé de traitement suivi, se contentant de prendre un peu d mercure. Quand elle avait des accidents, ceux-ci disparaissaient rapidement sous cette influence.

La description et l'aspect de cette éruption en cocarde ne sont pas exactement ceux d la roséole syphilitique circinée, telle que l'a décrite le professeur Fournier, et qui est carac térisée par de larges arcs de cercles en forme de C, de croissants, d'anneaux conjugués telle que nous en avons observé plusieurs cas. Et cependant, en rapprochant cet érythème e cocarde des autres manifestations spécifiques concomitantes, en considérant surtout dissémination des lésions, en procédant par élimination, on est amené à le rattacher à syphilis. En effet, aucune autre affection cutanée : érythème polymorphe, eczéma margin pityriasis versicolor, trichophytie cutanée annulaire, etc., ne peut sérieusement être col fondue avec elle.

Le diagnostic différentiel est un peu plus délicat avec le pityriasis rosé de Gibert, forn maculata ou circinata. Les antécédents et commémoratifs pèsent évidemment d'un très grar poids en faveur de la nature spécifique des lésions. On pourrait, à la rigueur, supposer maladie de Gibert évoluant chez une syphilitique; mais, l'aspect objectif des lésions dai notre cas, ne rappelait nullement celui du pityriasis, dont la couleur est rose vif, et ne ti pas sur la teinte jaunâtre, orangée; ses bords sont moins nettement limités ; sa desquamatic ne présente pas l'aspect radié de celle de l'érythème en cocarde. Enfin, nulle part nou n'avons trouvé trace de la plaque primitive du pityriasis ; les macules circinées pourraie présenter avec celle-ci une certaine ressemblance, mais elles sont multiples, groupées p place, alors que la plaque primitive du pityriasis est unique. Le mode d'évolution diffè également : il est très particulier dans la maladie de Gibert, dont l'éruption semble partir d cou pour s'étendre régulièrement et progressivement sur le tronc et descendre sur les men bres; l'évolution est aussi, jusqu'à un certain point, aiguë. Au contraire de l'érythèn syphilitique, le pityriasis rosé est généralement plus ou moins prurigineux; ses démangea sons sont parfois très vives et très rebelles.

Observation 219. — *Syphilides papulo-squameuses circinées, tardives.*
(Service de M. le professeur Schmitt.)
(Pl. 51, fig. 3 et 4.)

Chez un jeune homme infecté depuis deux ans, des **papules** à large base, recouvertes d'une **squame épaisse**, presque croûteuses, se sont agglomérées en cercles tangents, circonscrivant un ilot de peau saine, formant des o et des 8. Les lésions ont surtout leur parfait développement vers la région scapulaire infé-rieure gauche (fig. 3) ; il en existe également au niveau du cou, de l'épaule et du dos.

Observation 220. — *Syphilides papulo-granuleuses.*
(Clinique de M. le professeur P. Spillmann.)
(Pl. 51, fig. 5.)

Une femme, âgée d'une quarantaine d'années, au sixième mois de son infection spécifique, se présente à notre observation, portant un placard de syphilides papulo-granuleuses au niveau du menton, puis un autre à la commissure labiale droite, enfin deux notablement plus petites à la commissure labiale gauche et dans le sillon nasal. Ces placards sont constitués par le groupement de lésions essentielles **petites**, ayant les dimensions et le relief d'un grain de millet, enchâssées dans la peau, tout en restant relativement **très saillantes ;** ces petites papules sont **confluentes**, cependant bien individualisées.

Ces lésions ont très rapidement cédé à l'emploi d'injections d'huile grise : fait à noter, car elles sont souvent très rebelles au traitement.

Au point de vue du diagnostic différentiel l'aspect, très caractéristique, est spécifié par la petitesse des éléments papuleux, leur forme convexe, saillante, et leur confluence. On ne pourrait les confondre ici avec le *lichen plan*, qui se distingue par le miroitement de ses papules, leur agglomération en mosaïque polygonale formée par le tassement des éléments les uns contre les autres, le groupement en îlot des maculatures pigmentaires résiduelles, l'existence de prurit, et surtout l'absence d'accidents syphilitiques simultanés ou récents.

PLANCHE 52

Syphilis tardive.

Fig. 1 (Obs. 221). — *Syphilides tuberculeuses hypertrophiques.* Lésions muriformes légèrement croûteuses ; cicatrices mutilantes, reste de syphilides semblables spontanément guéries.

Fig. 2 (Obs. 222). — *Rupia syphilitique.* Syphilides croûteuses fissurées.

Fig. 3 (Obs. 224). — *Syphilides papulo-tuberculeuses ;* groupe circiné de petites papules au niveau de la région scapulo-humérale postérieure.

Fig. 4.   —   Mêmes lésions ; sur le bras *larges tractus fibreux cicatriciels*, résidus de syphilides papulo-tuberculeuses, ulcéreuses, serpigineuses et spontanément guéries.

Fig. 5 (Obs. 223). — *Syphilide ulcéreuse.* Sur la lèvre inférieure, vaste ulcération bourgeonnante, à bords serpigineux.

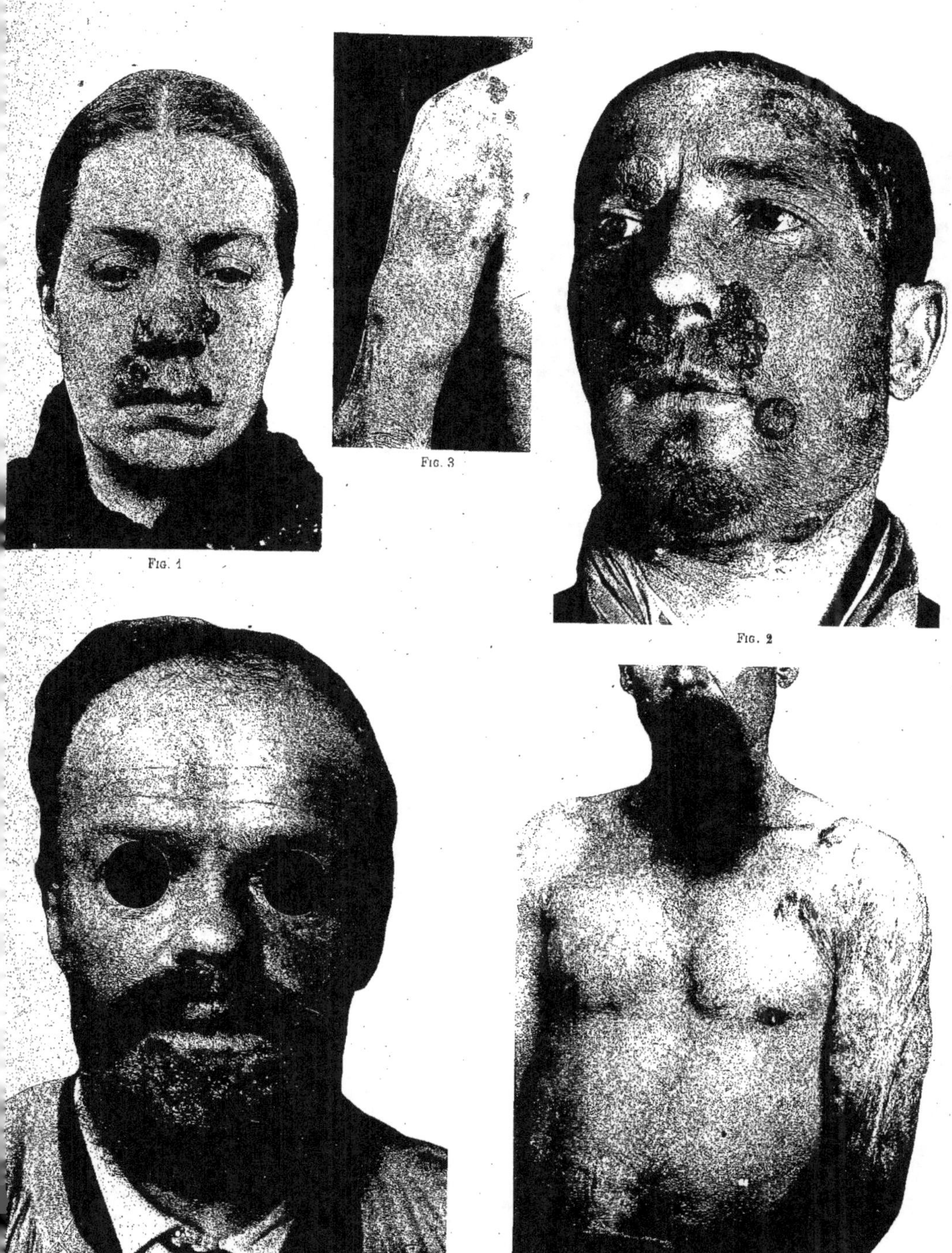

Syphilis tardive

C. Naud, éditeur, Paris.

SYPHILIS TARDIVE

Observation 221. — *Syphilides tuberculeuses hypertrophiques.*
(Clinique de M. le professeur P. Spillmann.)
(Pl. 52, fig. 1).

Sur la lèvre supérieure, sur les ailes du nez, existent des bouquets de **volumineuses syphilides tuberculeuses hypertrophiques**, atteignant le volume de noisettes, de forme plus ou moins vaguement **hémisphériques, muriformes,** dont quelques-unes (celles de la lèvre supérieure), sont *légèrement croûteuses* et de teinte brun noir.

Ces lésions évoluent depuis un an. Des syphilides semblables, spontanément guéries, ont laissé de profondes **cicatrices mutilantes.**

La cloison nasale est en partie disparue; l'origine de cette destruction paraît remonter à trois ans; à ce moment la malade fut atteinte d'une affection considérée comme un coryza chronique, avec épistaxis fréquents, concrétion de matière sanieuse plus ou moins épaissie.

L'origine et l'âge de la syphilis sont inconnues. Cette femme, âgée de quarante ans, eut quatre enfants; l'un mourut de méningite à cinq ans; les trois autres sont assez bien portants, bien qu'un peu chétifs.

Le diagnostic de ces lésions syphilitiques ressort d'abord de leur aspect; en outre, un traitement spécifique intense, mixte, amena la guérison complète, sans cicatrices, en dix semaines. D'autre part, l'injection de 5 milligrammes de lymphe de Koch ne produisit aucune réaction.

Observation 222. — *Rupia syphilitique.*
(Clinique de M. le professeur agrégé Février.)
(Pl. 52, fig. 2.)

La face est parsemée de lésions **croûteuses, fissurées, dures, de couleur brunâtre, épaisses,** consti**tuées parfois de couches surajoutées.** Lorsque les croûtes se détachent spontanément, la peau apparaît, un peu blanche, légèrement pulvérulente. Malgré l'épaisseur des croûtes, la lésion se rapproche donc de l'ecthyma.

Observation 223. — *Syphilide ulcéreuse.*
(Clinique de M. le professeur Bernheim.)
(Pl. 52, fig. 5.)

Sur la lèvre inférieure existe une **vaste ulcération**, à fond sanieux, **bourgeonnant**, à bords serpigineux. La lèvre est entamée par places par la lésion. Sur la lèvre supérieure, existe une ulcération de même nature, plus restreinte, plus récente. Pas d'induration, de douleur, d'engorgement ganglionnaire.

Cet homme, âgé de trente-cinq ans, avoue avoir eu la syphilis pendant son service militaire ; il n'a été traité qu'à cette époque. L'infection est restée silencieuse jusque un mois avant l'époque où la photographie fut prise.

OBSERVATION 224. — *Syphilides papulo-tuberculeuses, ulcéreuses, serpigineuses.*
(Clinique de M. le professeur P. Spillmann.)

(Pl. 52, fig. 3 et 4.)

Chez ce malade, les lésions spécifiques sont constituées par des papules ayant le volume d'une lentille, à haut relief, à surface vernissée, craquelée, couleur chair de jambon (fig. 3 et 4).

Ces papules sont réunies *en groupes ;* l'un deux, situé au niveau du tiers externe de la clavicule gauche, est de forme nettement *serpigineuse*, en 3 renversé (fig. 4) ; un autre groupe, au-dessus du sein gauche est *circiné*, quoique d'aspect moins caractéristique que le premier. Le groupe le plus considérable, dans lequel les lésions élémentaires sont les plus nettes, est en arrière (fig. 3), partant du creux de l'aisselle pour arriver vers la région acromio-claviculaire, à contours également polycerclés.

Les lésions anciennes ont laissé trace de leur passage sur toute la région deltoïdienne (fig. 4) et brachiale antérieure gauche ; là, la peau est complètement remplacée par un *tissu cicatriciel* rouge violacé, brillant, lisse, généralement uni ; cependant un *large tractus fibreux* le sépare au niveau de la face antérieure du coude, et va en s'irradiant jusque vers l'épaule. En arrière, les cicatrices ne descendent guère au-dessous du bord inférieur du deltoïde (fig. 3). Un autre placard cicatriciel se trouve vers le côté droit de l'abdomen, partant de la ligne médiane, arrivant jusqu'au prolongement de la ligne axillaire, ayant une hauteur à peu près régulière de 20 centimètres.

La syphilis, chez cet homme, âgé de quarante-sept ans, remonte à une *vingtaine d'années ;* dès les débuts, le malade fut traité en Allemagne par la méthode intensive, mais ne subit plus depuis aucun traitement. Il ne peut fixer, même approximativement, la date déjà ancienne de la poussée actuelle.

Guérison très rapide par le traitement mercuriel et ioduré.

Le diagnostic de cette lésion s'impose, la syphilis seule pouvant présenter cet aspect, malgré sa rareté relative. A la rigueur pourrait-on penser à des cicatrices de brûlures, si on négligeait l'existence des papules développées à la périphérie du placard cicatriciel.

Très facilement on éliminera la lèpre, en raison de l'absence de lépromes et de troubles de la sensibilité : — les accidents farcino-morveux chroniques, qui peuvent créer des cicatrices analogues, à cause de l'absence des abcès lymphangitiques et des ulcérations sinueuses et déchiquetées : — le lupus à cause de l'absence d'ulcérations sanieuses, les papules syphilitiques tuberculeuses ne pouvant même pas se confondre avec le lupus hypertrophique, caractérisé par son aspect « sucre d'orge ».

PLANCHE 55

Syphilis secondaire et tertiaire.

Fig. 1 (Obs. 225). — *Syphilide ulcéreuse* de l'aile du nez dans un cas de syphilis maligne précoce. Vaste ulcération gommeuse.

Fig. 2 (Obs. 226). — *Syphilide ulcéreuse* de l'aile du nez. Volumineuses croûtes rupiformes, recouvrant une vaste ulcération, qui a détruit l'aile droite du nez et envahi la cloison.

Fig. 3. (Obs. 229). — *Nécrose gommeuse du frontal.* Vastes ulcérations de forme vaguement arrondie, dénudant l'os.

Syphilis maligne; tertiarisme précoce.

Fig. 4. (Obs. 227). — *Lésions multiples :* arthrites multiples (cou-de-pied : le malade ne peut se tenir debout sans prendre un double appui) ; orchite ; cicatrices de gommes cutanées ; hypertrophie scléreuse de la lèvre inférieure.

Fig. 5. — Lèvre sclérosée ; la lèvre est hypertrophiée, mamelonnée, échancrée.

Fig. 6. — Langue sclérosée; la langue hypertrophiée est mamelonnée, parquetée.

Fig. 7. (Obs. 230). — *Exostoses craniennes.*

Fig. 8. (Obs. 228). — *Syphilides ulcéro-croûteuses circinées.*

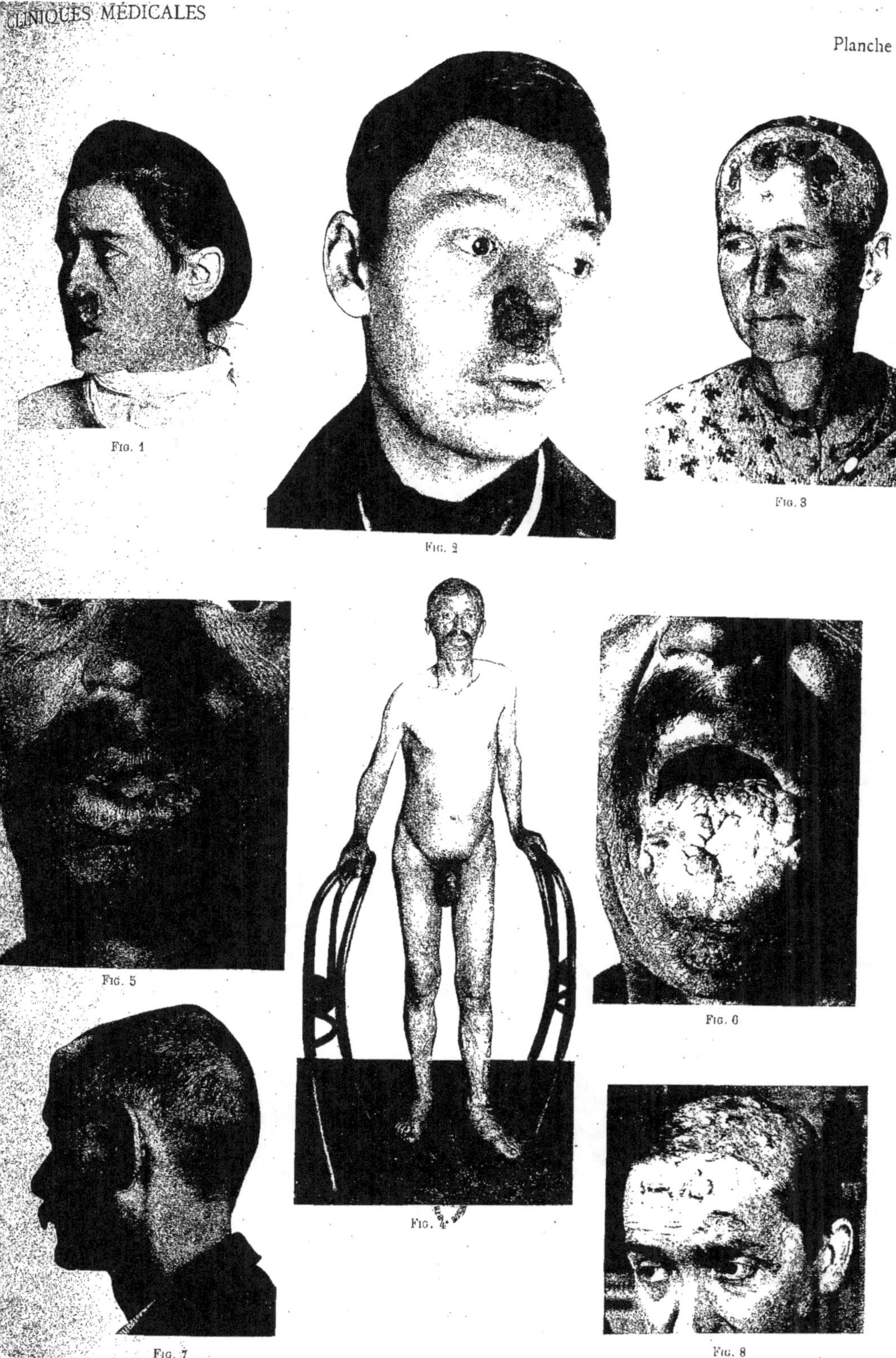

Syphilis secondaire et tertiaire

C. Naud, éditeur, Paris.

SYPHILIS SECONDAIRE ET TERTIAIRE

Cette planche réunit une série de syphilis sévères. Dans quelques-unes les accidents graves ont débuté exceptionnellement tôt ; ils appartiennent au type d'évolution connu sous le nom de *syphilis maligne précoce*.

OBSERVATION 225. — *Syphilis maligne précoce ; syphilide ulcéreuse de l'aile du nez ; ecthyma disséminé ; éruption papuleuse généralisée*

(Clinique de M. le professeur P. Spillmann.)

(Pl. 53, fig. 1.)

Au moment de son entrée à la clinique, cette jeune fille âgée de dix-neuf ans et primitivement bien constituée, est dans un état d'asthénie profonde ; elle est très amaigrie, pâle, anéantie.

A la face existe une *vaste ulcération gommeuse* ayant les dimensions d'une pièce de 2 francs, intéressant l'aile gauche du nez, la partie antéro-interne de la joue gauche et les parties voisines de la lèvre supérieure. Cette ulcération est peu profonde, à fond régulier, suintant et laissant écouler un liquide séro-purulent, verdâtre, très abondant et qui se concrète très rapidement en croûtes noirâtres assez adhérentes. Les bords sont irréguliers, déchiquetés. L'ulcération remonte à l'intérieur de la narine, ce qui empêche la malade de respirer de ce côté. Sur les cuisses et les jambes, *croûtes ecthymateuses*, verdâtres, rupiformes, d'une largeur variant de celle d'une pièce de cinquante centimes à celle d'une pièce de 5 francs. Quelques-unes sont épaisses de 2 centimètres. Sur tout le corps, éruption généralisée de *syphilides papuleuses et papulo-squameuses* ; syphilides croûteuses du cuir chevelu ; par places, quelques papules déjà disparues ont laissé à leur place une pigmentation couleur de jambon. *Alopécie caractéristique.*

L'examen des organes génitaux ne permet pas de retrouver les traces de l'accident primitif. Ganglion dans l'aine droite. Pas d'adénopathie généralisée ; *la rate est hypertrophiée*, le foie de dimension normale.

L'examen du sang donne les résultats suivants :

Globules rouges intacts.	3.317.000
— — déformés.	476.000
— — nains.	31.000
— blancs.	4.000

Ces accidents graves de la syphilis sont dans ce cas remarquablement précoces : l'infection spécifique remonte à quatre mois environ, elle s'est dès le début révélée sous une forme très grave, avec céphalée très vive, grande fatigue, sentiment d'anéantissement, qui ont persisté jusqu'à présent. Angine et chute de cheveux depuis deux mois. Il y a un mois, éruption papuleuse, non prurigineuse, disséminée sur tout le tronc et les membres supérieurs. Le médecin consulté prescrivit un traitement par des pilules ; au même moment, survint au niveau de l'aile droite du nez un petit bouton qui s'ulcéra quinze jours après son apparition et devint la lésion ulcéreuse actuelle; puis des croûtes se sont formées sur les cuisses et les jambes.

Traitement par le thymol-acétate de mercure (une injection de un centimètre cube toutes les semaines); 1 gr. 5o d'iodure de potassium par jour; application de Vigo sur l'ulcération nasale et sur les croûtes d'ecthyma. La première injection est donnée le 9 février; le 14 l'état général et l'état local sont déjà très améliorés; le 22 il n'existe plus de papule; le 25 mars la guérison est complète; la lésion nasale seule a laissé comme trace un léger épaississement de la région cartilagineuse. En mai la constitution du sang est revenue à l'état normal. En tout treize injections. Pas de récidive jusqu'à présent.

Observation 226. — Syphilide ulcéreuse de l'aile du nez.
(Clinique de M. le professeur P. Spillmann.)
(Pl. 53, fig. 2.)

L'aile droite du nez est masquée par une volumineuse *croûte* jaune verdâtre, épaisse, *rupiforme*, obstruant les narines et recouvrant une vaste ulcération qui a détruit l'aile droite du nez et envahi la cloison. Ganglion sous-maxillaire droit du volume d'une noisette.

En outre il existe une *syphilide ulcéreuse en cocarde* au niveau de la face externe du bras droit, et des placards d'*ecthyma* au niveau du pariétal droit, de la face externe de la tête du tibia gauche, de l'olécrâne gauche, du triangle de Scarpa. Toutes ces lésions guérirent après cinq injections d'huile grise.

La photographie fut recueillie en janvier 1898. Le malade, âgé de vingt ans, a contracté son chancre en mars 1897; les accidents secondaires, roséole, plaques muqueuses, papules, alopécie, évoluent depuis juin 1897, et l'ulcération nasale a débuté en novembre, par conséquent huit mois environ après l'apparition du chancre. C'est donc un vrai cas de syphilis maligne précoce.

Observation 227. — Syphilis maligne précoce; arthrites spécifiques; orchite; scléroses linguale et labiale (1).
(Clinique de M. le professeur P. Spillmann.)
(Pl. 53, fig. 4, 5, 6.)

C'est encore à un cas de syphilis maligne que se rapportent les photographies 4, 5 et 6; mais à un cas particulièrement grave, car alors qu'habituellement ces syphilis malignes précoces ne font qu'un feu de paille, nous voyons ici les lésions récidiver, s'entasser, et faire de cet ouvrier robuste, âgé de trente-quatre ans en 1895 un véritable mutilé de la vérole. C'est en effet un mois et demi après l'apparition d'un chancre balano-préputial (1884), alors qu'il n'était pas encore guéri, qu'apparurent les plaques d'*ecthyma* ou de *rupia généralisé*, dont les *cicatrices* blanchâtres, gaufrées, les unes arrondies, grandes comme une pièce de 5 francs, les autres agglomérées, policycliques, à bords pigmentés, se voient sur la photographie 4, disséminées sur toute la surface cutanée. L'année même du chancre, survenait une *destruction du voile du palais, avec perte de la luette et d'une partie des piliers.* En 1888 apparaissaient les **arthrites** que montrent la figure 4 : les articulations tibio-tarsiennes et médio-tarsiennes sont **augmentées de volume;** les épiphyses tibiales inférieures notamment, sont énormes, douloureuses. Il en est de même au coude droit. Les mouvements sont limités et très douloureux. Le malade ne peut se tenir debout sans appui.

Orchite spécifique droite.

Mais les lésions les plus intéressantes sont les **scléroses linguale** et surtout **labiale.** La figure 6 nous montre cette *langue* très hypertrophiée, ayant une largeur de 7 centimètres, une surface irrégulière, mamelonnée, fissurée, à bords déchiquetés. La consistance est dure par place, molle en d'autres

---

(1) G. Etienne. Syphilis précoce exceptionnellement grave. *Société de médecine de Nancy*, 1895.

points. La *lèvre inférieure* (fig. 5 et 4) est également très hypertrophiée, surtout du côté gauche ; elle est épaisse d'au moins 3 centimètres, lisse, mamelonnée, présentant à sa partie interne trois grandes échancrures, circonscrivant trois lobes. La tumeur est de consistance assez molle, les sillons étant bordés par une substance dure nettement scléreuse. La commissure gauche présente quelques ulcérations arrondies, blanchâtres. La lèvre supérieure porte sur sa face interne de petites irrégularités sans ulcération. La glossite a débuté en 1886 sur la ligne médiane ; le même processus s'est développé sur la lèvre inférieure en 1890.

Tous ces accidents se sont succédé, malgré un traitement véritablement intensif, sans que nous trouvions chez le malade lui-même la raison de cette extrême gravité. Il n'a eu d'autres maladies graves que la variole à l'âge de onze ans et une bronchite à dix-sept ans. Il ne paraît pas être particulièrement éthylique. Un de ses frères a succombé à quarante ans à une tuberculose pulmonaire ; peut-être en a-t-il été de même de son père.

OBSERVATION 228. — *Syphilides ulcéro-croûteuses circinées.*
(Clinique de M. le professeur P. Spillmann.)

(Pl. 53, fig. 8.)

Sur le front existent des lésions *ulcéro-croûteuse ;* l'une, notamment, au-dessus du sourcil gauche, est nettement *circinée ;* d'autres sont circinées ou cerclées ; des bandes analogues siègent vers la racine des cheveux (1893).

Calvitie résultant de lésions semblables, disséminées sur toute l'étendue du cuir chevelu, évoluant depuis 1890.

On constate également l'existence d'une *perforation du voile du palais*, avec *sténose rhino-pharyngienne* et piliers soudés en rideaux ; destruction de la luette. Les lésions ulcéreuses du pharynx ont commencé à l'âge de dix-huit ans. Les injections du thymol-acétate de mercure ont déterminé très rapidement la guérison de toutes les lésions non définitives.

OBSERVATION 229. — *Nécrose gommeuse du frontal.*
(Observation de M. le professeur agrégé G. Etienne.)

(Pl. 53, fig. 3.)

Sur la région frontale on constate l'existence de **quatre vastes lésions**, ayant amené la **destruction totale des parties molles**, de forme vaguement arrondie, taillées en entonnoir, à bords réguliers, dont le fond est formé par l'os à nu, dépouillé de son périoste. Une autre gomme, moins étendue, moins profonde, est placée un peu au-dessus de la racine du nez. Plusieurs gommes analogues, spontanément guéries, ont recouvert la région frontale de tissu cicatriciel ; alopécie totale jusqu'au niveau du vertex.

La photographie a été recueillie en août 1892 ; l'affection avait débuté quatre ans auparavant au côté gauche du crâne par une petite tumeur, qui s'ulcéra et s'élargit, malgré des pansements phéniqués et des applications de vaseline iodoformée. L'état serait resté à peu près stationnaire depuis janvier 1892 ; la dernière gomme se serait formée à cette époque au-dessus du nez. Le traitement général par l'iodure de potassium et le mercure, le traitement local par des applications d'emplâtre de Vigo, ont amené une amélioration considérable et rapide.

Cette femme, âgée de quarante-cinq ans, s'est mariée en 1878 ; quatre mois environ après, elle était atteinte de « plaies aux parties », de céphalée, puis plus tard de plaies superficielles, disséminées sur toute la surface cutanée. Fausse couche en 1884.

Observation 23o. — *Exostoses craniennes.*

(Clinique de M. le professeur P. Spillmann.)

(Pl. 53, fig. 7.)

Dans l'observation précédente, la lésion syphilitique a surtout intéressé les parties molles du crâne, se bornant à dénuder l'os. Ici, au contraire, l'action s'est surtout portée sur les portions osseuses du crâne, déterminant la formation *d'énormes exostoses*, siégeant à la région frontale gauche et au vertex, donnant au malade un aspect saisissant, et ayant presque totalement et très rapidement rétrocédé devant un traitement ioduré et mercuriel intense. Syphilis méconnue.

PLANCHE 54

Syphilis héréditaire.

F_{IG}. 1 (O_{BS}. 231). — *Poupon hérédo-syphilitique* de quinze mois ; *masque de la face*. Syphilides confluentes du front, des paupières, du nez, des lèvres et du menton.

F_{IG}. 2 (O_{BS}. 232). — *Poupon hérédo-syphilitique* de un mois. *Masque de la face* constitué par une teinte cuivrée du front, du pourtour des yeux, du nez et du menton. Ventre ovoïde : ascite.

F_{IG}. 3 (O_{BS}. 234). — *Poupon hérédo-syphilitique* de quinze jours. Syphilides papuleuses et maculeuses répandues sur le tronc, la face et les membres. Syphilides papulo-croûteuses du pli mentonnier. Pemphigus des mains.

F_{IG}. 4 (O_{BS}. 233). — *Poupon hérédo-syphilitique* de trois mois. Papules cohérentes du front ; fissures des lèvres.

F_{IG}. 5 (O_{BS}. 235). — *Erosions* arrondies, polycycliques, de la *table interne du crâne* dans un cas d'hérédo-syphilis.

F_{IG}. 6 (O_{BS}. 237). — *Perforation de la voûte palatine* par syphilide ulcéreuse, dans un cas de syphilis héréditaire tardive chez un garçon de dix-neuf ans.

F_{IG}. 7 (O_{BS}. 238). — *Gommes cutanées* à la partie inférieure de la jambe droite et cicatrices en bracelets, consécutives à des gommes cutanées multiples du tiers inférieur de la jambe gauche.

F_{IG}. 8 (O_{BS}. 239). — *Syphilides circinées papulo-squameuses gaufrées* à extension périphérique chez une fillette de quatorze ans.

F_{IG}. 9 (O_{BS}. 236). — *Syphilis héréditaire tardive*. Vaste syphilide ulcéreuse du front et du cuir chevelu.

F_{IG}. 10 (O_{BS}. 236 *bis*). — La mère du précédent. *Nez en lorgnette* par destruction des os propres du nez.

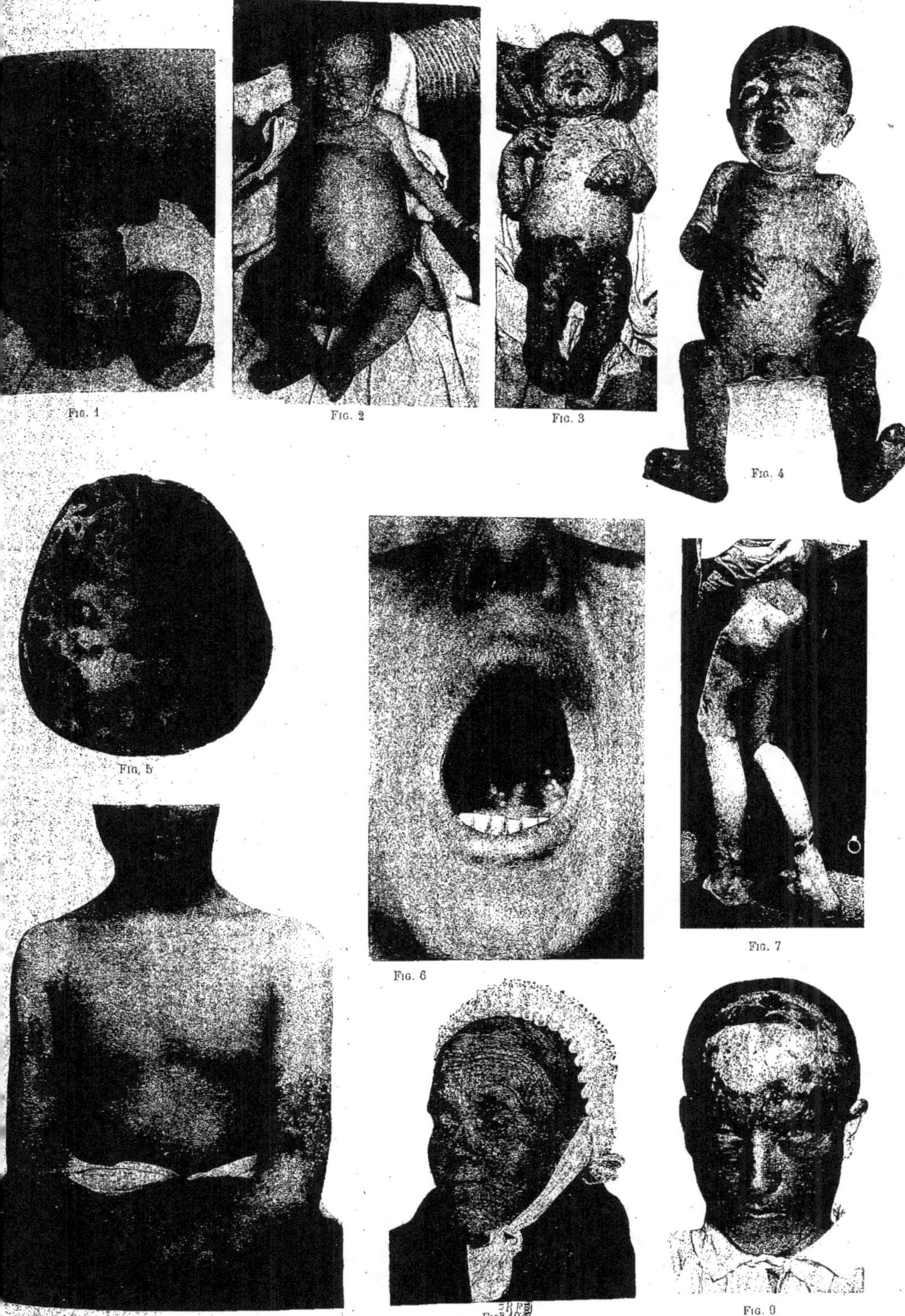

Fig. 1

Fig. 2

Fig. 3

Fig. 4

Fig. 5

Fig. 6

Fig. 7

Fig. 8

Fig. 10

Fig. 9

Syphilis héréditaire

C. Naud, éditeur, Paris.

... C. Etienne, Ch. Thiry et L. Spillmann.

SYPHILIS HÉRÉDITAIRE

Les figures 1, 2, 3, 4, se rapportent à quatre cas d'hérédo-syphilis du poupon, et reproduisent quelques-uns des aspects bien connus sous lesquels se présentent cette affection dans le premier âge.

OBSERVATION 231. — *Hérédo-syphilis chez un nouveau-né; lésions prédominant à la face; masque spécial.*

(Clinique de M. le professeur agrégé Haushalter.)

(Pl. 54, fig. 1.)

Poupon de quinze jours qui présentait des signes d'hérédo-syphilis à la naissance; actuellement son état général est bon. Il offre un des *facies pathognomoniques* de l'*hérédo-syphilis;* le *front*, les *sourcils*, le *pourtour des yeux*, le *pourtour du nez*, le *pourtour de la bouche*, le *menton* sont d'une *teinte brun cuivré foncé;* cette teinte encadre les yeux comme de grosses *lunettes*, prend la forme d'un *papillon ouvert*, *à cheval sur le nez*, et l'aspect d'une *barbiche* sur le *menton;* sur ce fond cuivré on voit, au niveau du front, de petites papules miliaires, plus foncées, cohérentes, donnant à la peau un *aspect raboteux;* sur le menton et la lèvre supérieure des squames et des croûtelles; au pourtour de l'orifice des narines, des petites ulcérations et des croûtes sanguinolentes, des fissures perpendiculaires des lèvres, du jetage sanguinolent par les narines; sur les bras et sur les jambes est répandue une teinte légère, cuivrée, d'apparence tigrée. L'enfant est soumis au traitement spécifique et perdu de vue.

OBSERVATION 232. — *Syphilis héréditaire chez un nouveau-né; lésions cutanées et muqueuses; distension énorme de l'abdomen; ascite.*

(Clinique de M. le professeur agrégé Haushalter.)

(Pl. 54, fig. 2.)

Poupon d'un mois, qui à sa naissance portait des lésions d'hérédo-syphilis. Actuellement, il présente un état général médiocre. Sur le *front*, sur le *pourtour des yeux*, sur le nez, sur le menton, teinte cuivrée; sur ce fond légèrement squameux, on voit, au niveau du front de *petites papules cohérentes*, donnant au front une apparence chagrinée; œdème des membres inférieurs avec quelques macules. L'*abdomen* est *énorme, ovoïde*, refoulant le diaphragme, distendant la base du thorax; sa paroi, un peu œdémateuse, est sillonnée de grosses veines très apparentes et turgescentes; on note l'existence de liquide ascitique dans la cavité abdominale. L'enfant est perdu de vue; nous apprenons qu'il a succombé au bout de peu de temps.

Outre les lésions cutanées de la syphilis ce poupon portait des lésions viscérales, localisées fort probablement dans le foie, comme en témoignent la distension de l'abdomen, l'ascite et la circulation collatérale;

ces altérations hépatiques étaient sans doute semblables à celles que nous avons observées et décrites dans un cas analogue ([1]).

OBSERVATION 233. — *Syphilis héréditaire chez un poupon; syphilides du front; fissures des lèvres.*
(Clinique de M. le professeur agrégé Haushalter.)

(Pl. 54, fig. 4.)

Poupon de trois mois; pas de lésions à la naissance; les manifestations actuelles datent de quelques semaines et se réduisent à une **teinte cuivrée** du **front** avec **petites papules cohérentes** à ce niveau, en un jetage purulent et sanguinolent par les narines, avec des fissures à la lèvre inférieure et au niveau des commissures.

OBSERVATION 234. — *Syphilis héréditaire chez un nouveau-né; syphilides cutanées diverses.*
(Clinique de M. le professeur agrégé Haushalter.)

(Pl. 54, fig. 3.)

Poupon de quinze jours, qui depuis sa naissance porte des stigmates nombreux et pathognomoniques de syphilis héréditaire; la **face** et le cuir chevelu sont couverts de **syphilides papuleuses**, cuivrées, cohérentes au front; teinte brun cuivrée diffuse de la lèvre supérieure sous la narine; une papule humide à la racine du nez, une **syphilide papulo-croûteuse** au **pli mentonnier;** plaques muqueuses en fissures aux lèvres et aux commissures, recouvertes de croûtelles à ce niveau. Coryza sanguino-purulent. Le **tronc**, les **membres supérieurs** et surtout les **membres inférieurs** sont semés de **syphilides maculo-papuleuses** foncées, cohérentes par places. La face dorsale des mains et des doigts est considérablement œdématiée; par places, surtout au pourtour des ongles, l'épiderme est blanc, détaché, soulevé; ces parties sont marquées sur la figure par les **taches blanches;** ailleurs sur le dos de la main, surfaces humides, rouge foncé (**taches foncées** sur la fig. 3); ces lésions sont le vestige du **pemphigus** qui est une des manifestations les plus précoces, souvent même congénitales, de la syphilis héréditaire. La paume des mains et la plante des pieds est d'un rouge vernissé, craquelé. Papules humides interfessières.

L'enfant succombe à la diarrhée à l'âge de dix-huit jours; l'autopsie ne révèle de lésion viscérale et profonde que dans le cerveau, où l'on trouve au niveau de la région antéro-latérale du lobe frontal gauche, une petite gomme cérébrale ramollie, au niveau de laquelle existe une plaque de symphyse méningo-encéphalique.

OBSERVATION 235. — *Syphilis héréditaire; artérite des artères cérébrales; érosions de la table interne de la boîte cranienne.*
(Clinique de M. le professeur agrégé Haushalter.)

(Pl. 54, fig. 5.)

Une fillette de trois ans, enfant assistée, au sujet de laquelle tout renseignement faisait défaut, fut apportée au service dans l'état du coma; le coma entrecoupé de crises convulsives, et accompagné de quelques troubles oculaires, se termina au bout de deux jours par la mort. A l'autopsie, outre les lésions d'une broncho-pneumonie vulgaire, qui explique la fièvre dont était atteinte la petite malade, on trouva une ostéite du rocher à droite, des *thromboses dans les artères de l'hexagone de Willis*, et enfin, à la face interne de la boîte cranienne une série d'**ulcérations osseuses arrondies, policycliques,** grandes comme des pièces d'un ou de deux francs, au niveau desquelles la table interne amincie, transparente par places, était d'aspect vermoulu et piqué. Ces lésions se rapportent à l'hérédo-syphilis ([2]).

---

[1] RICHON. Hépatite interstitielle diffuse chez un enfant d'un mois. *Archives de médecine des enfants*, 1898.
[2] HAUSHALTER. *Revue médicale de l'Est*, 1895, p. 374.

Observation 236. — *Naissance pendant la période tertiaire de la syphilis maternelle; syphilis héréditaire très tardive sans accidents antérieurs connus; syphilide cohérente très étendue* ([1]).

(Clinique de M. le professeur P. Spillmann.)

(Pl. 54, fig. 9.)

Cultivateur, âgé de vingt et un ans. Toute la partie de la tête située en avant de la ligne biauriculaire est totalement dépouillée de cheveux. Le milieu de cet espace est occupé sur une largeur de 13 centimètres et une hauteur de 6 centimètres par un *tissu cicatriciel, blanc*, brillant, *luisant*, sans vitalité. Au-dessus de cette cicatrice est un groupe de *trois ulcérations* devenues confluentes par leur bord interne, s'étendant sur une largeur de 9 centimètres et une dimension verticale de 5 centimètres. A gauche, vaste ulcération polycyclique large de 9 centimètres et haute de 5 centimètres. Cette ulcération arrive en dedans jusqu'à la ligne verticale passant par la pupille et en dehors jusqu'à l'oreille dont elle entoure tout le bord antérieur, longeant en bas le rebord orbitaire. A gauche, il existe une ulcération presque symétrique, de même aspect, de même forme, ayant 13 centimètres de largeur et 5 centimètres de hauteur, arrivant en dehors jusqu'au lobule de l'oreille, venant rejoindre, vers la racine du nez, l'ulcération précédente, ayant envahi la paupière supérieure et provoqué une adhérence totale de sa face antérieure avec le tissu cicatriciel frontal. Toutes ces ulcérations sont à bords arrondis, polycycliques, à parois taillées à pic, profondes de 2 à 4 centimètres, à fond plat, irrégulier, suintant et saignant. A la partie inférieure du dos, à gauche et débordant un peu la colonne vertébrale à droite, existe un placard de 15 centimètres de largeur et de 9 centimètres de hauteur verticale, rouge-violacé, avec nodules croûteux disséminés, à limites serpigineuses. La lésion frontale a commencé il y a sept ans par une ulcération médiane qui a duré six mois et a guéri spontanément; puis elle reparut en augmentant graduellement. Depuis trois ans, sa marche est continuellement progressive; à aucun moment elle n'a été douloureuse.

Avant le début de ces manifestations, qui se montrèrent à l'âge de quatorze ans, le malade n'aurait été atteint d'aucun autre accident spécifique; on n'en relève d'ailleurs aucune trace.

Ce jeune homme était amené par sa mère, dont l'histoire et l'aspect étaient bien caractéristiques :

Observation 236 *bis*.

(Pl. 54, fig. 10.)

Mariée à dix-neuf ans, elle devint enceinte pour la première fois trois ans plus tard; c'est pendant cette grossesse qu'ont débuté chez elle des accidents pharyngés graves, bien que très peu douloureux. A ce moment, la voix est devenue nasonnée, les aliments repassaient par le nez; la luette disparut. Les lésions ulcéreuses ont été traitées pendant sept ans, par des cautérisations; elles se sont ensuite spontanément cicatrisées. Douze ans après son mariage, le nez s'est écrasé par destruction des os propres, de telle sorte qu'actuellement elle présente un vrai type de *nez en lorgnette*; au pharynx, les *piliers sont accolés par du tissu cicatriciel au fond de la gorge*, ne laissant persister qu'un orifice circulaire de quelques centimètres de circonférence. Cette femme avoue avoir eu la syphilis. Elle a eu 13 enfants, sur lesquels 7 sont vivants et 6 morts en bas-âge; une fausse couche est intercalée.

On traite le malade (Observation 236) par des injections de thymol-acétate de mercure qui amènent la guérison.

Chez ce malade l'hérédo-syphilis ne saurait être mise en doute; elle est établie d'abord par les lésions si typiques de la mère, et chez lui par l'aspect des accidents dont la nature

---

([1]) P. Spillman et G. Etienne. Syphilis héréditaire tardive. *Revue médicale de l'Est*, 1895.

épithéliomateuse, lupique ou eczémateuse, ne peut être supposée. Enfin, l'action extraordinairement rapide du traitement suffirait à lever tous les doutes.

L'intérêt de l'observation réside surtout dans le fait d'accidents indiscutables d'hérédosyphilis tardive chez un descendant engendré pendant que la mère était atteinte d'accidents manifestement tertiaires : les lésions ulcératives pharyngées ont débuté pendant la première grossesse, ont duré au minimum douze ans, et existaient encore au moment de la naissance de notre malade qui est le huitième enfant. C'est donc là une observation certaine d'hérédosyphilis à la période tertiaire.

OBSERVATION 237. — *Syphilide destructive ulcéreuse lupiforme du voile du palais.*
(Clinique de M. le professeur P. Spillmann.)

(Pl. 54, fig. 6.)

Le malade, âgé de dix-neuf ans, est né de parents inconnus; recueilli dans un hospice, il y fut élevé jusqu'à l'âge de quatorze ans. A l'âge de quatre ans, survint une tumeur blanche du genou droit, qui suppura, puis finit par guérir en laissant une enkylose limitée. A onze ans, *ulcération de la cornée*, traitée à la clinique ophtalmologique, pendant sept mois, sans grand résultat, par des injections de peptonate mercurique. Les lésions oculaires récidivent tous les ans. Le malade, qui vit de privations, tousse depuis un an; il y a quelques mois il fut soigné par des badigeonnages iodés pour une angine.

Facies *dégénéré;* garçon lymphatique, d'une constitution délicate, actuellement *très débilité;* pâle, peu musclé, complètement imberbe; crâne étroit. Au thorax, sous la clavicule droite, cicatrice chéloïdienne consécutive à une ancienne ostéo-périostite. Les mouvements du genou droit sont possibles, mais l'extension est légèrement limitée, et la flexion ne peut dépasser l'angle droit sur la cuisse. Le genou est légèrement déformé. Atrophie musculaire de ce côté. A l'examen de la gorge, on constate que le bord libre du voile du palais est très irrégulièrement déchiqueté, frangé, usé, érodé sur toute sa longueur, présentant des nodules indurés ou œdémateux; il est atone, livide, blafard, rougeâtre. Les bords des piliers du pharynx sont également échancrés et accolés en arrière. A la surface de la muqueuse, ainsi qu'à celle du voile du pharynx, on voit de petites ulcérations à bords rosés, irréguliers. La luette a totalement disparu. Toutes ces surfaces sécrètent abondamment un liquide sanieux, jaunâtre.

La région est douloureuse; pendant la déglutition des aliments s'engagent parfois dans les fosses nasales ou dans le larynx; la voix est fortement nasonnée. Petits ganglions sous-maxillaires et cervicaux. Depuis quelques jours, le malade se plaint de surdité droite et de douleurs d'oreille. Signes de tuberculose pulmonaire au début.

Le diagnostic reste hésitant entre un lupus et une syphilide ulcéreuse phagédénique. Le traitement spécifique (injections de thymol-acétate de mercure) montre le bien fondé de la deuxième hypothèse : au bout de deux mois les lésions étaient cicatrisées, les ulcérations pharyngées étaient comblées. On dut à ce moment congédier le malade et le traitement fut suspendu. Quinze jours après il rentre au service. Le voile du palais est rouge sombre, tendu, luisant, épaissi, rénitent. Sur la ligne médiane existe une petite ulcération linéaire un peu plus large à sa partie postérieure. L'ulcération marginale du 6 janvier a disparu : douleur très vive dans le côté droit de la face et de l'oreille. Huit jours après, le malade se réveille ne pouvant plus parler : *perforation complète du voile;* lucarne à bords taillés à pic, ayant les dimensions d'une pièce de 50 centimes. On recommence les injections de thymol-acétate et au bout de deux mois la cicatrisation est complète.

Au début, le diagnostic fut dans ce cas, des plus difficiles. La plupart des symptômes faisaient pencher le diagnostic vers le lupus : absence de stigmates de syphilis héréditaire, antécédents pouvant se rapporter à la tuberculose ; signes indéniables d'induration tuberculeuse du sommet du poumon ; disposition de la lésion aux bords du voile palatin ; aspect irrégulier, érodé, déchiqueté, bourgeonnant, à limites indécises ; multiplicité des petites ulcérations disséminées sur le voile, le pharynx, les piliers ; présence de ganglions cervicaux et sous-maxillaires. Seuls, la rapidité relative de l'évolution et le type infantile du malade pouvaient faire penser à l'hérédo-syphilis. Mais l'extraordinaire action du traitement spécifique amenant dès sa première application la cicatrisation de tous ces accidents en moins de trois semaines, et bien plus encore, l'aspect caractéristique des lésions récidivées après une courte suspension du traitement, devaient établir ce dernier diagnostic avec la plus entière certitude.

OBSERVATION 238. — Hérédo-syphilis tardive. Gommes cutanées multiples.

(Clinique de M. le Professeur P. Spillmann.)

(Pl. 54, fig. 7.)

Fille seize ans. Les premières ulcérations se sont produites sans phénomène prémonitoire, alors que la malade était âgée de dix ans. Lorsque la jeune fille fut soumise à notre observation, elle présentait au tiers inférieur de la jambe droite *deux ulcérations arrondies* et voisines, entamant toute l'épaisseur du derme, à bords nets, bien taillés à pic, entourés d'une zone rouge sombre à fond inégal, raviné, ferme, donnant lieu à une sécrétion séreuse. L'évolution de ces gommes ulcéreuses fut très rapide ; les premières ulcérations disparurent sous l'influence d'applications de liqueur de Van Swieten ; mais de nouvelles gommes apparurent, plus rebelles, qui ne s'amendèrent plus que par raclage. Les jambes et les cuisses sont couvertes de cicatrices de gommes anciennes, arrondies ou ovalaires, déprimées, lisses, gaufrées, à bords parfaitement délimités et de coloration rosée. La peau environnant les abcès est rouge sombre, recouverte de croûtes et d'amas épidermiques.

OBSERVATION 239. — Hérédo-syphilis. Syphilides papulo-squameuses circinées et tubercules syphilitiques.

(Clinique de M. le professeur agrégé Haushalter.)

(Pl. 54, fig. 8.)

Fillette âgée de quatorze ans, portant sur la face antérieure des deux bras de larges *syphilides circinées papulo-squameuses, gaufrés, à extension périphérique.* A la palpation, on perçoit l'existence d'une série de nodosités dures, fermes, du volume d'un gros pois ou d'une petite noisette ; ces nodosités répondent aux lésions connues sous le nom de *tubercule syphilitique.* Les lésions du bras ont résisté au traitement, appliqué au service depuis quatre ans, d'une façon presque ininterrompue, et qui a consisté en absorption d'iodure de potassium, en frictions mercurielles, injections de thymol-acétate de mercure et d'huile grise. D'autres lésions du même genre existaient sur le tronc et ont disparu lentement par cicatrisation intradermique en laissant à leur place de grandes cicatrices blanchâtres. Le tubercule syphilitique est d'ailleurs reconnu pour être une des plus tenaces parmi les lésions de la syphilis et une des plus réfractaires au traitement spécifique.

PLANCHE 55

Syphilis héréditaire.

Hérédo - syphilis chez une fillette de neuf ans.

Fɪɢ. 1 (Oʙs. 242). — *Arrêt de développement de la taille.* La petite malade présentée comparativement avec une fillette du même âge. Front bombé, nouure des épiphyses ; incurvation légère des tibias.

Fɪɢ. 2 — *Amorphisme et implantation défectueuse des dents.*

Fɪɢ. 3 (Oʙs. 243). — *Hyperostose massive* totale des deux tibias, nécrosante. Allongement et élargissemene énorme des os de la jambe. Allongement des cuisses. Sur la jambe droite, vaste ulcération spécifique.

Fɪɢ. 4 (Oʙs. 240). — *Hérédo-syphilis.* Ecrasement de l'étage supérieur du nez avec cicatrice cutanée. Implantation irrégulière des dents, dans la direction et le plan.

Fɪɢ. 5 (Oʙs. 241). — *Amorphisme et implantation défectueuse des dents.* Incisives tricuspidées.

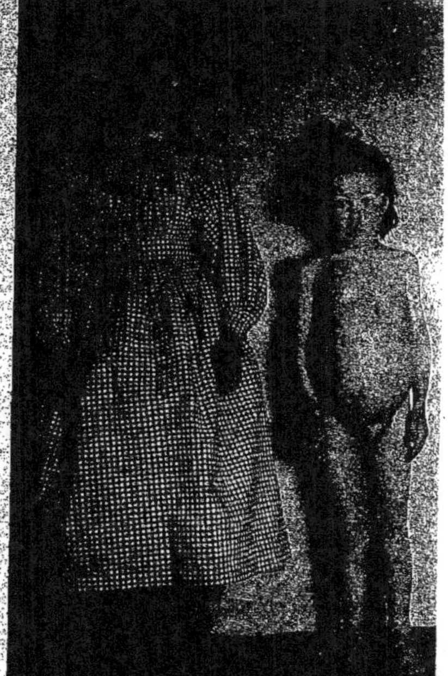

FIG. 1

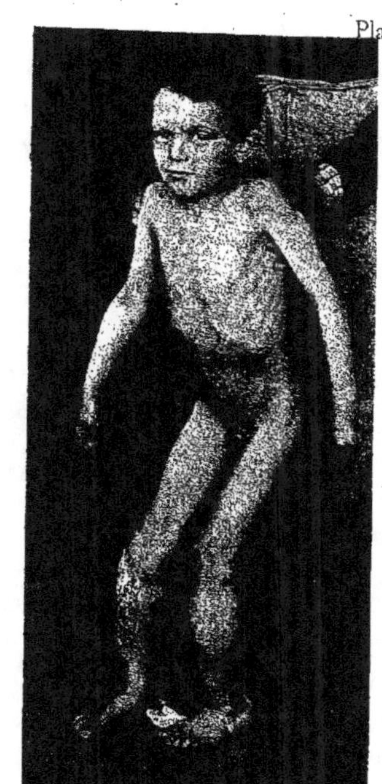

FIG. 3

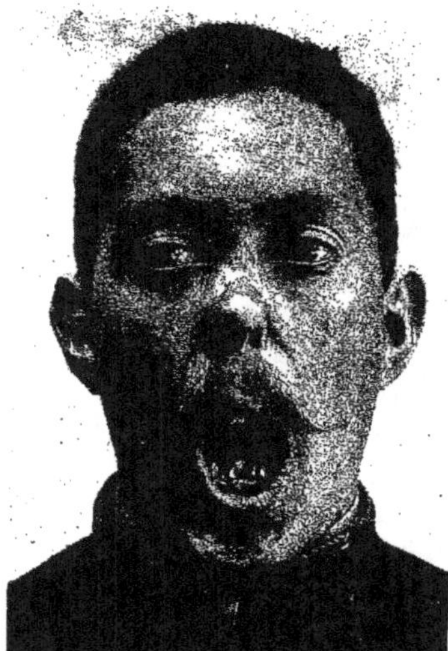

FIG. 4

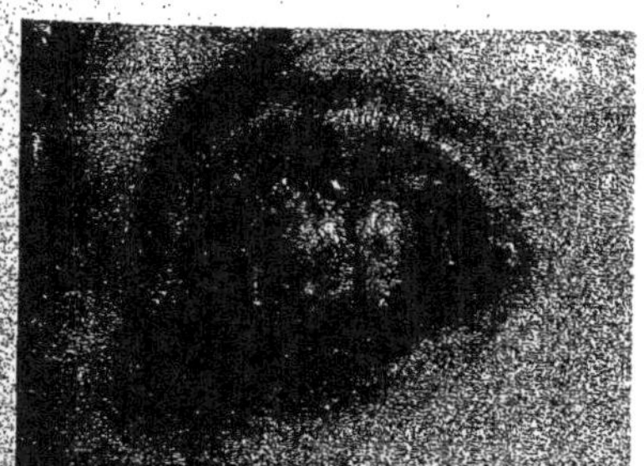

FIG. 2

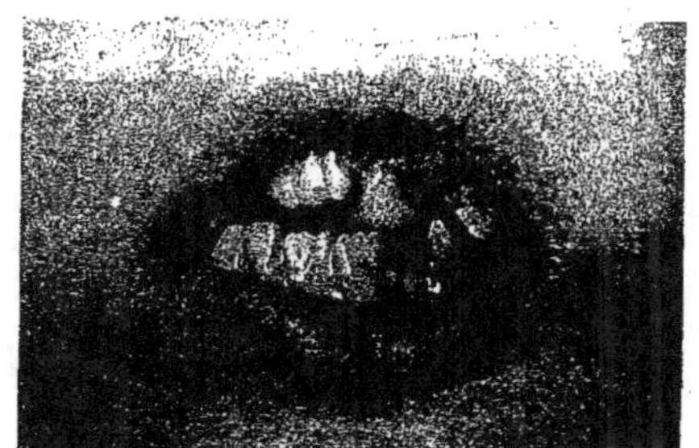

FIG. 5

Syphilis héréditaire

Imprimé par Thiry et L. Spillmann.

C. Naud, éditeur, Paris.

SYPHILIS HÉRÉDITAIRE

OBSERVATION 240. — *Hérédo-syphilis. Écrasement de l'étage supérieur du nez ; anomalies morphologiques des dents et irrégularité d'implantation.*

(Pl. 55, fig. 4.)

La déformation la plus frappante chez ce malade, âgé de vingt-deux ans, est celle du **nez**. Il y a *destruction de la charpente de l'étage supérieur ;* les os propres sont détruits et le nez est affaissé à sa racine, de sorte que celle-ci est remplacée par un vide immédiatement au-dessous de l'épine du frontal ; par suite du recul des parties molles supérieures, le segment inférieur du nez entraîné en totalité, a basculé, de telle sorte que la pointe du nez est retroussée et que les narines ont une direction légèrement oblique en avant et en haut.

L'emplacement de l'étage supérieur est occupé par une large **cicatrice étoilée**, triangulaire et à sommet supérieur. Le malade respire par la bouche.

Le système dentaire est très défectueux. Les anomalies portent surtout sur les incisives inférieures. La première incisive gauche est un véritable type de *dent dentelée ;* son bord libre est crânelée, portant trois petites saillies acuminées en dent de scie. Les trois autres incisives sont également dentelées, mais sont surtout remarquables par l'*irrégularité de leur implantation :* la deuxième incisive gauche a son axe directement dirigé en arrière, de sorte qu'elle se présente par son bord interne ; la première incisive droite présente la même direction, un peu oblique, mais, de plus, est implantée sur un plan très postérieur et de cette disposition résulte entre ces dents d'énormes lacunes interstitielles.

Ce malade avait dans son enfance, le nez assez long et un peu arqué ; à l'âge de dix ans, il se forma un « abcès d'où sortait du liquide jaune très fétide et du sang » ; jusqu'à l'âge de douze ans, il a perdu un grand nombre de dents ; depuis cet âge, elles ont poussé de travers.

Le père et la mère seraient bien portants ; la mère n'aurait pas fait de fausse couche. Mais ils eurent neuf enfants, dont notre sujet est le deuxième ; un garçon plus âgé que lui a été réformé pour « défectuosités dentaires » ; une sœur, qui est la troisième, actuellement âgée de dix-sept ans, a été atteinte à l'âge de huit ans, à la partie postérieure de la jambe droite, d'une plaie arrondie, de la largeur de la main, creusée, à fond rouge, bourgeonnant. Cet ulcère persiste encore actuellement ; elle eut en même temps une affection oculaire, « des peaux sur les yeux », dit-il.

OBSERVATION 241.

(Clinique de M. le Professeur agrégé Haushalter.)

(Pl. 55, fig. 5.)

Dans l'observation suivante, c'est aussi par les distrophies dentaires que se manifeste l'influence hérédo-syphilitique, chez un garçon de huit ans.

Les canines gauches notamment sont frappées d'amorphisme, représentées par le type dit en dent de squale, triangulaire et pointu.

44

Au contraire les incisives sont élargies et *tricuspidées, paraissant constituées par l'accolement de trois masses dentaires,* séparées par une gouttière verticale, et terminées chacune à la couronne par une pointe individualisée, séparée de la voisine par une encoche profonde. L'incisive médiane gauche, est en *forme de fer de hache;* épaisse, rétrécie en largeur vers le collet, elle va en s'élargissant et en s'aplatissant vers la couronne, qui est tranchante.

Nous retrouvons enfin encore dans le cas suivant ces dystrophies dentaires, liées en outre à un remarquable arrêt de développement général du corps :

OBSERVATION 242. — *Hérédo-syphilis, avec retard de développement.*
(Clinique de M. le professeur agrégé Haushalter.)

(Fig. 1 et 2.)

Fillette neuf ans, enfant assistée. Pas de renseignements sur ses antécédents héréditaires et personnels.

Enfant *petite,* d'une taille de 1^m,04, notablement inférieure à celle d'une fillette normále du même âge (fig. 1).

Adénopathie sous-maxillaire volumineuse ; chapelet de ganglions dans la région sous-hyoïdienne et dans la fosse sous-scapulaire gauche. Nez petit, épaté. Gros front, bombé, proéminent. Exostoses du frontal à droite. Épiphyses des os des membres volumineux; oreilles mal formées, petites ; lobule adhérent.

A la mâchoire supérieure, les deux incisives médianes sont *croisées et très larges à leur extrémité libre.* Elles sont situées sur un *plan postérieur* à celui des incisives latérales qui sont petites, trapues, grisâtres. Même disposition à la mâchoire inférieure. Les canines ont leurs bords érodés (fig. 2).

Voûte palatine ogivale. A la partie moyenne de la voûte palatine, existe une *ulcération profonde* d'un demi-centimètre, large d'un centimètre, au fond de laquelle se trouve une masse rouge bourgeonnante. Amygdales énormes, crevassées, très rapprochées l'une de l'autre. La luette est en partie détachée; elle n'adhère que par l'extrémité gauche. A la face antérieure de la luette, ulcération qui se continue avec celle de la voûte. Voix nasonnée. Peau sèche, squameuse. Œdème généralisé. Développement énorme de l'abdomen, circulation collatérale très développée.

L'enfant meurt de pneumonie trois mois après son entrée au service.

Autopsie ([1]). — *Épaississement considérable du frontal* qui mesure un centimètre d'épaisseur. La table externe est couverte d'une série d'exostoses cohérentes s'étendant sur une longueur de 9 centimètres et sur une hauteur de 5 centimètres; les exostoses mamelonnées, anfractueuses, donnent au frontal l'aspect d'un os rongé des vers.

Les os maxillaires supérieurs et inférieurs portent des dents qui réalisent des altérations de forme, d'implantation et de structure signalées par Hutchinson. Au niveau de l'ulcération de la voûte palatine, la muqueuse est détruite et l'os est recouvert d'un enduit grisâtre sanieux.

Le tibia extérieurement ne présente que peu d'altération. A peine existe-t-il une très légère convexité de sa face antérieure. A la section verticale de l'os, le canal médullaire se montre notablement élargi dans les deux tiers supérieurs. A ce niveau, l'os dans sa partie antérieure, est épaissi et mesure 8 millimètres. Au niveau de la tubérosité antérieure du tibia, il est au contraire très aminci et se trouve réduit à une lamelle osseuse de 1 millimètre d'épaisseur. On constate dans la moelle osseuse la présence de foyers jaunes, du volume d'une noisette et semblant être des blocs de dégénérescence.

Le cartilage de conjugaison de l'épiphyse supérieure est épaissi et mesure près de 3 millimètres ; au lieu d'être rectiligne comme à l'extrémité inférieure il est ondulé, sinueux, festonné par le tissu spongieux qui le pénètre en divers endroits et communique ainsi avec le noyau spongieux de l'épiphyse. Ces *altérations*

([1]) P. HAUSHALTER et L. SPILLMANN. Présentation à la Société de Médecine de Nancy, 25 janvier 1899.

osseuses expliquent en partie l'arrêt du développement et la petitesse de la taille observée si souvent dans la syphilis héréditaire.

OBSERVATION 243. — *Hyperostose massive totale des deux tibias, nécrosante, d'origine hérédo-syphilitique* [1].
(Observation de M. le professeur agrégé G. Etienne.)

(Pl. 55, fig. 3.)

Garçon âgé de six ans. Un frère mort de méningite ; un autre frère a des adénites cervicales ; une sœur a du psoriasis. La mère est morte. Pas de syphilis paternelle avouée.

L'enfant a eu une kératite à l'âge de trois ans. Les déformations des jambes ont commencé à l'âge de trois ans ; avant ce moment, elles étaient droites et l'enfant marchait.

Actuellement, les tibias sont *énormément épaissis*, ayant environ le double de l'épaisseur normale.

Incurvation double, à convexité antéro-externe (surtout antérieure), à concavité antéro-interne.

Bien que l'épaississement porte manifestement sur toute la hauteur du tibia, le maximum existe surtout au niveau de la partie médio-supérieure ; cet épaississement exagère surtout le diamètre antéro-postérieur, d'où *aplatissement notable, latéral,* très visible sur la jambe droite.

Mais la déformation la plus frappante est surtout l'*extraordinaire hauteur du tibia* qui donne à l'enfant un aspect bizarre. La hauteur des tibias est des deux côtés de 29 centimètres ; elle est identique à celle des fémurs, alors que d'après des mensurations comparées, le rapport normal du fémur au tibia semble être à cet âge, de 27 sur 24 centimètres. Huit mois avant l'entrée de l'enfant à l'hôpital, suppuration abondante de la partie supérieure du tibia droit, surtout au niveau du maximum d'épaississement ; à ce niveau, ulcération syphilitique. L'enfant ne peut marcher ni se tenir debout.

---

[1] G. ETIENNE. *Société de dermatologie et de syphiligraphie*, 4 mai 1894.

PLANCHE 56

Anévrismes.

Fig. 1 (Obs. 245). — *Anévrisme de l'aorte ascendante :* voussure hémisphérique au niveau des premières côtes à droite du sternum.

Fig. 2 (Obs. 244). — *Anévrisme de l'aorte ascendante :* sur la partie droite et antérieure du thorax, saillie hémisphérique globuleuse.

Fig. 3 — Cœur, aorte et *poche anévrismale.*

    C. — Cœur.
    Aa. — Aorte ascendante dilatée.
    Ca. — Crosse de l'aorte.
    Ad. — Aorte descendante.
    P. — Pédicule de l'anévrisme.
    An. — Anévrisme.
    R. — Orifice de rupture spontanée dans la plèvre.
    F. — Fente faite artificiellement pour voir l'intérieur de la cavité.
    CO. — Fragments de côtes érodées, dans l'intérieur de la poche anévrismale.

Fig. 4 (Obs. 248). — *Anévrisme du tronc brachio-céphalique droit.* Dans le creux sus-claviculaire droit, voussure légère arrondie.

Fig. 5 (Obs. 246). — *Anévrisme fusiforme de l'aorte ascendante.*

    C. — Cœur.
    An. — Anévrisme.
    Ca. — Crosse de l'aorte.

Fig. 6 (Obs. 247). — *Anévrisme sacciforme de l'aorte descendante.*

    C. — Cœur.
    Aa. — Aorte ascendante.
    Ca. — Crosse de l'aorte.
    An. — Anévrisme.
    Cl. — Caillot retiré de l'anévrisme.
    O. — Orifice du canal central qui traversait ce caillot.

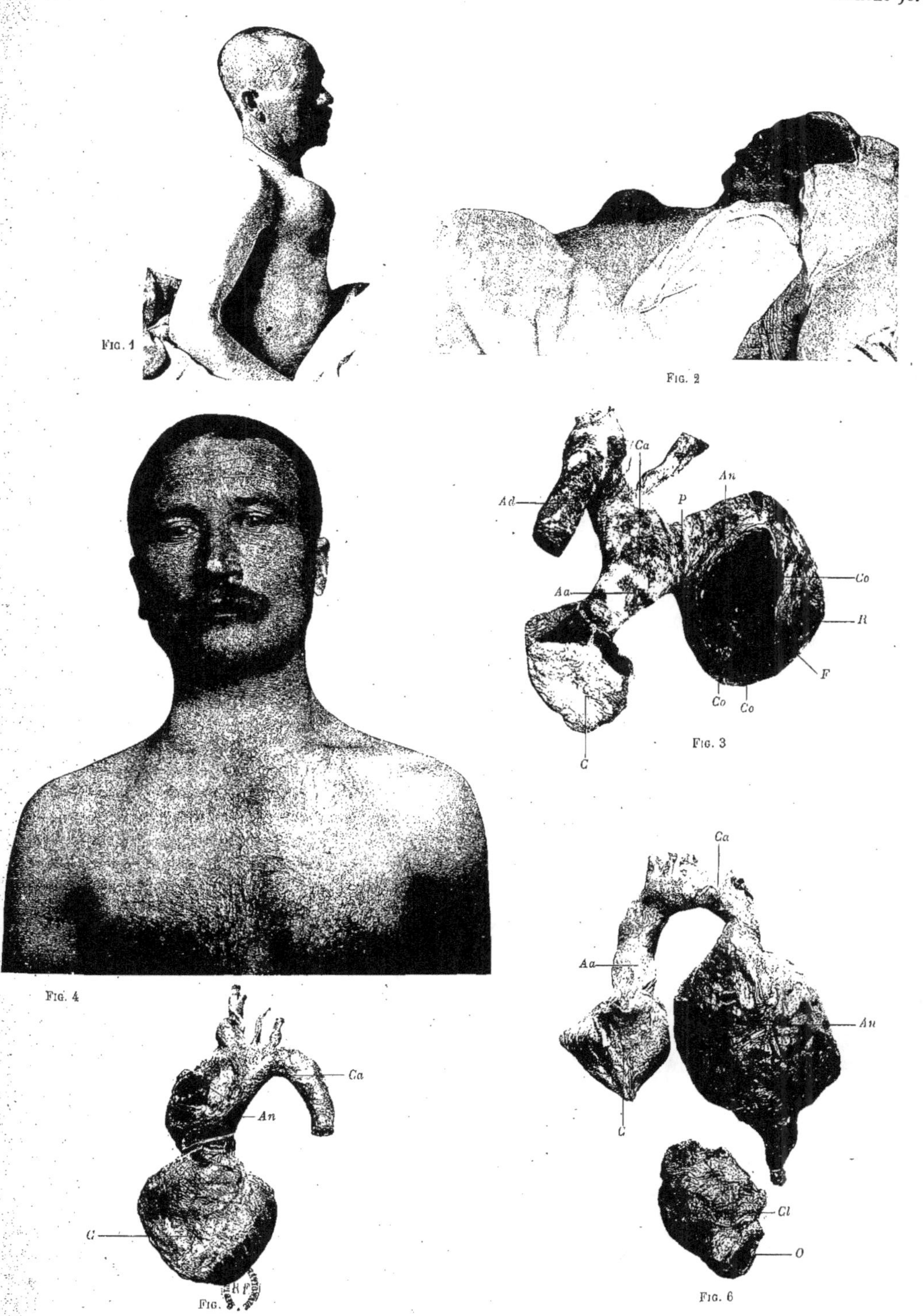

Anévrysmes

Walter, G. Étienne, Ch. Thiry et L. Spillmann

C. Naud, Éditeur, Paris.

ANÉVRISMES

Observation 244. — *Anévrisme sacciforme de la portion ascendante de l'aorte* ([1]).
(Clinique de M. le professeur P. Spillmann.)

(Pl. 56, fig. 2 et 3.)

Homme, soixante-cinq ans; a eu un rhumatisme articulaire aigu en 1864; n'est pas syphilitique, mais a fait et fait encore des excès alcooliques.

A la fin de décembre 1887, il commence à ressentir des douleurs intrathoraciques, un peu de dyspnée, lorsqu'il fait un effort, et éprouve une certaine difficulté à avaler les aliments solides. Au mois de février 1888, il voit apparaître entre le sternum et le mamelon droit une petite tumeur, qui atteint rapidement les dimensions d'un œuf de poule et dont le volume va en augmentant rapidement; cette tumeur est le siège de douleurs assez vives. Mais jusqu'au moment de son entrée à la clinique, où il vient le 15 avril 1888, le malade a continué à exercer un fatigant métier.

État actuel. — Homme bien constitué; état général bon; se plaint uniquement d'élancements dans la tumeur qu'il porte dans le thorax. Il respire facilement; les veines du cou, surtout à droite, sont légèrement dilatées; les artères radiales, un peu athéromateuses, battent régulièrement et synchroniquement.

Sur la *partie droite* et *antérieure* du thorax, on voit s'élever une *saillie globuleuse, hémisphérique,* du diamètre d'une tête de fœtus (fig. 2) : cette saillie s'étend en hauteur depuis le bord supérieur de la troisième côte jusqu'à un centimètre au-dessous de la ligne transversale qui unit les deux mamelons; en largeur, la tumeur s'étend du bord droit du sternum, sur lequel elle empiète un peu, jusqu'au delà de la ligne axillaire droite, au niveau de laquelle elle se continue insensiblement avec la paroi thoracique jusque dans l'aisselle; l'arc médian de la tumeur mesure 15 centimètres transversalement et longitudinalement. Sur la tumeur, la peau est un peu tendue; au-dessus, au-dessous et en dehors on sent facilement les côtes, dont on ne constate plus de trace au niveau de la saillie.

Cette tumeur, dans sa totalité, est animée de *mouvements d'expansion* et de *soulèvement en masse, dont le début précède un peu le pouls radial.*

Le thorax est mat au niveau de la tumeur, sonore tout autour; impossible de limiter le cœur à la percussion, ni d'en déterminer la pointe ; à l'auscultation, on trouve le maximum des bruits de la pointe entre l'appendice xiphoïde et le mamelon. En auscultant la tumeur, on entend, au moment de la systole, un bruit sourd coïncidant avec le soulèvement de la tête qui ausculte; au deuxième temps, un claquement sec.

La respiration est emphysémateuse à droite ; il existe en arrière une abolition presque complète du murmure vésiculaire, coïncidant avec la matité de la base, et du souffle bronchique dans la fosse interscapulaire.

Le malade se plaint de douleurs lancinantes au niveau de la tumeur; ces douleurs, très vives dans le décubitus dorsal, se calment par le décubitus latéral droit.

([1]) P. Spillmann et P. Haushalter. Anévrisme sacciforme de la portion ascendante de la crosse de l'aorte. *Gazette hebdomadaire de médecine et de chirurgie,* 1889.

En face de ces symptômes, le diagnostic ne pouvait être hésitant : en raison du *siège de la tumeur*, en raison du *soulèvement en masse* qui suivait la systole, du *synchronisme des pouls radiaux*, on ne pouvait douter de l'existence d'un *anévrisme sacciforme de la portion ascendante de l'aorte*, développé sur une artère, dont une atteinte de rhumatisme articulaire aigu et surtout l'intoxication lente par l'alcool avaient altéré les parois ; la rapidité avec laquelle il avait progressé à l'extérieur, la facilité avec laquelle il se laissait déprimer, l'amplitude de son expansion systolique, tout indiquait sa tendance envahissante et faisait craindre que sa paroi interne ne fût pas tapissée d'une couche épaisse de stratifications fibrineuses.

L'électro-puncture appliquée à la tumeur anévrismale en trois séances dans l'intervalle de dix jours ne donna que des résultats très passagers. Les douleurs, qui après les premières applications s'étaient calmées, reparurent plus vives, l'expansion de la tumeur, qui s'était légèrement affaissée, redevint plus forte ; ses dimensions s'accrurent, sa surface se tendit ; le malade, à peine calmé par la morphine, cessa de s'alimenter ; on le trouva mort dans son lit le 2 mai.

Autopsie. — On constate dans la cavité pleurale droite une masse considérable de caillots cruoriques, dont le poids est de 1 kilogramme. La plèvre droite est épaissie ; sa surface interne est tapissée d'un lacis fibrineux témoignant d'une inflammation relativement récente.

Dans la cavité pleurale droite, on voit à la partie interne, vers le sternum, un **orifice à bords déchiquetés**, grand comme une pièce de 5 francs et s'ouvrant dans la poche anévrismale.

Le poumon droit, refoulé vers la colonne vertébrale, n'est pas atélectasié ; il semble avoir respiré jusqu'à l'accident qui a amené la mort, sauf dans la partie qui entoure immédiatement le sac anévrismal, laquelle est affaissée, grise, compacte. Le poumon gauche est emphysémateux et un peu œdémateux. Les grosses bronches ne sont pas comprimées.

Le tissu cellulaire du médiastin, épaissi, induré, témoigne d'une inflammation lente et chronique.

Le *cœur* (fig. 3), plutôt petit, est surchargé de graisse ; à la partie postérieure existe entre les deux feuillets du péricarde une adhérence lâche, sous forme de cloisonnement vertical incomplet.

A son origine l'*aorte* mesure 5 centimètres de diamètre ; à partir de ce moment, elle commence à se dilater progressivement, et atteint 9 centimètres au point où elle se recourbe en crosse.

Toute la **crosse** est **dilatée en masse**, surtout à sa partie externe et droite, dans la portion qui précède l'émergence du tronc brachio-céphalique. Le diamètre de la crosse, pris entre la carotide gauche et le tronc brachio-céphalique, est de 6 centimètres ; après l'émergence de la sous-clavière gauche, l'aorte conserve encore ce diamètre dans la partie descendante de la crosse ; puis dans sa partie thoracique elle atteint assez brusquement le diamètre de 3 centimètres et demi.

Le tronc brachio-céphalique, dilaté, sinueux, présente 2 centimètres de diamètre ; la carotide et la sous-clavière gauche dilatées ont chacune 1 centimètre de diamètre.

Après l'émergence de la sous-clavière gauche, l'aorte, à sa partie postérieure, offre une petite élevure papuleuse, large comme une pièce de 2 francs, dure, résistante, formée par une masse fibrineuse, remplissant un petit anévrisme cupuliforme.

L'aorte est tapissée, sur toute sa face interne, de plaques cartilaginiformes, blanchâtres ; pas de plaques calcaires. Tout le tissu périaortique est épaissi et adhérent.

A la partie externe du tiers supérieur de la portion ascendante de la crosse, en dehors et un peu au-dessous de l'émergence du tronc brachio-céphalique, est appendu un **anévrisme sacciforme** gros comme une tête de fœtus (fig. 3, *An.*).

L'aorte communique avec l'anévrisme par une ouverture grande comme une pièce de 5 francs, à bords durs, rugueux ; après un très court **pédicule**, dont le diamètre est de 6 centimètres, et qui semble constitué par les parois artérielles, la tumeur prend une forme assez régulièrement arrondie.

Abstraction faite de la partie du sac qui avoisine l'aorte et qui paraît constituée par les parois de celle-ci, dilatées et altérées, le reste de la paroi se confond avec les tissus avoisinants.

En arrière et en dehors, la paroi se confond avec les feuillets de la plèvre, épaissis et adhérents entre eux à ce niveau et tapissés à leur face externe d'une coque mince du poumon atélectasié ; c'est là que s'est formé l'**orifice** qui fait communiquer l'anévrisme avec la cavité pleurale droite (fig. 3, *R*).

En avant, la paroi est formée uniquement par la cage thoracique ; la face externe de cette paroi comprend la peau et les muscles, amincis, scléreux, un peu ecchymotiques et ramollis par places ; la face interne est constituée uniquement par les côtes et les espaces intercostaux, dans lesquels les aponévroses et les muscles intercostaux sont en partie détruits.

Les quatrième, cinquième et sixième côtes sont comprises dans le sac (fig. 3, *CO*); le cartilage de la quatrième, libre à ses deux extrémités, flotte dans la poche, à peine maintenue ; la partie de la quatrième côte, qui est comprise dans la tumeur, est érodée, rouge, friable ; la cinquième côte est détachée au niveau de son insertion avec le sternum ; elle est échancrée, injectée, prête à se briser; la sixième côte, à peu près intacte, traverse la partie inférieure de la poche (fig. 3). Le bord droit du sternum, compris dans la tumeur, est largement échancré, rugueux.

Autour de l'orifice de communication de l'aorte avec le sac, se trouve dans le sac un *caillot fibrineux, annulaire*, large de deux centimètres environ et assez résistant.

Le reste du sac est tapissé par un caillot épais, limitant à son centre une cavité, grosse environ comme une mandarine. A la face interne — celle qui limite sa cavité — le caillot est formé par une lame de fibrine mince ; le restant est constitué par un mélange de caillots fibrineux et de caillots cruoriques enchevêtrés d'une façon irrégulière ; quelques-uns de ces caillots fibrineux se présentent sous forme de petits noyaux ; la partie adjacente à la paroi du sac est uniquement cruorique.

Cette autopsie a montré, ainsi qu'on s'y attendait, qu'il existait un anévrisme sacciforme de la portion ascendante de la crosse de l'aorte qui, au début, avait consisté probablement en une petite dilatation cupuliforme des tuniques altérées, semblable à celle qui fut trouvée sur la portion ascendante de la crosse ; en se développant, cette poche s'était constitué des parois aux dépens des tissus voisins, et était devenue l'énorme sac des derniers mois. Les caillots fibrineux qui tapissaient la face interne de cette poche, avaient été décollés avant la mort par le sang qui s'était infiltré entre eux et la paroi, ainsi que l'ont prouvé les caillots cruoriques trouvés à l'autopsie.

A l'aide de ces données anatomiques, l'on peut interpréter quelques-uns des phénomènes observés pendant la vie et déterminer quel a été l'effet dans la poche sanguine du passage du courant électrique.

Lorsque le malade entra à la clinique, la tumeur anévrismale, parfaitement hémisphérique, était animée de mouvements d'expansion en masse, et sa surface présentait sur toute son étendue une consistance uniforme. En l'espace de dix jours, elle subit des modifications très appréciables et dans son aspect et dans sa consistance : la partie interne s'aplatit, devint plus résistante; les dimensions de la tumeur diminuèrent d'un centimètre dans le sens vertical. Ces modifications ne pouvaient correspondre qu'à la formation de dépôts fibrineux dans le sac. Ces dépôts fibrineux, nous les avons constatés à l'autopsie sous l'aspect de noyaux informes adjacents à la paroi, de stratifications à la partie interne, et de masses annulaires autour de l'orifice de communication de la poche avec l'aorte. Or, la formation d'une partie au moins de ces caillots et la diminution concomitante des douleurs ont coïncidé d'une façon si exacte avec l'application de l'électricité à l'intérieur du sac, qu'il paraît évident qu'ils en sont la conséquence : le passage du courant électrique par le sac a été sans doute la cause déterminante des caillots fibrineux informes que nous avons signalés ; peut-être n'a-t-il eu aucune action immédiate sur la formation des quelques lames stratifiées qui tapissaient la face interne de ces caillots et qui ont bien pu être déposées à leur surface les derniers jours de la vie, non plus que sur l'anneau fibrineux qui entourait l'orifice de communication.

Quant à l'accroissement rapide de la tumeur, qui s'est manifesté dans les derniers moments, et qui a coïncidé avec la recrudescence des douleurs, il est dû à l'irruption du sang entre les caillots et la paroi, ainsi qu'à la disjonction des caillots fibrineux ; la pression du sang compris entre les caillots et la paroi distendue, fut la cause de la rupture de cette dernière en son point de moindre résistance.

Dans les anévrismes de cette dimension l'électro-puncture est, comme les autres moyens, douée d'une efficacité douteuse : comme toutes les méthodes qui sont obligées de s'aider de la perforation du sac pour y provoquer des coagulations, elle est susceptible d'amener des ruptures ou de déterminer des embolies ; elle ne doit être employée qu'avec grande circonspection.

OBSERVATION 245. — Anévrisme sacciforme de l'aorte ascendante.

(Clinique de M. le professeur Bernheim.)

(Pl. 56, fig. 1.)

La figure 1 de la **planche 56** montre un homme porteur d'un volumineux anévrisme de l'aorte ascendante, qui a déterminé au siège habituel, *au niveau des premières côtes droites*, au-dessus du mamelon, la formation d'*une énorme voussure hémisphérique, molle, siège de battements et d'expansion.* Les symptômes cliniques présentés par le malade furent à peu de chose près ceux qui sont signalés dans l'observation précédente.

OBSERVATION 246. — Anévrisme fusiforme de l'aorte ascendante.

(Clinique de M. le professeur P. Spillmann.)

(Pl. 56, fig. 5.)

La figure 5 représente un *anévrisme fusiforme de l'aorte ascendante* (anévrisme par dilatation périphérique de Crùveilhier ; anévrisme circonférentiel de Richet). Cet anévrisme est constitué par une *poche allongée, située dans l'axe de l'aorte,* renflée dans son milieu comme un fuseau, et communiquant à plein canal avec le vaisseau, dont elle constitue en réalité une dilatation.

Comme il arrive habituellement dans l'anévrisme fusiforme de l'aorte ascendante, le fuseau est irrégulièrement développé, et possède du côté du *bord droit de l'aorte un ventre plus accentué.*

A cette forme d'anévrisme correspond cliniquement, vers le deuxième ou le troisième espace intercostal droit, une voussure mal limitée qui devient le siège de battements systoliques, de telle sorte qu'il y a sur le thorax deux centres de pulsation, comme s'il y avait deux cœurs dans la poitrine.

Dans l'anévrisme fusiforme de la portion ascendante se développent quelquefois au niveau du renflement du bord droit de l'aorte, des dilatations en ampoule, capables de devenir le point de départ d'anévrismes sacciformes dans le genre de celui qui est représenté figure 3.

OBSERVATION 247. — *Anévrisme fusiforme de l'aorte descendante.*
(Clinique de M. le professeur P. Spillmann.)
(Pl. 56, fig. 6.)

La figure 6 représente un ***volumineux anévrisme fusiforme de l'aorte descendante***, du volume d'une tête d'enfant, et qui malgré ses énormes dimensions, était absolument silencieux pendant la vie. Il occupait la moitié inférieure du médiastin postérieur et était rempli par un ***gros caillot fibrineux compact*** (fig. 6 *Cl*), percé à son centre d'un canal à parois lisses (*O*), du diamètre d'une pièce de *cinq francs*; ce canal était en continuité directe avec l'aorte thoracique d'une part et avec l'aorte abdominale d'autre part; l'anévrisme était donc physiologiquement guéri; la guérison avait été spontanée. Cet anévrisme fut trouvé par hasard à l'autopsie d'un homme de soixante ans, mort de néphrite.

OBSERVATION 248. — *Anévrisme du tronc brachio-céphalique.*
(Clinique de M. le professeur Gross.)
(Pl. 56, fig. 4.)

Des anévrismes de l'aorte, nous rapprochons la figure 3 qui est celle d'un anévrisme du tronc brachio-céphalique artériel droit dont nous n'avons malheureusement pas l'observation détaillée.

Le diagnostic se basait sur l'existence d'une tumeur sus-claviculaire arrondie, grosse comme une mandarine, molle, fluctuante, animée de battements, présentant à l'auscultation un souffle doux systolique, qui se propageait vers la carotide et vers la sous-clavière, avec diminution du pouls radial et temporal du même côté.

PLANCHE 57

Gangrènes. — Varices du cou.

FIG. 1 (OBS. 251). — *Gangrène sèche du pied.* Pied momifié ; sillon d'élimination déchiqueté.

FIG. 2 (OBS. 252). — *Gangrène de la face* consécutive à une rougeole chez un enfant rachitique. Destruction du nez et des lèvres.

FIG. 3 (OBS. 250). — *Gangrène sèche spontanée des doigts (acrosphacèle).* Momification de l'index et du médius gauche ; destruction des phalangines et phalangettes de l'annulaire et du petit doigt.

FIG. 4 (OBS. 252). — *Gangrène des lèvres,* dans la convalescence d'une fièvre typhoïde.

FIG. 5 (OBS. 249). — *Gangrène sèche et spontanée* du pied et de la jambe gauches chez un homme de trente-trois ans, consécutive à une endartérite oblitérante progressive.

FIG. 6 (OBS. 254). — *Dilatation variqueuse* des veines du cou.

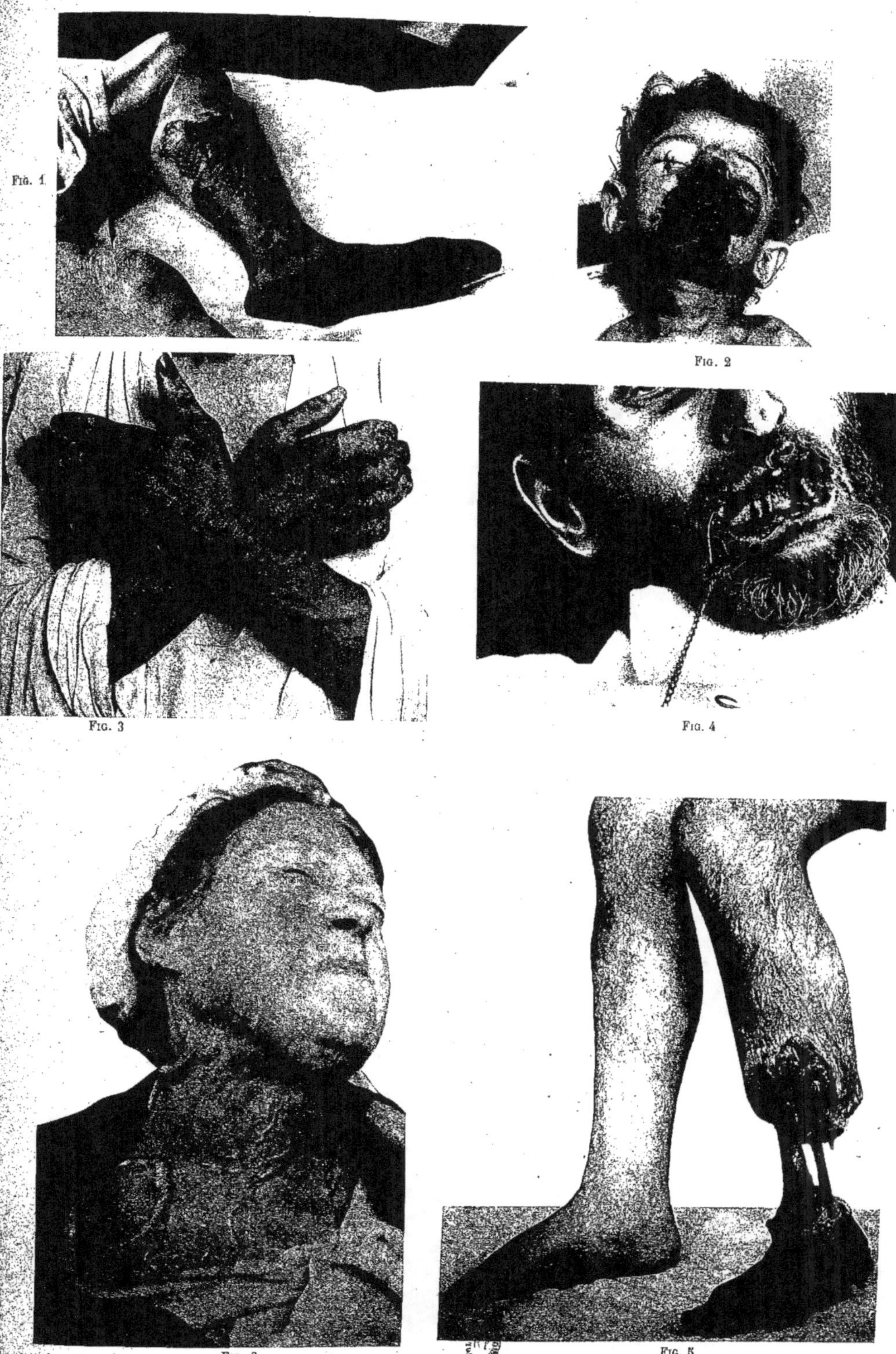

FIG. 1.

FIG. 2.

FIG. 3

FIG. 4

FIG. 6

FIG. 5

Gangrènes. — Varices du cou.

Dr G. Etienne, Ch. Thiry et L. Spillmann.

G. Naud, éditeur, Paris.

GANGRÈNES — VARICES DU COU

La gangrène est la mortification locale des lésions vivantes; elle peut survenir lorsque se produit en un point, sous une cause quelconque, une diminution de la vitalité des tissus. Quand un foyer de gangrène s'est établi, les tissus sphacélés, devenus corps étrangers, tendent à s'éliminer, formant ce que l'on a appelé une escarre.

En se basant sur la pathogénie, on a divisé les gangrènes en : *gangrènes primitives, directes*, par causes chimiques, physiques ou traumatiques, ou *indirectes*, par troubles vasculaires (artério-sclérose) ou nerveux (syringomyélie) ; — et en *infections gangreneuses*.

Cette classification est peu admissible ; les gangrènes chimiques, telle la gangrène phéniquée, peuvent être dues à des thromboses capillaires oblitérantes résultant de l'altération des globules sanguins (Paulson), de même que certaines gangrènes par gelure (Recklinghausen), alors que d'autres gangrènes par le froid sont attribuables à des spasmes artériels, comme Hutchinson l'a établi pour le sphacèle de la queue des petits porcs ; les gangrènes hystériques, parmi les gangrènes nerveuses, sont elles aussi vraisemblablement dues à un angiospasme.

Enfin, chacune de ces formes de gangrène peut donner naissance à une infection gangreneuse.

Aussi, nous pensons qu'il est préférable de s'en tenir à une division clinique, en *gangrène simple* ou *gangrène sèche*, et en *gangrène infectée* ou *gangrène humide*.

La *gangrène simple*, après une phase d'ischémie plus ou moins prolongée suivant que les obstructions vasculaires se sont produites plus ou moins brusquement, et caractérisée par la pâleur livide des tissus, se présente sous forme d'un ratatinement de la région sphacélée, qui est terne, brunâtre, semblable à du carton ou à du bois : c'est une véritable **momification** (Pl. 57, fig. 1 et 3). A un degré plus avancé, les tissus disparaissent, laissant à nu le squelette, comme nous en montrons un remarquable exemple (fig. 5), déterminé par une endartérite oblitérante progressive.

OBSERVATION 249. — *Gangrène sèche spontanée par artérite oblitérante progressive chronique chez un homme de trente-trois ans.*

(Clinique de M. le professeur P. Spillmann.)

(Pl. 57, fig. 5.)

Cultivateur de trente-trois ans, de constitution robuste, qui depuis sa jeunesse travaille au grand air. Comme tous les campagnards il se fatigue beaucoup à certaines époques de l'année, mais il est bien logé, bien nourri. Il affirme n'avoir fait *aucune maladie antérieure ; pas d'habitudes alcooliques*, pas de *syphilis*. Après quatre années de service militaire en France, dans la cavalerie, il a épousé une femme bien portante dont il a eu deux enfants sains.

Sa mère, âgée de soixante-deux ans, vit encore et n'est pas malade; son père est mort à cinquante-huit ans d'un carcinome de l'estomac. Il a une sœur et un frère bien portants.

Le début de la maladie actuelle remonte à dix-huit mois. A la suite d'une marche longue et pénible dans les terres labourées, il éprouva dans le mollet gauche une vive douleur qui le força à s'asseoir. C'était, dit-il, une sorte de crampe avec fourmillements ; la pression même légère à la partie postérieure de la jambe était intolérable. Au bout d'une demi-heure la douleur diminua sans cesser complètement et il put reprendre son chemin. Durant huit mois, pendant le travail, la douleur reparut fréquemment, et se montra par accès analogues au premier.

Au bout de ces huit mois, la jambe droite se prit à son tour, et lors d'une fatigue, la contracture douloureuse survenait soit dans le mollet gauche, soit dans le droit; plus rarement dans les deux jambes simultanément.

Appelé au mois d'octobre 1891 à faire ses vingt-huit jours, il ne put prendre part aux exercices et passa devant un conseil de réforme qui l'ajourna.

Puis les douleurs, tout en gardant le même caractère intermittent, devinrent plus intenses et plus fréquentes ; le malade se décida à consulter un médecin qui lui conseilla de garder le repos, lui prescrivit une potion à l'iodure, lui appliqua des pointes de feu sur la colonne vertébrale et lui fit des injections de morphine sur la face tibiale de la jambe.

Il allait mieux, quand vers le 15 mai 1892, le tableau clinique changea brusquement d'aspect.

Le malade éprouva une douleur lancinante avec sensation de vive brûlure à la racine du 4ᵉ métatarsien qui devint rouge violacé, marbré et froid. Quelques jours plus tard, une tache noirâtre de la grosseur d'une lentille apparut sur la base de l'orteil, à la face plantaire ; cette escarre s'étendit rapidement au 4ᵉ orteil, puis se généralisa au 5ᵉ et empiéta sur la base du 3ᵉ.

A la fin de mai, survinrent par accès des fourmillements dans les mains qui brusquement devenaient blanches, exsangues, insensibles et froides, puis congestionnées, violacées, avec sensation de piqûres d'orties. Ces crises se répétèrent dix fois environ pendant deux jours, puis disparurent; pendant ce temps, la lésion du pied suivait sa marche envahissante.

A la date du 15 juin, le 5ᵉ et le 4ᵉ orteil sont noirs, desséchés, de consistance ligneuse ; la coloration noire dépasse leur racine d'un centimètre et demi environ sur la face plantaire ; elle est terminée par un bord assez régulier, arrondi. Le 3ᵉ orteil est gonflé, livide et froid ; une partie de sa base est en voie de dessiccation. Le 2ᵉ orteil et le pouce, ainsi que le dos du pied et la plante sont œdémateux, à peau lisse, vernissée, de coloration rose avec taches violacées. A cet endroit la pression du doigt laisse une tache blanche, déprimée, qui se recolore assez rapidement. Ces symptômes cessent vers les malléoles.

Les jambes sont *atrophiées*, du côté gauche principalement : le mollet mesure 28 centimètres de circonférence à droite et 26,5 à gauche; la cuisse a 40 centimètres à droite et 36 à gauche.

La température est plus basse sur le membre gauche de 1°,2. La sensibilité est abolie sur la partie nécrosée, très diminuée sur le troisième orteil, intacte sur le second, le premier et le reste du pied.

La face plantaire gauche est absolument plane, en raison de l'œdème. A droite, une ligne tirée du talon au gros orteil est distante de la voûte d'à peine un demi-centimètre, aussi l'empreinte prise par les procédés ordinaires en est-elle très large : le malade avait antérieurement des pieds plats.

Pendant l'examen, le malade se plaint souvent d'une *douleur lancinante* extrèmement vive qu'il localise nettement au 3ᵉ orteil.

Le pouls est régulier, égal, mais dur, à 92. La tension prise au sphygmomanomètre de Potain, normalement de 16, est de 20. L'artère radiale ne paraît que légèrement résistante. La pointe du cœur bat au 6ᵉ espace sur la ligne mamillaire ; le triangle de matité est un peu accru. On constate à la pointe un bruit de galop ; à la base le second bruit est éclatant. Pas de varices, pas d'hémorrhoïdes. Nous constatons au sommet droit des signes bien nets d'induration bacillaire.

La quantité d'urine est de deux litres en moyenne, ne contenant ni albumine ni glucose. Depuis un mois le malade se relève une ou deux fois la nuit pour uriner.

Le malade est vif, loquace ; il avoue un caractère emporté ; il éprouve un besoin incessant d'activité, aussi ne peut-il supporter longtemps le séjour oisif à l'hôpital, et le quitte trois jours après son entrée.

Le malade, sorti de l'hôpital le 28 juin 1892, rentra dans son pays natal, où habite sa famille. Sauf dans les premiers temps, il dut garder le lit d'une façon presque absolue.

Trois semaines après son départ, la jambe gauche, dans son tiers inférieur, devint brusquement œdémateuse, puis rapidement se mortifia et prit une coloration noirâtre. Vives douleurs locales, lancinantes ; puis, en quelques jours, formation d'un sillon entre la partie vivante et la partie nécrosée. Peu à peu les parties molles mortifiées se détachèrent, et tombèrent en lambeaux, laissant l'os à nu. Depuis ce moment le malade accuse des douleurs parfois assez vives (brûlure, morsure) à la limite des parties vivantes et localise souvent ces douleurs dans le gros orteil.

Puis apparut une infiltration œdémateuse de la jambe droite. Au début, ce symptôme passager disparaissait quand le malade, se servant de crosses, faisait quelques pas ; enfin l'œdème devint permanent.

Amaigrissement rapide et progressif dans le mois de juillet.

État au 27 novembre 1892. — État général sensiblement moins bon qu'au moment du premier séjour à l'hôpital. Amaigrissement marqué ; débilitation profonde. Face pâle. Teinte jaunâtre des téguments. Apyrexie. Pouls à 96, régulier, égal, un peu tendu ; apparence de dicrotisme, non marqué au sphygmographe. Les artères (radiale, temporale) sont un peu résistantes à la pression du doigt.

Membre gauche. — Atrophie très notable des muscles de la cuisse gauche. Circonférence moyenne, 34 centimètres.

Infiltration œdémateuse du tiers supérieur de la jambe, sans changement de coloration de la peau, qui est tendue, résistante au toucher, non douloureuse à la pression. Sur le deuxième tiers, inférieurement limité par le sillon d'élimination irrégulier et déchiqueté, les téguments prennent insensiblement une coloration rosée et sur les bords une teinte chair de jambon. La peau qui limite le sillon forme un bourrelet de quelques millimètres, appréciable au toucher ; elle n'est pas décollée des muscles sous-jacents. Ceux-ci, *taillés en biseau jusqu'à l'os*, sont recouverts de bourgeons rosés, masqués en quelques endroits par une sécrétion purulente épaissie, blanc verdâtre, peu abondante.

Abaissement notable de la température sur ce segment de membre ; douleur à la pression.

Le tibia et le péroné sont absolument découverts sur leur tiers inférieur, comme ruginés, de coloration jaune noirâtre, nécrosique. Le tendon d'Achille a complètement disparu, seuls les tendons du fléchisseur commun et du fléchisseur propre du gros orteil sont représentés par un filament sans consistance.

Les articulations tibio-tarsienne et tarso-métatarsienne sont dépourvues des parties molles superficielles ; leurs capsules fibreuses sont respectées ; il n'y a pas d'ankylose.

Le talon, les bords de la plante, les métatarsiens et les orteils, jusqu'aux articulations précitées, sont *desséchés*, *noirs*, *ligneux*, rendant à la percussion un son de carton.

Peu d'amplitude dans les mouvements du genou gauche ; impossibilité de dépasser l'angle droit dans l'extension : rétraction du biceps et du demi-tendineux.

Chaîne ganglionnaire verticale accusée à la racine de la cuisse gauche.

Membre droit. — La jambe droite est infiltrée, depuis le tiers supérieur ; le pied œdématié conserve l'empreinte du doigt ; la voûte plantaire est complètement effacée. La circonférence de la cuisse est de 39,5 centimètres. Pas de douleur spontanée, pas de douleur à la pression.

Amputation. — L'amputation de la cuisse au tiers inférieur, sans application de la bande d'Esmarch, par la méthode à lambeau antérieur, fut pratiquée le 30 novembre 1892 par M. le professeur Gross.

Vingt jours après l'opération, le malade était en bonne voie et pouvait quitter l'hôpital ; à la fin de janvier, la cicatrisation était complète.

Examen macroscopique du membre amputé. — a) *Muscles*. — Les muscles de la partie supérieure de la jambe présentent une coloration feuille morte ; il s'en écoule à la coupe et par la pression un liquide séreux assez abondant.

b) *Artères*. — L'*artère poplitée* est de *très petite dimension* (moitié de la normale environ), entourée de tissu conjonctif ; elle offre au toucher une *résistance* particulière, égale sur tout le trajet ; il ne semble pas y avoir de plaques calcaires ; la lumière de ce vaisseau est libre. L'*artère tibiale antérieure n'est plus perméable*, elle présente la *résistance d'un cordon fibreux*. La lumière de l'*artère péronière*, très étroite, permet à peine l'introduction d'un stylet de 2 millimètres.

Examen histologique. — a) *Muscles*. — Les fibres musculaires du triceps sont normales. Les coupes transversales du jambier antérieur montrent une dissociation remarquable des faisceaux, séparés en quelques endroits par des espaces considérables ; sur des coupes longitudinales on trouve aussi des fibres dissociées (*œdème*), mais qui ont gardé leur double striation. Les altérations sont plus considérables sur le soléaire dont un assez grand nombre de fibres sont dégénérées.

b) *Artères*. — La lumière de l'*artère poplitée* n'est pas obstruée ; la lame élastique interne, ondulée, très réfringente, peut être facilement suivie sur le pourtour du vaisseau ; elle sert de mesure dans l'appréciation des dimensions de la couche interne. D'une façon générale, celle-ci est plus épaisse qu'à l'état normal (comparaison avec des préparations de poplitées de sujets morts au même âge) ; cet épaississement subit des variations notables suivant les points examinés. Il existe dans ce tissu des couches élastiques ondulées, d'épaisseur variable, n'occupant qu'un segment de vaisseau et de formation nouvelle. — La tunique moyenne est hypertrophiée, et contient des vaisseaux ; quelques-uns des capillaires à parois épaisses sont oblitérés (*endartérite et mésartérite*).

A un faible grossissement, sur une coupe transversale de l'*artère tibiale*, on voit la lumière oblitérée par une masse granuleuse d'un brun rougeâtre, tranchant sur le fond de la préparation. A un plus fort grossissement, apparaît un bourgeon de tissu embryonnaire, dont les éléments arrondis sont en quelques points reliés par une substance fibrillaire, contenant des granulations d'hématoïdine. Ce néo-tissu et la paroi de l'artère à laquelle il adhère offrent de nombreux orifices capillaires sectionnés sous diverses incidences (*artérite oblitérante*).

L'*artère péronière* n'est qu'en partie oblitérée ; mais dans la tunique moyenne, épaissie, on trouve des îlots de fibres jaunes et granuleuses.

Dans l'immense majorité des cas, ces gangrènes sèches par artérite chronique progressive surviennent dans la vieillesse, dans les cas d'artério-sclérose avancée. Les observations recueillies dans l'âge adulte sont fort rares. La forme réellement progressive est d'ailleurs loin d'être fréquente, puisque Dutil et Lamy n'en ont recueilli que quatorze cas ; le plus souvent la gangrène se limite à un segment, au pied par exemple. Dans l'observation suivante, particularité exceptionnelle, la lésion siégeait aux mains.

Observation 250. — *Gangrène sèche spontanée des doigts, acro-sphacèle.*
(Clinique de M. le professeur agrégé Vautrin.)
(Pl. 57, fig. 3.)

Chez un homme de cinquante ans, déjà très artério-scléreux, **vrai type d'arthritique,** sans aucune cause déterminante appréciable, apparurent des *frémissements et de la douleur* dans les doigts. Puis lentement, mais progressivement, les doigts se sont durcis, desséchés et ont fini par présenter de **vastes escarres totales,** sèches, noires, s'éliminant. Actuellement le malade a perdu les phalangines et les phalangettes de l'index et du petit doigt droits, de l'annulaire et du petit doigt gauches, et la phalangette du médius droit. Les phalangines et les phalangettes de l'annulaire droit, de l'index et du médius gauche sont momifiées et de larges sillons d'élimination existent depuis un laps de temps déjà long. Seuls les pouces sont jusqu'à présent indemnes.

Observation 251. — *Gangrène sèche du pied par embolie calcaréo-athéromateuse*
partie de la valvule aortique.
(Clinique de M. le professeur Bernheim.)
(Pl. 57, fig. 1.)

C'est encore à l'artério-sclérose qu'est due la lésion du malade dont le pied momifié est représenté par la figure 1. Mais au lieu d'agir simplement par artérite oblitérante, la maladie des parois vasculaires intervint ici par la dissémination d'embolies parties des végétations athéromateuses de la valvule aortique ; une embolie calcaire s'était arrêtée dans l'artère fémorale au niveau du canal de Hunter, et au-dessus s'était formé un vaste caillot remontant jusqu'à l'arcade de Fallope.

Les **gangrènes humides** sont le plus souvent des gangrènes infectées. Toute gangrène sèche peut s'infecter et devient alors *gangrène infectée secondaire ;* d'où l'indication formelle de maintenir toute gangrène en état d'asepsie absolue. Ou bien la gangrène est infectée d'emblée (*gangrène infectée primitive*) ; dans ces cas, évoluant habituellement sur un terrain longuement préparé par une maladie antérieure, comme le diabète, la fièvre typhoïde, et favorisée par les altérations des tissus, ou bien éclatant au cœur d'une infection locale comme l'érysipèle bronzé, la gangrène est due à l'intervention d'un microbe exclusivement gangreneux comme le vibrion septique ou le bacille de Rotter, de Demme et de Matzenauer ; ou bien elle est déterminée par un microbe qui ne devient pathogène que s'il prolifère sur un tissu déjà en voie de nécrose, comme le *bacillus heminecrobiophilus* d'Arloing ; ou bien même par un microbe pathogène très banal, un pyogène vulgaire, comme le staphylocoque, le streptocoque ou le coli-bacille. C'est à ces gangrènes humides qu'appartiennent les deux cas suivants, survenus au cours de maladies infectieuses.

Observation 252. — *Gangrène des lèvres dans la convalescence d'une fièvre typhoïde ;*
septicémie staphylococcique consécutive ([1]).
(Clinique de M. le professeur P. Spillmann.)
(Pl. 57, fig. 4.)

Homme âgé de quarante-neuf ans, cordonnier, sans antécédents héréditaires ou personnels notables, a contracté en septembre 1894, une fièvre typhoïde bénigne, traitée à domicile. La convalescence se fait nor-

---

([1]) P. Spillmann et G. Étienne. *Mercredi médical,* 1895.

malement jusqu'au 25 octobre. A ce moment, survient un gonflement dur, diffus, des deux lèvres, principalement au niveau de la commissure gauche, puis la lésion s'érode, se recouvre de croûtes, et le 7 novembre,
le malade se présente à la consultation. Il a pu faire à pied le trajet assez long séparant son domicile de
l'Hôpital civil.

État actuel (7 *novembre*). — Un peu en dedans de la commissure gauche des lèvres existent deux vastes
ulcérations, se superposant quand le malade ferme la bouche, l'ulcération supérieure intéressant le bord
externe de la lèvre, l'inférieure surtout le bord interne. Le fond est très irrégulier, haché. La partie antérieure est revêtue de croûtes noirâtres. L'angle même de la commissure est également très déchiré.

Au niveau de la commissure droite, au bord interne de la lèvre inférieure, existe une ulcération profonde en partie cicatrisée; ulcération également très profonde à la partie interne de la lèvre supérieure.

Autour de ces lésions, les lèvres sont épaissies, infiltrées, indurées.

Sur la langue, à la partie antérieure, se trouvent plusieurs dépressions assez superficielles; sur le bord
gauche, est une ulcération arrondie, ayant les dimensions d'un pois, très profonde, s'enfonçant en forme de
cône. Il est facile de constater que toutes ces lésions sont manifestement en rapport avec des *dents cariées*,
branlantes, en très mauvais état et s'incrustant dans les ulcérations.

Pas de ganglions sous-maxillaires, pré-auriculaires ou cervicaux.

Anorexie; cependant, le malade digère bien ce qu'il prend. Selles régulières.

Pouls régulier, égal, dur. Température 38°,3. Urines en quantité normale, pas d'albuminurie.

9 *novembre*. — Extraction des dents cariées irritant continuellement les régions sphacélées; hémorragie
assez abondante. Température : matin 39°,2 ; soir 39°,7.

10 *novembre*. — Un peu de délire nocturne tranquille. Température : matin 38°; soir 38°,2. La gangrène qui
a suivi une marche envahissante, a amené la destruction presque totale de la lèvre inférieure et d'une
grande partie de la lèvre supérieure.

11. — Température : matin et soir 38°,9. Diagnostic : septicémie. Le malade s'affaisse rapidement.

12. — Température : matin 39°,5; soir 39°,7.

13. — Température : matin 40°,5 ; soir 40°,7. Mort dans la nuit.

Autopsie. — Pratiquée peu d'heures après la mort.

Ecchymose sous-pleurale correspondant à un noyau d'infarctus pulmonaire droit.

Au poumon droit, partie postérieure œdématiée, congestionnée ; œdème au sommet ; infarctus de la
grosseur d'une mandarine dans le lobe moyen. A gauche, congestion, œdème ; lobe inférieur emphysémateux.

Myocarde mou, friable, décoloré.

Les reins sont augmentés de volume, blancs, décolorés ; épaississement de la substance corticale; la
surface est parsemée de petits infarctus. Décortication facile.

Foie légèrement hypertrophié, gras, friable; rate peu volumineuse.

Sur les intestins, surtout autour du cæcum, on observe des arborisations vasculaires assez marquées et
des traces d'ulcérations encore pigmentées, à peu près complètement cicatrisées.

Examen histologique. — *Coupe au niveau des ulcérations labiales*. — L'épithélium pavimenteux stratifié
qui tapisse la muqueuse labiale, s'arrête brusquement au niveau de la partie ulcérée ; les couches superficielles de cet épithélium disparaissent les premières et sont remplacées par des cellules rondes. La couche
des cellules cylindriques se poursuit encore, mais on voit que ces cellules renferment pour la plupart deux
et même trois noyaux ; enfin, cette couche disparaît elle-même au milieu des cellules embryonnaires.

Au niveau même de l'ulcération, on trouve, en allant de la surface externe vers la profondeur :

1° Une couche uniformément colorée par le carmin et l'hématoxyline dans laquelle on trouve des fibres
conjonctives ondulées, des fibres élastiques, des granulations noirâtres, mais on ne trouve aucun élément
cellulaire reconnaissable à la coloration élective.

2° Au-dessous de cette couche, est un amas de cellules embryonnaires tassées les unes contre les autres,
et s'avançant jusqu'au niveau des fibres striées du muscle orbiculaire des lèvres.

3° Les fibres les plus superficielles de ce muscle sont elles-mêmes atteintes de myosite, les cellules embryonnaires s'infiltrant entre elles ; la striation transversale des fibres disparaît, et au centre de quelques-unes d'elles, on reconnaît des noyaux. En coupes transversales, on voit les noyaux des cellules embryonnaires occuper la place du sarcolemme qui n'est plus reconnaissable ; on voit la substance musculaire finement grenue et les noyaux placés les uns à la périphérie de la fibre, les autres au centre.

4° Puis, les cellules embryonnaires diminuent peu à peu et les couches profondes reprennent leur aspect normal.

EXAMEN BACTÉRIOLOGIQUE. — L'ensemencement pratiqué sur les milieux habituels, et très peu de temps après la mort, avec le suc du foie, de la rate et des reins, donne des cultures pures de *staphylocoques dorés*.

Dans le cas particulier, nous trouvons réalisées toutes les conditions capables de déterminer la gangrène : ce sont d'abord une gingivite et une périostite alvéolo-dentaire expulsive ancienne, accompagnée de caries dentaires multiples ; les dents déviées avaient provoqué des ulcérations remarquablement profondes dans les tissus voisins : joues, lèvres et langue. Puis survient une fièvre typhoïde, qui, au niveau des lésions antérieures, agit par l'intervention de facteurs multiples tels qu'artérites, phlébites, lésions nerveuses, action locale des toxines, toutes conditions amenant une diminution de la vitalité des tissus. D'autre part, pendant la durée de la maladie, les microbes pathogènes et saprogènes de la cavité buccale, n'étant plus soumis à l'action antiseptique d'une salive *normale*, n'étant plus à chaque instant mécaniquement balayés par le bol alimentaire, ont pullulé, repris de la virulence, et trouvé un terrain tout préparé à subir leur action ; alors apparaît d'abord la gangrène, affection locale, puis bientôt une septicémie staphylococcique à laquelle les plaques gangreneuses ont servi de porte d'entrée. L'alcoolisme a constitué également chez ce malade un terrain favorable à l'évolution des accidents.

Le *noma*, qui survient au cours des infections de l'enfance, de la rougeole en particulier, devenu heureusement rare dans les services hospitaliers, est une gangrène de la joue très analogue à la gangrène des lèvres de l'observation précédente. La figure 2 de la planche 57 en reproduit un cas.

OBSERVATION 253. — *Noma, dans la convalescence d'une rougeole chez un enfant rachitique. Extension de la gangrène de la face.*

(Clinique de M. le professeur agrégé Haushalter.)

(Pl. 57, fig. 2.)

Fille, trois ans et demi, issue d'un alcoolique et d'une femme chétive et nerveuse ; présentant un degré de rachitisme très avancé : la peau est sèche, squameuse, recouverte de poils follets ; le front est bombé, les clavicules saillantes, le thorax et les membres sont considérablement déformés.

Elle contracte au service la rougeole, pendant la convalescence de laquelle se développe au niveau du dos de l'ecthyma térébrant. Au bout de trois semaines, se produisit une gangrène de la bouche : la moitié gauche de la lèvre supérieure fut prise la première ; il se forma une sorte d'œdème, qui fit penser, d'abord, à la formation d'un abcès ; puis au bout de cinq à six jours, dans l'espace de vingt-quatre heures, la peau de cette région se transforma en une escarre noirâtre de la largeur d'une pièce de deux francs. La gangrène alla en s'élargissant et gagna la joue du même côté jusqu'à l'angle de l'œil. Un chirurgien pratiqua l'incision de la lésion ; mais quelques jours après, elle se reproduisit, gagnant en largeur et en profondeur, *atteignant tout le pourtour de la bouche, détruisant les tissus mous et dénudant le squelette.* Le processus, lentement progressif, comprenait quatre périodes : œdème, teinte livide, mortification, élimination.

La *photographie* fut faite un mois après le début de la maladie. L'état de la malade était alors des plus pénibles, l'intensité de la lésion locale contrastant avec la conservation de l'intelligence. L'enfant mourut huit jours après.

L'*autopsie* mit en évidence les lésions d'une infection généralisée : liquide séro-sanguinolent dans les cavités pleurales ; myocarde pâle ; foie volumineux, globuleux, lourd, couleur jaune ; reins infectieux. Au niveau du cou, un abcès volumineux contenant un liquide couleur chocolat, et montrant au microscope la présence de staphylocoques et de bâtonnets divers. Dans l'articulation de l'épaule, pus renfermant du staphylocoque. A l'ouverture du crâne on constate une phlébite des sinus.

Un fragment de la lèvre supérieure est inoculé à un cobaye sous la peau de l'abdomen. Le lendemain, cette région présente une vaste induration en cuirasse ; l'animal meurt au bout d'un jour avec un début de gangrène. Un fragment de la lésion de ce premier cobaye, inoculé à un second, donne au bout de cinq jours une vaste gangrène de toute la paroi abdominale, ayant tous les caractères de celle du petit malade, et qui guérit complètement au bout de quinze jours.

Le microbe de cette gangrène n'a pu être isolé, malgré plusieurs tentatives ; on n'a obtenu que des cultures de colibacille ou de staphylocoque ; vraisemblablement s'agissait-il d'une espèce anaérobie plus ou moins voisine de celles qui sont depuis lors décrites dans les gangrènes.

OBSERVATION 254. — *Varices des veines du cou.*

(Clinique de M. le professeur P. Spillmann.)

(Pl. 57, fig. 2.)

Cette figure concerne un cas de dilatation variqueuse des veines du cou et de la partie supérieure du thorax, observée chez une campagnarde de soixante-sept ans, astreinte à de fatigants travaux, et habituée depuis de longues années à porter de lourdes charges sur le dos. Ces veines sont *saillantes, sinueuses,* présentant çà et là des *élargissements en forme de golfes ;* la face et le nez sont violacés ; depuis plusieurs années cette femme souffre de céphalées, et a des épistaxis.

Ces varices, de siège insolite, ne trouvent point, dans le cas particulier, leur raison d'être dans une affection cardiaque, ou dans une compression des troncs veineux intrathoraciques ; elles s'expliquent, tout en tenant compte de l'âge de la malade et des altérations vasculaires plus ou moins inhérentes à cet âge, par la gêne répétée de circulation qu'amena dans les veines du cou et du thorax, l'habitude ancienne de porter sur le dos de pesantes *hottées* à travers un pays accidenté.

PLANCHE 58

———

Rachitisme.

Fig. 1 (Obs. 264). — Déformation osseuse très accentuée dans les membres. Les membres inférieurs sont repliés plusieurs fois sur eux-mêmes. La plante du pied regarde en dehors et les orteils touchent la partie externe du genou.

Fig. 2 (Obs. 255). — Courbure à concavité interne des fémurs et des tibias.

Fig. 3 (Obs. 256). — Genu varum gauche et genu valgum droit (déformation en K).

Fig. 4 (Obs. 257). — Courbure à concavité interne des fémurs.

Fig. 5 (Obs. 258). — Genu varum double (les membres inférieurs ont la forme d'une double parenthèse).

Fig. 6 (Obs. 259). — Saillie des bosses frontales. Thorax évasé à sa base. Nouures des épiphyses inférieures des radius et des tibias.

Fig. 7 (Obs. 260). — Genu varum double.

Fig. 8 (Obs. 261). — Courbure accentuée à concavité externe des tibias.

PLANCHE 59

———

Ostéomalacie. — Rachitisme. — Achondroplasie (Rachitisme fœtal).

Fig. 1 (Obs. 266). — *Ostéomalacie sénile.* Affaissement du thorax. Cypho-scoliose dorsale; inflexion accentuée en avant de la colonne cervicale. Tassement des côtes. Projection du sternum en avant.

Fig. 2 (Obs. 262). — *Rachitisme.* Genu valgum gauche. Courbure à concavité externe du tibia gauche.

Fig. 3 (Obs. 263). — *Rachitisme.* Thorax évasé à sa base. Courbure à convexité antérieure des clavicules. Déformation des membres inférieurs et supérieurs.

Fig. 4 et 5 (Obs. 265). — *Achondroplasie (Rachitisme fœtal).* Membres courts, trapus, incurvés. Mains et pieds tuméfiés. Peau épaissie, plissée.

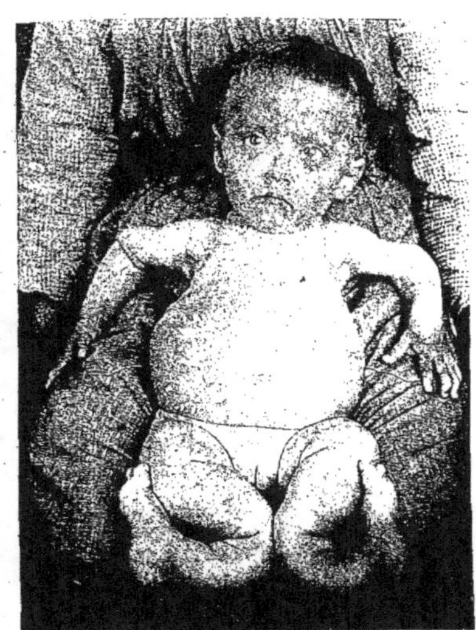

FIG. 1

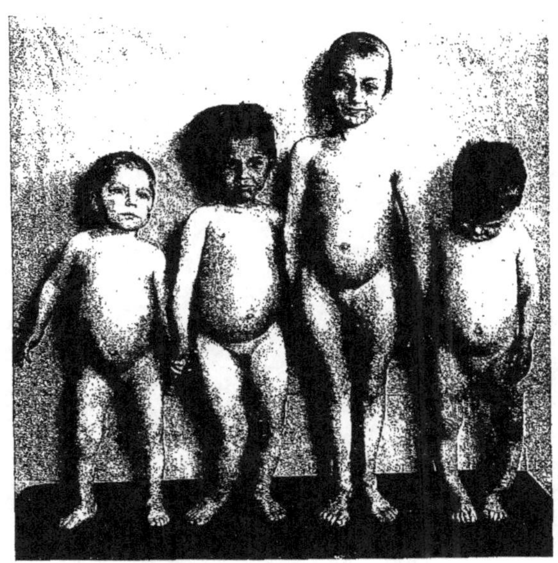

FIG. 2   FIG. 3   FIG. 4   FIG. 5

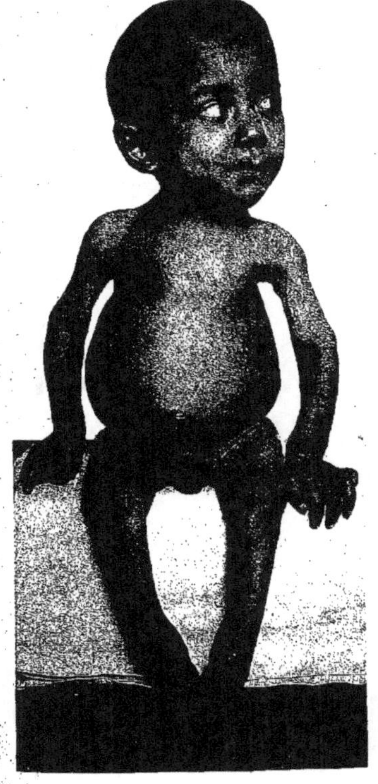

FIG. 6

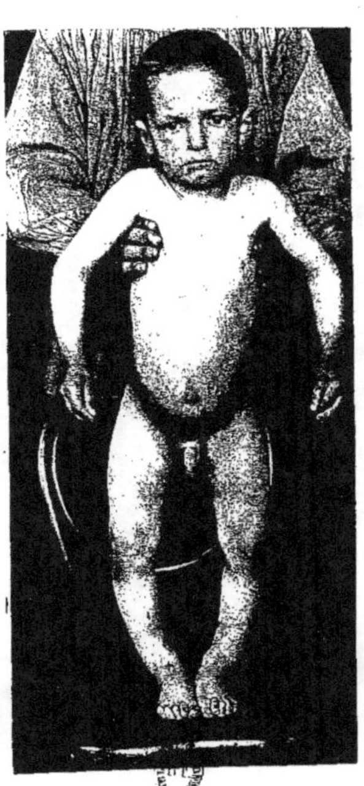

FIG. 7

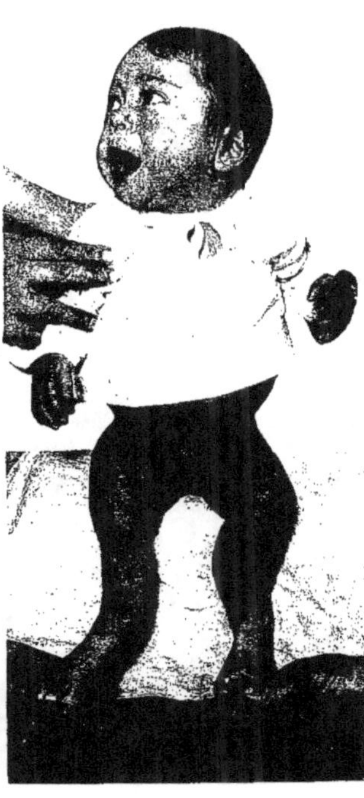

FIG. 8

Rachitisme.

C. Naud, éditeur, Paris.

Walter, G. Étienne, Ch. Thiry et L. Spillmann.

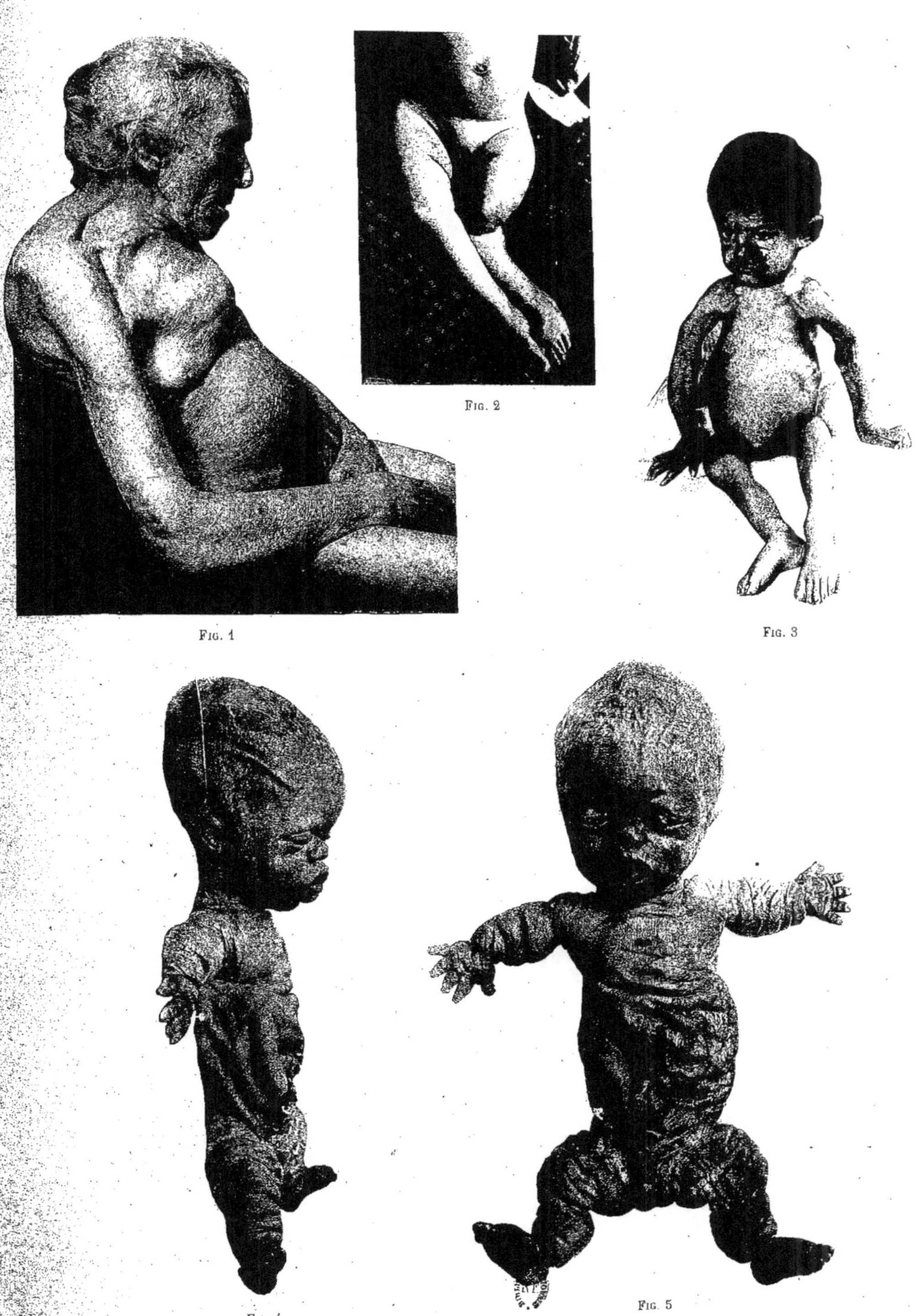

Ostéomalacie. — Rachitisme. — Achondroplasie.

C. Naud, éditeur, Paris.

Héliograv. G. Bonne, Ch. Thiry et L. Spillmann.

RACHITISME ET OSTÉOMALACIE

Le rachitisme est une maladie générale qui intéresse tous les tissus de l'organisme, mais dont les lésions les plus importantes s'observent dans le squelette. Les os, profondément atteints dans leur structure pendant la première période de l'évolution rachitique, cèdent peu à peu aux actions musculaires et se déforment.

Les manifestations cliniques qui accompagnent la première phase du rachitisme sont d'ordre général et offrent peu de caractères bien particuliers ; il n'en est pas de même à la période des déformations, et c'est à ce moment que le diagnostic de rachitisme se confirme d'une façon indubitable.

Les *déformations osseuses* de nature rachitique sont de deux ordres. Les premières traduisent les modifications qui se passent au niveau du cartilage de conjugaison : ce sont les *tuméfactions des épiphyses* auxquelles on donne le nom de *nouures ;* telles sont les nouures qui siègent à l'union des cartilages costaux et des côtes, et qu'on appelle *chapelet costal*. Les autres sont dues à l'action des muscles sur les os : c'est ainsi que se produisent les *courbures des os longs*.

Chez l'enfant, le crâne, le thorax et les membres présentent des déformations assez spéciales.

Crâne. — Outre la persistance des fontanelles, et l'amincissement marqué de certaines régions de la voûte (cranio-tabes), le crâne présente habituellement une tuméfaction des os frontaux et pariétaux. Il en résulte une augmentation du volume de la tête, avec **saillie des bosses frontales et pariétales** (pl. 58, fig. 6). Le front apparaît ainsi bombé, proéminent (**front olympien**).

Thorax. — On trouve ici le **chapelet costal**, se montrant sous forme de nodosités siégeant sur les faces latérales de la cage thoracique ; c'est peut-être la lésion la plus caractéristique et en même temps la plus constante, qu'on observe presque toujours au début et qui représente dans certains cas l'unique manifestation osseuse du rachitisme. Le *thorax* est en général largement **évasé à sa base** (pl. 58, fig. 1 et 6 ; pl. 59, fig. 3) ; le sternum est projeté en avant. Cet élargissement de la partie inférieure de la cage thoracique est dû aux déformations des côtes provoquées par leur ramollissement et par l'augmentation considérable du volume de l'abdomen. Les figures précédemment indiquées font nettement ressortir ce refoulement des côtes par les viscères abdominaux. Les *clavicules* présentent souvent une **courbure** accentuée à convexité antérieure (pl. **58**, fig. 3).

Membres. — Les *nouures* se voient principalement aux chevilles et aux poignets, sous forme de **tuméfactions globuleuses**, siégeant immédiatement *au-dessus* de l'articulation (pl. **58**, fig. 6).

Quant aux *incurvations*, on peut les observer sur tous les os longs. Au membre supérieur, l'humérus est en général respecté ; il peut cependant présenter une courbure à convexité tournée en dehors (pl. **59**, fig. 3). Le radius et le cubitus, plus souvent déformés, montrent une incurvation à concavité antérieure.

La courbure du fémur est en général à convexité tournée en dehors ; lorsqu'une déformation analogue s'observe aux tibias, les deux membres inférieurs prennent l'aspect d'une **double parenthèse** (pl. **58**, fig. 5 et 7), les pieds se trouvant rapprochés l'un de l'autre (**genu varum double**). On observe aussi la courbure en sens opposé (**genu valgum**) ; la jambe et le pied sont alors rejetés en dehors ; cette déformation peut exister d'un seul côté (**déformation en K**) (pl. **59**, fig. 2) ; d'autres fois, un des membres inférieurs est atteint de genu varum, tandis que l'autre présente du genu valgum (voir pl. **58**, fig. 3).

Il est des cas exceptionnels où les déformations atteignent un tel degré, que les membres, repliés et tordus sur eux-mêmes, prennent les situations les plus bizarres. Tel est le cas du petit malade représenté dans la figure 1 de la planche 58.

OBSERVATION 264.

(Clinique de M. le professeur Vautrin.)

(Pl. 58, fig. 1.)

Enfant de trois ans et demi, d'apparence chétive, de taille bien au-dessous de la moyenne. Les **membres inférieurs** sont **repliés plusieurs fois sur eux-mêmes**; chaque segment est lui-même recourbé. Les fémurs sont pliés vers la région postéro-externe ; une autre courbure dans le même sens se trouve au niveau de l'épiphyse inférieure de l'os. Les jambes présentent plusieurs déviations ; la principale est dirigée en arrière et en dehors, de sorte que la plante du pied regarde en dehors et que les orteils touchent la partie externe du genou.

Les bras sont également déformés, surtout les humérus, qui ont très exactement la forme d'un S.

Le rachitisme se développe surtout entre douze et dix-huit mois, sous l'influence de diverses causes, parmi lesquelles les troubles digestifs tiennent la première place. Il peut, cependant, dans des cas exceptionnels, être précoce et même congénital ; c'est ainsi qu'on peut observer chez l'enfant à la naissance, des déformations osseuses, compliquées quelquefois de fractures, et auxquelles on donne le nom de *rachitisme fœtal* ou *rachitisme intra-utérin*. Il résulte cependant de travaux démonstratifs que ces lésions ne dépendent pas du rachitisme proprement dit, mais sont dues le plus souvent à des troubles de l'ossification cartilagineuse dont la pathologie nous échappe en partie ; l'affection a reçu le nom d'*achondroplasie* (Porak).

D'autre part, certains auteurs ont cru pouvoir faire rentrer quelques observations de rachitisme fœtal dans le cadre du myxœdème congénital.

Les figures 4 et 5 de la planche 59 ont trait à un de ces cas de rachitisme fœtal.

OBSERVATION 265. — *Achondroplasie (Rachitisme fœtal).* [1]

(Clinique de M. le professeur A. Herrgott.)

(Pl. 59, fig. 4 et 5.)

La mère du fœtus en question, âgée de vingt-trois ans, est enceinte pour la deuxième fois. Ses parents sont bien portants, mais elle a perdu 12 frères et sœurs, morts pour la plupart en bas âge ; plusieurs ont succombé à la tuberculose. Il ne lui reste plus qu'un frère et une sœur ; cette dernière est également atteinte de tuberculose pulmonaire. Elle-même est devenue tuberculeuse à dix-huit ans, après avoir eu une fièvre typhoïde. Cette femme qui avait commencé à marcher vers dix mois fut obligée de garder le lit jusqu'à trois ans, à cause d'une maladie qui lui avait déformé les jambes. De taille moyenne, elle ne présente plus de lésions rachitiques bien prononcées ; les bosses frontales sont peu développées ; le thorax est court ; les tibias ne sont pas incurvés ; seules les extrémités osseuses articulaires semblent un peu plus volumineuses. Toutefois le diamètre utile du bassin est notablement plus petit que normalement ; il n'est que de 8 centimètres environ, le diamètre promonto-sous-pubien étant de 9 centimètres et demi.

Réglée à l'âge de quinze ans, elle devint enceinte pour la première fois à vingt-deux ans ; elle accoucha spontanément d'un garçon qu'elle a nourri au sein jusqu'à six mois. Cet enfant est bien portant et bien conformé.

Elle redevint enceinte l'année suivante ; cette nouvelle grossesse fut normale. L'accouchement se fait par présentation de la face. L'enfant, qui est une fille, fait quelques inspirations, mais ne tarde pas à succomber ; il pèse 2 kg. 200. Le placenta, dont le poids est de 440 grammes, ne présente aucune altération.

Cet enfant présente à un haut degré les déformations plastiques que l'on observe d'habitude dans les présentations de la face, la bosse sanguine étant surtout localisée au pourtour de l'orifice buccal ; mais ce qui frappe surtout, c'est le volume de la tête qui semble contraster avec le développement du tronc et surtout avec celui des membres supérieurs et inférieurs. La *tête est volumineuse* ; le *nez est aplati* ; la langue pend hors de la bouche. Le *thorax est petit* ; il semble rétréci à sa partie supérieure et évasé à sa partie inférieure. Les *quatre membres* sont remarquables par leur *brièveté*, surtout les cuisses. *La peau est épaisse, indurée, plissée.*

L'autopsie permet de constater que le cœur et les vaisseaux sont normaux ; le corps thyroïde ainsi que le thymus sont bien développés. Il n'existe aucune malformation. Par contre, si les organes examinés ne présentent rien de spécial, il n'en est plus de même du squelette et surtout des os des membres qui présentent des particularités vraiment remarquables. Les *os sont petits, trapus, ramassés, la diaphyse est très courte, comme réduite.* En comparant ces os avec ceux d'un fœtus normal à terme, on voit que *si les épiphyses ont à peu de chose près les mêmes diamètres dans les deux cas, il n'en est plus de même de la diaphyse de l'os altéré ;* celle-ci a une longueur bien moindre que celle de l'os pris comme terme de comparaison ; c'est ainsi que la diaphyse de l'humérus normal a 6 centimètres de longueur, alors que la diaphyse de l'os malade n'en mesure que 2, tout en ayant cependant la même épaisseur. Cette disproportion du corps de l'os par rapport à la tête humérale a pour conséquence de la faire paraître énorme, plus grosse qu'elle ne l'est en réalité. Les mêmes disproportions existent pour le radius et le cubitus. Ces os mesurent 3 cm., 3 de longueur, alors que chez un fœtus normal ils ont 7 centimètres de longueur.

Le fémur est également très court et présente une courbure générale à convexité antérieure ; ici encore

---

[1] A. HERRGOTT. Communication à la Société de Médecine de Nancy. novembre 1899. — L. SPILLMANN. Le rachitisme. Thèse de Nancy, Mars 1900.

les deux épiphyses comparées à la diaphyse semblent énormes. Sa longueur totale est de 45 millimètres tandis que celle d'un fémur normal est de 95 millimètres, c'est-à-dire plus du double. Le tibia présente une courbure à concavité externe et le péroné une courbure à concavité interne ; l'espace interosseux, limité par ces os, a par le fait, une forme ovalaire et les deux épiphyses inférieures se trouvent inclinées l'une contre l'autre à angle aigu. La longueur du tibia et du péroné n'est que de 4 centimètres ; elle est le double (8 centimètres) pour le tibia et le péroné normaux.

Ce qui frappe donc surtout l'attention dans le squelette de ce fœtus, c'est *la brièveté remarquable des diaphyses des os longs comparée au volume des épiphyses qui conservent leur développement normal.*

Examen histologique. — Le cartilage de conjugaison semble ne pas exister ou tout au moins on ne trouve pas à son niveau les différentes couches qui le constituent habituellement. L'épiphyse est entièrement formée de cartilage à cellules encapsulées disposées sans aucun ordre ; au niveau de la surface articulaire, elles sont tassées les unes contre les autres ; en aucun point on ne trouve de cartilage série. Le cartilage est séparé du tissu spongieux par une zone étroite au niveau de laquelle les éléments sont disposés de la façon la plus irrégulière ; sur presque toute son étendue cette zone est formée de cartilage calcifié ; en certains points existent des amas formés de cellules cartilagineuses aplaties, tassées, enserrées dans une gangue calcifiée. Au-dessous de cette zone de calcification on trouve des lamelles osseuses déchiquetées limitant des cavités remplies de cellules rondes.

Ce qui frappe surtout à l'examen de ces os, c'est l'arrêt de croissance en longueur de l'os, les têtes articulaires étant de dimensions à peu près normales. Cet arrêt de croissance en longueur paraît s'expliquer par l'absence du cartilage de conjugaison ; celui-ci manquant, la substance osseuse cesse de se former entre l'épiphyse et la diaphyse, et l'os ne s'accroît plus. Par contre, l'ossification périostée semble ne pas avoir été entravée comme l'ossification cartilagineuse. Le tissu osseux étant apposé sans transition au tissu cartilagineux, on peut conclure : soit que les cellules cartilagineuses se transforment directement en cellules osseuses ; soit que l'ossification s'étant arrêtée, l'os définitivement constitué se trouve en rapport avec le cartilage articulaire, comme dans l'os adulte.

Dans tous les cas, ces lésions ne rappellent en rien celles du rachitisme ; on ne trouve nulle part les différentes zones d'altération du cartilage de conjugaison, caractéristiques du rachitisme (*couche chondroïde et couche spongoïde*).

L'ostéomalacie est caractérisée essentiellement par un ramollissement des os. Cette affection à évolution presque toujours fatale, revêt trois formes cliniques principales : *l'ostéomalacie gravidique*, *l'ostéomalacie infantile* et *l'ostéomalacie sénile*. Elle existe surtout au delà de cinquante ans et on la rencontre assez fréquemment dans les hôpitaux de vieillards. L'observation suivante est un type d'*ostéomalacie sénile* affectant la forme particulière à cette variété clinique ; les lésions prédominent au rachis et au thorax. Tout en présentant les mêmes symptômes que l'ostéomalacie infantile ou l'ostéomalacie gravidique, douleurs, ramollissement et déformations du squelette, l'ostéomalacie sénile a une évolution bien plus lente et son pronostic est bien moins sombre.

Confondue autrefois au point de vue anatomique, avec le rachitisme, l'ostéomalacie s'en distingue cependant par des caractères essentiels. Dans le rachitisme, le cartilage calcifié est épaissi, les cellules cartilagineuses se multiplient, mais les vaisseaux entourés de tissu conjonctif ne perforent pas les capsules et les ostéoblastes ne deviennent pas cellules osseuses. Dans l'ostéomalacie, la *structure de la substance osseuse reste normale et on constate uniquement la disparition des sels calcaires;* l'usure, la décalcification de la lamelle osseuse provoquent le ramollissement des os du squelette. Les lésions trouvées à l'autopsie de la femme dont l'observation est rapportée ci-dessous résument ces altérations.

OBSERVATION 266. — *Ostéomalacie sénile.*
(Clinique de M. le professeur Bernheim.)

(Pl. 59, fig. 1.)

Femme de soixante-treize ans, dans les antécédents de laquelle on ne trouve rien à signaler, si ce n'est qu'une de ses filles est atteinte de rachitisme. La malade a toujours eu une excellente santé. La maladie actuelle date de trois ans et débuta par des douleurs dans la région dorsale; les douleurs se généralisèrent bientôt à la région lombaire, au thorax et aux jambes. La malade dut garder le lit, la marche exagérant les phénomènes douloureux.

État actuel. — Le thorax est affaissé, son diamètre vertical et son diamètre transversal étant amoindris. Par contre, le diamètre antéro-postérieur est beaucoup plus considérable que normalement; le **sternum**, plié, forme une saillie à convexité antérieure. On note également une **cypho-scoliose dorsale**. La colonne cervicale est fortement infléchie en avant. Les **côtes sont tassées** les unes sur les autres, imbriquées comme les tuiles d'un toit, de sorte que les espaces intercostaux sont réduits à leur minimum. Au niveau des deux régions axillaires existent deux gouttières correspondant à la face interne des bras et semblant avoir été produites par la pression des bras.

La pression au niveau des côtes détermine une vive douleur ; *on sent les os fléchir sous les doigts et conserver la dépression que l'on y imprime.* On constate également, au niveau des côtes, à quelques centimètres en dehors de la ligne parasternale, et des deux côtés, une série de *fractures.*

La pression du rachis ne détermine pas de douleur. Les os du membre supérieur, ceux du crâne, du bassin et tous les autres os du squelette sont normaux.

La malade peut mouvoir les membres, mais le tronc reste immobile.

Elle meurt six jours après son entrée au service, avec des signes de broncho-pneumonie.

A l'*autopsie*, on constate que les os du bassin, les côtes et le sternum sont *ramollis;* on peut les écraser entre les doigts, et sectionner facilement au bistouri le sternum et les os iliaques. A la coupe, on constate que les os sont constitués par une enveloppe mince sous-périostée, formée de tissu décalcifié; de cette coque partent de fines travées qui dessinent un réseau très délicat. La cavité médullaire renferme une moelle rouge fœtale. Les fractures des deux côtes sont consolidées par du tissu fibreux; il n'existe pas de cal. Il n'y a pas de fractures récentes ; les os étant très mous, se sont pliés sans se rompre.

A l'*examen histologique,* on constate que le tissu osseux avoisinant la cavité médullaire, les canaux de Havers et le périoste sont transparents, d'aspect fibreux et lamellaire. Dans l'intervalle existent encore des travées de tissu osseux normal.

PLANCHE 60

Rhumatisme chronique déformant.

FIG. 1 et 2 (OBS. 267). — *Rhumatisme articulaire déformant.* Lésions prédominantes sur les extrémités. Mains très augmentées de volume avec déformation et déviation des doigts. Tassement du thorax, cyphose.

FIG. 2   —   Altération des mains et des pieds dans ce cas.

FIG. 3 (OBS. 268). — *Polyarthrite progressive infantile.* Epaississement des articulations; déviations articulaires, lésions prédominantes dans la hanche droite. Atrophie des muscles de la cuisse de ce côté.

FIG. 4   —   Déformation des mains dans ce cas. Epaississement des articulations des phalanges; doigts en fuseau.

FIG. 5 (OBS. 270). — *Rhumatisme articulaire déformant.* Flexion des phalanges sur les métacarpiens; extension des phalangines et des phalangettes sur les phalanges, sauf à l'index, où il y a flexion; gril interosseux par atrophie musculaire. Poignet en *dos de fourchette.*

FIG. 6 (OBS. 271). — *Rhumatisme articulaire déformant.* Pouce en extension forcée; médius et annulaire en type rectiligne; petit doigt fixé en flexion; poignet en *dos de fourchette.*

FIG. 7 (OBS. 272). — *Rhumatisme articulaire déformant.* Type en flexion : phalangines en flexion sur les phalanges; phalanges en extension sur les métacarpiens; flexion des métacarpiens sur le carpe; poignet en *dos de fourchette.* Atrophie musculaire très marquée. Saillie des tendons extenseurs.

PLANCHE 61

Rhumatisme chronique déformant.

FIG. 1 (OBS. 273). — Extension du carpe; flexion générale de toutes les phalanges et phalangines. Tous les doigts sont déjetés vers le rebord cubital.

FIG. 2 (OBS. 274). — Augmentation de volume des articulations; *nodosités;* flexion du carpe sur l'avant-bras; en général flexion de tous les articles; poignet en dos de fourchette; déviation des doigts vers le bord cubital.

FIG. 3 et 4 (OBS. 275). — Extension du poignet sur l'avant-bras; extension des phalanges sur le poignet avec subluxation de l'annulaire; extension des phalangines sur les phalanges. Flexion des phalangettes sur les phalangines. Doigts en Z. Pouce en flexion et en adduction; petit doigt en flexion et en abduction.

FIG. 5 (OBS. 269). — *Halus valgus :* le pouce est récliné sous les quatre orteils au pied droit; au pied gauche il est simplement dévié.

FIG. 6 (OBS. 277). — *Nodosités d'Heberden* sur les parties latérales des phalangettes. Doigt fixé en extension.

FIG. 7 (OBS. 276). — Type en flexion généralisée. Tous les doigts sont déjetés vers le bord cubital, les phalangines vers le bord radial.

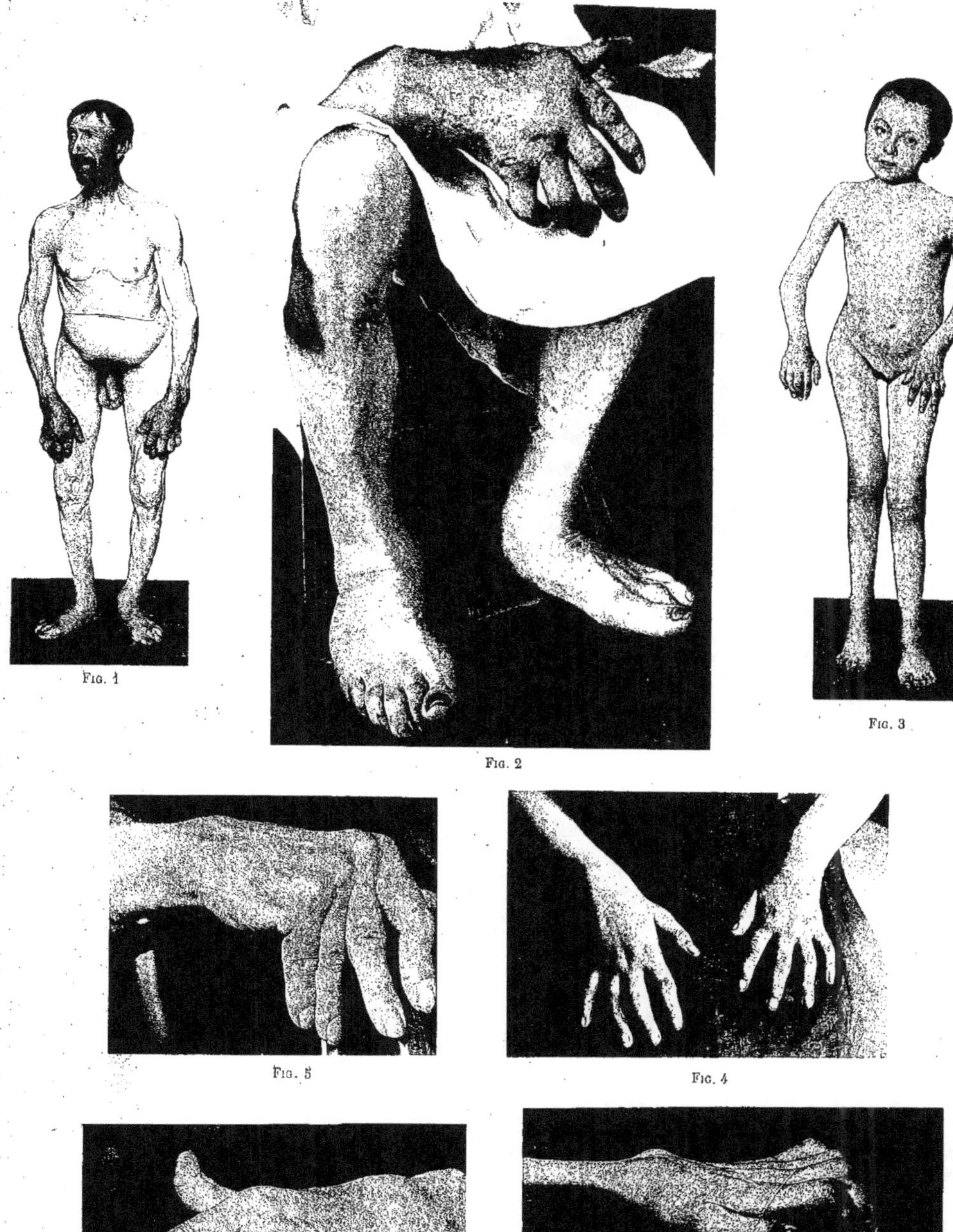

Rhumatisme chronique déformant.

...balier, G. Étienne, Ch. Thiry et L. Spillmann.

C. Naud, éditeur, Paris.

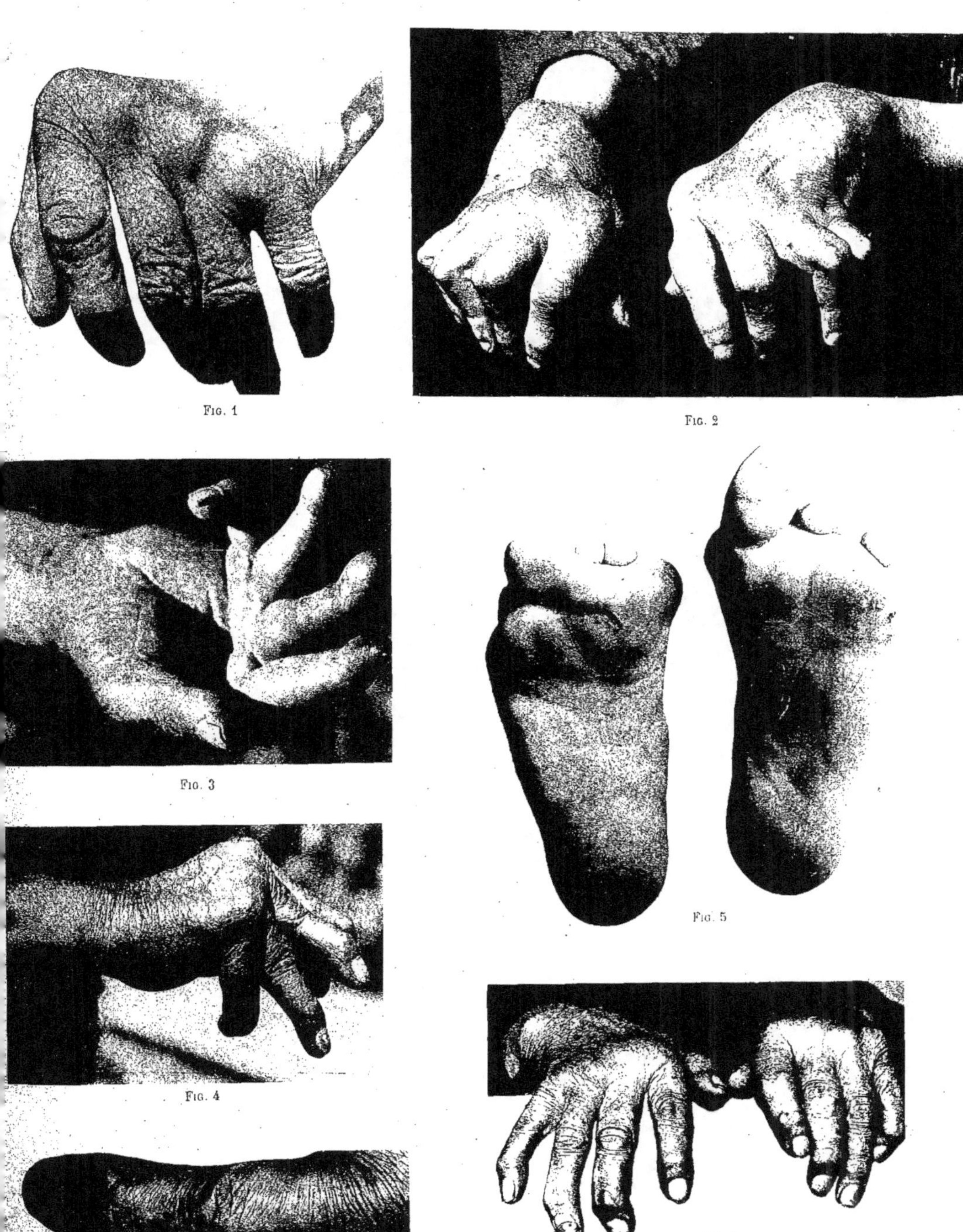

FIG. 1

FIG. 2

FIG. 3

FIG. 5

FIG. 4

FIG. 6

FIG. 7

Rhumatisme chronique déformant.

C. Naud, éditeur, Paris

Hautelier, G. Étienne, Ch. Thiry et L. Spillmann.

RHUMATISME CHRONIQUE

Le rhumatisme chronique est un trouble de la nutrition de nature encore indéterminée, constituant un ensemble de manifestations articulaires et périarticulaires qui ont pour caractère commun leur évolution lente, leur ténacité, leurs rapports assez fréquents avec l'arthritisme, mais qui présentent des modalités cliniques assez variables. Dans le cadre nosologique, le rhumatisme chronique a des points de contact incontestables avec le rhumatisme articulaire aigu, toute une série de formes de passage existant entre eux — avec la goutte — et aussi avec divers types d'ostéoarthropathie hypertrophiante. Quant à la spondylose rhizomélique, elle nous paraît être un type clinique bien défini du rhumatisme chronique (¹).

L'observation suivante réalise une de ces formes de contact.

OBSERVATION 267. — *Rhumatisme déformant des mains. Type de passage entre l'acromégalie et l'ostéo-arthropathie hypertrophiante* (²).

(Clinique de M. le professeur P. Spillmann.)

(Pl. 60, fig. 1 et 2.)

Homme âgé de soixante-trois ans, manœuvre de culture, entre à la clinique en juillet 1895.

Dans ses antécédents personnels ou pathologiques, nous ne trouvons aucun point intéressant à retenir.

Depuis sept ou huit ans, le malade a remarqué que ses ongles devenaient rugueux, striés, irréguliers. Il y a trois ans, il éprouva dans la région lombaire des douleurs assez intenses, à la suite desquelles la colonne vertébrale se serait voûtée. Dans le courant de l'année précédente, il s'aperçut que chaque soir, après la marche, il ressentait dans l'articulation tibio-tarsienne droite une gêne pénible, disparaissant par le repos, assez rapidement pour lui permettre de reprendre son travail le lendemain matin. Au mois d'avril 1895, la même douleur apparut dans le pied gauche.

ÉTAT ACTUEL. — *Thorax.* — Le malade étant debout, on constate l'existence d'une cyphose dorso-lombaire très accentuée, accompagnée d'une légère déviation en scoliose à convexité droite, s'étendant de la troisième à la neuvième dorsale, avec flèche maxima de 3ᶜᵐ,5; courbure de compensation qui déjette en avant la face antérieure du thorax et détermine au niveau du tiers inférieur du sternum et des premières fausses côtes une *concavité très marquée avec plissement sur l'abdomen.*

Les crêtes iliaques sont manifestement augmentées de volume, surtout en arrière, où l'on remarque au palper une saillie très sensible de 2 à 3 centimètres de largeur.

(¹) SPILLMANN et G. ÉTIENNE. Un cas de spondylose rhizomélique. *Revue de médecine,* 1898.

(²) G. GUÉRIN et G. ÉTIENNE. Recherches de quelques éléments urologiques dans un cas particulier d'ostéo-arthropathie hypertrophiante. Interprétation des résultats. *Archives de médecine expérimentale et d'anatomie pathologique,* 1896.

Mais ce qui frappe bien plus encore que les déviations du rachis, ce sont les déformations des extrémités inférieures des membres, extrêmement épaissies au niveau des épiphyses.

Membres supérieurs. — L'épaule, le bras, la partie supérieure de l'avant-bras ne sont pas modifiés; par contre l'*extrémité épiphysaire inférieure* de l'avant-bras est *énorme;* les différents segments de la main sont très élargis, les articulations phalangiennes sont grosses, les doigts, cylindriques; et la main, elle-même, en totalité, est *déjetée vers le bord cubital,* les *deux dernières phalanges des doigts étant fléchies* à angle droit sur la première, présentant ainsi nettement deux des traits caractéristiques du rhumatisme déformant. A la main, l'augmentation de volume porte sur toute la largeur.

La peau est rugueuse, mais non infiltrée; les ongles sont durs, striés dans le sens longitudinal, vallonnés dans le sens de la largeur, un peu recourbés vers leurs extrémités. A la face palmaire, les sillons sont très marqués.

Membres inférieurs. —Ici comme aux membres supérieurs, pas de déformations notables à la partie supérieure; par contre la *jambe est énorme au niveau de l'articulation tibio-tarsienne,* surtout de l'épiphyse tibiale.

Au pied gauche, *hypertrophie des os du tarse, portant surtout sur le côté interne et déjetant le pied du côté externe. Pieds plats.*

Tête. — Les *branches du maxillaire inférieur sont notablement allongées,* peu écartées. Le nez est long et a été déformé par une chute ancienne.

Rien de spécial à signaler dans l'étude des appareils respiratoire, circulatoire et digestif.

Il n'existe aucun trouble de la sensibilité; la motilité est conservée; cependant la force à la pression est diminuée dans les deux mains. Les réflexes rotuliens sont abolis; pas de phénomènes du pied. Pas de modifications du côté des organes des sens. Corps thyroïde normal.

Le malade a quitté la clinique le 26 décembre 1895; il a donc été suivi pendant six mois. Pendant ce temps, aucune modification apparente ne s'est produite dans son état.

L'*étude urologique* pratiquée par le professeur agrégé Guérin a révélé l'existence de faits propres à éclairer certains points de la pathogénie de ces lésions.

Pendant les quatre premiers mois de son hospitalisation, ce malade *a excrété* quotidiennement par les urines *une grande quantité de chaux;* puis à partir du 19 novembre, jusqu'au jour de son départ, le 26 décembre, l'élimination de la chaux a considérablement diminué et s'est montrée bien inférieure à la moyenne normale. Quant à la magnésie, la quantité éliminée pendant tout ce laps de temps n'a pas subi d'oscillation notable.

Il est à remarquer, d'autre part, que la quantité d'acide phosphorique urinaire a toujours été relativement faible et n'a pas atteint le dixième de la quantité d'urée qui est considérée comme le rapport minimum.

Cette *hypophosphaturie* montre bien que la décalcification du système osseux, qui a dû se produire chez notre malade pendant la première période de son hospitalisation, ne s'est effectuée qu'aux dépens du carbonate calcaire.

On peut conclure, en définitive, de l'examen de ces faits que dans ce cas hybride, le système osseux, durant la période initiale, s'est décalcifié partiellement; ce qui expliquerait les déformations. Quant aux gonflements articulaires, ils paraissent dus à une osséification secondaire bientôt suivie d'un processus de calcification, nécessitant l'utilisation de la chaux organique, qui ne fut plus alors excrétée qu'en minime proportion.

Le rhumatisme articulaire chronique s'attaque particulièrement à l'âge mûr et à la vieillesse; il est rare dans l'adolescence. Sur 208 cas, Lancereaux ne l'a vu débuter que 13 fois entre quinze et vingt ans, 29 fois entre vingt et trente ans, jamais avant quinze ans. Cependant en 1892, Cery (Thèse de Nancy) en a relevé 42 cas dans l'enfance. Voici un fait bien typique de polyarthrite chronique progressive, observé par l'un de nous à l'âge de douze ans, et dont les premiers symptômes avaient débuté à neuf ans.

OBSERVATION 268. — *Polyarthrite chronique progressive infantile* ([1]).
(Clinique de M. le professeur agrégé Haushalter.)

(Pl. 60, fig. 3 et 4.)

Fillette de douze ans, habitant un village situé dans un pays de salines.

Antécédents héréditaires. — Père, quarante-six ans, et mère, trente-six ans, ont toujours joui d'une bonne santé.

Grand-père et grand'mère paternels morts d'attaque à soixante-neuf ans. Le grand-père maternel, âgé de soixante-quinze ans, souffre depuis l'âge de cinquante ans de douleurs vagues, intermittentes, dans les articulations; mais celles-ci ne sont pas déformées. La grand'mère maternelle, un peu obèse depuis la ménopause, a été fréquemment atteinte d'hémorragies nasales; elle a eu six ou huit attaques, est morte à soixante-huit ans. Une tante maternelle de quarante-six ans a eu, il y a douze ans, des rhumatismes articulaires pour lesquels elle fut alitée trois mois environ, et dont elle a guéri complètement; un oncle maternel, âgé de quarante-quatre ans, a eu, il y a six ans, des rhumatismes qui le tinrent au lit deux ou trois mois, et qui ne laissèrent pas de traces.

La petite malade a un frère de cinq ans bien constitué et bien portant.

La famille habite depuis treize ans le rez-de-chaussée d'une maison située sur cave, et entourée de jardins; comme dans la plupart des maisons du village, les murs sont recouverts d'efflorescences salines.

Antécédents personnels. — Jusqu'en 1890, l'enfant jouit d'une santé parfaite; la croissance se fait régulièrement. En juillet 1890, en jouant, elle tombe sur le genou gauche; pendant huit jours, elle continue à marcher sans éprouver de douleurs; au bout de ce temps seulement, elle accuse une certaine gêne; la mère trouve le genou gonflé; les douleurs s'irradient dans toute la jambe; l'enfant passe quinze jours au lit, puis tout semble rentrer en ordre.

Au mois d'octobre 1890, elle souffre des yeux, et semble avoir eu une conjonctivite qui dura environ quinze jours.

En janvier 1891, la mère s'aperçoit que l'enfant boite un peu de la jambe droite; mais elle continue à sortir et à jouer; à partir de ce moment elle se plaint, tantôt dans les pieds, tantôt dans les genoux, de douleurs intermittentes qui durent une journée ou une demi-journée, et la forcent quelquefois à se coucher; au mois d'avril, on s'aperçoit que les genoux, les chevilles, les poignets, les coudes ont augmenté de volume; l'appétit diminue; l'enfant maigrit un peu, mais ne cesse pas d'aller en classe.

Cependant, les douleurs et l'impotence augmentent progressivement dans les membres, surtout dans les membres inférieurs.

A partir du mois de juin 1891, les mouvements deviennent de plus en plus difficiles; l'enfant ne peut plus marcher seule; elle maigrit et perd l'appétit; bientôt la marche devient impossible; les douleurs dans les articulations des membres et de la colonne vertébrale sont très vives, et privent la petite malade de sommeil; les mouvements deviennent peu à peu impossibles; l'enfant est inerte dans son lit, incapable de bouger, de saisir les objets, de manger seule; les mouvements de la mâchoire sont raides et limités; la tête est immobile.

Au printemps et surtout durant l'été de 1892, une amélioration s'effectue : ces douleurs spontanées diminuent pour cesser presque complètement; la tête peut se mouvoir un peu, la mâchoire devient plus souple;

([1]) HAUSHALTER, Un cas de polyarthrite chronique progressive infantile. *Revue médicale de l'Est*, 1893.

l'enfant peut arriver à tricoter, écrire, assez maladroitement il est vrai ; l'embonpoint et l'appétit reviennent avec la gaîté. L'impotence dans les articulations des membres et du tronc est moins absolue ; elle n'a, d'ailleurs, guère varié depuis un an.

Depuis le début de la maladie, sueurs abondantes.

L'enfant a subi, depuis qu'elle est malade, divers traitements : massage, bains salés, bains de vapeur.

État actuel. — L'enfant entre à la clinique en août 1893 ; le teint est coloré ; elle présente un certain embonpoint ; le tissu cellulo-adipeux est assez abondant sur le thorax, l'abdomen, les membres, où il masque un peu l'atrophie des muscles ; la peau, surtout aux extrémités, est constamment moite. Température normale. Appareils digestif, circulatoire, respiratoire, normaux ; urines normales.

État des articulations et des membres. — Les articulations ne sont pas spontanément douloureuses ; les mouvements imprimés ne déterminent que des douleurs très légères.

Raccourcissement du membre inférieur droit (6 centimètres environ) ; *élévation de l'épine iliaque droite ; subluxation de la tête du fémur en arrière.* Pas de mouvement volontaire possible dans l'articulation coxo-fémorale ; mouvements imprimés très limités dans le sens vertical ; mouvements de rotation et d'abduction à peu près impossibles.

Extension de la jambe droite sur la cuisse. Ankylose osseuse complète du genou ; *effacement des méplats et des saillies normales ;* immobilité presque complète de la rotule ; pas d'ostéophytes, pas d'épanchement dans l'articulation ; épaississement des extrémités osseuses.

Pied droit fixé en extension dans la situation du varus équin : immobilité presque absolue de l'articulation tibio-tarsienne ; pas de modification apparente des épiphyses, des os du pied et des orteils.

Atrophie considérable des muscles de la cuisse et du mollet, surtout au voisinage du genou.

Les mouvements de l'*articulation coxo-fémorale gauche* sont très limités ; l'enfant peut à peine lever le pied à 12 centimètres au-dessus du lit ; mouvements de rotation impossibles ; l'écartement maximum des membres inférieurs au niveau des genoux est de 10 centimètres.

Même aspect du genou gauche que du côté droit. Le *pied au repos est en demi-extension ;* on peut imprimer à l'articulation tibio-tarsienne quelques mouvements verticaux et latéraux ; ces mouvements s'accompagnent de craquements articulaires. Rien aux orteils.

Au niveau des membres inférieurs, surtout au niveau de la partie antérieure des jambes et des cuisses, la peau est lisse, épaisse, dure, tendue, difficile à plisser ; elle conserve, au niveau du tibia, l'empreinte de la pression du doigt.

L'*atrophie des deux membres supérieurs* contraste avec l'embonpoint relatif du tronc. Les deux membres présentent le même aspect, la même attitude, les mêmes lésions.

Aplatissement de l'épaule en avant et en arrière ; ankylose presque complète de l'articulation scapulo-humérale ; les mouvements imprimés entraînent l'omoplate ; l'écartement maximum du bras mesuré depuis le tronc jusqu'au coude est de 15 centimètres.

L'*avant-bras est fixé sur le bras en flexion légère et pronation ;* l'articulation du coude est ankylosée dans cette situation ; *épaississement des extrémités articulaires ;* les mouvements de supination sont impossibles.

Épaississement des *épiphyses du radius et du cubitus au niveau de l'articulation du poignet* (fig. 4) ; un ostéophyte mousse gros comme une noisette au niveau de l'apophyse styloïde du radius ; épaississement de la synoviale ; mouvements du poignet très limités en extension, presque normaux en flexion ; craquements dans l'articulation.

Atrophie des muscles de l'éminence thénar et hypothénar. L'enfant ne peut ni fermer la main, ni arriver à toucher la paume des mains avec la pulpe des doigts ; les mouvements de flexion et d'extension des premières phalanges sont très limités ; craquements au niveau des articulations métacarpo-phalangiennes ; les deuxièmes phalanges sont en extension sur les premières, à peine mobiles en légère flexion ; les troisièmes phalanges sont fixées en extension sur les deuxièmes. *Renflement des extrémités phalangiennes* (fig. 4), surtout au niveau des articulations des premières avec les deuxièmes, lesquelles sont volumineuses, déformées. *Subluxation de la deuxième phalange de l'annulaire droit.*

L'enfant ne peut porter sa main à sa bouche ; elle peut avec difficulté arriver à écrire, tricoter, etc.

Aux membres supérieurs, la peau présente, mais à un degré moindre, une raideur analogue à celle des membres inférieurs.

Il existe une légère asymétrie de la *face*, due à **un empâtement de la région zygomatique** et **de la région de l'articulation temporo-maxillaire à droite** ; du côté gauche, même empâtement de l'articulation, mais moins marqué. A l'état de repos, la *tête est légèrement fléchie*, et inclinée vers la gauche ; les mouvements d'extension de la tête sont impossibles ; les mouvements de flexion et de rotation sont extrêmement limités.

Raideur de la *colonne vertébrale* ; légère courbure à concavité droite de la colonne dorso-lombaire. L'enfant peut prendre la position demi-assise ; dans cette situation elle est courbée en avant.

La station debout est impossible à moins que l'enfant ne soit appuyée en arrière ; la marche est totalement impossible ; lorsqu'on soutient l'enfant sous les bras, elle repose sur la pointe des pieds, le corps plié en deux, la tête fléchie en avant ; dans ces conditions elle parvient à glisser la pointe des pieds de quelques centimètres sur le sol.

La petite malade a été soumise au massage des articulations, à l'électricité, à l'iodure de potassium, à l'arsenic, etc... ; au bout d'un mois de ce traitement, les progrès sont bien peu sensibles.

La cause occasionnelle de la maladie a paru être ici un traumatisme : un fait analogue est signalé dans un cas de Sené (*In* thèse Lacaze-Doré). A la suite d'une chute sur le genou, apparaissent dans l'articulation des phénomènes aigus d'arthrite qui persistent quinze jours environ ; tout semble rentrer dans l'ordre ; mais au bout de cinq à six mois, les articulations, surtout celles du membre inférieur, deviennent le siège de douleurs vagues, intermittentes, de gonflement passager, phénomènes qui, au bout de trois à quatre mois, sont suivis d'une phase subaiguë caractérisée par des déformations et des douleurs généralisées à toutes les jointures, et accompagnées de symptômes généraux. Cette période, pendant laquelle l'impotence est absolue, dure environ dix mois ; puis les douleurs diminuent au point de disparaître ; mais, depuis que cette phase est terminée, c'est-à-dire depuis un an, l'état anatomique des articulations ne s'est guère modifié. L'enfant, raide, impotente, clouée sur son lit ou dans un fauteuil, est devenue une infirme dont tous les mouvements sont entravés par les ankyloses et par des attitudes vicieuses, pour la constitution desquelles la contracture n'entre en jeu que pour une part insignifiante, comme l'a démontré l'exploration qui a été tentée sous le sommeil chloroformique.

La maladie a eu une marche rapide, qui est signalée fréquemment dans le rhumatisme chronique des sujets jeunes : Mathieu l'a observée souvent dans le rhumatisme noueux des individus de quinze à trente ans ; elle est notée chez les enfants, dans la plupart des observations de Diamantberger. Dans ces cas, la maladie est ordinairement à son début confondue avec le rhumatisme articulaire aigu ou subaigu, dont, suivant la remarque de Besnier, elle affecte du reste les allures. Peut-être d'ailleurs n'y a-t-il point, entre le rhumatisme articulaire aigu et *certaines formes du rhumatisme chronique*, les différences de nature aussi tranchées qu'on est convenu de l'admettre.

Au début, nous notons chez notre petite malade, comme dans beaucoup de cas du même genre, des manifestations oculaires.

La maladie a pris les grandes articulations des membres avant de toucher les petites articulations des mains, contrairement à ce qui a lieu d'habitude chez le vieillard ; d'après Céry, ce fait s'est rencontré 9 fois sur 29 observations consultées à ce point de vue.

L'arthrite, comme dans les cas de Bouchut, de Dally, de Diamantberger, de Céry, s'est généralisée à toutes les jointures des membres, du rachis, de la mâchoire, sauf à celle des orteils, sans respecter, comme il arrive souvent, chez le vieillard, l'articulation de la hanche et de l'épaule. Par ordre d'intensité décroissante de la lésion, nous rangeons les articulations malades de la façon suivante : genou, coude, hanche, épaule, articulation tibio-tarsienne, articulations du rachis, poignet, articulations phalangiennes, articulations temporo-maxillaires. L'asymétrie faciale observée semble être due à une tuméfaction plus considérable de l'articulation temporo-maxillaire droite, plutôt qu'à un arrêt de développement du maxillaire, comme il a été observé dans deux cas par Diamantberger. Il ne semble pas que, jusqu'à présent, les lésions aient produit, chez notre malade, un arrêt de développement dans la diaphyse des os longs, fait signalé plusieurs fois par le même auteur.

Comme dans la plupart des cas de rhumatisme chronique, les muscles sont très atrophiés : l'atrophie cependant est en partie masquée par la conservation relative de la couche cellulo-adipeuse ; la peau présente des troubles trophiques caractérisés par l'épaississement et l'état lisse.

Dans près de la moitié des cas de rhumatisme chronique infantile, l'hérédité directe est signalée et le rhumatisme noueux existe chez les ascendants. Dans notre cas, la prédisposition aux maladies articulaires nous est marquée, chez les ascendants maternels de notre petite malade, par le rhumatisme vague du grand-père et par le rhumatisme articulaire aigu d'un oncle et d'une tante.

Le rhumatisme articulaire chronique présente des modalités cliniques nombreuses.

L'une des mieux définies est le *rhumatisme noueux*, progressif, ou *polyarthrite déformante*, ou encore *rhumatisme chronique osseux déformant multiarticulaire* (Besnier), qui s'accompagne très souvent de douleurs et d'élancements, fixe de plus en plus les articulations, puis progressivement, tantôt d'emblée, tantôt après avoir passé par un certain nombre de poussées subaiguës, aboutit aux déformations articulaires : celles-ci atteignent habituellement leur maximum aux membres supérieurs et surtout aux mains.

Aux mains, Charcot a décrit deux types cliniques principaux :

I) *Type d'extension* (pl. 61, fig. 3 et 4) dans lequel : la phalangette est en flexion prononcée sur la phalangine ; la phalangine en extension sur la phalange ; la phalange en flexion sur la tête du métacarpien ; la main et le carpe en flexion.

II) *Type de flexion* (pl. 60, fig. 7) dans lequel : la phalangette est en extension sur la phalangine ; la phalangine est en flexion sur la phalange ; les phalanges sont en extension sur la tête des métacarpiens ; le carpe est en flexion sur l'avant-bras. Parfois tous les segments sont en flexion l'un sur l'autre.

Dans les deux cas, extension ou flexion, assez souvent toutes les phalanges sont déjetées « en coup de vent » vers le bord cubital de la main (pl. 61, fig. 1 et 2) ; la phalangette est quelquefois déviée en sens inverse (pl. 61, fig. 7) ; cette déviation en sens inverse donne quelquefois aux doigts la forme en S ou en Z (pl. 61, fig. 3 et 4). Assez fréquemment la main présente une sorte d'ensellure qui, combinée à la saillie du poignet et au relief de la tête des métacarpiens, lui donne l'aspect *en dos de fourchette* (pl. 60, fig. 5, 6 et 7).

D'ailleurs ces deux types en extension et en flexion n'ont rien d'absolu, et assez souvent on peut les voir combinés sur une même main : la figure 5 de la planche 60 nous montre l'index en flexion et le médius en extension.

Un type rectiligne peut également être observé comme dans l'annulaire de la figure 6, planche 60.

Ces déformations s'accompagnent ordinairement de troubles considérables de la trophicité. L'atrophie musculaire est presque toujours très marquée : on constate souvent (pl. 60, fig. 7) l'*atrophie extrême des muscles interosseux*, d'où résultent la *dépression des espaces interosseux*, et l'atrophie fréquente des muscles de l'avant-bras. Les muscles prédominants ont leurs *tendons fortement tendus* et saillants, ce qui s'explique en partie par la contracture de ces muscles ; cette contracture s'accompagnant souvent d'exagération des réflexes, de crampes, de tremblements ; plus tard la contracture cesse, mais les rétractions fibreuses qui se sont établies persistent et déterminent des attitudes vicieuses, qui se fixent définitivement par l'intervention des altérations osseuses. Les contractures initiales provoquent quelquefois des déformations rappelant une *attitude professionnelle :* la figure 7 de la **planche 61** représente les déformations définitives des mains chez une laveuse ; lorsqu'on met entre les doigts de cette femme un mouchoir simulant un linge à savonner, la déformation cesse d'être apparente, et l'attitude est celle d'une main occupée à laver.

La peau sèche, écailleuse, est fréquemment le siège d'éruptions diverses.

Souvent les lésions sont moins accusées et moins généralisées : c'est le cas du rhumatisme chronique partiel, *morbus coxæ senilis, rhumatisme scapulaire atrophique, nodosités d'Heberden ;* ce dernier type (pl. 61, fig. 6) est caractérisé par l'*hypertrophie ostéophysique des nodosités de l'articulation phalangino-phalangettienne*.

Au pied on voit parfois s'établir isolément une déformation rhumatismale spéciale dont la figure 5 de la **planche 61** est un type très exagéré, décrit par Verneuil sous le nom de Clinodactylie, et, qui est plus connue sous le nom de Halus valgus.

OBSERVATION 269. — *Halus valgus.*
(Observation de M. le professeur agrégé G. Étienne.)

(Pl. 61, fig. 5.)

Ouvrier peintre, âgé de vingt-six ans. L'affection a débuté à l'âge de onze ans ; le gros orteil droit se releva d'abord, puis se dirigea au dehors sous la plante du pied, depuis l'âge de dix-huit ans.

Le gros orteil droit en totalité est rejeté vers le bord externe du pied, *faisant avec le métatarsien un angle droit,* son bord externe étant recouvert par tous les autres orteils. La longueur diagonale de l'extrémité de l'articulation métatarso-phalangienne au pli interdigital est de 5 centimètres. Le pouce mesure 9 centimètres de longueur; la circonférence de son extrémité est de 8 centimètres. Le pouce gauche est également atteint par l'arthrite, mais la déviation est bien moins marquée. Les deuxièmes orteils sont en marteau. Mains normales. Craquements à l'épaule pendant les mouvements du bras.

Observation 270. — *Rhumatisme chronique déformant.*
(Clinique de M. le professeur P. Spillmann.)
(Pl. 60, fig. 5.)

Cette main représente le type mixte. Toutes les phalanges sont en flexion à angle droit sur les métacarpiens, mais la phalangine de l'index est en flexion sur la phalange, et celle du médius est en extension. On voit également le *gril interosseux*, les *saillies tendineuses* et le *dos de fourchette*.

Observation 271. — *Rhumatisme articulaire déformant.*
(Clinique de M. le professeur P. Spillmann.)
(Pl. 60, fig. 6.)

Le pouce est en extension forcée, l'index en demi-flexion; l'annulaire et le médius présentent le type rectiligne; le petit doigt est fixé en flexion.

Observation 272. — *Rhumatisme chronique déformant; type de flexion.*
(Clinique de M. le professeur P. Spillmann.)
(Pl. 60, fig. 7.)

Ces deux mains reproduisent un remarquable *type de flexion*, avec les phalangines en flexion sur les phalanges, celles-ci étendues sur les métacarpiens, le carpe en flexion sur l'avant-bras. La photographie met en évidence l'atrophie des muscles interosseux se traduisant par le *gril interosseux;* l'atrophie des muscles de l'avant-bras accentue les *reliefs des saillies tendineuses* des extenseurs contracturés; *ensellure du carpe,* d'où la forme en dos de fourchette.

Observation 273. — *Rhumatisme chronique déformant; type de flexion généralisée.*
(Clinique de M. le professeur agrégé P. Parisot.)
(Pl. 61, fig. 1.)

Extension des poignets sur l'avant-bras; flexion des phalanges sur les métacarpiens et des phalangines sur les phalanges. Les doigts sont tous fortement déjetés vers le rebord cubital des mains.

Observation 274. — *Rhumatisme chronique déformant.*
(Clinique de M. le professeur P. Spillmann.)
(Pl. 61, fig. 2.)

Augmentation de volume des articulations métacarpo-phalangiennes; flexion du carpe sur l'avant-bras, des phalanges sur les métacarpiens, des phalangines sur les phalanges, et en partie des phalangettes sur les phalangines. Les mains sont déviées en totalité vers le rebord cubital ; *volumineuses nodosités* au niveau des articulations des phalanges et des phalangines.

OBSERVATION 275. — *Rhumatisme chronique déformant.*
(Clinique de M. le professeur agrégé P. Parisot.)
(Pl, 61, fig. 3 et 4.)

A la main droite, les doigts sont rejetés vers le bord cubital ; les phalanges sont fléchies sur les métacarpiens ; les phalangines sont étendues sur les phalanges et les phalangettes fléchies sur les phalangines ; d'où une forme en S des doigts, bien nette sur le médius. Le malade ne peut fermer les mains ; les articulations des phalanges sont immobiles. L'extension de l'avant-bras se fait facilement. A la main gauche, les doigts sont également rejetés vers le bord cubital de la main, l'extension des doigts sur les métacarpiens n'est pas complètement possible. Les articulations phalangiennes sont augmentées de volume ; on y perçoit quelques craquements. Les déformations sont plus marquées à droite ; c'est cette main qui servait au malade, dans sa profession de terrassier, à tenir le manche de sa pelle ; quand on lui place en main une canne simulant un manche de pelle, la déformation n'est plus apparente.

OBSERVATION 276. — *Rhumatisme chronique déformant ; type en flexion généralisée.*
(Clinique de M. le professeur agrégé P. Parisot.)
(Pl. 61, fig. 7.)

Type en flexion généralisée, y compris la phalangette sur la phalangine ; main déjetée vers le bord cubital, surtout à droite. Nodosités d'Heberden. Cette femme était lessiveuse ; quand on lui met en main un linge simulant un linge qu'elle savonne, la déformation cesse d'être apparente.

OBSERVATION 277. — *Rhumatisme chronique déformant. Nodosités d'Heberden.*

Nodosités hypertrophiques à l'articulation phalangino-phalangettienne.

PLANCHE 62

Anomalies de développement des mains et des pieds.

FIG. 1 (OBS. 278). — *Polydactylie* et pouce à trois phalanges (Mains et pieds).

FIG. 2 (OBS. 282). — *Brachydactylie* et *syndactylie*.

FIG. 3 (OBS. 280). — *Anarthrose* métacarpo-phalangienne des pouces.

FIG. 4 (OBS. 281). — *Polydactylie :* division de la deuxième phalange du pouce en pince d'écrevisse.

FIG. 5 (OBS. 279). — *Polydactylie :* pouce surnuméraire.

FIG. 6 (OBS. 284). — *Brachydactylie* et pouce à trois phalanges.

FIG. 7 (OBS. 283). — *Syndactylie et ectrodactylie déformée* par amputation congénitale.

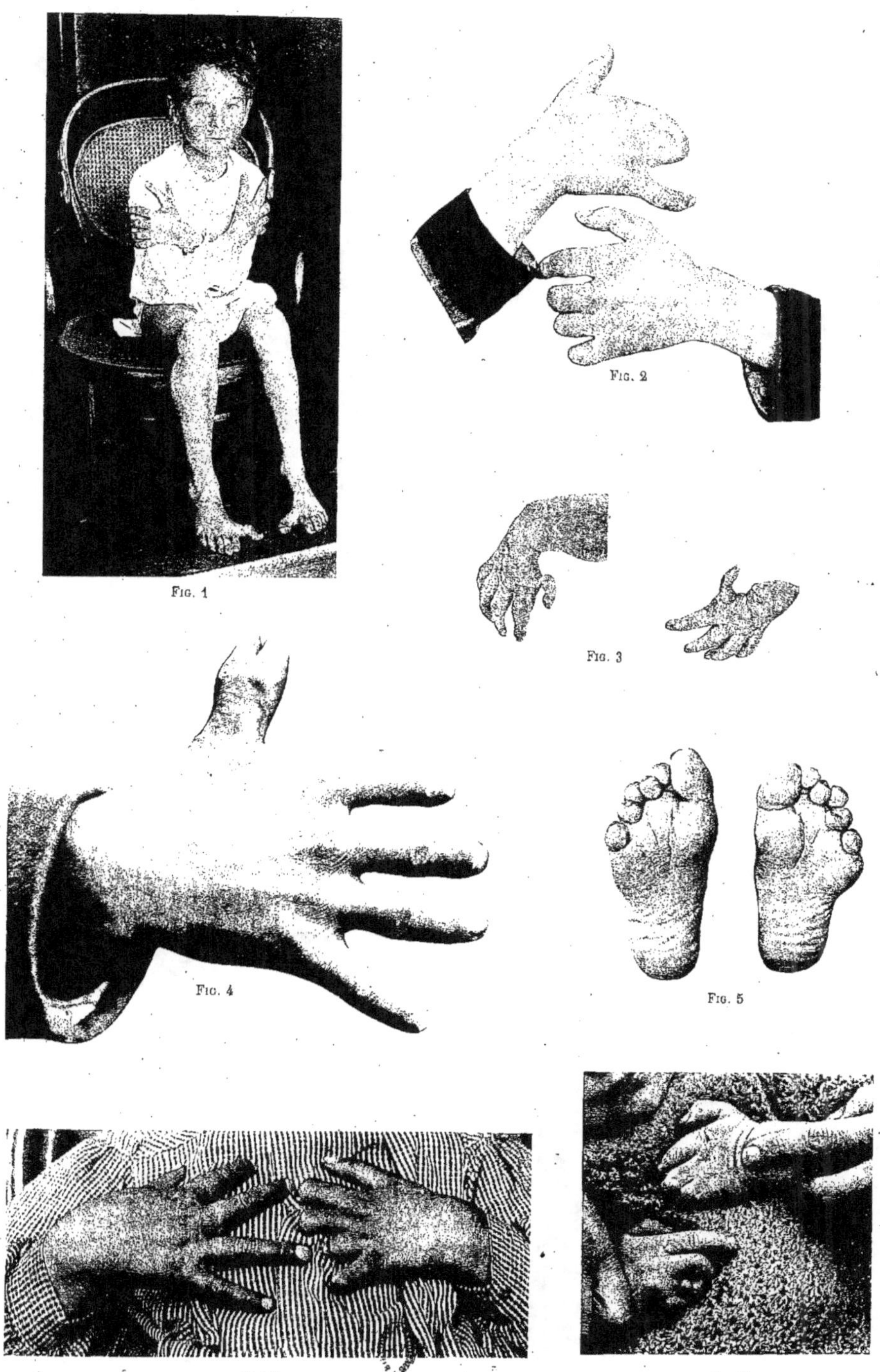

FIG. 1

FIG. 2

FIG. 3

FIG. 4

FIG. 5

FIG. 6

FIG. 7

Anomalies de développement des mains et des pieds.

...ller, G. Étienne, Ch. Thiry et L. Spillmann

C. Naud, éditeur, Paris.

ANOMALIES DE DÉVELOPPEMENT
(MAINS ET PIEDS)

Les malformations des membres supérieurs et inférieurs sont analogues, et sont liées à des vices de développement semblables.

C'est vers la fin de la 3e semaine que les rudiments des membres apparaissent sur les parties latérales de l'embryon, sous forme de palettes s'aplatissant au fur et à mesure de leur accroissement; ils se partagent ensuite en deux, puis en trois segments (6ᵉ semaine); à ce moment le bourrelet digital s'est divisé en sillons groupés en trois séries. Jusqu'à la 8ᵉ semaine, les doigts sont reliés entre eux par une membrane qui se prolonge sur toute leur longueur; à partir de ce moment, les doigts s'accroissent plus vite que les membranes, et la palmation du début s'atténue. Vers la 9ᵉ semaine devient manifeste la différenciation entre les membres supérieurs et inférieurs.

A chaque stade de développement peut correspondre une anomalie : la plus complète consiste dans l'absence totale d'un ou plusieurs membres, l'*ectromélie ;* ou bien il peut manquer le segment intermédiaire entre le segment basilaire et le rudiment de main ou de pied, c'est l'*hémimélie ;* dans la *phocomélie,* l'extrémité terminale est soudée directement au tronc, par atrophie des segments basilaire et intermédiaire. (Isidore Geoffroy Saint-Hilaire.) Ces accidents de développement se produisent ou par non-formation, ou par amputation congénitale.

Les vices de conformation de la main et du pied sont plus fréquents, et sont liés, eux aussi, à des arrêts de développement survenus aux diverses phases de l'évolution.

La planche 62 réunit une série de cas pouvant s'interpréter assez facilement, et caractérisés ou par l'excès du nombre des doigts (*polydactylie*), ou par défaut (*ectrodactylie*), ou par soudure (*syndactylie*); plusieurs de ces anomalies peuvent se combiner chez un même individu et sur un même membre.

OBSERVATION 278. — *Pouces à trois phalanges et polydactylie (Mains et pieds).*
(Clinique de M. le professeur agrégé Vautrin.)
(Pl. 62, fig. 1.)

Enfant de quatorze ans. Cas très complexe ainsi constitué :
Main droite : un *pouce à trois phalanges*, régulièrement constituées. Cette anomalie, très rare

d'après Kirmisson, s'explique par une aberration de développement, en vertu de laquelle la première phalange du pouce s'articule avec son métacarpien, au lieu de se souder avec lui ainsi qu'il arrive normalement. Les autres doigts sont normaux.

Main gauche : un *pouce à trois phalanges* comme à la main droite ; un autre *pouce surnuméraire radial*, à deux phalanges, parfaitement développé, ayant un volume normal, articulé avec une facette surnuméraire du premier métacarpien, sur lequel il est mobile, et dont il peut s'écarter considérablement. Sa synoviale paraît communiquer avec celle du pouce vrai.

Sur chaque pied existe *un pouce surnuméraire* très volumineux, à deux phalanges, très écarté des autres orteils, bien formé. Comme à la main, il est articulé sur une facette surnuméraire du premier métatarsien ; il est bien mobile, et sa synoviale communique avec celle de l'autre pouce. Le pouce physiologique occupe sa place normale ; il a sensiblement le même volume que les autres orteils, est peut-être un peu plus court, n'ayant que deux phalanges. Aucune autre anomalie de développement.

OBSERVATION 279. — *Polydactylie, pouces surnuméraires.*

(Clinique de M. le professeur agrégé Haushalter.)

(Pl. 62, fig. 5.)

Aux deux pieds, *un pouce surnuméraire interne*, gros, bien développé, articulé, mobile, tandis que le pouce physiologique ne se distingue des autres orteils que par l'absence de la phalangette.

Cette anomalie a été observée chez un enfant dont un jeune frère présentait la même malformation.

OBSERVATION 280. — *Anarthrose métacarpo-phalangienne des pouces.*

(Observation de M. le professeur agrégé G. Étienne.)

(Pl. 62, fig. 3.)

Absence des articulations métacarpo-phalangiennes des deux pouces qui sont ballants, sous forme de deux appendices pédiculés. Les ongles existent. Le *radius est normal.* Ce cas serait donc analogue à ceux de Kirmisson et de Ehrhardt ([1]). L'enfant, né à terme, ne présentait aucune autre anomalie apparente ; il succomba le 3e jour après l'accouchement. La grossesse avait été normale. Pas d'antécédents dans la famille, au point de vue des malformations ou des déformations.

OBSERVATION 281. — *Pouce bifide.*

(Observation de M. le professeur agrégé G. Étienne.)

(Pl. 62, fig. 4.)

Sur une première phalange unique s'articulent *deux secondes phalanges*, constituant chacune un bout de pouce parfaitement conformé, égaux entre eux, chacun d'eux terminé par un ongle parfait, articulés tous deux, pouvant s'écarter et se réunir, *en pince d'écrevisse*, serrant avec une force très appréciable.

Il s'agissait dans ce cas d'un garçon de vingt ans, d'ailleurs bien conformé, dont la grand'mère paternelle était atteinte de brachydactylie, et avait les doigts réduits aux phalanges unguéales ; la mère avait le côté droit recouvert de nævi plans ; le père et six frères et sœurs ne présentaient pas d'anomalie.

OBSERVATION 282. — *Brachydactylie et syndactylie.*

(Observation de M. le professeur agrégé G. Étienne.)

(Pl. 62, fig. 2.)

Main gauche : *brachydactylie déformée ;* les trois derniers doigts se terminent en moignons sans phalanges unguéales.

([1]) KIRMISSON. *Traité des maladies chirurgicales d'origine congénitale*, 1898, p. 450.

Main droite : **syndactylie totale** des trois doigts médians. L'annulaire, le médius, l'index sont fusionnés en une seule masse informe dans laquelle il est difficile de définir ce qui appartient à chaque doigt.

On sait que jusque vers le troisième mois de la vie intra-utérine, la main présente l'aspect palmé, puis le développement des doigts l'emportant constamment sur celui de la membrane interdigitale, les doigts s'allongent de plus en plus et se dégagent de la membrane. La syndactylie peut donc être due à la persistance de la palmation.

Observation 283. — *Syndactylie et ectrodactylie déformée par amputations congénitales.*
(Observation de M. le professeur agrégé G. Étienne.)

(Pl. 62, fig. 7.)

A la main gauche, **syndactylie incomplète :** le pouce et l'index sont bien isolés ; amincissement au niveau de la membrane interdigitale du 3ᵉ espace interdigital indiquant la partie postérieure de cet espace ; mais l'espace n'est pas libéré ; entre l'annulaire et le petit doigt, la syndactylie n'est qu'antérieure ; en haut il existe entre les deux doigts une perforation grosse comme une tête d'épingle, traversant de part en part la palmation interdigitale. Les doigts sont d'ailleurs assez informes, même au palper.

A la main droite, le pouce et l'index sont normaux ; le **médius n'a pas de phalangine ;** l'annulaire est constitué par la **juxtaposition de deux masses plus ou moins sphériques, étranglées par un sillon profond ;** le palper n'y indique pas la présence de parties squelettiques. Le petit doigt est réduit à un **moignon conique** très court. Cette main se rapproche beaucoup de celle du cas de Kirmisson [1].

Observation 284. — *Brachydactylie et pouce à trois phalanges.*
(Observation de M. le professeur agrégé G. Étienne.)

(Pl. 62, fig. 6.)

A la main gauche : *pouce avec trois phalanges* et un ongle normal ; **brachydactylie** avec doigts déformés ; l'index, le médius et le petit doigt sont gros, terminés en **massue** dont l'extrémité est recouverte d'un *rudiment d'ongle*, petit, noir, recroquevillé. L'annulaire est réduit à un *court moignon* constitué par une seule phalange, plus une sorte de *noyau* de consistance cartilagineuse, terminal, et un rudiment d'ongle.

Main droite normale. Aucune autre malformation. Aucun antécédent connu.

---

[1] Kirmisson. *Loc. cit.*, fig. 190, 191, p. 438.

TABLE DES MATIÈRES

TABLE ALPHABÉTIQUE DES MATIÈRES

ÉVREUX, IMPRIMERIE DE CHARLES HÉRISSEY